当代中医专科专病诊疗大系

肿瘤病诊疗全书

主　审　郑玉玲　庞国明

主　编　焦智民　林天东　秦蔚然
　　　　崔　菲　谢　刚　周海森

中国健康传媒集团
中国医药科技出版社

内 容 提 要

本书共分为基础篇、临床篇和附录三大部分，基础篇主要介绍了肿瘤病的相关理论知识，临床篇详细介绍了各种肿瘤病的中西医认识、诊治、预防调护、研究进展等内容，附录包括药物名称中英文对照、临床常用检查参考值、开设肿瘤专病专科应注意的问题。全书内容丰富，言简意赅，重点突出，具有极高的学术价值和实用价值，适合中医临床工作者学习阅读参考。

图书在版编目（CIP）数据

肿瘤病诊疗全书 / 焦智民等主编 . — 北京：中国医药科技出版社，2024.1
（当代中医专科专病诊疗大系）
ISBN 978-7-5214-4189-5

Ⅰ . ①肿…　Ⅱ . 焦…　Ⅲ . ①肿瘤—中医诊断学 ②肿瘤—中医治疗法　Ⅳ . ① R273

中国国家版本馆 CIP 数据核字（2023）第 200775 号

美术编辑　陈君杞
版式设计　也　在

出版　**中国健康传媒集团** | 中国医药科技出版社
地址　北京市海淀区文慧园北路甲 22 号
邮编　100082
电话　发行：010-62227427　邮购：010-62236938
网址　www.cmstp.com
规格　787 × 1092mm $\frac{1}{16}$
印张　25
字数　610 千字
版次　2024 年 1 月第 1 版
印次　2024 年 1 月第 1 次印刷
印刷　北京盛通印刷股份有限公司
经销　全国各地新华书店
书号　ISBN 978-7-5214-4189-5
定价　**216.00 元**

获取新书信息、投稿、为图书纠错，请扫码联系我们。

《当代中医专科专病诊疗大系》
编 委 会

朱恪材	朱章志	朱智德	乔树芳	任 文	刘 明
刘 洋	刘 辉	刘三权	刘仁毅	刘世恩	刘向哲
刘杏枝	刘佃温	刘建青	刘建航	刘树权	刘树林
刘洪宇	刘静生	刘静宇	闫金才	闫清海	闫惠霞
许凯霞	孙文正	孙文冰	孙永强	孙自学	孙英凯
纪春玲	严 振	苏广兴	李 军	李 扬	李 玲
李 洋	李 真	李 萍	李 超	李 婷	李 静
李 蔚	李 慧	李 鑫	李小荣	李少阶	李少源
李永平	李延萍	李华章	李全忠	李红哲	李红梅
李志强	李启荣	李昕蓉	李建平	李俊辰	李恒飞
李晓雷	李浩玮	李燕梅	杨 荣	杨 柳	杨 楠
杨克勤	连永红	肖 伟	吴 坚	吴人照	吴志德
吴启相	吴维炎	何庆勇	何春红	冷恩荣	沈 璐
宋剑涛	张 芳	张 侗	张 挺	张 健	张文富
张亚军	张国胜	张建伟	张春珍	张胜强	张闻东
张艳超	张振贤	张振鹏	张峻岭	张理涛	张琼瑶
张攀科	陆素琴	陈 白	陈 秋	陈太全	陈文一
陈世波	陈忠良	陈勇峰	邵丽黎	武 楠	范志刚
林 峰	林佳明	杭丹丹	卓 睿	卓进盛	易铁钢
罗 建	罗试计	和艳红	岳 林	周天寒	周冬梅
周海森	郑仁东	郑启仲	郑晓东	赵 琰	赵文霞
赵俊峰	赵海燕	胡天赤	胡汉楚	胡穗发	柳忠全
姜树民	姚 斐	秦蔚然	贾虎林	夏淑洁	党中勤
党毓起	徐 奎	徐 涛	徐林梧	徐雪芳	徐寅平
徐寒松	高 楠	高志卿	高言歌	高海兴	高铸烨
郭乃刚	郭子华	郭书文	郭世岳	郭光昕	郭欣璐
郭泉滢	唐红珍	谈太鹏	陶弘武	黄 菲	黄启勇
梅荣军	曹 奕	崔 云	崔 菲	梁 田	梁 超
寇绍杰	隆红艳	董昌武	韩文朝	韩建书	韩建涛
韩素萍	程 源	程艳彬	程常富	焦智民	储浩然
曾凡勇	曾庆云	温艳艳	谢卫平	谢宏赞	谢忠礼

靳胜利　雷　烨　雷　琳　鲍玉晓　蔡文绍　蔡圣朝

臧　鹏　翟玉民　翟纪功　滕明义　魏东华

编　　　委（按姓氏笔画排序）

丁　蕾　丁立钧　于　秀　弓意涵　马　贞　马玉宏

马秀萍　马青侠　马茂芝　马绍恒　马晓冉　王　开

王　冰　王　宇　王　芳　王　丽　王　辰　王　明

王　凯　王　波　王　珏　王　科　王　哲　王　莹

王　桐　王　夏　王　娟　王　萍　王　康　王　琳

王　晶　王　强　王　稳　王　鑫　王上增　王卫国

王天磊　王玉芳　王立春　王兰柱　王圣治　王亚莉

王成荣　王伟莉　王红梅　王秀兰　王国定　王国桥

王国辉　王忠志　王育良　王泽峰　王建菊　王秋华

王彦伟　王洪海　王艳梅　王素利　王莉敏　王晓彤

王银姗　王清龙　王鸿燕　王琳樊　王瑞琪　王鹏飞

王慧玲　韦　溪　韦中阳　韦华春　毛书歌　孔丽丽

双振伟　甘陈菲　艾春满　石国令　石雪枫　卢　昭

卢利娟　卢桂玲　叶　钊　叶　林　田丽颖　田静峰

史文强　史跃杰　史新明　冉　靖　丘　平　付　瑜

付永祥　付保恩　付智刚　代立媛　代会容　代珍珍

代莉娜　白建乐　务孔彦　冯　俊　冯　跃　冯　超

冯丽娜　宁小琴　宁雪峰　司徒小新　皮莉芳　刑益涛

邢卫斌　邢承中　邢彦伟　毕宏生　吕　雁　吕水林

吕光霞　朱　保　朱文胜　朱盼龙　朱俊琛　任青松

华　刚　伊丽娜　刘　羽　刘　佳　刘　敏　刘　嵘

刘　颖　刘　熠　刘卫华　刘子尧　刘红灵　刘红亮

刘志平　刘志勇　刘志群　刘杏枝　刘作印　刘顶成

刘宗敏　刘春光　刘素云　刘晓彦　刘海立　刘海杰

刘继权　刘鹤岭　齐　珂　齐小玲　齐志南　闫　丽

闫慧青　关运祥　关慧玲　米宜静　江利敏　江铭倩

汤建光　汤艳丽　许　亦　许　蒙　许文迪　许静云

农小宝　农永栋　阮志华　孙　扶　孙　畅　孙成铭

3

孙会秀	孙治安	孙艳淑	孙继建	孙绪敏	孙善斌
杜鹃	杜云波	杜欣冉	杜梦冉	杜跃亮	杜璐瑶
李伟	李柱	李勇	李铁	李萌	李梦
李霄	李馨	李丁蕾	李又耕	李义松	李云霞
李太政	李方旭	李玉晓	李正斌	李帅垒	李亚楠
李传印	李军武	李志恒	李志毅	李杨林	李丽花
李国霞	李钍华	李佳修	李佩芳	李金辉	李学军
李春禄	李茜羽	李晓辉	李晓静	李家云	李梦阁
李彩玲	李维云	李雯雯	李鹏超	李鹏辉	李满意
李增变	杨丹	杨兰	杨洋	杨文学	杨旭光
杨旭凯	杨如鹏	杨红晓	杨沙丽	杨国防	杨明俊
杨荣源	杨科朋	杨俊红	杨济森	杨海燕	杨蕊冰
肖育志	肖耀军	吴伟	吴平荣	吴进府	吴佐联
员富圆	邱彤	何苗	何光明	何慧敏	佘晓静
辛瑶瑶	汪青	汪梅	汪明强	沈洁	宋震宇
张丹	张平	张阳	张苍	张芳	张征
张挺	张科	张琼	张锐	张大铮	张小朵
张小林	张义龙	张少明	张仁俊	张欠欠	张世林
张亚乐	张先茂	张向东	张军帅	张观刚	张克清
张林超	张国妮	张咏梅	张建立	张建福	张俊杰
张晓云	张雪梅	张富兵	张腾云	张新玲	张燕平
陆萍	陈娟	陈密	陈子扬	陈丹丹	陈文莉
陈央娣	陈立民	陈永娜	陈成华	陈芹梅	陈宏灿
陈金红	陈海云	陈朝晖	陈强松	陈群英	邵玲玲
武改	苗灵娟	范宇	林森	林子程	林佩芸
林学英	林学凯	尚东方	呼兴华	罗永华	罗贤亮
罗继红	罗瑞娟	周双	周全	周丽	周剑
周涛	周菲	周延良	周红霞	周克飞	周丽霞
周解放	岳彩生	庞鑫	庞国胜	庞勇杰	郑娟
郑程	郑文静	郑雅方	单培鑫	孟彦	赵阳
赵磊	赵子云	赵自娇	赵庆华	赵金岭	赵学军

赵晨露　胡　斌　胡永昭　胡欢欢　胡英华　胡家容

胡雪丽　胡筱娟　南凤尾　南秋爽　南晓红　侯浩强

侯静云　俞红五　闻海军　娄　静　娄英歌　宫慧萍

费爱华　姚卫锋　姚沛雨　姚爱春　秦　虹　秦立伟

秦孟甲　袁　玲　袁　峰　袁帅旗　聂振华　栗　申

贾林梦　贾爱华　夏明明　顾婉莹　钱　莹　徐艳芬

徐继国　徐鲁洲　徐道志　徐耀京　凌文津　高　云

高美军　高险峰　高嘉良　高韶晖　郭士岳　郭存霞

郭伟杰　郭红霞　郭佳裕　郭晓霞　唐桂军　桑艳红

接传红　黄　姗　黄　洋　黄亚丽　黄丽群　黄河银

黄学勇　黄俊铭　黄雪青　曹正喜　曹亚芳　曹秋平

龚长志　龚永明　崔伟峰　崔凯恒　崔建华　崔春晶

崔莉芳　康进忠　阎　亮　梁　伟　梁　勇　梁大全

梁亚林　梁增坤　彭　华　彭丽霞　彭贵军　葛立业

葛晓东　董　洁　董　赟　董世旭　董俊霞　董德保

蒋　靖　蒋小红　韩圣宾　韩红卫　韩丽华　韩柳春

覃　婕　景晓婧　嵇　朋　程　妍　程爱俊　程常福

曾永蕾　谢圣芳　靳东亮　路永坤　詹　杰　鲍陶陶

解红霞　窦连仁　蔡国锋　蔡慧卿　裴　晗　裴琛璐

廖永安　廖琼颖　樊立鹏　滕　涛　潘文斌　薛川松

魏　佳　魏　巍　魏昌林　瞿朝旭

编撰办公室主任　高　泉　王凯锋

编撰办公室副主任　王亚煌　庞　鑫　张　侗　黄　洋

编撰办公室成员　高言歌　李方旭　李丽花　许　亦　李　馨

　　　　　　　　　李亚楠

5

《肿瘤病诊疗全书》
编委会

坚持中医思维　彰显特色优势
提高临床疗效　服务人民健康

王　序

中医药学是中华民族的伟大创造，是中国古代科学的瑰宝，也是打开中华文明宝库的钥匙，为中华民族的繁衍生息作出了巨大贡献。党和政府历来高度重视中医药工作，特别是党的十八大以来，以习近平同志为核心的党中央把中医药工作摆在了更加突出的位置，中医药改革发展取得了显著成绩。2019 年 10 月 20 日发布的《中共中央 国务院关于促进中医药传承创新发展的意见》指出，传承创新发展中医药是新时代中国特色社会主义事业的重要内容，是中华民族伟大复兴的大事，对于坚持中西医并重，打造中医药和西医药相互补充协调发展的中国特色卫生健康发展模式，发挥中医药原创优势、推动我国生命科学实现创新突破，弘扬中华优秀传统文化、增强民族自信和文化自信，促进文明互鉴和民心相通、推动构建人类命运共同体具有重要意义。

传承创新发展中医药，必须发挥中医药在维护和促进人民健康中的重要作用，彰显中医药在疾病治疗中的独特优势。中医专科专病建设是坚持中医原创思维，突出中医药特色优势，提高临床疗效的重要途径和组成部分。长期以来，国家中医药管理局高度重视和大力推动中医专科专病的建设，从制定中长期发展规划到重大项目、资金安排，都将中医专科专病建设作为重要任务和重点工作进行安排部署，并不断完善和健全管理制度与诊疗规范。经过中医药界广大专家学者和中医医务工作者长期不懈的努力，全国中医专科专病建设取得了显著的成就。

实践表明：专科专病建设是突出中医药特色优势，遵循中医药自身发展规律和前进方向的重要途径；是打造中医医院核心竞争力，实现育名医、建名科、塑名院之"三名"战略的必由之路；是提升临床疗效和诊疗水平的重要手段；是培养优秀中医临床人才，打造学科专科优秀团队的重要平台；是推动学术传承创新、提升科研能力水平、促进科技成果转化的重要途径；是各级中医医院、中西医结合医院提升社会效益和经济效益的有效举措。

事实证明：中医专科专病建设的学术发展、传承创新、经验总结和推广应用，对建设综合服务功能强、中医特色突出、专科优势明显的现代中医医院和中医专科医院，建设国家中医临床研究基地，创建国家和区域中医（专科）诊疗中心及中西医结合旗舰医院，提升基层中医药特色诊疗水平和综合服务能力等方面都发挥着不可替代的基础保障和重要支撑作用。

《中共中央 国务院关于促进中医药传承创新发展的意见》对彰显中医药在疾病治疗中的优势，加强中医优势专科专病建设作出了规划和部署，强调要做优做强骨伤、肛肠、儿科、皮科、妇科、针灸、推拿以及心脑血管病、肾病、周围血管病、糖尿病等专科专病，要求及时总结形成诊疗方案，巩固扩大优势，带动特色发展，并明确提出用 3 年左右时间，筛选 50 个中医治疗优势病种和 100 项适宜技术等任务要求。2022 年 3 月国务院办公厅发布的《"十四五"中医药发展规划》也强调指出，要开展国家优势专科建设，以满足重大疑难疾病防治临床需求为导向，做优做强骨伤、肛肠、儿科、皮肤科、妇科、针灸、推拿及脾胃病、心脑血管病、肾病、肿瘤、周围血管病、糖尿病等中医优势专科专病。要制定完善并推广实施一批中医优势病种诊疗方案和临床路径，逐步提高重大疑难疾病诊疗能力和疗效水平。可以说《当代中医专科专病诊疗大系》（以下简称《大系》）的出版，是在促进中医药传承创新发展的新形势下应运而生，恰逢其时，也是贯彻落实党中央国务院决策部署的具体举措和生动实践。

《大系》是由享受国务院政府特殊津贴专家、全国第六批老中医药学术继承指导老师、全国名中医，第十三届和十四届全国人大代表庞国明教授发起，并组织全国中医药高等院校和相关的中医医疗、教学科研机构 1000 余名临床各科专家学者共同编著。全体编著者紧紧围绕国家中医药事业发展大局，根据国家和区域中医专科医疗中心建设、国家重点中医专科建设，以及省、市、县中医重点与特色专科建设的实际需要，坚持充分"彰显中医药在疾病治疗中的优势"，坚持"突出中医思维，彰显特色主线，立足临床实用，助提专科内涵，打造品牌专科集群"的编撰宗旨。《大系》共 30 个分册，由包括国医大师和院士在内的多位专家学者分别担任自己最擅长的专科专病诊疗全书的主审，为各分册指迷导津、把关定向。由包括全国名中医、岐黄学者在内的 100 多位各专科领域的学科专科带头人分别担任各分册主编。经过千余名专家学者异域同耕，历尽艰辛，寒暑不辍，五载春秋，终于成就了《大系》。《大系》的隆重出版不仅是中医特色专科专病建设的一大成果，也是中医药传承精华，守正创新进程中的一件大事，承前启后，继往开来，难能可贵，值得庆贺！

在2020年"全国两会"闭幕后，庞国明同志将《大系》的编写大纲、体例及《糖尿病诊疗全书》等书稿一并送我，并邀我写序。我不是这方面的专家，也未能尽览《大系》的全稿，但作为多年来推动中医专科专病建设的参与者和见证人，仅从大纲、体例、样稿及部分分册书稿内涵质量看，《大系》坚持了持续强化中医思维和中医专科专病特色优势的宗旨，突出了坚持提高临床疗效和诊疗水平及注重实践、实际、实用的原则。尽管我深知中医专科专病建设仍然不尽完善，做优做强专科专病依然任重道远。但我相信，《大系》的出版必将为推动我国的中医专科专病建设和进一步彰显中医药在疾病治疗中的独特优势，为充分发挥中医药在维护和促进人民健康中的重要作用，产生重大而深远的影响。

故乐以此为序。

国家中医药管理局原局长
第六届中华中医药学会会长 王明旺

2023 年 3 月 18 日

陈 序

由我国优秀的中医学家、全国名中医庞国明教授等一批富有临床经验的中医药界专家们共同协力合作，以传承精华、守正创新为宗旨，以助力国家中医专科医学中心、专科医疗中心、专科区域诊疗中心、优势专科、重点专科、特色专科建设为目标，编撰并将出版的这套《当代中医专科专病诊疗大系》丛书（以下简称《大系》），是在 2000 年、2016 年由中国医药科技出版社出版《大系》第一版、第二版的基础上，以服务于当今中医专科专病建设、突出中医特色、强化中医思维、彰显中医专科优势为出发点和落脚点，对原书进行了修编补充、拾遗补阙、完善提升而成的，丛书名由第一版、第二版的《中国中西医专科专病临床大系》更名为《当代中医专科专病诊疗大系》。其内容涵盖了内科、外科、妇科、儿科、急诊、皮肤以及骨科、康复、针灸等 30 个学科门类，实属不易！

该丛书的特点，主要体现在学科门类较为齐全，紧密结合专科专病建设临床实际需求，融古贯今，承髓纳新，突出中医特色，既尊重传统，又与时俱进，吸收新进展、新理论和新经验，是一套理论联系实际、贴合临床需要，可供中医、中西医结合临床、教学、科研参考应用的一套很好的工具书，很是可贵，值得推荐。

今国明教授诚邀我在为《大系》第一版、第二版所写序言基础上，为新一版《大系》作序，我认为编著者诸君在中华中医药学会常务理事兼慢病分会主任委员、中国中医药研究促进会专科专病建设工作委员会会长庞国明教授的带领下，精诚团结、友好合作，艰苦努力多年，立足中医专科专病建设，服务于临床诊疗，很接地气，完成如此庞大巨著，实为不可多得，难能可贵，爱乐为之序。

中国科学院院士
国医大师 陈可冀

2023 年 9 月 1 日

王 序

传承创新发展中医药，是新时代中国特色社会主义事业的重要内容，《中共中央 国务院关于促进中医药传承创新发展的意见》明确指出"彰显中医药在疾病治疗中的优势，加强中医优势专科建设"。因此，对中医专科专病临床研究进行系统整理、加以提高，以窥全貌，就显得十分重要。

2000 年，以庞国明主任医师、林天东国医大师等共同担任总主编，组织全国1000 余位临床专家编撰的《中国中西医专科专病临床大系》发行海内外，影响深远。二十年过去，国明主任医师再次牵头启动《大系》修编工程，以"传承精华，守正创新"为宗旨，以助力建设国家、省、市、县重点专科与特色专科为目标，丰富更新了大量内容和取得的成就，反映了中医专科研究与发展的进程，具有较强的时代性、实用性，并将书名易为《当代中医专科专病诊疗大系》，凡三十个分册，每册篇章结构，栏目设计令人耳目一新。

学无新，则无以远。这套书立意明确，就其为专科专病建设而言，无疑对全国中医、中西医结合之临床、教学、科研工作，具有重要的参考意义。编书难，编大型专著尤难，编著者们在繁忙的医疗、教学、科研工作之余，倾心打造的这部巨著必将功益杏林，更希望这部经过辛勤汗水浇灌的杏林之树（书）"融会新知绿荫蓬，今年总胜去年红"。中医之学路迢迢，莫负春光常追梦，当惜佳时再登高。

中国工程院院士
国医大师 王琦
北京中医药大学终身教授

2023 年 7 月 20 日于北京

打造中医品牌专科　带动医院跨越发展

——代前言

"工欲善其事，必先利其器。"同样，肩负着人民生命健康和健康中国建设重任的中医、中西医结合工作者，也必当首先要有善其事之利器，即过硬的诊疗技术和解除亿万民众病痛的真本领。《当代中医专科专病诊疗大系》丛书（以下简称《大系》），就是奉献给广大中医、中西医结合专科专病建设和临床诊疗工作者"利器"的载体。期望通过她的指迷导津、方向引领，把专科建设和临床诊疗效果推向一个更加崭新的阶段；期望通过向她的问道，把自己工作的专科专病科室，打造成享誉当地乃至国内外的品牌专科，实施品牌专科带动战略、促助医院跨越式发展，助力中医药事业振兴发展。

专科专病科室是相对于传统模式下的大内科、大外科等科室名称而言的。应当指出的是，专科专病科室亦不是当代人的发明，早在《周礼·天官冢宰》就有"凡邦之有疾病者……则使医分而治之"。"分而治之"就是让精于专科专病研究的医生去分别诊疗。因此，设有"食医""疾医""疡医"等专科医生，只不过是没把"专科专病"诊疗分得那么细和进行广泛宣传罢了。从历代医家著述和学术贡献看，亦可以说张仲景、华佗、叶天士等都是专科专病的诊疗大家。因仲景擅伤寒、叶天士擅温病、华佗擅"开颅术"等，后世与近代的医学家们更是以擅治某病而誉满华夏，如焦树德擅痹病、任继学擅脑病等。因此，诸多名医先贤大家们多是专科专病诊疗的行家里手。

那么，进入 21 世纪以来，为什么说加强中医专科专病建设的呼声一浪高过一浪呢？究其原由大致有四：

首先是振兴中医事业发展、突出中医特色优势的需要。20 世纪 80 年代以后的中医界提出振兴中医的口号，国家也制定了相应的政策，中医事业得到了快速发展。但需要做的事还有很多很多。通过专科专病建设，可以培育、造就一大批高水平的中医、中西医结合专业人才，突出中医特色，总结实用科学的临床经验，推动中医、中西医结合专科专病的深入研究，助力中医药事业振兴发展！

第二是促进中西医协同、开拓医疗新领域的需要。中医、西医、中西医结合是健康中国建设中的三支主要力量，尽管中西医结合在某些领域和某些课题的研究方面取得了一些重大成就和进展，但仍存在着较浅层次"人为"结合的现象，而深层次的基础医学、临床医学等有机结合方面还有大量工作要做。同时，由于现在一些医院因人、财、物等条件的限制，也很难全面开展中西医结合的研究和临床实践。而通过开展专科专病建设，从某些病的基础、临床、药物等系统研究着手，或许将成为开展中西医协同、中西医结合的突破口，逐步建立起基于实践、符合实际的中西医协同、中西医结合的诊疗新体系，以开拓中医、中西医结合临床、教学、科研工作的新领域，实现真正意义上的中西医协同、中西医结合。

第三是服务于健康中国建设和人民大众对中医优质医疗日益增长新要求的需要。随着经济社会的发展和现代科学技术的进步，传统的医疗模式已满足不了人民群众医疗保健的需要，广大民众更加渴望绿色的、自然的、科学的、高效的和经济便捷的传统中医药。因此，开展中医专科专病诊疗，可以引导病人的就医趋向，便于病人得到及时、精准、有效的诊治；专科专病科室的开设，易于积累临床经验、聚焦研究方向、多出研究成果，必将大大促进中医医疗、医药、器械研发的进程，加快满足人民群众对中医药日益增长的医疗保健需求的步伐。

第四是提高两个效益的需要。目前有不少中医、中西医结合医院，尤其是市、县（区）级中医院，在当代医疗市场的激烈竞争中显得"神疲乏力"、缺少建设与发展中的"精气神"，竞争不强的原因虽然是多方面的，但没有专科特色、没有品牌专科活力是其重要的原因之一。"办好一个专科，救活一家医院，带动跨越发展"，已被许许多多中医、中西医医院的实践所证实。可以说，没有品牌专科的医院，是不可能成为快速发展的医院，更不可能成为有特色医院的。加强专科专病建设的实践表明：通过办好专科专病科室，能够快速彰显医院的专业优势与特色优势；能够快速提高医院的知名度，形成品牌影响力；能够快速带动医院经济效益和社会效益的提升；能够快速带动和促进医院的跨越式发展。

有鉴于上述四点，《大系》丛书，应运而生、神采问世，冀以成为全国中医、中西医结合专科专病建设工作者的良师益友。

《大系》篇幅宏大，内容精博，内涵深邃，覆盖面广，共30个分册。每分册分基础篇、临床篇和附录三大部分。基础篇主要对该专科专病国内外研究现状、诊疗进展以及提高临床疗效的思路方法等进行了全面阐述；临床篇是每分册的核心，以病为纲，分列条目，每个病下设病因病机、临床诊断、鉴别诊断、临床治疗、预后转归、预防调护、专方选要、研究进展等栏目，辨证论治、理法方药一线贯穿，使中医专科专病的诊疗系统化、规范化、特色化；附录介绍临床常用检查参考值和专科建设的注意事项（数字资源），对读者临床诊疗具有重要参考价值。

《大系》新全详精，实用性强。参考国内外书籍、杂志等达十万余册，涉及方药数万种，名医论点有出处，方药选择有依据，多有临床验证和研究报告，详略有序，条理清晰，充分反映了当代中医、中西医结合专科专病的临床实践和研究成果概况，其中不乏知名专家的精辟论述、新创方药和作者的独到见解。为了保持其原貌，《大系》各分册中所收集的古方、验方等凡涉及国家规定的稀有禁用中药没有做删改，特请读者在实际使用时注意调换药物，改换替代药品，执行国家有关法规。

本《大系》业已告竣，她是国内 1000 余位专家、学者、编者辛苦劳动的成果和智慧的结晶。她的出版，必将对弘扬祖国中医药学，开展中医、中西医结合专科专病建设，深入开展中医、中西医结合之医疗、教学、科研起到积极的推动作用，并为中医药事业的传承精华、守正创新和人类的医疗卫生保健事业做出积极贡献。

鉴于该《大系》编著带有较强的系统性、艰巨性、广泛性以及编者的认知差别，书中难免存在一些问题，真诚希望读者朋友不吝赐教，以便修订再版。

庞国明

2023 年 7 月 20 日于北京

编写说明

  恶性肿瘤是机体在各种致癌因素作用下，局部组织的某一群细胞在基因水平上失去对其生长的正常调控，导致其克隆性异常增生而形成的异常病变。

  近几十年来，学者们对恶性肿瘤的病因和发病机制的研究不断深入，由过去的物理致癌、化学致癌、生物致癌和突变致癌等单一机制学说上升到了综合致癌学说。目前，普遍认为恶性肿瘤是一个多因素参与、多基因变异累积、多阶段病理演变的复杂过程。同一种肿瘤在不同的个体间存在不同的基因型（亚型），甚至同一个体身上的肿瘤细胞也存在不同的特性和差异，从而表现出不同的治疗效果及预后。人类癌症基因图谱计划，试图通过应用基因组分析技术，尤其是大规模的基因组测序技术，绘制人类全部肿瘤的基因组变异图谱，并进行系统分析，旨在找到所有致癌和抑癌基因的微小变异，了解肿瘤细胞发生、发展的机制，在此基础上探索新的诊断和治疗方法，有助于制定更为有效的预防癌症和治疗癌症的策略。

  《肿瘤病诊疗全书》是在专科专病建设热潮中顺势而生的一本有关肿瘤病专业的鸿篇巨著，该书汇集国内外从事肿瘤病专科工作的医疗、教学、科研人员智慧于一体，从肿瘤病的发病机制、临床治疗、专科建设等方面做了详细的阐述。全书共分为基础篇、临床篇、附录三大部分。基础篇介绍了肿瘤病的相关理论知识；临床篇重点介绍了各种肿瘤的治疗，每种疾病从病因病机、临床诊断、鉴别诊断、临床治疗、预后转归、预防调护、专方选要、研究进展等方面进行阐述；附录包括药物名称中英文对照、临床常用检查参考值、开设肿瘤专病专科应注意的问题。

  全书融中医、西医、中西医结合三学科观点为一体，立足临床，详实精炼，实用性强。

  郑玉玲教授在百忙中对本书予以审稿、指导，在此深表谢意！

  鉴于编撰者水平有限，书中不足之处在所难免，恳切希望广大同道和读者提出宝贵意见，以便再版时修订。

编委会

2023 年 6 月

目　录

基础篇

临床篇

附录

数字资源

基础篇

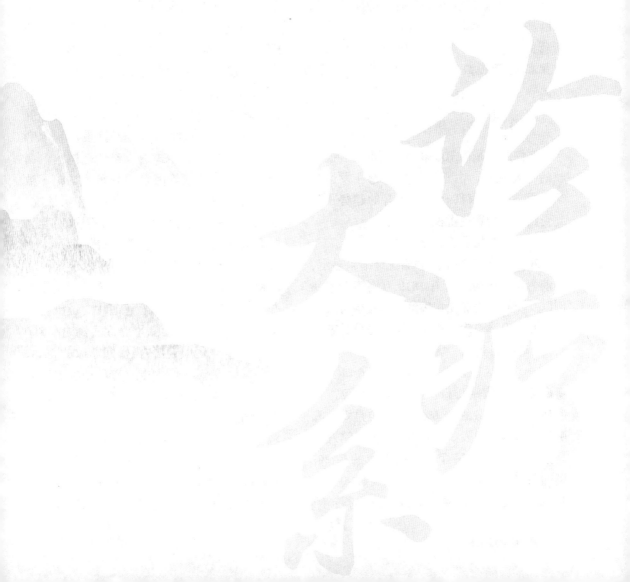

第一章　国内外研究现状及前景

一、现状与成就

恶性肿瘤是严重威胁人类健康的大敌。全世界每年约有 960 余万人死于恶性肿瘤，我国每年约有 167 万人死于肿瘤。由于恶性肿瘤的发生发展机制极其复杂，虽然全世界的医学工作者为此付出了艰苦的努力，但恶性肿瘤仍有许多问题尚未弄清，其治愈率、好转率仍然很低。近年来，随着分子生物学、现代免疫学、生物工程技术、核医学等学科的迅速崛起和发展，对肿瘤的本质和生物学特征的认识不断加深。一些新理论、新疗法、新技术、新药物不断出现，肿瘤的研究水平和治疗效果都有所提高，概括起来有以下几个方面。

（一）流行病学研究

恶性肿瘤是由 100 多种不同部位肿瘤组成的一类疾病，由于近年来无论在发达国家或发展中国家都有不断上升的趋势，因此受到人们的普遍重视。

1. 世界肿瘤发病和死亡情况

2018 年最新的全球肿瘤统计结果显示，目前为止，全球估计有 1819 万癌症新增病例以及 960 万癌症死亡病例。而我国每天约有 1 万人确诊癌症，相当于平均每分钟就有 7 个人确诊癌症。

（1）全球总人口（统指两性人口）最新癌症的发病率排行：第一位是肺癌，占癌症总发病人数的 11.6%；第二位是女性乳腺癌，占癌症总发病人数的 11.6%；第三位是前列腺癌，占癌症总发病人数的 7.1%；第四位是结直肠癌，占癌症总发病人数的 5.7%。全球总人口癌症的致死率排行：第一位仍然是肺癌，占癌症总发病人数的 18.4%（预计将造成 180 万人死亡）；第二位是结直肠癌，占癌症总发病人数的 9.2%；胃癌和肝癌的致死率，均占癌症总发病人数的 8.2%。

（2）从两性整体癌症发病率角度看，男性高于女性（218.6/10 万、182.6/10 万），同样，男性的癌症死亡率也高于女性（122.7/10 万、83.1/10 万）。

（3）高龄是癌症发病及死亡率"重灾区"。根据全球范围的调查数据，75 岁之前，发生癌症的累积风险为 21.4%，死于癌症的风险为 17.7%。5 名男性中有 1 名或 6 名女性中有 1 名会罹患癌症；8 名男性中有 1 名或 10 名女性中有 1 名会死于癌症。

（4）癌症发病率、致死率与社会经济发展水平密切相关。2018 年最新的全球肿瘤统计分析结果将各地区经济发展程度和相关的社会生活方式纳入参考范围内。由于全球经济技术等因素的分布不均，导致各国各地区癌症的发病类型、发病情况、致死类型和死亡情况呈现分布不均的情况。根据最新癌症的流行病学分析发现，癌症的发病率与致死率与社会经济发展水平密切相关。1810 万新增癌症病例中，亚洲占 50%；960 万癌症死亡患者中，亚洲约占 70%。此外，1810 万新增癌症病例中有 950 万为男性，亚洲男性约占发病总数的 50%、死亡率达 60%；女性约有 860 万新增癌症患者，发病率亚洲女性约占 47.5%，死亡率达 50%。

2. 国内肿瘤发病和死亡情况

2018 年 3 月，国家癌症中心发布了中国最新癌症数据，该数据汇总了全国 449 处癌症登记点的数据。具体数字如表 1-1。

表 1-1　我国癌症发病率 TOP10（发病人数 /10 万）

序号	类别	发病率	男性	发病率	女性	发病率
1	肺癌	57.13	肺癌	74.31	乳腺癌	41.82
2	乳腺癌	41.82	胃癌	41.08	肺癌	39.08
3	胃癌	30.00	肝癌	38.37	结直肠癌	23.43
4	结直肠癌	27.08	结直肠癌	30.55	甲状腺癌	18.99
5	肝癌	26.67	食管癌	26.46	胃癌	18.36
6	食管癌	18.85	前列腺癌	9.80	宫颈癌	15.30
7	甲状腺癌	12.40	膀胱癌	8.65	肝癌	14.38
8	宫颈癌	7.46	胰腺癌	7.45	食管癌	10.85
9	脑癌	7.40	脑癌	6.83	子宫癌	9.61
10	胰腺癌	6.74	淋巴瘤	6.75	脑癌	7.99

表 1-2　我国癌症死亡率 TOP10（死亡人数 /10 万）

序号	类别	死亡率	男性	死亡率	女性	死亡率
1	肺癌	45.80	肺癌	61.10	肺癌	29.71
2	乳腺癌	23.31	肝癌	33.32	胃癌	13.33
3	胃癌	21.48	胃癌	29.24	肝癌	12.78
4	结直肠癌	14.11	食管癌	19.92	结直肠癌	11.34
5	肝癌	13.13	结直肠癌	14.84	乳腺癌	9.90
6	食管癌	9.90	胰腺癌	6.64	食管癌	8.00
7	甲状腺癌	5.93	脑癌	4.46	胰腺癌	5.18
8	宫颈癌	4.11	白血病	4.31	宫颈癌	4.57
9	脑癌	3.78	前列腺癌	4.22	脑癌	3.75
10	胰腺癌	3.47	淋巴瘤	4.13	卵巢癌	3.37

通过对比以上两组数据，我们可以总结出全球癌症数据与中国癌症数据有以下特点：

（1）我国癌症患病率在国际上处于中等偏上水平。数据显示，2018 年全球估计有 1800 万新增癌症病例以及 960 万癌症死亡病例，而我国有新发病例数 380.4 万例以及死亡病例 229.6 万例，相当于我国占据全球癌症新发患者数的 20% 以上，同时意味着我国每天有 1 万人确诊癌症，平均每分钟有 7 个人得癌症。

（2）肺癌是"男性头号杀手"，乳腺癌则是"女性头号杀手"。数据显示，不论是全球还是中国，癌症总发病率和死亡率位居第一的是肺癌，其发病率和死亡率占总癌症发病人口的 11.6% 和 18.4%（全球）、20% 和 27.3%（中国），同时乳腺癌在女性发病率排名第一，占女性癌症发病人口的 24.2%（全球）、16.5%（中国）。

（3）年龄越大，癌症发病及死亡率更高。从我国癌症数据来看，40 岁以后恶性肿瘤发病率急剧上升，在 80 岁达到高峰。

（4）相对于全球癌症数据，我国肝癌、食管癌、胃癌、结直肠癌等消化系统肿瘤仍占很大比例。全球范围内，除了肺癌和女性乳腺癌，发病率其次为前列腺癌和结直肠癌；而我国除了肺癌和女性乳腺癌，发病率其次为胃癌、肝癌、结直肠癌、食管癌。

总体而言，在全球 184 个国家和地区中，中国恶性肿瘤的发病率和死亡率位居中等偏上水平，但部分恶性肿瘤如胃癌、肝癌和食管癌等发病死亡率约占全球一半，防控形势严峻。从总体形势来看，近 10 年来包括中国在内的全球绝大多数国家死亡率呈缓慢下降趋势，其中我国主要得益于乙肝疫苗的接种和肿瘤高发地区的综合防治工作开展，但由于我国成人吸烟率居高不下，肺癌死亡率位居恶性肿瘤死亡首位，导致我国恶性肿瘤死亡率总体死亡率下降缓慢。另外，由于我国人口老龄化加剧，而恶性肿瘤发病率随年龄增加而上升，所以早诊早治工作以及肿瘤科普筛查工作亟需进一步加强，号召全民了解癌症、预防癌症。

3.肿瘤主要危险因素

癌症发病率上升与主要危险因素变化有关。吸烟与 1/3 癌症有关。吸烟引起鳞状细胞癌的归因危险度男女分别为 65.44% 和 53.79%，吸烟、室内外空气污染也是肺癌升高的原因。女性乳腺癌是与激素关系密切的肿瘤，主要与初潮早、闭经晚、分娩迟、不生育、不喂奶有关，同时也和高脂肪、缺蔬菜、少锻炼和少吃豆制品有关；胃癌主要与硝酸盐、亚硝酸盐的摄入、盐的消耗有关；蔬菜、水果、冰箱保鲜食品有助于胃癌的下降。肝癌主要是由于母婴传播的乙型肝炎病毒，食物中黄曲霉素和饮水中藻毒素的致癌、促癌作用所致。针对 80% 以上的环境因素采取有效措施，恶性肿瘤的发病率是可以大大降低的。

4.肿瘤分子流行病学

分子流行病学是使用先进的实验技术，结合流行病学的分析，从生化或分子水平来辨认外原因子或宿主因素在致癌过程中的作用。由于受分子生物学热潮的影响，分子流行病学应运而生，并在肿瘤危险因素和预防上发挥了重要作用。

传统的肿瘤流行病学主要关心暴露与发病的关系，但暴露与发病之间究竟是什么关系并不清楚。分子流行病学可以研究体内剂量、生物有效量和临床前生物效应之间的关系。还可以更多地了解遗传/代谢易感性对上述 3 个阶段的影响，这样就把黑匣子打开，人群中宏观的发病和死亡变化，用微观的机体内一系列变化进行解释，阐明了机制，搞清了原因，找到了预防的途径。

分子流行病学是用生物标志物对健康人群进行测定，可以预测身体的危险性。目前常用的生物标志物如下。

（1）与暴露有关的生物标志物　如黄曲霉素 B_1、亚硝酸盐、苯、甲苯、尿中的香草扁桃酸。

（2）与生物效应有关的生物标志物　当毒物作用于靶器官上，一方面可造成病理的损害；另一方面，使基因和染色体突变，改变癌基因和抑癌基因的作用，如黄曲霉素 B_1 可使基因序列中 G 代替 T，P53 抑癌基因失活。

（3）与遗传/代谢易感性有关的生物标志物　暴露于同样环境中的一群人，其生物效应千差万别，其原因在于代谢的不同。DNA修复突变，抑癌基因突变，营养状态变异。这些因素主要受遗传代谢易感性的控制，也受环境因素的影响。如许多致癌物要通过P450活化和代谢才能与DNA结合。细胞色素酶P450代谢活性增加与肺癌危险度有联系，还有如机体缺乏维生素和摄入脂肪也能影响易感性。

由于肿瘤分子流行病学在暴露测量、危险性的识别、易感人群的确定、阐明课题关系、评价个体和社会危险度方面具有优势，故在制定卫生标准、防治策略、设计和评价化学预防和干预措施、开展环境监测学工作中发挥巨大作用。由于这项研究时间不长，目前还存在一些问题，需要不断地补充和完善，但其在打开从暴露到发病间的黑匣子方面无疑将起到革命性的作用。

5.遗传流行病学

遗传流行病学是研究癌症的家族聚集性及其原因，先天因素与后天因素的交互作用，并应用于癌症的预防和早期发现。它的研究步骤包括：

（1）家族有无聚集性？

（2）聚集性是先天因素还是后天因素？考察遗传谱、基因定位、聚集类型、影响因素。

（3）遗传和环境因素间有何联系？

基因是不能改变的，但基因的作用是可以改变的。目前对癌症易感基因的人群可以通过补充膳食、提高抗氧化作用和解毒来改变DNA的修复能力。此外，还可以采用基因插入体细胞技术改变其对癌症的易感性。

人生下来并不完全一样，研究遗传易感性，选择高危人群开展肿瘤预防和筛检将比一般人群更加有效，可以节省人力、物力和资金。如着色性干皮病易患皮肤癌，家族性多发性息肉患者年轻时有易得结肠

癌的倾向。遗传流行病学的另一个重要任务就是要发现特殊的遗传标志物，并对这种特殊基因进行改造、转移、封闭或转化其产物，改变其作用的内在环境。

新近的研究表明，肿瘤遗传易感性的生物机制可能有3个：抑癌基因、影响DNA损伤修复作用的基因和影响致癌剂代谢的基因。目前已知抑癌基因的作用是隐藏的，只要存在两个基因缺陷的拷贝就可能使细胞生长失控。一个人具有一个缺陷的抑癌基因拷贝（杂合子），还要加一个突变就可能使细胞生长失控。因此有杂合子高者，比纯合子发生癌的危险性要高。如将杂合子缺陷基因遗传给子女，则其子女便成为生癌的高危者。通过遗传流行病学研究，就能发现杂合子人群。

DNA的损伤修复是经常发生的，在这个过程中，少数人可发生DNA修复缺陷，从而成为高度危险者，基因也对致癌剂的代谢有影响，有些人对潜在致癌剂的代谢特别好，他们比代谢差的人容易发生癌症。总之，癌症遗传流行病学随着对癌症遗传标志物了解增多，对人类基因图谱了解的越广泛，环境遗传交互作用的研究越深入，对癌症的预防和早期诊断就越有利。

（二）基础理论研究

1.细胞跨膜信号传递与肿瘤研究

细胞跨膜信号传递是指细胞将来自细胞外的刺激信号通过一定的机制转化成细胞应答反应过程。

这个过程，涉及一系列细胞内蛋白质构象和功能的改变以及基因表达的改变。

从生物发育角度来看，肿瘤的发生归根到底是一种生长分化异常现象。新近的研究表明，这种生长分化异常的发生主要受细胞跨膜信号传递的影响，从而导致一系列细胞内蛋白质构象和功能的改变。来自细胞外的信号经过细胞内逐级雪崩式的

酶促放大作用，迅速传递到整个细胞。几十年来，人们发现了一些新的细胞内信号传导系统，概括起来分为以下几类：

（1）环核酸类信号传导系统。

（2）磷肌醇信号传导系统。

（3）蛋白激酶/磷酸酶信号传导系统。

（4）离子通道。

（5）Ras/Raf/MEK/ERK 信号传导系统。

以上这些传导系统均由癌基因的产物组成，因此，受着癌基因的调控。肿瘤细胞采用与正常细胞同样的对生长因子反应的信号传导机制，以自分泌和旁分泌的形式维持其不受宿主生长调节机制控制的生长和增殖，这就是肿瘤自主特征的一个原因。此外，抑癌基因的产物也是细胞信号传导系统的成分。在这种情况下以自分泌和旁分泌的形式发出抑制细胞生长的信号，使细胞停留在 G_0 期，或使细胞按规定程序分化、衰老或死亡；抑癌基因的突变可导致细胞生长失控，从而导致细胞的癌变。此外，癌的转移也与这些信号传递系统有关，他们控制着肿瘤的血管生成、黏附、蛋白水解、游走过程，从而对细胞的转移具有作用。

研究肿瘤细胞信号传导机制，选择性地阻断肿瘤自分泌的信号传导通路，破坏其自控性生长调节机制，发现肿瘤细胞的恶性表现，促使其向正常细胞转化。目前这类研究大体上可分为以下 4 类情况。

（1）通过部分阻断过度激活的细胞信号传导途径，或抑制过度表达的信号分子的方法，使肿瘤细胞生长速度减慢，直接接近正常细胞水平。

（2）选择性调变肿瘤细胞中的 PKC 亚类，使细胞信号传导发生异常。

（3）应用反义寡核苷酸技术可以高度选择性地抑制突变基因产物生成，修正由于基因改变造成的细胞信号传导异常。

（4）应用同源重组或基因剔除技术可以选择性修复或剔除致癌基因。

2. 逆转录病毒与人类肿瘤

在 RNA 病毒分类的 14 个科中，志贺病毒科内的肿瘤病毒亚科具有致癌作用，该亚科内的病毒颗粒内均含有逆转录酶。

急性白血病病毒和急性肉瘤病毒的基因组内均含有致癌基因，当这些基因嵌于细胞核内或细胞浆膜内时，就与 DNA 或 GTP 酶相结合，从而调节其他基因的转录或 GTP 酶的活性，从而使宿主细胞具有恶性表型。病毒癌基因编码的转化蛋白诱导细胞转化机制涉及多个方面，包括：

（1）影响细胞蛋白底物磷酸化作用。

（2）影响在细胞内的再分布。

（3）产生转化与生长因子受体相似作用。

病毒诱导的肿瘤发生是多步骤的过程，而且常常有多个基因共同参与。慢性逆转录病毒的致癌机制被大家接受的是"病毒启动子插入的癌变模式"。慢性病毒本身并不含有癌基因，而在他的前病毒中含有长末端重复序列（LTR），是一个很强的启动基因，当其插入到细胞癌基因附近，会使癌基因增加表达。

3. 肿瘤基因标志研究进展

肿瘤标志根据其生物化学和免疫学特性及其与肿瘤发生的关系，可分为原位性肿瘤相关物质、病毒性肿瘤物质、癌基因、抗癌基因及其产物。前 4 类是肿瘤基因表型标志物，是基因的表达产物，而后者为肿瘤基因的标志物。这两类标志物对于肿瘤的临床诊断、疗效判断、肿瘤复发、鉴别诊断都有一定意义，但肿瘤基因标志更能反映肿瘤发生的变化，二者联合检查可提高肿瘤诊断效率。

细胞遗传特性表明，所有细胞均由基因相同细胞演化而来，一旦细胞癌变，癌的特征也将由亲代癌细胞传给子代癌细胞。一个癌细胞就可繁衍为一个恶性肿瘤组织，这些变化的生物学基础就是基因的异常改变。正常细胞均含有细胞癌基因，或称原癌基因及抗癌基因。当原癌基因被激活进行表达或抗癌基因失活，均会导致细胞增殖失控和癌变。当病毒癌基因掺入正常细胞，并在细胞中表达，也会引起癌变。化学致癌剂或物理因素以蛋白质和核酸为靶物质，以 DNA 为靶分子，基因产生突变、错位、插入、重排、断裂等一系列自构损伤而致癌。生殖细胞基因突变也导致家族肿瘤易感性，癌的发生发展分为起动、促动、转化和进展 4 个阶段。在细胞癌变的过程中，癌细胞的生物学特性主要为永生化和转移，即无限制的增殖，分化不良，浸润周围组织和向邻近的组织转移、扩散，这些均是致癌因素引起靶细胞基因表达异常和调控异常的结果，表现为蛋白质合成紊乱，产生异常的酶和同功酶，胚胎性抗原和异位性蛋白、激素，而且均有肿瘤基因表型标志。它们出现于癌细胞转化和临床进展阶段，可作为一般临床诊断、判断疗效、观察复发、鉴别诊断的指标。

（1）癌基因　是指细胞或病毒中存在的能诱导正常细胞转化的基因。按照其产物将它们分为：

①生长因子受体及蛋白激酶类：EGF 受体，GPK、CSF-1 受体等。

②生长因子：如 DGF-β、TGF、FGF 类等。

③非受体蛋白激酶类：如 FPK 等。

④丝氨酸蛋白激酶类：如 S/T、PK。

⑤ GTP 结合蛋白：如 GTPase。

⑥核蛋白：如 DNA 结合蛋白。

⑦其他：原癌基因是细胞基因组的正常部分，参与细胞的生长和代谢，促进和调节细胞增殖和分化。当化学、物理和其他致癌因素在细胞内作用于癌基因，使其结构和调控异常，从而使之激活，并具有致癌活性，从原癌基因转化为成癌基因的

过程称为原癌基因激活。这种激活过程大致可以描述为如下步骤：染色体重排与基因易位，染色体的缺失，基因发生癌变，扩展和过度表达。过度表达是癌基因激活的主要标志。

（2）抗癌基因　在肿瘤形成过程中，除了有原癌基因激活外，或经常伴随着一个或更多个基因功能的失活或丢失，而后者对细胞增殖起着负调控作用，这类基因称为抗癌基因、抑癌基因或肿瘤易感基因或隐性基因。最近 Seger 将抗癌基因概念扩大为：凡是由于他们的存在和表达，使机体不能形成肿瘤的基因均称为抗癌基因。现已发现的抗癌基因有：RB 基因，P53 抗癌基因，DCC 抗癌基因，神经纤维抗癌基因（NF-1），多肿瘤抗癌基因（MJSI）。抗癌基因在肿瘤的发生中主要有以下作用：

①抗癌基因与染色体的稳定性有关。

②与细胞分化有关。

③可控制细胞的增殖。

肿瘤基因的研究在诊断、鉴别诊断、监测肿瘤病程的进展、转移和复发中均有重要作用，如结肠良性病变在转化为肠癌以前，C-MYC 已经在结肠息肉中激活；RAS 基因的突变通常在结肠癌、胰腺癌、肺癌已发生但临床症状尚未出现时就能监测到。再如 Cerb-1 基因是表皮生长因子受体基因，主要分布于上皮来源的组织中，故在鳞状细胞癌及上皮来源的肿瘤中呈高表达。据此可对低分化鳞状细胞癌与小细胞肺癌进行鉴别。神经母细胞瘤的恶性发展和转移往往伴有 NMyc 基因的高表达，可作为此病的预后的指标之一。H-RAS 在原发性胃癌中其活性和含量均很低，而出现转移，转移灶内活性很高，并与预后呈高度负相关。

KS 肿瘤基因的研究在肿瘤的治疗上也发挥着作用。目前，国际上所有肿瘤基因治疗方案约有 66 个，它们是：细胞因子 22

个；耐药基因 3 个；药敏基因 9 个；基因标记 19 个；抗癌基因、反义技术 8 个。治疗机制主要是：

①通过导入各种细胞因子基因，增加肿瘤细胞免疫源性的 MHC 类基因及肿瘤相关或特异性的抗癌基因。

②通过将药物敏感基因转到肿瘤细胞，提高肿瘤细胞的抗癌生物敏感性，从而杀死肿瘤。

③导入耐药基因，保护机体造血干细胞和骨髓细胞，提高肿瘤患者正常细胞抗化疗药物的耐受性。

④用反义技术特异性抵制或阻断致癌基因的激活，以恢复和增强抗癌基因的功能。目前，这类治疗主要用于白血病、肺癌、乳腺癌、膀胱癌等实验治疗。

4. 细胞凋亡与肿瘤研究

细胞的死亡有两种形式：坏死和凋亡。坏死就是指各种致病因子（如局部缺血、物理、化学和生物因素损伤）干扰和中断了细胞正常代谢活动而造成的细胞意外死亡。而细胞凋亡是细胞内死亡程序活化而导致的细胞自杀。凋亡大多发生在生理情况下，某些病理性刺激也可诱导细胞凋亡。细胞坏死表现为核浓缩，破裂、溶解，细胞质显著肿胀，细胞器破坏，细胞膜破裂，细胞内的核酸内切酶不活化。合成代谢终止，为病理性，与基因调节无关。而细胞凋亡多为生理性，由凋亡相关基因调控，合成代谢不终止，常有新 RNA 及蛋白质合成，细胞内核酸内切酶活化，导致染色体有控降解。细胞核表现为染色体边缘化、核固缩、断裂、出现凋亡小体，细胞质浓缩，胞质气泡膨胀，细胞器结构保留，细胞膜完整。

（1）细胞凋亡的生物学意义

①有利于清除多余细胞：在胚胎发育的某个阶段，特定区域的细胞群体就发生自然凋亡，以利于某些器官的形态发生，只有当某些多余的细胞凋亡后，才能形成正常的指和趾。

②有利于清除无用细胞：在形态发生过程中，一些遗迹随发育而凋亡，最终萎缩或消失，如人胚的尾芽和鳃的定期消亡，人的生殖腺的分化等。

③有利于消除发育不正常的细胞：在大鼠视觉系统发育中，没有形成正确神经元连接的细胞被通过有效识别后的启动细胞凋亡的机制而清除，这就保证了发育的正确性。

④有利清除有害细胞：机体可利用凋亡方式来清除自身反应性 T、B 淋巴细胞及某些被病毒感染的肿瘤细胞。

⑤有利于清除完成正常使命的衰老细胞，如红细胞、上皮细胞等。

⑥维持器官、组织、细胞数目相对平衡。细胞凋亡是同细胞增殖相反的过程，二者既对立又统一，相互协调，有条不紊。细胞增生低下和凋亡过度，将引起器官萎缩。肿瘤的发生既与细胞增殖有关，又与细胞凋亡不足有关。

细胞凋亡过程涉及众多的基因，目前已知的基因有 Ced 基因，rpr 基因，bcl-2 基因，c-myc 基因，P53 基因，Fas/APO-1 基因，以及 ras、TNF、TGF-β、RP-2、RP-8、PD-1 等基因。

（2）细胞凋亡的机制 关于细胞凋亡确切机制目前尚不十分清楚。一般认为可能与以下机制有关：

①早期反应基因如 c-myc、c-fos、c-jun 等基因由不同的组合方式执行介导细胞凋亡或增殖的功能，被称为"组合式假说"。

②细胞的信号传导是个复杂的网络系统，正是这个网络精细地调节着细胞的各种生命活动。在这个网络中，蛋白激酶 C 可能是多种信号传导途径的一个汇集点，由它启动细胞凋亡或增殖的"开关"。

③ bcl-2 基因能有效地控制多种因素诱导的细胞凋亡，在细胞凋亡控制机制中起重要作用。

④ P34-cdc2 激酶由催化亚基和调节亚基在细胞周期的不同时相以不同的结合方式构建起来，行使细胞周期的调控功能。

⑤ 核酸内切酶在信号传导的调节下，依赖钙、镁离子的参与，在核小体间把DNA 切断，使之降解为"解体状"片断。蛋白酶在信号传导中被激活，破坏细胞的骨架蛋白，使核皱缩、染色质凝集、细胞变形。

（3）细胞凋亡与肿瘤的关系

①细胞凋亡影响着肿瘤的发生：有人认为，肿瘤细胞可能起源于本应该走向凋亡而未能发生正常凋亡的细胞。此观点的依据有：其一，"凋亡细胞"的继续生存直接影响到细胞数目的持续增长；其二，本应编程死亡的细胞如未按时凋亡，则这种"老化"细胞的染色体会不稳定，基因易突变，对致癌物的易感性升高，从而增加了恶变概率。

②细胞凋亡影响着周期：多数研究者认为，凋亡是多点启动的，可以在细胞周期中任何时期作为起点。就某种类型的细胞而言，基因可能编程于某个时期启动细胞凋亡，但对不同来源的细胞，则会有时期不同的启动点。

③细胞凋亡影响着肿瘤的生长：肿瘤细胞在体内和体外培养条件下均表现出强大的增殖潜力。这种生长优势不但可以从瘤细胞的高增殖力和低分化程度中获得，而且可以从瘤细胞的凋亡受抑，生存延长中获得。一般肿瘤细胞多具有无限的增殖能力，可以一代代往下传，即"永生化"。从细胞凋亡角度出发发现，癌基因的另一种作用方式是通过抑制细胞凋亡使细胞癌变的。

④细胞凋亡在肿瘤诱导分化中起作用：细胞凋亡可以发生在细胞分化的每个阶段，但是在分化和凋亡之间有着协调的关系，细胞凋亡对分化起着严格的筛选作用。通过凋亡方式剔除不能正常分化的细胞，而选择具有正常发育潜能的细胞进入细胞分化。众多研究表明，在体外培养条件下，能被诱导剂成功诱导分化的细胞，在诱导分化过程中均有显著的细胞凋亡现象。

⑤细胞凋亡与肿瘤治疗：诱导肿瘤细胞凋亡是治疗肿瘤的一条有效途径。临床上用的化疗、放疗和热疗等方法的作用机制之一就是引起癌细胞凋亡。体外实验表明：细胞本周期阻滞后，拓扑异构酶抑制剂均可诱发肿瘤细胞发生显著凋亡。因此，细胞凋亡实验可以作为一种筛选抗癌药物的快速、有效方法。此外，肿瘤细胞抗药物诱导的细胞凋亡也起着一定的作用。

⑥细胞凋亡与肿瘤的浸润和转移：实验表明：皮肤基底细胞癌和 Bowen 癌根据癌细胞异型性和分化度应属高度恶性肿瘤，但实际上其生物行为表现为生长缓慢，侵袭力弱，极少发生转移。有人对这些肿瘤组织中细胞凋亡现象进行观察，结果发现有显著的细胞凋亡，推测可能由于细胞凋亡使其中具有高侵袭性和转移力的癌细胞过早死亡。

⑦在肿瘤的治疗中，放疗和化疗能激活癌细胞的自杀程序，导致癌细胞凋亡，这已成为治疗肿瘤性疾病的重要方法。此外，重新恢复细胞凋亡的正常调控机制同样有利于治疗疾病。用 bcl-2 基因的反义寡核苷酸转入体外培养的 B 细胞，可见淋巴癌细胞发生明显的凋亡。

总之，深入地研究细胞凋亡现象和机制，对于认识、诊断和治疗疾病具有十分重要的意义。

5. 癌细胞侵袭和转移的研究

肿瘤侵袭和转移是肿瘤发生演进过程中最危险阶段。临床肿瘤患者约 80% 以上发生肿瘤侵袭和转移。一般肿瘤从发生、演进至宿主死亡呈多阶段、多步骤过程。侵袭和转移是肿瘤恶性标志。侵袭多发生在肿瘤晚期，而转移往往是肿瘤发展到最终阶段。癌细胞侵袭和转移的作用机制可能与以下因素有关：

（1）肿瘤细胞表面电荷含量增加 肿瘤细胞表面电荷密度增加，从而增加细胞之间的静电排斥力，可使癌细胞之间相互黏附力降低，促进了癌细胞从瘤母体脱离。

（2）细胞黏附机制改变 癌细胞之间的黏附力降低，可使癌细胞易脱离瘤母体。细胞间的黏附分同质型黏附和异质型黏附，前者是癌细胞细胞之间的黏附，癌细胞同质黏附力与侵袭和转移能力呈负相关。即侵袭和转移能力高者其同质型黏附力低，而低者则黏附力高。同质型黏附作用主要是由存在于细胞表面的细胞黏附分子（如钙依赖黏附素）所介导。后者是指癌细胞离开瘤母体，侵袭到基底膜或穿过基底膜就遇到基质及宿主细胞。当癌细胞在血液中滞留，首先与血管内皮细胞黏附，其相互作用后，可刺激内皮细胞收缩，暴露内皮下基底膜，吸引更多的癌细胞与基底膜黏附。就是说，基底膜比内皮细胞异质型黏附性更强。异质性黏附是整合素分子通过识别 RED 序列而介导的。

（3）癌细胞的运动性增加 癌细胞的运动分为原位运动和移位运动。前者是癌细胞分裂的丝状伪足，与靶组织或癌细胞牢固黏附；后者是在前者基础上，向细胞之间的间隙运动，并牵引细胞其他部分向前移动。此两种移动通过移动因子的刺激来实现。移位运动与黏附也有关系，一定的黏附作为下一步黏附的支点，是通过丝状伪足来实现的，然后再伸出细胞伪足与新的支点发生黏附，同时与旧的支点脱离，这样反复，不同支点黏附才能使癌细胞不断前进。

（4）细胞外基质降解增加 肿瘤细胞外基质中的黏附分子和抗黏附分子，通过交互动力作用，调节细胞骨架和蛋白酶表达，这些分子降解后的片段又具有趋化作用，可促进癌细胞转移。大量实验证明，癌细胞侵袭和转移能力与其产生或诱导产生降解 ECM 或 BM 的蛋白酶的能力密切相关。与 ECM 降解有关的蛋白酶及其抑制主要有：血纤维蛋白溶解酶原激活因子和降解 ECM 的重要酶类如基质金属蛋白酶。

6. 肿瘤免疫逃逸

近年来的研究已证实，肿瘤细胞可凭借诸如对自身表面抗原修饰及改变肿瘤组织周围微环境等途径来逃避机体免疫系统监控、识别与攻击而继续分裂生长，这就是肿瘤的免疫逃逸。

（1）肿瘤细胞参与的免疫逃逸 肿瘤细胞相关抗原表达异常肿瘤细胞所表达的肿瘤特异性移植抗原（TSTA）和肿瘤相关移植抗原（TATA）发生突变或不表达，会影响树突状细胞（DCs）对 T 细胞抗原的递呈和激活，从而使毒性 T 淋巴细胞（CTLs）不能有效地识别和杀伤肿瘤细胞，最终使其子代细胞成为肿瘤细胞群体中的主要细胞，实现免疫逃逸。研究人员用单克隆和多克隆的转基因 CTLs（可特异识别天然肿瘤抗原）与肿瘤细胞共培养后，发现在该 CTLs 的选择压力下，PLA 抗原可发生突变，最后变得不易被 CTL_s 识别，表明肿瘤细胞可以通过抗原调变来逃避 T 细胞的识别。此外肿瘤相关抗原的丢失也会使肿瘤细胞不被免疫系统识别，从而不能诱发有效的抗肿瘤免疫应答，如癌胚抗原（CEA）从肿瘤细胞上脱落进入血液后会导致免疫活性细胞对其无法识别。

（2）肿瘤细胞表面主要组织相容性抗原系统（MHC）表达异常 多数肿瘤细胞表面与抗原递呈相关的 MHC-1 类分子表达明显下降或缺失，且不同类型的肿瘤细胞或处于不同发展阶段的同一肿瘤细胞可能会呈现出不同的MHC-1类分子表达类型。由于肿瘤抗原只有在与MHC-1分子结合后被有效递呈至肿瘤细胞的表面才能被免疫细胞所识别、杀伤、清除，因此MHC-1分子表达缺失或变异的肿瘤细胞即可逃避机体的多重免疫监视而生存。通常，肿瘤细胞会通过缺陷MHC-1基因结构及抑制MHC-1类基因的转录来下调MHC-1类分子的表达，目前已经发现多种类型的肿瘤细胞缺乏正常水平的MHC-1类分子。在人类肿瘤中，通过研究恶性黑色素瘤、乳腺癌、胃癌、卵巢癌等的人类白细胞抗原Ⅰ（HLA-1）类分子的表达发现，HLA-1类分子表达下降或转换是细胞由正常向异常转化的环节之一，其下降程度与肿瘤的恶性程度及转移呈正相关，这可能与肿瘤患者机体局部微免疫环境的免疫力减弱有关。

（3）肿瘤细胞B7分子的表达异常　对具有免疫原性的肿瘤细胞，T细胞介导的细胞免疫起重要作用。未致敏T细胞的活化不仅需要TCR与肿瘤抗原结合提供的第一信号，还需要由抗原递呈细胞（APC）或肿瘤细胞上的协同刺激分子（CM），如细胞间黏附分子（ICAMs）、淋巴细胞功能相关抗原3（LFA-3）、血管细胞黏附分子（VCAM）。

B7家族分子等与T细胞上的CM受体（CMR）结合提供第二信号。如肿瘤细胞仅表达MHC-1类抗原而缺乏B7分子，T细胞激活信号就很难达到T细胞可对肿瘤抗原信号作出反应的阈值，在抗肿瘤免疫效应阶段效应T细胞的增殖反应就无法出现，从而不能对肿瘤抗原产生有效的免疫反应，出现免疫耐受，有利于肿瘤的形成与生长。

免疫组化试验表明，多种人类恶性肿瘤细胞均不表达B7-1、B7-2分子，而表达抑制性共刺激分子B7-H1、B7-H4，其与受体结合后能够提供抑制性信号诱导T细

胞的凋亡，抑制机体的抗肿瘤免疫，从而介导肿瘤发生免疫逃逸。

研究发现，肿瘤细胞可通过下调B7-1、B7-2的表达，使得T细胞克隆无能，也可上调抑制性B7-H1、B7-H4分子的表达，通过上调活化T细胞表面Fas和FasL的表达、促进IL-10的分泌，导致CTL的凋亡。此外，肿瘤细胞还可通过表达B7-HI减弱自身免疫原型，抑制免疫细胞对其杀伤，从而来负性调控T细胞的免疫应答，诱导肿瘤的免疫逃逸。

（4）Fas/FasL与肿瘤细胞　自杀相关因子（Fas）又称CD95或AP&I，是一种重要的诱导细胞凋亡的死亡受体，属于肿瘤坏死因子受体（TNFR）及神经生长因子受体（NGFR）家族成员。Fas在靶细胞表面与相应配体FasL结合后，可活化并传导凋亡信号，诱导细胞的凋亡。机体内多种组织和细胞都可组成或经激活诱导表达Fas和（或）FasL，以免疫细胞表达最为丰富，如正常情况下，T淋巴细胞可通过Fas与FasL的结合，产生Fas阳性细胞的死亡信号，使Fas阳性的靶细胞凋亡，对发生快速变化的细胞群的扩增具有一定的限制作用，同时也可有效地去除过度激活的免疫活性细胞，从而下调免疫反应，作为机体内源性平衡的一部分，此过程有重要的生理功能。

机体Fas/FasL系统的表达异常或功能缺陷与多种病毒感染性疾病、免疫性疾病、血液系统疾病和肿瘤的发生有关。目前认为肿瘤细胞可通过低表达Fas或缺陷某些Fas信号传导分子来抵抗Fas介导的凋亡和高表达FasL，通过Fas/FasL系统引导T细胞的凋亡（Fas反击）两种机制逃避机体免疫系统的攻击，在体内继续生长。

（5）免疫抑制因子参与的肿瘤逃逸　已知肿瘤可诱发产生抑制性淋巴细胞、抑制性巨噬细胞及抑制性自然杀伤细胞等，同

时还可以自分泌和旁分泌转化生长因子（TGF-β）、白细胞介素10（IL-10）、前列腺素E2（PGE2）等多种免疫抑制因子抑制调节性细胞因子的分泌，下调免疫效应细胞的活性，从而使免疫系统的功能受到抑制，保护肿瘤细胞免受特异性CTL的杀伤，为其生长提供一个良好的微环境。此外，还能诱导免疫系统中两种重要的APC-树突状细胞（DCs）和巨噬细胞的凋亡。TGF-β是目前已发现肿瘤诱导产生的最强的免疫抑制因子，多种过度表达TGF-β的肿瘤细胞更具有侵袭性且预后不良。

（6）血管内皮生长因子（VEGF）　瘤组织中血管的生成对肿瘤的生长和转移具有重要的意义。肿瘤血管不仅可以向肿瘤细胞提供营养，促进其恶性生长，还可向机体其他部位输出大量肿瘤细胞，使肿瘤向远处侵袭和转移。因此，抑制肿瘤血管生成是控制肿瘤侵袭、转移，改善患者预后和提高生存率的重要措施之一。

VEGF作为特异的内皮细胞刺激因子，是作用最强、特异性最高的血管生成因子，不仅可以刺激血管内皮细胞的增殖，促进新血管的生成，还可增加血管的渗透性，从而有利于肿瘤细胞游出血管之外，促进肿瘤细胞的浸润和转移。VEGF在成骨肉瘤、膀胱癌、肺癌等多种肿瘤组织中均有较高水平的表达，且表达水平与患者预后及无瘤生存期密切相关

此外，VEGF还可抑制DCs等的分化与成熟，影响其抗原递呈功能，进而影响CTLs的活化、扩增及对肿瘤细胞杀伤的敏感性。

（7）IL-10　IL-10是一种多功能免疫抑制因子，主要由Th2细胞、单核巨噬细胞、B淋巴细胞和角化细胞等产生。近年来研究表明，肿瘤细胞也可产生IL-10，通过对多种免疫细胞的抑制和对肿瘤细胞的保护作用来抑制机体的抗肿瘤免疫。IL-10在肿瘤免疫中具有双向调节作用。IL-10不仅可阻抑APC在肿瘤组织的浸润、分化、成熟及对抗原的趋化反应，还可诱导其表面MHC-1类分子和共刺激因子CD80、CD86等低表达或不表达，使抗原刺激后的特异性DCs成熟功能发生障碍，影响其抗原递呈功能。此外，IL-10还可通过抑制Th1细胞、CTL、NK细胞、巨噬细胞等的功能及抑制肿瘤细胞表面MHC-1类分子的表达、使肿瘤细胞丧失对CTLs杀伤的敏感性等途径抑制机体的抗肿瘤免疫。

（8）树突状细胞（DCs）功能障碍与肿瘤的免疫逃逸　DCs是目前发现功能最强，也是唯一能激活初始T细胞的专职抗原递呈细胞，是机体免疫应答的始动者，在诱导、调节、维持机体抗肿瘤免疫中起核心作用。

正常情况下，机体内DCs以未成熟的DCs（iDCS）为主，iDCS缺乏MHC-1类分子及共刺激分子因而不能激活T细胞，只有在摄取抗原或受到某些刺激因子作用后才可分化为成熟的DCs（mDCS）。荷瘤宿主DCs的功能障碍或iDCS的增多，不能有效地递呈肿瘤抗原，使得抗肿瘤免疫的核心——产生CD8$^+$的CTL，无法有效识别、杀伤肿瘤细胞，是肿瘤免疫逃逸的主要原因。临床研究表明，多种肿瘤患者体内存在DCs功能障碍或iDCS增多的现象。DCs功能障碍源于髓样细胞的不正常分化，这些不正常的分化可导致成熟DCs数量下降而不能表达高水平的MHC-Ⅱ类分子、共刺激分子如B7-1（CDa0）、B7-2（CD86）、CD40以及某些黏附分子如LFA-1（CDl-1a）、LFA-3（CD58）、ICAM-1（CD54）、iDCS数量增加及不成熟髓样细胞的增加等。由于iDCS仅是在摄取和处理抗原能力方面较强且会诱导T细胞的免疫耐受，只有mDCS才能有效地传递抗原并激活CTLs，发挥特异性抗肿瘤免疫效应。因此DCs功

能障碍后，使得肿瘤抗原无法被有效递呈，加之 DCs 表面共刺激分子和黏附分子的低表达或不表达，不能提供激活 T 细胞所需的共刺激信号，因而无法有效诱导肿瘤特异性 CTLs 反应，最终导致肿瘤的免疫逃逸。此外，在 DCs 分化过程中，还会诱导产生吲哚酸双加氧酶（IDO）直接作用于 T 细胞或通过影响 DCs 抑制 T 细胞反应，诱导免疫耐受的发生。

（9）PD-1/PD-L1　肿瘤细胞可通过多种途径逃避机体的免疫监控和杀伤，使肿瘤细胞增殖得不到有效控制，导致肿瘤的进一步生长。究其原因，肿瘤细胞可以表达和分泌的一些膜分子和可溶性细胞因子形成肿瘤细胞生长的微环境，干扰和阻止机体免疫系统对肿瘤细胞增殖的监控。T 细胞活化需要双重信号的协同作用，分别是抗原递呈信号和协同刺激信号。协同刺激分子通过为淋巴细胞提供正性或负性的调控信号参与机体免疫应答。PD-1/PD-Ll 作为 B7/CD28 协同刺激分子超家族的重要成员，已被证实通过抑制 T 细胞的活化和增殖来负调控免疫应答，并在肿瘤细胞免疫逃逸机制中发挥重要作用。

PD-1 最初是在凋亡的 T 细胞杂交瘤中利用削减杂交的方法得到的，由于其和细胞凋亡相关而被命名为程序性死亡 -1 受体。其胞内段含有一个免疫受体酪氨酸依赖抑制基序（ITIM），正是此基序使得胞质段的磷酸化得到恢复，发挥拮抗抗原受体信号的功能。

PD-1 有两个配体，即 PD-L1（又称为 B7-H1/CD274）和 PD-L2（又称为 B7-DC/CD273）。两种配体具有不同的表达模式。PD-L1 的表达受到炎症细胞因子如 I 型和 II 型干扰素、TNF-α 和 VEGF 等的诱导。PD-L1 可以在多种细胞表达，常见于造血细胞，如 T 细胞、B 细胞、DC 细胞和巨噬细胞，以及非造血细胞，如血管和间质血

管内皮细胞、胎盘合体滋养细胞和角质细胞。相较之下，PD-L2 的表达受到很大的限制，主要由 DC 细胞、巨噬细胞和 B 细胞表达。CTLA-4 是细胞毒性 T 淋巴细胞抗原 4（也称 CD152），是首先被诱导的负调控因子之一，直接与 CD28 竞争，与 CD80 和 CD86 结合。

T 细胞活化是一个高度调节的过程，依靠"双系统"调控。第一信号来自 T 细胞受体（TCR）与主要组织相容性复合体（MHC）的特异性结合，即 T 细胞识别抗原过程。第二信号来自协同刺激分子，即抗原递呈细胞（APC）表达的协同刺激分子与 T 细胞表面相应受体或配体相互作用介导的信号。CD28/B7 属于重要的正调控刺激分子，而 PD-1/PD-L1 和 CTLA-4 属于负调控刺激分子，保证 T 细胞不被过度刺激。正如上述，在肿瘤细胞入侵后，就会利用这一抑制性通路，抑制 T 细胞的激活，进而产生"免疫逃逸"。也就是说：肿瘤表面表达的 PD-L1 蛋白会与 T 细胞表面的 PD-1 蛋白结合，向免疫系统传递"自己人、别杀我"的信号，从而躲避免疫细胞的侦查和攻击。而在临床上研究和应用最广泛的免疫检查点抑制剂的单克隆抗体，通过抑制免疫检查点的活性，重新激活 T 细胞对肿瘤的免疫应答，从而达到抗肿瘤的作用。

目前，在国内上市的 PD-1 抑制剂有进口药帕博利珠单抗、纳武利尤单抗。国产药有君实的特瑞普利单抗、信达的信迪利单抗、恒瑞的卡瑞特利珠单抗。此外，CTLA4 抑制剂有伊皮木单抗等。这些药物在临床应用中都显示了较好的疗效。

（三）临床治疗研究

1. 手术治疗

（1）扩大了手术切除的适应证　许多恶性肿瘤已属中晚期，手术切除往往很困难，

要提高治愈率，须扩大手术适应证。手术适应证的扩大，把原来不适宜或认为不能手术治疗的肿瘤患者转变为可以手术切除的患者。如给肺癌侵犯心包的患者进行心包及心房部分切除，以及超高龄患者的手术切除等。

（2）重视肿瘤外科的无瘤技术　恶性肿瘤致命的严重性主要在于远处转移和局部复发。因此，减少转移扩散和复发是降低恶性肿瘤死亡率的重要环节。而无瘤技术是减少或避免医源性扩散和转移的重要保证。具体措施包括：①手术切口及操作的改进，以减少过分牵拉挤压和种植。②结扎肿瘤的血管和避免肿瘤细胞的回流。③器械、敷料、手套的消毒和灭瘤。

（3）尽可能地保留正常组织和器官的功能，重视生存质量　最近几年，由于对肿瘤生物学特性研究的不断深入，认识到肿瘤是一种全身性疾病。在肿瘤发生的早期，半数患者已有微转移灶，而且区域性淋巴结在肿瘤免疫中具有重要意义，因此，一味扩大手术范围并不能提高术后生存率。术后生存期取决于肿瘤的生物学特性和机体的免疫能力，临床应根据肿瘤分期、组织学类型、分化程度、患者的全身情况，采取尽可能缩小切除范围、尽可能多地保留正常组织、维护器官功能的手术原则，以使更多的患者能耐受手术，并有利于术后的恢复，提高生存质量，进而提高术后生存率。

（4）重视切除后器官功能及外形重建　术后器官功能及外形的重建有利于提高患者的生存质量，减轻患者的心理负担。如喉发音重建、肛门重建、乳腺重建等。

（5）注重术后复发和转移的再手术　临床实践表明，术后复发和转移，尤其是早期复发后再手术仍可获得较好的疗效。如乳腺癌部分切除术后复发再手术，部分肺叶切除术后再手术，局限性肝切除后复发再手术等。

（6）肿瘤外科治疗形式多样化　随着高新技术在医学的应用，激光手术、冷冻手术、微波手术、超声手术等手术治疗以及通过内窥镜的激光、冷冻、微波治疗，使外科治疗更丰富多彩。

（7）手术和其他方法综合治疗成为肿瘤外科发展的总趋势　恶性肿瘤是全身性疾病，存在转移和扩散的特征。因此，多学科协作、多方法协同治疗是肿瘤治疗的趋势。放疗、化疗、免疫治疗、中医中药治疗已愈来愈广泛、系统地引入到肿瘤的术前、术中和术后的治疗，并取得了很好的效果。

2. 放射治疗

放射治疗是恶性肿瘤治疗的重要手段，随着放射生物学和放射物理学研究的进展，放射治疗在综合治疗中的作用日益增大，主要表现为以下几个方面。

（1）术前放射治疗　手术前以一定剂量的放射治疗，消灭对放疗最敏感的癌瘤外周部分，即手术治疗最易失败的部分。然后，切除癌瘤的主体，这部分是放疗最易失败的部分，达到优势互补，以取得最佳疗效。

（2）术中放射治疗　在手术过程中，直接照射瘤体，以期减少对正常组织的损害。

（3）术后放射治疗　对手术切除不彻底术后病理证实切缘有癌残存、转移淋巴结清扫不彻底者，以及对淋巴引流区进行照射。

（4）近距离放射治疗　将放射源放置在肿瘤附近或表面进行直接照射，这样可以较大限度地杀灭肿瘤细胞。随着近距离治疗设备的计算机化、微型化，使后装技术迅速扩及到全身各部位的治疗。目前，近距离放射治疗已能治疗如鼻咽癌、肺癌、气管支气管癌、食管癌、直肠癌、前列腺癌、膀胱癌、胰腺癌、乳腺癌、脑瘤等30余种肿瘤。

（5）立体定向放射治疗　在CT或其他影像检查的参与下，定出靶区的空间位置，然后利用多束放射线聚焦在肿瘤上，以杀灭肿瘤的方法。目前，已从过去的应用伽玛刀对颅内病灶照射，发展为采用X刀等进行全身治疗。

3. 化学治疗

化学治疗（简称化疗）是采用化学药物治疗肿瘤的方法。化学治疗始于20世纪40年代，近十几年来，取得了突飞猛进的发展。目前已有近十种恶性肿瘤可以通过化学治疗治愈。联合化疗方案设计的理论依据是细胞动力学。化疗失败的主要原因是肿瘤抗药性，为此，近十几年来，化疗的应用围绕此二者开展工作，主要有以下几个方面。

（1）阐明了恶性肿瘤的细胞动力学状态　通过多种实验弄清了大部分恶性肿瘤的细胞周期时间、增殖比率和倍增时间。

（2）发现了多药耐药基因　这些基因可引起P糖蛋白（P-170糖蛋白）扩增。P-170糖蛋白是一种膜转运蛋白，它可与抗癌药物结合，也可与ATP结合，通过ATP提供能量，将抗癌药物从肿瘤细胞内排出，从而使抗癌药失去作用。

（3）基于基础研究的成果开展了化疗增效作用的研究，主要有以下几个方面。

①提高药物浓度增加化疗效果：大剂量化疗配合解救药物，如大剂量MTX+ CF解救，大剂量PDD + STS解救；应用血管紧张素Ⅱ（AT-Ⅱ）使肿瘤内的小动脉相对扩张，成倍增加肿瘤组织的血流量，从而使流经肿瘤组织的药物增多，临床研究发现可提高约20%左右的有效率；局部给药以提高肿瘤组织内的药物剂量以及药物停留时间，如骨髓腔、肠腔、腹腔、膀胱内灌注和直接向肿瘤组织内注射药物，以及通过流向肿瘤病灶的动脉、淋巴管给药等。

②增加细胞毒性药物的敏感性：大多数实体瘤细胞处于休眠或 G_0 期，故对药物敏感性很低，提高其敏感性是提高化疗疗效的重要因素。（a）热化疗：加温可增加细胞的通透性，并抑制其DNA的修复，与化疗合用，有很好的互补作用。（b）免疫化疗：应用细胞因子和化疗药物合用，组成免疫化疗，可提高效果并可减少毒性及不良反应。如TNF与MMC、5-Fu、PYM合用等。（c）高压氧对化疗的增强作用。（d）应用咪硝唑等对乏氧细胞的选择性抑制作用以增强化疗药物的敏感性。（e）应用某些化学物质，通过增加化疗药物在肿瘤细胞内的分布，改变其代谢途径，从而提高化疗药物的细胞毒性作用。

③克服化疗药物的耐药性：主要通过以下途径实现：应用钙通道阻滞剂（如异搏定、硫氮酮、尼群地平）、钙调蛋白抑制剂（酚噻嗪奎尼丁、局麻药等）、环孢素及一些去垢剂、激素类（孕酮）、抗雌激素药物（三苯氧胺）等来逆转多药耐药作用；通过调节肿瘤细胞内某些酶的变化来逆转耐药性的产生；通过抑制或阻断谷胱甘肽的合成来减少烷化剂类化疗药物与耐药基因结合，使药物失活减少；通过抑制DNA损伤修复酶来削弱肿瘤细胞的自我修复能力。

4. 肿瘤分子靶向治疗

分子靶向治疗是指在肿瘤分子生物学的基础上，将与肿瘤相关的特异分子作为靶点，利用靶分子特异制剂或药物进行治疗的手段。近20年来，人类对癌症的细胞生物学和遗传学方面的认识有了飞速的发展。一系列重大发现包括癌基因、抑癌基因、细胞凋亡、肿瘤血管形成等使癌症研究由细胞生物学水平转变到分子生物学水平，一系列新的概念包括信号传导、细胞周期、DNA修复等已经在从酵母、线虫到果蝇、小鼠等多种生物模型实验中得到验证。以此为基础，大量以肿瘤的分子遗传学改变及其在肿瘤细胞水平的表达为靶点的新的抗肿瘤药物已经走向临床，相对于传统的手术、放疗及化疗，其具有更诱人的临床应用前景，其中包括单克隆抗体、酪氨酸激酶抑制剂、法尼基转移酶抑制剂、蛋白酶小体抑制剂、基质金属蛋白酶抑制剂等。

（1）单克隆抗体　单克隆抗体（简称单抗）是单一的针对一个抗原决定簇的单一、特异、均质的抗体。早期使用的单抗为鼠单抗，具有很多缺点：用于人体后会产生"人抗鼠抗体（HAMA）"；人体免疫细胞Fc段结合鼠抗体Fc段能力较差；在人体内的半衰期很短。最近利用基因工程技术对鼠源性单抗进行人源化改造的研究取得了突破性进展，目前经美国FDA或各国相关机构批准上市的或正在申请的具有抗肿瘤作用的单抗药物已有十余种。

目前临床用于治疗恶性肿瘤的单抗按其作用机制主要可分成两大类：①非结合性单抗：这一类单抗可以直接启动生长抑制信号或诱导凋亡，或者间接激活宿主防御机制发挥抗肿瘤作用。②偶联抗体：即单抗不具有诱导或激活作用，而仅作为其他活性药物的肿瘤组织靶向定位载体，这一类又可再分成3小类。（a）单抗-细胞毒药物偶联物，由单抗将药物运送至肿瘤组织，降低了细胞毒药物常规治疗时的全身毒性反应，如2017年上市的由重组人源化小鼠抗CD33单抗与细胞毒药物卡利奇霉素连接的吉妥珠单抗可用于急性髓细胞性白血病的治疗。（b）单抗-放射性同位素偶联物，通过单抗定位将致死量的放射性物质运送到肿瘤组织杀伤靶细胞，如2002年初上市的由^{90}Y标记的放射性鼠源性抗CD20单抗之替伊莫单抗可用于治疗利妥昔单抗以及其他药物治疗无效的非霍奇金淋巴瘤。

（c）单抗-药物代谢酶偶联物，通过单抗的靶向定位，使前体药物在局部代谢活化而发挥抗肿瘤作用，如用人源化抗癌胚抗原（CEA）F（ab）$_2$抗体与细菌酶-羧肽酶G2偶联可用以治疗多种实体瘤。

目前，临床上常用的单抗有：

1）曲妥珠单抗是一种重组DNA衍生的人源化单克隆抗体嵌合抗p185^{HER-2}抗体，可特异性结合p185^{HER-2}。临床前研究显示赫赛汀抗肿瘤机制为：①下调细胞表面的HER-2/neu蛋白。②减少血管内皮生长因子的产生。③介导对过度表达HER-2/neu的肿瘤细胞的抗体依赖性细胞毒作用（ADCC）。④抑制HER-2/neu蛋白与受体酪氨酸激酶（RTK）超家族的其他成员发生交联形成异质二聚体。⑤减弱细胞生长信号的传递。⑥通过诱导P27^{kipi}和RB相关蛋白P130而大量减少S期细胞数目。⑦增强化疗所致细胞毒性。

单一药物曲妥珠单抗对HER-2过度表达的晚期转移性乳腺癌是有效且安全的治疗方法，其作为一线药物的有效率为26%，其中HER-2（+++）患者有效率为35%；作为二、三线药物总有效率为15%，其中HER-2（+++）患者有效率为18%，且赫赛汀能显著改善生活质量。赫赛汀联合应用化疗药物治疗HER-2过度表达的乳腺癌也可明显提高疗效。

2）利妥昔单抗是人源化抗CD20单抗，CD20表达于前B细胞到活化了的B细胞阶段，但干细胞和浆细胞阶段并无表达，与细胞生长和分化有关，90%以上的B淋巴细胞瘤（NHL）中均有CD20的表达。利妥昔单抗的作用机制为：①抗体依赖的细胞毒性作用（ADCC）。②诱导补体介导的溶细胞作用（CDC）。③抗体介导的肿瘤细胞凋亡。④使化疗耐受性淋巴瘤细胞重新敏感化。

利妥昔单抗主要用于复发或难治性低

度恶性和滤泡型 B 细胞淋巴瘤，单药有效率为 48%；间隔 6 个月重复给药有效率可上升至 73%；对其他淋巴瘤包括套细胞淋巴瘤（MCL）、免疫细胞瘤（IMC）及小 B 细胞淋巴瘤（SLL）的有效率分别为 38%、28% 及 14%。利妥昔单抗单药治疗低度恶性或滤泡型淋巴瘤有效且耐受性好，但易复发，可重复应用或联合应用化疗或干扰素 –α、G-CSF 等。

3）西妥昔单抗是一种抗 EGFR 的单克隆抗体，其抗肿瘤的机制为：①调节细胞周期，导致细胞停留在 G_1 期。②通过下调血管内皮生长因子（VEGF）等相关因子抑制血管生成及转移。③通过打破凋亡促进因子 Bax 与凋亡抑制因子（bcl-2）基因的平衡表达从而促进细胞凋亡。④增强化疗作用。⑤增强放疗作用。

西妥昔单抗对 EGFR 阳性的肿瘤，如头颈部鳞状细胞癌、结肠癌、非小细胞性肺癌及非雄激素依赖性前列腺癌，无论单药治疗还是与放化疗结合都可以提高生存率，延长缓解期。对失去手术机会且对放化疗不敏感的头颈部鳞状细胞癌和结肠癌患者分别采用西妥昔单抗＋顺铂或伊立替康的方案治疗，总有效率分别达到了 26%、20%。此外，西妥昔单抗联合阿霉素、紫杉醇、吉西他滨等的研究也在进行中。研究显示西妥昔单抗还可提高鳞状细胞癌对射线的敏感性，这是通过增加 G_1 期细胞而降低 S 期细胞来提高射线的杀伤能力的。对进展期头颈部鳞状细胞癌西妥昔单抗联合放疗有效率为 100%。

4）贝伐单抗是第一个人源化的抗 VEGF 单抗，能够结合并阻断 VEGF 的作用，从而发挥抗肿瘤活性，无论单用或联用细胞毒药物不良反应均可耐受。贝伐单抗联合应用氟尿嘧啶、亚叶酸钙（FL）方案化疗对未经治疗的转移性结直肠癌患者有效率为 40%；联合应用伊立替康、氟尿嘧啶、亚叶酸钙（IFL）方案治疗转移性结直肠癌有效率为 45%。

（2）表皮生长因子酪氨酸激酶抑制剂（EGFR-TKI）　表皮生长因子（EGFR）是一种跨膜糖蛋白，由细胞外特异性配体结合部分、穿细胞膜部分、具酪氨酸激酶活性的细胞内部分组成。EGFR 在所有表皮来源性正常组织的细胞中均有表达，大约 1/3 的人体肿瘤过度表达 EGFR，尤其是头颈部鳞状细胞癌（80%~100%）、结肠癌（25%~77%）、胰腺癌（30%~95%）、非小细胞肺癌（40%~80%）、肾癌（50%~90%）和乳腺癌（14%~91%）等。表皮生长因子（EGF）、转化生长因子 –α（TGF–α）等多种配体可与 EGFR 胞外部分结合，将有丝分裂信号向胞内传递，从而调控细胞周期，调节细胞生长与分化，促进损伤修复，EGFR 还可活化其下游的血管表皮生长因子受体（VEGFR），促进实体瘤微血管网形成，因此 EGFR 在肿瘤细胞的发生发展、分化、修复及转移中发挥重要的作用。

EGFR 又叫 HER1 或者 ErbB1，是 ErbB 受体家族四大成员之一。EGFR 过分频繁表达能激活下游重要的信号通路（如 ALK），从而导致细胞增殖、存活、转移及血管生成等。因此，在非小细胞肺癌的研究中，EGFR 一直是一个热点。研究表明，亚裔非小细胞肺癌患者 EGFR 基因的突变率高达 51.4%，其中不吸烟者约 60.7%，以肺腺癌为主，女性多发，更易从靶向治疗中获益。与传统的化疗相比，表皮生长因子受体酪氨酸激酶抑制剂（EGFR-TKI）治疗 EGFR 突变的晚期非小细胞肺癌有效率更高，不良反应更小，治疗后的无病进展生存时间（PFS）更长，逐渐成为一线治疗的首选。EGFR 基因突变具有多样性，且与 EGFR-TKIs 的治疗效果相关。85%~90% EGFR 敏感性突变发生在 19 外显子缺失突变或 21 外显子点突变，这类患者用 EGFR-TKIs 治疗的客观缓解率（ORR）和 PFS 显著延长，分别为 70%~80% 和 8.4~13.1 个月。除上述 2 类经典突变外，还有一些少见突变如 T790M、20ins、L861Q、G719X、S768I 及其复合型位点的氨基酸替换突变，占所有 EGFR 突变的比例小于 10%。在各种靶向药层出不穷的精准治疗时代，对于适合接受靶向治疗的 ERFR 突变阳性晚期肺腺癌的患者合理应用靶向药物的指导治疗尤为重要。

第一代 EGFR-酪氨酸激酶（EGFR-TKI）为可逆性抑制剂，属于苯胺基喹唑啉类，可竞争性地抑制 ATP 与 EGFR 酪氨酸激酶活化区域位点的结合，从而阻断下游的蛋白激酶 B（PKB/AKT）、STAT 通路和丝裂原活化蛋白激酶（MAKP）激活途径，阻断参与肿瘤生长与转移的 EGFR 信号转导通路。吉非替尼、厄洛替尼、埃克替尼是最具有代表性的第一代酪氨酸激酶抑制剂（tyrosine kinase inhibitors，TKI）。自 IPASS 研究以来，多项 III 期临床试验证实第一代 TKI 治疗 EGFR 突变晚期非小细胞肺癌患者疗效的确切性。

第二代 EGFR-TKI 以阿法替尼和达克替尼为代表，与第一代不同的是其与酪氨酸激酶活化区域的结合是不可逆的，同时也是泛 HER 抑制剂，可以同时抑制 EGFR、HER-2 和 HER-4 等 3 种受体磷酸化及其后续的激酶活性。虽然在临床前试验中已证实阿法替尼和达克替尼对 T790M 突变有抑制作用，但在临床研究中，第一代 TKI 治疗后进展的晚期非小细胞肺癌患者换用第二代 TKI 治疗的有效率均小于 10%，PFS（无进展生存时间）仅为 3~4 个月。究其原因，主要是阿法替尼或达克替尼在临床治疗中由于剂量的限制性毒性，不能达到抑制 EGFR-T790M 突变的有效临床药物浓度。因此，目前临床治疗中尚不推荐使用第二代 TKI 治疗存在 T790M 耐药突变的晚期非小细胞肺癌患者，但这并不等于否定了第

二代 TKI 的疗效，近年关于第二代 TKI 药物的一线治疗研究展露头角，也得到越来越多的关注。

第三代 EGFR-TKI 也属于不可逆抑制剂，主要包括奥希替尼、罗希替尼、奥莫替尼、艾维替尼等，其中影响力比较大的是奥希替尼。第三代 EGFR-TKI 主要通过与酪氨酸激酶结合域 Cys797 形成共价键结合而抑制信号通路的传导，避开 T790M。遗传工程小鼠模型 EGFR 突变的非小细胞肺癌的研究表明，奥希替尼在 EGFR 基因 21 外显子 L858R 突变的肿瘤中具有类似于阿法替尼的抗肿瘤活性，但是在合并 T790M 和 L858R 突变的肿瘤中，奥希替尼比阿法替尼的疗效更显著。且奥希替尼在有脑转移和无脑转移的患者中都有很好的疗效，中位 PFS 为 8.5 个月和 10.8 个月，明显优于培美曲赛联合铂类的化疗组的 4.2 个月和 5.6 个月。该研究确立了 EGFR-TKI 治疗失败后 T790M 突变患者治疗的标准方案，并为脑转移靶向治疗开辟了一片新的天地。

艾维替尼（AC0010）是由我国自主研发的第三代 EGFR-TKI 新药，与之前报道的基于嘧啶的不可逆 EGFR 抑制剂如奥希替尼和罗希替尼结构不同，可高选择性抑制 EGFR-T790M 突变。在异种移植模型中，口服 AC0010，日剂量 500mg/kg 可使 EGFR-T790M 突变的肿瘤完全缓解超过 143 天。在艾维替尼透过血脑屏障及颅内/颅外疗效的 I 期开放性多中心研究中，16 例 EGFR-T790M 突变非小细胞肺癌患者筛选入组，9 例患者（56.3%）疗效为 PR，6 例患者（37.5%）为 SD。中位 PFS 为 253 天（95%CI 154.8~339.2）。艾维替尼对 EGFR T790M 突变阳性的非小细胞肺癌患者有效且耐受性好，尽管艾维替尼透过血脑屏障的能力差，血脑屏障透过率仅为 0.046%~0.146%，但其对脑转移仍表现出良好的疾病控制能力。

第四代 EGFR-TKI：第三代不可逆 TKI 耐药的机制主要包括 EGFRL718Q、L844V、C797S 的突变，其中 C797S 突变是目前研究比较清楚的机制，是在 EGFR 酪氨酸激酶 ATP 结合区域 Cys797 位点上的丝氨酸取代半胱氨酸的单突变（C797S），分为反式 C797S 突变和顺式 C797S 突变，是在 T790M 耐药突变基础上出现的第 3 次突变，破坏了 Cys797 与第三代 TKI 的共价键结合，而产生耐药。这类药物正在研发中，如 BLU-945/TQB3804 等。

（3）棘皮动物微管相关蛋白样 4 与间变淋巴瘤激酶融合基因（EML4-ALK）基因重组　EML4 和 ALK 两个基因分别位于人类 2 号染色体的 p21 和 p23 上。这两个基因片段的倒位融合能够使得组织表达新的融合蛋白 EML4-ALK，这种融合基因能通过 PI3K-AKT、MAPK 和 JAKSTAT 途径导致肿瘤的发生。因此，EML4-ALK 是新发现的肺腺癌驱动基因。ALK 基因重组并不多见，仅占非小细胞肺癌的 4%~7%。它更容易出现在既往少量 / 无吸烟史和年轻的患者身上。其病理类型常常是腺癌，更具体而言是腺泡癌和印戒细胞癌。约 33% 非 EGFR 和 KRAS 突变的非小细胞肺癌患者会出现 EML4-ALK 突变。而且，EML4-ALK 突变有很强的排他性，即当它突变时，其他驱动基因往往不会发生变异。ALK 抑制剂包括克唑替尼、色瑞替尼和阿来替尼。

克唑替尼用于经治的 ALK 基因突变的晚期非小细胞肺癌患者的临床疗效也明显优于单药化疗［ORR（客观缓解率）65%、20%；PFS 7.7 个月、3 个月］。色瑞替尼是第二代的 ALK 抑制剂，可用于初治的或克唑替尼治疗失败的 ALK 阳性肿瘤。其对初治和克唑替尼治疗失败的患者的 ORR 分别为 66% 和 55%。阿来替尼治疗 ALK 阳性的初治患者，ORR 可达惊人的 93.5%。

（4）ROS1 染色体易位　ROS1 全称 c-ros 原癌基因，是一种跨膜的受体酪氨酸激酶基因。ROS1 染色体的易位可以激活 ROS1 激酶活性。ROS1 常常出现在从不吸烟的年轻人身上。通常的病理类型为腺癌。突变者约占非小细胞肺癌总数的 3%。临床研究显示，克唑替尼对 ROS1 阳性的非小细胞肺癌有效，其 ORR 达 56%。

（5）BRAF 基因突变　BRAF 基因能编码丝氨酸 / 苏氨酸蛋白激酶，是 RAF 家族的一员。BRAF 能通过磷酸化 MEK 和激活下游的 ERK 信号通路介导肿瘤发生。只有 1%~3% 的非小细胞肺癌会出现 BRAF 基因突变，这其中有 50% 是 BRAF V600E 位点突变。BRAF 基因突变更容易出现在腺癌中，而 BRAF V600E 在女性和不吸烟的患者中更常见。BRAF 抑制剂有达拉菲尼和威罗菲尼，他们对 BRAF V600E 突变的非小细胞肺癌患者有效。在 I/II 期研究中，达拉菲尼用于经治的 BRAF V600E 基因突变的非小细胞肺癌患者可以有 40% 的反应率和 60% 的疾病控制率。基于如此令人震惊的结果，FDA 授予达拉菲尼突破性疗法认定，用于既往接受过至少一次含铂化疗方案的 BRAF V600E 突变阳性的晚期非小细胞肺癌患者。达拉菲尼和曲美替尼在 BRAF V600E 突变的恶性黑色素瘤及其他肿瘤中也显示了较好的疗效。

（6）MET 过表达　MET 是一种络氨酸激酶受体，它的过度激活与肿瘤发生、发展、预后与转归密切相关，酪氨酸激酶的过度激活，导致其下游信号途径的激活，最终导致细胞的转化、增殖和抵抗细胞凋亡、促进细胞生存、引起肿瘤转移、血管生成及上皮 - 间充质转化（EMT）等。大约 7% 的非小细胞肺癌患者可出现 MET 的过表达。初步数据表明，克唑替尼治疗 MET 过表达的非小细胞肺癌可有 33% 的反应率。而对于那些 MET 高度过表达的患者，反应率为 67%。

另外，针对 KRAS 基因突变、HER-2 基因突变、RET 易位、NTRK1（神经营养酪氨酸激酶 1 型受体）基因融合、FGFR1（成纤维生长因子受体 1）扩增、DDR2（盘状死亡受体 2）基因突变、PI3K 信号通路异常等，都有相应的药物在临床研发中。

（7）bcr-abl 酪氨酸激酶抑制剂　慢性骨髓样白血病（CML）大约占所有类型白血病的 20%，骨髓移植及 α- 干扰素是常规的治疗方案。90% 以上的 CML、5% 的儿童急性淋巴细胞白血病（ALL）、20% 的成人 ALL 及 2% 的急性髓系白血病（AML）患者的白血病细胞中均可检测到费城染色体（Ph$^+$），即 9 号染色体长臂上的原癌基因 c-abl 易位至 22 号染色体长臂的断裂点集中区 bcr 时 t（9：22）（q34：q11），形成 bcr-abl 融合基因，编码 p210、p190、p230 三种蛋白，增强酪氨酸激酶活性而导致粒细胞的转化和增殖，在白血病尤其是 CML 的发病中起着关键作用。

格列卫是基于上述研究结果并通过计算机辅助设计由人工合成的 bcr-abl 酪氨酸激酶抑制剂，可选择性抑制 bcr-abl、c-kit 和血小板源性生长因子受体（PDGFR）的酪氨酸激酶或底物蛋白的酪氨酸磷酸化而使其灭活；其中 c-kit 激酶是干细胞因子（SCF）受体，在 70% 的小细胞肺癌和胃肠道间质瘤（GIST）患者体内表达。此外，格列卫还可选择性抑制 bcr-abl 阳性细胞生长并诱导 bcr-abl 阳性细胞凋亡和分化；与干扰素联合用药具协同效应，与柔红霉素、阿糖胞苷、长春新碱、高三尖杉脂碱、依托泊苷及多柔比星联用出现累加作用，但与米托蒽醌联用时则产生拮抗效应。

格列卫可用于 CML 加速期、急变期和慢性期干扰素耐药的患者，以及不能手术的 GIST，其中对干扰素治疗失败后的 CML 慢性期、加速期和急变期患者的血液学有效率（CHR）分别为 88%、63% 及 62%，

对进展期 GIST 总有效率 53.7%。

（8）法尼基转移酶抑制剂　大约 30% 的人类肿瘤与 RAS 基因突变有关，包括 90% 的胰腺癌、50% 的结肠癌、40% 的肺癌及膀胱癌。RAS 蛋白定位于细胞膜内侧，接受来自细胞外生长因子、细胞因子及激素等信号，在细胞内信号传导中发挥重要作用，其作用类似于开关，切换非活性的 GDP 结合型与活性的 GTP 结合型，活化的 RAS-GTP 蛋白可促进细胞增殖。RAS 蛋白需要经过一系列的加工修饰才能定位于细胞膜内侧，其中法尼基化是第一步也是最重要的一步，法尼基转移酶抑制剂（FTI）干扰 RAS 蛋白的法尼基化修饰，可使 RAS 基因激活的肿瘤生长受到抑制，且对正常细胞无明显毒性。目前已进入临床试验的 FTI 有 R115777、SCH-66336、BMS-214662、L-778 123 等。

（9）蛋白酶小体抑制剂　蛋白酶小体是一个大型的蛋白复合体，存在于所有真核细胞的细胞质及细胞核中，在细胞内蛋白降解途径中起主要作用，其中最重要的作用是通过降解细胞内的调节蛋白或其抑制蛋白而调控细胞内调节信号如细胞周期及细胞凋亡。蛋白酶小体抑制剂能够阻断蛋白酶小体的降解作用，使细胞内多种调节蛋白持续稳定表达，破坏细胞周期，最终促使细胞凋亡。蛋白酶小体抑制剂硼替佐米已被批准用于治疗复发的或顽固的多发性骨髓瘤，有效率为 35%，患者接受输血次数可明显减少，肾功能不全患者病情得到稳定和改善。这类药物还有卡非佐米、伊沙佐米等。

（10）基质金属蛋白酶抑制剂　基质金属蛋白酶（MMP）是细胞外降解基质的一大类酶系，包括至少 16 种含有锌和钙的蛋白分解酶，在细胞外基质（ECM）的生理过程中维持适当的组织功能和体内平衡。在癌症的病理过程中，特异性 MMP 被用来

促使细胞外基质解构，从而促使肿瘤的生长、组织浸润、转移和血管生成。各种肿瘤中广泛存在 MMP-2 和 MMP-9 的过度表达，包括乳腺癌、结肠癌、胃癌、头颈部癌、前列腺癌和肺癌等。

巴马司他是第一代 MMP 抑制剂，主要缺点是口服生物利用度低；马立马司他属于广谱型可口服第二代 MMP 抑制剂，对晚期胰腺癌，可延长患者生存期，疗效与健择相当，常见不良反应为骨骼肌肉疼痛，呈剂量依赖性，停药后消失。普马司他是一种对 MMP-2、3、9、14 有选择性作用的 MMP 抑制剂，从而降低了不良反应，目前正在进行与紫杉醇/卡铂合用治疗非小细胞肺癌，与米托蒽醌/泼尼松合用治疗晚期激素不敏感性前列腺癌的临床试验。

由于对恶性肿瘤的细胞生物学及遗传学的更深入了解，越来越多的抗肿瘤作用靶点被发现并研制了相关靶向药物，除了上文提及的药物外，还有一些药物也在研究中，包括端粒酶抑制剂、针对 DNA 修复机制的药物、多靶点叶酸拮抗剂、蛋白激酶 C 抑制剂、细胞周期依赖性激酶抑制剂、MARK 激酶抑制剂等。

对这些药物作用机制的进一步研究在一定程度上改变了人们对肿瘤的认识，以往被看作相同的癌症类型事实上可能是互相不同的分子疾病，因而在原有分类基础上，我们还可以进一步依照其分子水平的特性再分成各亚型，分别给予不同的处理方案。新型的靶向抗肿瘤药物已经显示出了良好的抗肿瘤作用，但毕竟使用时间尚短，目前大多数仍只作为二线或三线用药，相关的临床试验仍在进行完善中。此外，由于作用机制不同，靶向药物与细胞毒药物联合应用可能发挥更好的效果，相关的研究也将是今后研究的重点。

5. 内分泌治疗

研究证实，一些肿瘤对内分泌存在依赖性，通过改变体内内分泌环境的平衡来控制和治疗肿瘤的方法称作肿瘤的内分泌治疗。肿瘤的内分泌治疗已有 100 余年历史：1896 年 Beatson 报道了 2 例晚期乳腺癌患者，在切除卵巢后病情得到缓解。1941 年 Huggins 和 Hodges 报道了去势和注射雌激素可使转移性前列腺癌患者获益。1961 年 Kelley 和 Baker 报道用己酸孕酮治疗转移性子宫内膜癌的 10 年经验，客观反应率 28.5%（6/21）。近几十年来，肿瘤内分泌治疗的研究十分活跃，主要表现在以下几点：①激素治疗机制的深入研究，已经使内分泌治疗的实施得以准确地选择有效病例。②新的激素药物及内分泌治疗新方法的引入，使内分泌治疗的毒性大大减少。③内分泌及细胞毒药物的联合应用明显地改善了反应率及生存期。

肿瘤内分泌治疗的一个主要进展是激素受体的发现，它揭示了激素通过受体发挥作用而产生生物学效应的原理，为内分泌治疗奠定了理论基础。临床研究表明，常用的内分泌治疗手段能明显抑制一些恶性肿瘤如乳腺癌、前列腺癌、子宫内膜癌的生长。白血病、恶性淋巴瘤及甲状腺、肾、精囊的肿瘤可由于内分泌治疗而发生改变。内分泌治疗对于喉癌、卵巢及恶性黑色素瘤等肿瘤也有一定的疗效。雌激素受体（ER）及孕激素受体（PR）测定，用于选择合适的治疗对象，可以进一步提高疗效。对于前列腺癌、乳腺癌、卵巢癌等，内分泌治疗常作为首选的治疗手段。临床中也常用激素治疗恶性肿瘤患者的一些并发症状，如颅压增高、癌性发热、食欲不振及体重减轻等，也常用于治疗放射性肺炎和化疗引起的毒性反应等。

目前的内分泌治疗除甲状腺激素对甲状腺癌的控制以外，都涉及类固醇类激素（甾体激素）浓度或活性的改变。类固醇类激素包括雌激素、孕激素、雄激素和肾上腺皮质激素等，这些激素都有共同的基本结构—甾核。类固醇激素呈脂溶性，易穿过细胞膜进入细胞内。

目前关于激素在细胞内的真正作用机制尚有争论。"二步模式"：1968年由Jensen等提出，一度被广泛接受。理论基础为受体显示在胞浆。机制：性激素进入胞浆后，先与胞浆中相应受体结合形成活性复合物，然后转入细胞核内调节核酸代谢，主要激活DNA转录过程，诱导产生新的蛋白质和酶，最终发挥各种生物学效应。"一步模式"：20世纪80年代，ER、PR蛋白提纯后，单克隆抗体研制成功，McGuire和King等提出"一步模式"理论解释了免疫组化受体表达定位于核内，其他检测出现在胞浆的原因机制：性激素进入胞浆后，与胞浆中起转运作用的大分子蛋白结合，被转送入细胞核，与存在于核内的受体结合，从而与靶基因结合，发挥生物学效应。

（1）内分泌治疗的基本原则　对肿瘤进行内分泌治疗前，应首先对激素受体状态进行测定。

对于ER、PR阳性的肿瘤患者，应行抗雌激素治疗。对于AR阳性的肿瘤患者，应行抗雄激素治疗。

①抗雌激素治疗：（a）外科内分泌治疗：主要是卵巢切除术；垂体切除术疗效与肾上腺切除术相似，但使用不普遍。（b）内科内分泌治疗：包括抗雌激素治疗以及糖皮质激素治疗等。

②抗雄激素治疗：（a）外科内分泌治疗：睾丸切除术常用；垂体切除及肾上腺切除手术因有创伤、效果差，现在已经被淘汰。（b）内科内分泌治疗：包括抗雄激素治疗及糖皮质激素治疗。

（2）内分泌治疗原理　对于正常的乳腺细胞来说，其细胞内含有多种激素的受体，包括雄激素受体、孕激素受体、雌激素受体等，乳腺的正常发育离不开这些激素的相互协调。通常我们将乳腺癌肿瘤分为激素依赖性肿瘤和非激素依赖性肿瘤。激素依赖性肿瘤是乳腺在癌变后能够保留或部分保留激素的受体，其生长和发育依然受到激素环境的控制；反之，非激素依赖性肿瘤是乳腺在癌变后完全丧失或极少的保留有受体功能，其生长发育不再受到激素的控制。

通过内分泌方法治疗乳腺癌的机制是通过控制激素依赖性肿瘤细胞的生长环境来抑制肿瘤细胞的生长，从而使病症得到缓解。机体内雌性激素的产生来源会受到绝经情况的影响，绝经前主要由卵巢控制，而绝经后则主要由外周组织对肾上腺皮质分泌的雄性激素前体转变而来。受到雌激素的影响，肿瘤细胞会大量增殖，因此控制雌性激素的产生和合成能够一定程度实现治疗乳腺癌的目的。

（3）内分泌治疗的优点　通过内分泌控制的方法来治疗乳腺癌具有如下一些优点，如：治疗的毒性及不良反应小，对其他正常组织产生的损害较轻，对患者的生活影响较小；对肿瘤细胞的控制程度较好，比化疗等其他控制方法的效果时间明显增长；获得稳定病情后的病例，其缓解期和生存期都显著增强；患者对药物产生的耐药性明显较轻，二次使用药物时仍可获得不错的疗效；治疗过程更加经济，为患者带来的经济负担较小，治疗便捷性提升。

（4）内分泌治疗常用药物　内分泌治疗药物主要包括抗雌激素类药物、芳香化酶抑制剂、孕激素类、促性腺激素释放素类似物、雄激素类药物、抗雄激素类药物等。

①抗雌激素类药物：主要是通过对肿瘤细胞的DNA表达以及其生长代谢进行抑制来发挥效果的，通过对雌二醇的特殊刺激达到目的。这类药物一般可以分为两类，即选择性抑制剂和纯激素抑制剂，前者对

不同部位有选择抑制的作用，而后者则会发挥无选择性的抑制作用。主要药物有他莫昔芬、托瑞米芬、屈洛昔芬、雷洛昔芬等。代表药物：他莫昔芬。

②芳香化酶抑制剂：芳香化酶能够在雄激素转化为雌激素时发挥催化作用，通过抑制该酶能够实现对绝经后妇女机体的雌性激素的抑制作用，使其明显减少，进而达到治疗目的。芳香化酶抑制剂也可以分为两种，即可逆性和不可逆性，前者主要作用于细胞色素之上，作用可逆，而后者则会与酶进行紧密结合，使其永久失去活性，也可以称为致死性抑制剂。主要药物有阿那曲唑、来曲唑、福美司坦、依西美坦等。

③孕激素类药物：主要是通过对内分泌环境的改变来发挥作用，直接作用于孕激素受体从而实现对肿瘤细胞的抑制作用。临床上主要将这一方法运用于晚期或复发转移性乳腺癌的治疗之中，也用于化疗的同时提升疗效。尽管其对软组织和骨转移的治疗效果显著，但是在内脏转移的治疗中效果较差。常用药：甲孕酮和甲地孕酮。

④促性腺激素释放素类似物：促性腺激素释放素是近些年出现的乳腺癌和前列腺癌内分泌治疗领域的一大热点。它主要通过对垂体合成并释放黄体生成素的促进来控制性激素的分泌，这一药物目前已经广泛应用到了乳腺癌绝经前妇女和前列腺癌进行可逆性药物治疗中，但是对绝经后乳腺癌和老年前列腺癌病例则没有效果。代表药：戈舍瑞林和亮丙瑞林。它们可代替卵巢切除术和睾丸切除术，治疗绝经前复发转移乳腺癌。

⑤雄激素类药物：雄激素作用于乳腺癌的治疗过程尽管目前尚未完全研究得到其作用机制，但是已有的临床案例表明，此方法确有其一定的疗效，尤其是作用于绝经后的病例中，可以使80%以上的病例

情况得到缓解。

⑥抗雄激素类药物：抗雄激素类药物主要用于男性生殖系统恶性肿瘤的治疗。

6. 免疫治疗

正常情况下，免疫系统可以识别并清除肿瘤微环境中的肿瘤细胞，但为了生存和生长，肿瘤细胞能够采用不同策略，使人体的免疫系统受到抑制，不能正常地杀伤肿瘤细胞，从而在抗肿瘤免疫应答的各阶段得以幸存。肿瘤细胞的上述特征被称为免疫逃逸，为了更好地理解肿瘤免疫的多环节、多步骤的复杂性，陈列平提出了"肿瘤 – 免疫循环"的概念。肿瘤 – 免疫循环分为以下7个环节：肿瘤抗原释放；肿瘤抗原呈递；启动和激活效应性T细胞；T细胞向肿瘤组织迁移；肿瘤组织T细胞浸润；T细胞识别肿瘤细胞；清除肿瘤细胞。这些环节任何地方出现异常均可以导致抗肿瘤 – 免疫循环失效，出现免疫逃逸。不同肿瘤可以通过不同环节的异常抑制免疫系统对肿瘤细胞的有效识别和杀伤从而产生免疫耐受，甚至促进肿瘤的发生、发展。

肿瘤免疫治疗就是通过重新启动并维持肿瘤 – 免疫循环，恢复机体正常的抗肿瘤免疫反应，从而控制与清除肿瘤的一种治疗方法。包括单克隆抗体类免疫检查点抑制剂、治疗性抗体、癌症疫苗、细胞治疗和小分子抑制剂等。近几年，肿瘤免疫治疗的好消息不断，目前已在多种肿瘤如黑色素瘤，非小细胞肺癌、肾癌和前列腺癌等实体瘤的治疗中展示出了强大的抗肿瘤活性，多个肿瘤免疫治疗药物已经获得美国FDA批准应用于临床。肿瘤免疫治疗由于其卓越的疗效和创新性，在2013年被《科学》杂志评为年度最重要的科学突破。

（1）PD-1/PD-L1抑制剂　PD-1/PD-L1抑制剂能够特异性地和肿瘤细胞上的PD-L1结合来抑制其表达，从而能够使功能受抑制的T细胞恢复对肿瘤细胞的识别

功能，从而实现通过自身免疫系统达到抗癌作用。

近年来，已有多种 PD-1/PD-L1 单克隆抗体在肿瘤免疫治疗的临床研究迅速开展。目前，美国 FDA 已批准用于治疗各类癌症的药物如下：派姆单抗，阿特珠单抗，纳武单抗，德瓦鲁单抗，巴文西亚，伊匹单抗，耐西妥珠单抗。国产的药物有信迪利单抗、卡瑞丽珠单抗、特瑞普利单抗、替雷利珠单抗等。

（2）CTLA-4 抑制剂　细胞毒性 T 淋巴细胞抗原 4（CTLA-4）是表达于活化的 T 细胞表面的一种跨膜蛋白。CTLA-4 作用于免疫反应的启动阶段，其激活能够抑制 T 细胞免疫应答的启动，从而导致活化的 T 细胞减少并阻止记忆性 T 细胞的生成。研究发现，肿瘤细胞能够激活 CTLA-4，使活化的 T 细胞失去活性，从而实现了肿瘤自身的免疫逃逸。

数个临床前研究发现，阻断 CTLA-4 后能够恢复 T 细胞的活性并延长记忆性 T 细胞的存活时间，从而恢复身体对肿瘤细胞的免疫功能，使得肿瘤的控制率提高，据此研发了抗 CTLA-4 的特异性单克隆抗体。

目前 CTLA-4 抑制剂伊匹木单抗已被 FDA 批准用于Ⅲ期黑色素瘤的辅助治疗和晚期黑色素瘤的治疗，而伊匹木单抗和替西木单抗在肾癌、前列腺癌、肺癌等的临床研究已广泛开展。早期临床研究结果显示两种单抗无论是单药还是联合 IL-2、PD-1/PD-L1 抑制剂或化疗均显示安全有效。

此外，将 PD1 抑制剂与 CTLA-4 抑制剂整合在一起的双特异性抗体、将 PD1 抑制剂与 TGF-β1 抑制剂整合在一起的双特异性抗体等将相继问世，为肿瘤的治疗带来了新的武器。

（3）其他类型单克隆抗体　其他如增强 T 细胞第二信号从而促进肿瘤特异性 T 细胞活化和增殖的单抗类，如肿瘤坏死因子 TNF 受体家族的 OX40 和 4-1BB 单抗尚在研发中。

7. 治疗性抗体

治疗性抗体是实验室合成设计的能够摧毁肿瘤细胞的抗体，试图通过不同途径来杀伤肿瘤细胞，包括抗体依赖细胞介导的细胞毒作用（ADCC）、补体依赖的细胞毒作用（CDC）和抗体直接诱导细胞凋亡。目前多个治疗性抗体已经获批用于肿瘤临床治疗。1997 年第一个抗 CD20 的嵌合抗体——利妥昔单抗（Rituximab，美罗华）被美国 FDA 批准上市，用于治疗非霍奇金淋巴瘤。1998 年第一个人源化抗 Her2 单抗——曲妥珠单抗（Trastuzumab，赫赛汀）上市，用于治疗乳腺癌。2006 年第一个抗表皮生长因子的人源抗体——帕尼莫单抗被批准治疗结直肠癌。2011 年 FDA 批准了新一代抗体药物偶联物（ADCs）药物——Adcetris，它由抗 CD30 嵌合抗体布妥昔单抗与单甲基金抑素奥利斯他汀 E 偶联而成，治疗淋巴瘤。

8. 癌症疫苗

癌症疫苗是指将肿瘤抗原以多种形式，如肿瘤细胞、肿瘤相关蛋白或多肽、表达肿瘤抗原的基因等，导入患者体内，克服肿瘤引起的免疫抑制状态，激活患者自身的免疫系统，从而达到控制或清除肿瘤的目的的治疗方法。癌症疫苗可分为预防性疫苗和治疗性疫苗。预防性疫苗，如宫颈癌疫苗，能够有效预防某些致癌型 HPV 相关的宫颈疾病。首个肿瘤治疗性疫苗 Sipuleucel-T 疫苗于 2010 年 4 月 29 日被美国 FDA 批准用于治疗前列腺癌。

9. 细胞治疗

在没有外界干预的情况下，人体内可以识别肿瘤细胞的 T 细胞数目非常少，占比不足 1/10 万。细胞治疗又称为细胞过继免疫治疗（ACT），是试图通过外界修饰，让普通 T 细胞成为能够识别肿瘤细胞的 T 细胞，从而引发对肿瘤细胞的免疫作用。

过继性细胞免疫治疗根据其发展历程依次为自体淋巴因子激活的杀伤细胞（LAK）、自体肿瘤浸润性淋巴细胞（TIL）、自然杀伤细胞（NK）、细胞因子诱导的杀伤细胞（CIK）、细胞毒性 T 细胞（CTL），以及经基因修饰改造的 T 细胞（CAR-T、TCR-T）。

（1）肿瘤浸润性淋巴细胞（TIL）是从肿瘤部位分离出的淋巴细胞，在体外经 IL-2 等细胞因子扩增后产生，其表型以 CD4T 细胞和 CD8T 细胞为主，具有一定的肿瘤特异性和 MHC 限制性。尽管 TIL 治疗黑色素瘤表现出了强大的细胞增殖能力和杀伤作用，但在其他肿瘤中并未出现类似疗效。

（2）NK 细胞免疫治疗相关抗体已经用于黑色素瘤、肺癌和肾癌的治疗。NK 细胞属于先天免疫系统，与 T 细胞不同，在发挥抗肿瘤效应前，不需要肿瘤特异性识别或者克隆扩增。NK 细胞抗肿瘤效益，受细胞表面上大量受体的控制。

（3）CIK 细胞是外周血单个核细胞经抗 CD3 单克隆抗体，以及 IL-2、IFN-y 和 IL-1α 等细胞因子体外诱导分化获得的 NK 样 T 细胞，呈 CD3、CD56 表型，既具有非 MHC 限制性特点，又有 T 淋巴细胞抗肿瘤活性。

（4）CTL 细胞是机体特异性抗肿瘤免疫的主要效应细胞。其制备过程：分离肿瘤细胞；调变肿瘤细胞：用直接导入方法或逆转录酶介导的转移方法向肿瘤细胞导入 B7 基因，并检测肿瘤细胞表达 B7 分子情况；诱导 CTL：用调变修饰后的肿瘤细胞与效应细胞共培养，诱导高活性的 CTL；分离 CTL 细胞用于临床治疗。

（5）最新的 CAR-T 治疗方法　免疫学家从患者自身血液收集 T 细胞，收集之后对 T 细胞进行基因工程处理，从而在其表面表达能够识别特异性肿瘤抗原的特殊受体，这种受体被称为嵌合抗原受体（CAR），同时在受体的胞内段加上引起 T 细胞活化的信号传递区域。CAR 是一种蛋白质受体，可使 T 细胞识别肿瘤细胞表面的特定蛋白质（抗原），表达 CAR 的 T 细胞可识别并结合肿瘤抗原，进而攻击肿瘤细胞。这种表达 CAR 的 T 细胞被称为 CAR-T。经过设计的 CAR-T 细胞可在实验室培养生长，达到数十亿，将扩增后的 CAR-T 细胞注入患者体内，注入之后的 T 细胞也会在患者体内增殖，并杀死具有相应特异性抗原的肿瘤细胞。CAR-T 细胞治疗已在临床试验中显示出良好的靶向性、杀伤性和持久性，为免疫细胞治疗提供了新的解决方案，展示了巨大的发展潜力和应用前景。目前已经在美国 FDA 获批的 CAR-T 细胞药物有 CTL-019，用于治疗儿童和年轻成人（2~25 岁）的急性淋巴细胞白血病（ALL）。以及 KTE-C10，用于治疗其他疗法无效或既往至少接受过 2 种方案治疗后复发的特定类型的成人大 B 细胞淋巴瘤患者。到目前为止这种方法仅限于小规模临床试验，这些经过设计的免疫细胞治疗晚期血液肿瘤患者已产生一些显著疗效，并且正在尝试用于实体瘤。虽然这些初步结果令人鼓舞，但是 CAR-T 细胞疗法还有许多方面有待研究，如独特的不良反应，细胞因子释放综合征等。

（6）TCR-T 细胞疗法同 CAR-T 疗法一样，也是通过基因改造的手段提高 T 细胞受体对特异性癌症细胞抗原的识别能力和进攻能力。TCR-T 的原理是将患者的肿瘤浸润性淋巴细胞（TILs）中可通过限制性抗原识别杀伤肿瘤的 T 细胞提取，利用基因克隆技术获取其 T 细胞受体（TCR）序列，再利用载体将该段基因转染至更多的 T 细胞上，使识别该抗原的 T 细胞上万倍的增长。TCR-T 来自于 TCR，因此可识别来源于细胞核、胞浆、胞膜的各种抗原。目前多个相关研究正在开展，部分研究结果前景较好。

10. 小分子抑制剂

肿瘤微环境中有许多免疫抑制分子存在，通过调节这些抑制分子的功能进而改善肿瘤免疫微环境的免疫治疗策略也受到了重视。在肿瘤中表达的吲哚胺 2，3- 双加氧酶（IDO）介导了肿瘤的免疫逃逸。抗原提呈细胞如巨噬细胞、树突状细胞上的 IDO 均可通过抑制 T 细胞增殖来诱导 T 细胞对肿瘤抗原的免疫耐受。因此，IDO 抑制剂能调节肿瘤微环境的色氨酸含量，避免肿瘤微环境中 T 细胞增殖受抑制，成为潜在的免疫治疗靶点。多项 I/II 期临床研究证实 IDO 抑制剂能够提高 PD-1/PD-L1 抑制剂的疗效。

11. 免疫系统调节剂

免疫系统调节剂是最早用于肿瘤免疫治疗的一种手段，通常被称为主动非特异性免疫治疗，最早可追溯至 William Coley 在 1892 年使用链球菌培养物来治疗肉瘤。免疫系统调节剂包括随后发展的细胞因子治疗（IL-2、INF）、合成的分子、免疫佐剂（卡介苗）及短肽（胸腺法新）。最近有学者应用疟疾来治疗肿瘤，其实也是利用了疟原虫激活的炎症反应、非特异性免疫作用。然而，免疫系统调节剂单药的有效率只有 10%，主要用于部分实体瘤，包括转移性肾癌、恶性黑色素瘤。将来，联合非特异性和特异性免疫治疗，或将不同的免疫系统调节剂联合使用是值得探索的方向。

12. 介入放射学治疗

介入放射学是由美国放射学家 Margulis 首先提出来的，它是指在 X 线电视、CT、B 超导向下，将特制的穿刺针、导管插入人体病变区，进行影像学诊断或取得组织学、生化学、细菌学的诊断，并同时进行介入治疗。目前，该疗法已被广泛用于肿瘤的治疗，并取得了很好的疗效。

（1）动脉灌注抗癌药物 应用 Seldinger 经皮穿刺动脉插管方法，选择至肿瘤供血动脉灌注化疗药物。用于治疗肝癌、肺癌、头颈部肿瘤、胃癌、胆管肿瘤、胰腺癌、盆腔肿瘤及四肢恶性肿瘤。对于不能手术者可行姑息治疗；也可通过灌注化疗药物后使肿瘤缩小，再行外科切除；还可以对术后患者进行预防复发的动脉内灌注化疗。

（2）动脉栓塞疗法 采用阻断的灌注技术，选择至肿瘤供血动脉，先灌注化疗药物，再应用明胶海绵、碘油乳剂、无水酒精、不锈钢圈、微胶囊等栓塞物质来阻断肿瘤的血液供应。主要用于肝、肾肿瘤的治疗；也常用于盆腔肿瘤的治疗；还可用于肿瘤所致出血的紧急治疗。

（3）经皮穿刺瘤灶注药技术 应用 B 超、CT 导向下经皮直接穿刺瘤体内并注入无水乙醇等硬化剂，以破坏肿瘤细胞。此疗法多用于中晚期肝癌姑息性治疗及肝癌灌注或栓塞后残余瘤灶的配合治疗。

（4）经导管减压术 在 X 线电视监视下经皮穿刺至胆囊或十二指肠或肾盂输尿管等部位，行引流以减轻肿瘤压迫所致的梗阻症状。主要有经皮穿刺肝胆管减压引流术（外引流、内引流和内涵管引流术）和经皮穿刺肾造瘘减压术和置放输尿管支撑管的方法。

13. 电化学治疗

电化学治疗的理论是基于癌细胞对于生存环境的改变比正常细胞更敏感这一肿瘤生物学特征，应用直流电施加于肿瘤上，改变肿瘤组织的生存、增长和扩散的微环境，产生促使肿瘤细胞消亡的电化学、电生理反应。电化学治疗主要适用于除了神经系统、循环系统及空腔脏器以外的肿瘤治疗。以治疗体表肿瘤收效最佳，特别是晚期癌性溃疡效果更好。对于原发性（转移性）肺癌、肝癌及肾上腺癌均可获得较好疗效，对于四肢的横纹肌肉瘤、骨肉瘤，可保留机体的功能，特别对舌癌、阴茎癌可收到理想的效果。

14. 光动力学治疗

又称为光化学治疗（PDT），也称为光卟啉治疗和光辐射治疗方法。其原理是利用光敏物质可在肿瘤组织中选择性聚积的特性，将光敏物质注入体内，光敏物质会选择性聚积在肿瘤组织中，间隔一定时间后，如果使用特定诊断波长的激光照射，使肿瘤组织中的光敏物质发出特征性的荧光，可用于恶性肿瘤的诊断和鉴别诊断，如果使用特定治疗波长的激光照射，还可使肿瘤组织中的光敏物质激活，发生一系列光化学反应，并产生一些高毒性的中间活性物质，可用于恶性肿瘤的治疗。

光化学治疗的恶性肿瘤主要分为两大类：①体表肿瘤，如皮肤癌、乳腺癌、颌面肿瘤等。②身体自然腔道内发生的恶性肿瘤，如肺癌、食管癌、直肠癌、膀胱癌、鼻咽癌等。前者是应用激光直接照射，后者是利用内腔镜，使用石英光导纤维将光输送到腔内进行照射，光动力学治疗的总体有效率约30%~50%，其中早期肿瘤效果好，晚期肿瘤效果差。

15. 加温治疗

加温治疗简称热疗。本疗法是利用肿瘤细胞对热的抵抗力较正常组织差这一特征，通过区域性加温、局部加温、组织内加温等手段，使肿瘤组织血流改变，肿瘤细胞坏死，并增强放疗和化疗的杀伤力、敏感度和抗修复能力，从而使肿瘤组织缩小、消除。

肿瘤热疗的运用主要有：单纯加温治疗、热疗联合放疗（热放疗）、热疗与化疗并用（热化疗）。

（四）中医及中西医结合研究

1. 基础研究

在肿瘤的发病因素中，中医学认为外因不外风、寒、暑、湿、燥、火等四时不正之气侵入人体，客于经络，留滞不去，由表及里，由外入内而成肿瘤病。现代肿瘤学的病因、流行病学调查也充分论证了外在因素致癌的作用，这些致癌物包括化学致癌物、病毒等生物致癌物及电离辐射等物理致癌因素，当这些致癌因素作用于人体，导致细胞基因的突变，再经过不正常的翻译和转录等过程，最终发展为癌细胞。中医学历来主张不过食偏食，要注意纠正不良饮食习惯。不适当的饮食习惯所给予机体的慢性刺激是消化道肿瘤发病的重要因素。现代流行病学调查研究发现：食道癌患者之中，多数有喜好热饮、硬食、速食、饮烈性酒的习惯；胃癌与多食煎焦、炸炒食物特别是动物性食物有关；结肠癌的病因与喜食脂肪类食物有关；就连乳腺癌这样的非消化道肿瘤，也与幼年肥胖、过食脂肪类食物有关。情志精神因素可以导致肿瘤的发生，是中医学千余年来一直倡导的理论。中医学认为"噎膈""乳岩""失荣""五积""瘿瘤""积聚"等的发病都与情志有密切关系。西医学的研究表明，某些肿瘤的发生、发展及疗效预后等均与患者的精神状态有关。动物实验结果也支持了这种看法，如有人曾在诱发小鼠肿瘤的过程中，特别给一组动物造成精神紧张，结果这些动物的肿瘤发生较对照组为快。还有人证实，冬眠可使动物肿瘤的迅速生长受到明显抑制。临床观察也发现，患者心情开朗，置生死于度外，能积极地配合治疗，效果往往较好，反之则效果很差。有研究者曾对397例乳腺癌患者进行分析，发现其中大多数都有精神上存在着未及时解脱的忧愁和痛苦。从免疫学的角度讲，人在过度悲伤、忧郁中，其免疫功能会因某些免疫因子的分泌减少而降低，或因某些毒素的分泌增加、灭活减少等而导致细胞的癌变或加速病情的发展。有人曾对1400对夫妻双方都患癌者进行分析，发现二人中如有一人患癌死亡之后，对方可因悲伤、忧愁而导致癌肿的发生。由此可见，中西医就某些肿瘤发病过程中与精神因素有关这一点上，两者的看法是一致的。

在肿瘤发生发展过程中，起决定作用的是脏腑的功能和正气的盛亏。脏腑功能失调，阴阳的平衡被打破，可促使肿瘤的发生和发展。研究表明，阴阳失调与细胞内的主要调节物质环磷酸腺苷、环磷酸鸟苷的含量改变及比例失调有关。如阴虚时，血浆中的环磷酸腺苷明显增加；阳虚时，则环磷酸鸟苷明显增加，当经过合理的治疗阴阳趋于平衡时，两者失调的比值也渐渐恢复正常。而此两者比值的变化，可直接影响细胞分裂增殖周期而促进肿瘤的形成和发展。在中医"证"的研究过程中发现，当肝癌表现脾虚时，患者的T淋巴细胞功能降低，淋巴细胞转化率下降，E玫瑰花环形成率降低，巨噬细胞吞噬能力下降，表现为免疫功能下降，疾病向恶化方向发展。正气亏损也是肿瘤发生发展的决定因素。中医学所谓的"正气"与西医学中的遗传、营养以及免疫功能类似，不少资料表明，先天性免疫缺损的人，其肿瘤的发病率远远超过正常人，而肿瘤患者的免疫指标普遍低于正常人的水平。例如，脾虚型的肿瘤患者，其巨噬细胞吞噬功能、辅助性T细胞的比例、NK细胞的活性等指标下降，小肠吸收功能、胃排空运动、唾液中SZgA等生化指标均存在明显的异常。免疫指标的下降意味着机体抗病能力的下降，消化功能指标的下降，意味着消化吸收功能的低下，此二者相加，必然导致肿瘤病情的发展和恶化，从

而印证了中医学正气亏损则无力抗邪的理论。另外，在气虚血瘀证实质的研究中发现，患者免疫指标低下，而血液流变学指标出现异常，气虚血瘀证的患者往往出现病情的反复或转移，说明了正气亏虚无力抗邪和气虚无力推动血液运行停滞为患的理论。

肿瘤的发病主要是由于气滞血瘀，痰湿结聚，毒热蕴结，脏腑失调，气血亏虚所导致。气滞血瘀是肿瘤发病的最重要机制之一，在生理上，"气为血之帅，血为气之母"，气和血相互化生，相互依存，在病理上，气病可伤血，血病也可伤气，气行则血行，气滞则血瘀。当气的运行失调，导致气郁、气滞、气聚，气不行则血不行，而出现气滞血瘀，日久而发生肿块。研究表明，当气滞血瘀发生后，会出现机体免疫机制的改变，特别是网状内皮系统的吞噬能力低下，对肿瘤的免疫监控能力下降。此外，气滞血瘀的出现，改变了机体的内环境，使得细胞的自我修复能力下降，抗突变能力低下，原癌基因的活化，抗癌基因的失活等诸多环节发生改变，从而形成肿瘤。此外，气滞血瘀证，血液的黏稠度增加，毛细血管的通透性增加，一方面，使得网状内皮细胞的游走性降低，吞噬能力下降，另一方面，使得癌细胞能够容易通过血管内皮细胞间隙到达血管中，并循血流到靶组织，从而出现转移。临床观察也发现，气滞血瘀证日久不愈者易患肿瘤，手术切除后的食管癌患者，如果气滞血瘀证较严重，即使切除较彻底也容易出现复发和转移，也说明了气滞血瘀是肿瘤发生发展的重要因素。

痰湿是脏腑病理变化的产物，肿瘤是痰湿结聚的表现形式之一。现代药理研究表明，很多化痰散结中药具有较强的抗肿瘤活性，具有直接杀伤癌细胞的作用。如半夏、山慈菇、瓜蒌、前胡、马兜铃、杏

仁、薏苡仁、茯苓等，都有很好的抗癌抑癌作用。痰湿结聚的产生主要与脏腑功能失调有关，五脏六腑的功能失调均可影响机体的水液代谢而形成痰湿结聚，但其中主要与肺、脾、肾三脏功能失调有密切关系。因此，痰湿结聚导致肿瘤发生发展的病机与此三脏关系最为密切。

在肿瘤的发展演变过程中，毒热蕴结是重要的病理因素之一，临床研究表明，肿瘤患者常表现为热郁火毒之证。如邪热嚣张，呈实热证候，表示肿瘤正在发展，属于病进之象。如系病久体虚，瘀毒内陷，病情由阳转阴，成为阴毒之邪，则形成阴疮恶疽。研究表明，肿瘤患者出现毒热蕴结证时，机体的免疫机制多数处于紊乱状态，而肿瘤细胞的分裂增殖正处于加速阶段，再加上此时肿瘤周围组织水肿明显，病灶局部炎症反应剧烈，瘤体迅速增大，极易出现转移。

脏腑功能失调，气血亏虚是恶性肿瘤发病的关键，其中以脾肾两脏失调和亏损为主。脾主生气，脾虚可形成气虚；脾运不健可导致气滞，气滞进一步发展可成为血瘀。脾虚不运可造成湿阻，湿阻也可形成脾虚。湿阻日久，又可化热，形成湿热。脾虚不运，湿聚成痰，久之成为痰凝之证。研究表明，脾虚时，木糖排泄明显下降，表示小肠吸收功能下降。酸刺激后，唾液淀粉酶分泌减少，表示脾虚时消化功能降低，并且，脾虚时胃泌素分泌也减少。真性胆碱酯酶活性在脾虚时增加，提示副交感神经功能亢进。在肝癌和肺癌表现脾虚时，血浆环腺苷酸水平明显下降，而环鸟苷酸、环腺苷酸与环鸟苷酸的比例都无明显改变，A1-抗胰蛋白酶升高。免疫指标检测也发现，当癌肿而呈脾虚时，多种指标都出现明显降低。总而言之，脾虚时肠胃功能紊乱，功能低下。免疫功能降低，自主神经功能紊乱，这一系列的变化，都

为肿瘤的发生、发展提供了条件。肾虚时，尿17羟皮质类固醇、促肾上腺皮质激素、促甲状腺释放激素、促黄体生成激素释放激素的分泌发生紊乱，提示肾虚时丘脑垂体、肾上腺皮质、甲状腺、性腺功能发生紊乱，以功能低下为主。此外，肾阳虚时，肺功能下降，血管紧张度及阻力亢进，胃肠蠕动减弱，吸收功能降低，副交感神经亢进，肾上腺皮质功能下降，细胞免疫功能低下，机体能量代谢障碍，核酸及蛋白合成下降。总之，肾虚时，全身多器官功能低下，抵抗力和自我修复功能均减弱。当致瘤因素作用于机体时，很易罹患肿瘤。因此，脏腑功能失调亏虚特别是脾肾功能亏虚是肿瘤发病的重要因素，这也正是中医内虚学说的重点。

2. 中医中药治疗

免疫学、分子生物学、中药药理学、核医学等现代研究手段的迅猛发展，大力推进了中医中药治疗恶性肿瘤的研究，使得抗肿瘤中药新药不断涌现，并从理论上丰富了中医肿瘤学的内容，促进了本学科的发展，综观近几年来的研究成果，大致有以下几个方面。

（1）治法研究　针对恶性肿瘤的发病机制，中医治疗癌症有扶正培本、活血化瘀、清热解毒、软坚散结、以毒攻毒等治则，其中以扶正培本、活血化瘀的研究较为深入。此外，中药预防肿瘤的研究也取得了较多成果。

①中药阻断癌前病变：最具代表性的是中药治疗食管上皮重度增生以预防食管癌的发生，六味地黄丸、抗癌乙片、苍豆丸等都有一定疗效。另外，中药"胃友冲剂"治疗萎缩性胃炎，以阻断胃的癌变；以"复方木鸡冲剂"治疗甲胎蛋白低度阳性而阻断肝的癌变；宫颈Ⅰ号栓治疗宫颈重度糜烂而预防宫颈癌的发生等，都取得了一定的效果。

②扶正培本治法的研究：近些年的研究表明，扶正培本法能提高机体的免疫力，防止或减轻化疗、放疗的损害，能提高癌症患者体内 cAMP 水平，调节 cAMP 与 cGMP 的比例，不利于癌瘤的生长繁殖，从而抑制肿瘤细胞生长。以上作用主要是由于扶正培本中药可以促进 B 细胞、T 细胞、单核细胞等产生抗体，以及通过诱生和促诱生干扰素、白细胞介素、肿瘤坏死因子等而施加影响。另外，扶正培本中药通过对机体免疫系统的广泛调节及对免疫效应细胞的细胞毒活性的调节等发挥抗肿瘤作用。

③清热解毒治法的研究：清热解毒药物通过直接抑制肿瘤细胞和调节机体非特异性免疫功能和细胞免疫功能而发挥抗癌作用。此外，清热解毒药通过控制和消除肿瘤周围的炎症和感染来减轻症状并在一定程度上控制肿瘤的发展。

④活血化瘀治法的研究：活血化瘀药物通过促进巨噬细胞吞噬活动，对肿瘤细胞的生长扩散起遏止作用，通过减轻或消除血液的高凝状态而防止肿瘤的复发和转移，通过改善结缔组织的代谢而减轻瘢痕的形成及增强放化疗的疗效。

⑤中西医结合治疗：研究表明，扶正抗癌中药与化疗同用，可增强肿瘤的血氧供应而增强化疗疗效，又可减轻化疗所致的毒性及不良反应；扶正活血中药与放疗合用，可增强放疗的疗效及减轻放疗所致放射性炎症、纤维化、骨髓抑制等。手术后配合辨证施治中药可以较快地恢复患者体质，减少复发和转移，提高 5 年生存率。

（2）药理研究　通过中药药理学的研究，发现和筛选出了许多具有抗肿瘤活性的中草药，如灵芝、绞股蓝、大蒜、红豆杉、鬼臼类、败酱草、葫芦素、薏苡仁、大黄素、胡萝卜素等，中药方剂如十全大补汤、柴苓汤、桃核承气汤、小柴胡汤、补中益气汤等，中成药如六味地黄丸、六神丸、云南白药、西黄丸、安宫牛黄丸、参灵丸、平消丹、三品一条枪、大黄䗪虫丸、梅花点舌丹等，具有抗癌作用的动物药有白蚁、蟾蜍、全蝎、地鳖虫、斑蝥、蜈蚣、水蛭、白僵蚕、壁虎、穿山甲、冬虫夏草、海参、鳖甲、龟甲、白花蛇、龙骨、牡蛎等。

3. 中西医对肿瘤认识的差异

中医学和西医学由于基于不同的理论指导，因此在对肿瘤病因病理的认识上存在着不少差异，但从大体上可从重视外因与重视内因的差异、重视局部与重视整体的差异、重视宏观与重视微观的差异、白箱理论与黑箱理论的差异等几个方面来看。中医学虽然也重视外邪六淫和饮食不节、不洁导致肿瘤的发生，但更重视脏腑功能失调，气血亏虚的内因致瘤，提出"内虚"学说。西医学虽也重视机体内环境在肿瘤发病中的作用，但更重视外在因素致瘤，提出了化学物质、生物因素、物理因素等的致癌原因。其次，在局部和整体的关系上，中医学认为肿瘤之所以发生，是因为机体阴阳偏盛偏衰所导致的结果，尽管肿瘤只生长在某一部位，但它与全身多个脏腑有密切的联系。因此在治疗上更强调整体观念。西医学虽然也认识到肿瘤是一种全身性疾病，但在病机的阐述上仍主张某一脏器在致瘤因素作用下发生细胞突变或基因调控失常所致。在宏观和微观的关系上，中医学多从宏观去阐述肿瘤病的发生发展规律，从宏观上去把握肿瘤病的治疗原则和预后判断。西医学则基于肿瘤分子生物学、肿瘤病理学、肿瘤细胞生物学等理论从微观上去探寻肿瘤发生的机制，阐述肿瘤发展的规律，在诊断上则基于生化检验及物理检查，对治疗和预后的把握则着眼于肿瘤细胞的消长。中医学在对肿瘤的认识上基于黑箱理论，即不打开黑箱，通过外在的表象来判断机体内部的变化，并进而指导诊断和治疗。西医学对肿瘤病的认识则多基于白箱理论，即尽可能多地了解机体内部的结构和变化，并据此作为认识肿瘤的依据，为诊断和治疗奠定理论基础。

中西医两种体系各有所长，也各有所短，只有坚持中西医结合，互相取长补短，才能提高肿瘤病的研究和诊治水平。综观我国 60 多年来在肿瘤防治研究中运用中西医结合取得的成绩，可以概括为以下几个方面：

（1）中西医结合在肿瘤病因及流行病学研究方面做出了独特的贡献，尤其在运用中医理论，根据体表的改变，进行早期癌症的普查粗筛方面做出了很大的贡献。

（2）在癌前期病变的治疗、预防和综合干预肿瘤的发生方面均取得了不少成果。

（3）中西医结合对肿瘤的诊断具有思路广、方法多、指标全面的特点。

（4）中西医结合治疗能增强疗效，减少毒性及不良反应，延长生存期，提高生存质量。

（5）中医的心理、气功、饮食等治疗配合其他疗法对肿瘤患者的康复起到了良好的作用。

（6）中西医结合使诊断手段更客观，治疗措施更有利，对病情转归的判断也更精确。

（7）中西医结合治疗对晚期癌症患者的对症治疗有独到之处。

（8）扶正培本、活血化瘀法则的现代研究取得了很多成绩。

（9）中药治癌的研究取得了很多成果，并已成为举世瞩目的课题。

（10）中西医结合治疗癌症的研究成果丰富了世界医学，为攻克癌症、造福人类做出了贡献。

二、存在的问题

恶性肿瘤的治疗方法近几年来越来越丰富，给肿瘤的治疗带来了更多的行之有效的手段。然而，由于对肿瘤的认识目前仍有很多不明之处，故各种治疗方法均存在一定问题。

外科治疗是目前恶性肿瘤治疗的重要手段，但由于恶性肿瘤是一种全身性疾病，即使在很早期的患者，半数已有微转移灶，它们通过血道和淋巴道转移至他处，从而导致手术的失败。因此单靠手术难以根治恶性肿瘤。

放射治疗也是肿瘤治疗的重要方法，和手术治疗一样，也是一种局部性治疗手段。无疑也难以根治恶性肿瘤。此外，乏氧细胞的存在，不敏感细胞及放射线对正常组织的损害等都直接影响治疗的效果。

化学治疗是恶性肿瘤治疗的第三大模式，但由于化疗药物对恶性肿瘤的选择性差，加上 G_0 细胞的存在及多药耐药性的产生和化疗药的骨髓抑制、免疫抑制、消化道反应等也限制着肿瘤化疗的应用。

生物治疗以其全身性的调节，无明显毒性及不良反应，越来越受到关注，但生物治疗目前仍存在以下问题：①人的免疫系统很复杂，有很高的特异性，即便是同一种肿瘤，因人不同，其宿主－肿瘤的关系也并不相同或相似，因此，治疗的反应也绝不相同。再者，生物治疗缺乏宿主－肿瘤关系的动物模型供研究所用，因为，动物模型难以完全模仿患者的生物状态，也不能提示患者的免疫活动。②缺乏相关的准确的监测方法，现有的免疫监测指标难以准确地、完整地描述肿瘤病情的消退进展，免疫指标的下降不一定反映肿瘤的消长。治疗有效与无效，免疫指标不一定升高或降低。③生物治疗对肿瘤较小，未经过其他治疗，无明显临床表现状态时，才能发挥其最大效应。

肿瘤的基因治疗作为一项新兴技术，目前在理论上和技术上都存在许多问题。其中基因转移技术不完善是面临的最大挑战。此外，整合上的序列欠稳定，转染率低，表达水平低，难以获得长期表达。且目前尚无一种载体能将目的基因插入到靶细胞基因组织的特定位点上。

导向治疗也同样存在着缺乏特异性肿瘤抗原的问题，肿瘤细胞群体中抗原的表达与调变也有待进一步了解。此外，导向治疗中，"弹头"至关重要，单抗偶联物在体内虽有部分特异性，但到达肿瘤局部的量仍然有限，难以彻底消灭肿瘤细胞，且"弹头"的免疫毒素具有脏器毒性，有可能成为体内治疗的障碍。

介入治疗也基本上属于局部治疗，难以解决全身性的问题，此外，由于血管的变异，侧支循环的形成，对肿瘤较大、范围较广者效果较差。

电化学治疗存在着电场对心脏自律性的影响，产气可能引起气栓导致循环衰竭，如何最佳配置电极、确定最佳物理条件，如何确定适宜的治疗标准和最佳治疗方法，都是电化学治疗存在的问题。

光动力学治疗也是一种局部治疗，同样对扩散及转移无可奈何。且激光的穿透力有限（1~2cm），对浸润较深的肿瘤效差。光化学治疗的光敏不良反应有待进一步克服。

热疗与放、化疗合用可明显提高疗效，但也存在着不能对身体任何部位进行准确、均匀加温和尚无准确快速无创伤的温度测定设备等问题。

中医药治疗具有全方位调整机体功能，对放化疗具有增效减毒的效果，且无明显毒性及不良反应的特点，但目前发现的中药及提取的成分中多数抑癌作用缓慢而微弱，难以很快缩小肿瘤，某些具有细胞不良作用的中药虽杀伤力较强，但只能局部外用，尚无强效安全的中药针剂问世。中药抗癌药物的研制速度慢、水平低、新药的"寿命"短，中医药治疗肿瘤的疗效观察指标不系统、不统一，不够严谨。应用西医的指标又不符合中医治癌的规律。中医治疗恶性肿瘤的机制尚有很多不明之点，中药的研究中，单药的研究多而复方的研究少。

三、研究方向及前景

随着药理学、现代免疫学、分子生物学和生物工程技术的发展，新的抗癌药不断问世，新理论、新疗法、新技术不断涌现，使得恶性肿瘤治疗的有效率和治愈率不断提高。有计划地、合理地综合应用目前现有的各种治疗手段提高肿瘤治疗的有效率、治愈率和生存质量是肿瘤治疗的根本途径。在外科治疗方面，手术和其他方法综合治疗成为肿瘤外科发展的总趋势，而最大限度地保留器官和正常组织和功能、重视无瘤技术是现代肿瘤外科的基本原则。放射治疗仍是控制局部癌灶的一种重要方式，分割及超分割放疗、低氧放疗、放射增敏剂的研究和开发、高能LET射线的应用是以后放疗领域研究的方向。化学治疗正由姑息性治疗向根治性治疗过渡，并尽可能地降低化疗药物的全身毒性及不良反应。多药耐药性的研究和化疗增效剂的应用研究；克服消化道反应、骨髓抑制、免疫抑制的理论及方法的研究和新药研制；局部用药治疗的研究等，使化学治疗的地位日益提高。生物治疗以现代免疫学和分子生物学、肿瘤病因学、生物工程技术为理论基础，试图提高效应细胞的活性和数量，增加可溶性介质，降低抑制物的作用，提高宿主的防御功能和对细胞毒类药物的耐受性；充分改变肿瘤细胞膜特征，增加其免疫原性，改变转移模式，使之易为免疫机制或细胞类药物杀灭；防止或逆转肿瘤细胞的变化或促进肿瘤的细胞成熟，以抑制其恶性发展或向正常细胞转化。基因疗法是一种新兴的疗法，因此在理论上和技术上都存在诸多不成熟的地方，需要更进一步阐明人类的基因组合，研制可供人体使用的多用途新型载体，更深入地研究人类基因表达的调控机制及肿瘤发生的分子机制，为基因治疗提供更有力的理论支柱。导向治疗亟待解决的问题是确定特异性肿瘤抗原，制备较大量的人源性单抗及嵌合、超嵌合抗体、双功能抗体和基因重组单抗。研制高活力、低毒性的弹头物质，以发挥更大的杀伤作用。电化学治疗需要制定适宜的治疗标准，研究有效的方法和最佳物理条件和电极配置等。光动力学治疗需要提高其穿透力，克服光敏不良反应，研制有利于普及推广的轻便小型高能的激光设备及更有效的光敏剂。热疗需要改进加温和测温技术以及对热疗生物学的研究等。中医药治疗肿瘤具有很大的潜力，但目前中药抗肿瘤药的研制速度太慢，新药太少，具有较好治疗效果的药物更少。因此，应注意研究方法及数据的靶向性和特异性，还应加强中药抗癌机制的深入研究和制订切实可行的、符合中医药治癌规律的科学的临床观察指标，并从更深层次上去研究和发掘中药，特别是复方中药的抗

癌新药。

参考文献

［1］赫捷. 2018 中国肿瘤登记年报. 北京：人民卫生出版社，2019.

［2］马旺，张明智. 临床肿瘤学. 北京：人民卫生出版社，2016.

［3］罗荣成，李爱民. 肿瘤生物治疗学. 北京：人民卫生出版社，2015.

［4］李醒亚，王瑞林，范青霞. 临床肿瘤学教程. 郑州：河南医科大学出版社，2010.

［5］郭其森. 现代肺癌诊断治疗学. 济南：山东科学技术出版社，2010.

［6］周彩存，吴一龙，费苛. 肺癌生物靶向治疗. 北京：人民卫生出版社，2016.

［7］徐瑞华，李进. CSCO 免疫检查点抑制剂临床应用指南 2021. 北京：人民卫生出版社，2021.

［8］徐瑞华，李进. CSCO 免疫检查点抑制剂相关毒性管理指南 2021. 北京：人民卫生出版社，2021.

［9］徐瑞华，李进. 中国临床肿瘤学会（CSCO）常见恶性肿瘤诊疗指南 2022. 北京：人民卫生出版社，2022.

［10］沈琳，消化道恶性肿瘤合理用药指南. 北京：人民卫生出版社，2017.

（焦智民）

第二章 治则与用药规律

恶性肿瘤目前仍然是一类难治性的疾病，单一治疗疗效不尽如人意。为此，综合治疗成为目前提高治疗效果的重要手段。在中西医结合治疗领域，要全面把握疾病的分期、患者的身体状况、目前的治疗进展，掌握各种癌症的用药规律，从而制定相对完备的方案，才能获得更好的疗效。

一、治疗法则

（一）常规治疗

1.辨病治疗

恶性肿瘤的治疗，目前大体上有7种方法，即手术治疗、放射治疗、化学治疗、内分泌治疗、靶向治疗、免疫治疗、介入治疗。由于各种肿瘤的情况不同，因此治疗原则不尽相同。但总的来说，早中期患者，身体状况良好，无严重并发症者可行手术治疗，中晚期患者可行其他治疗。

手术治疗包括根治性手术、姑息性手术、淋巴结清扫术、转移性肿瘤的手术治疗等。如食管癌患者，Ⅰ期患者首选手术治疗，Ⅱ期患者无严重并发症者可以手术。Ⅲ期食管胸下段癌患者也可行手术治疗。

放射治疗包括根治性放疗、姑息性放疗、减症放疗、术前放疗、术中放疗和术后放疗，应根据患者及病变情况以及肿瘤的分期分类选用。一般来说，患者全身状况良好，无远处转移，肿瘤属放射敏感或中度敏感者应行根治性放疗。其他类型的放疗应据情选择。

化学治疗是应用化学药物进行的治疗，属于全身性治疗。化学治疗所用的药物主要包括以下几类：铂类，如顺铂、卡铂、奥沙利铂、洛铂、奈达铂；烷化剂，如氮芥、福莫司汀、苯丁酸氮芥、环磷酰胺等；蒽环类，如多柔比星、表柔比星等；抑制DNA合成，如甲氨蝶呤、培美曲塞；胸苷酸合成酶抑制剂如氟尿嘧啶、卡培他滨、替吉奥等；嘌呤核苷合成酶抑制剂如6-巯基嘌呤、氟达拉滨等；核苷酸还原酶抑制剂如羟基脲等；DNA多聚酶抑制剂如阿糖胞苷、吉西他滨等；拓扑异构酶Ⅰ抑制剂伊立替康、拓扑替康、羟喜树碱；拓扑异构酶Ⅱ抑制剂依托泊苷、替尼泊苷；干扰微管蛋白合成如紫杉醇、多西他赛、长春新碱、长春瑞滨等。化学治疗提倡联合用药，即几种药物联合应用，化疗方案的设计遵循细胞动力学理论，根据患者的身体状况及心、肺、肝、肾、骨髓等的功能状态，依据肿瘤的病理分类及恶性程度，按照不同的病种所制定的。因此，化疗方案的设计较为复杂，既要考虑单个药物疗效，还要考虑联合后的协同作用，同时还要注意克服多药耐药性的产生，预防多种不良反应的发生等。应根据经验、病种、患者情况选用。

内分泌治疗是根据各种激素与肿瘤的作用，应用手术切除或药物抑制的方法阻断肿瘤依靠的激素供应从而抑制肿瘤生长。主要有手术去势、药物去势、放射去势、雌激素/雄激素拮抗剂等。药物有他莫昔芬、托瑞米芬、雷洛昔芬、阿那曲唑、来曲唑、福美坦、依西美坦、戈舍瑞林、亮丙瑞林、甲地孕酮、甲羟孕酮、氟他胺、比卡鲁胺、恩杂鲁胺、阿比特龙等。

靶向治疗包括以下几种：①与信号传导相关的酶抑制药：如针对Bcr-Abl融合蛋白和c-kit激酶的抑制药；EGFR酪氨酸

激酶的抑制药；Her2 酪氨酸激酶的抑制药、RAF-MERK-ERK 信号传导通路抑制药等。②抗新生血管生成的药物，如抗血管内皮生长因子（VEGF）抗体、VEGF 受体抗体、酪氨酸激酶抑制药和血管内皮抑素（endostatin）等。③单克隆抗体如针对 B 淋巴细胞表面 CD20 抗原、上皮肿瘤细胞表面 Her2 抗原和表皮生长因子受体（EGFR）的单克隆抗体等。④26S 蛋白酶体抑制药如硼替佐米。⑤作用于细胞周围的药物如周期素依赖型激酶抑制药和有丝分裂中 Aurora 激酶的抑制药等。⑥蛋白激酶 C 抑制药、组蛋白去乙酰化抑制药、法尼基转移酶抑制药和金属蛋白酶抑制药等。⑦多靶点的酪氨酸激酶抑制药，能同时抑制血小板衍生生长因子受体 PDGFR、VEGFR、FLT-3、FGFR 等，能抑制肿瘤细胞的增生，又能对抗新生血管的形成。

最近几年，免疫治疗取得了一系列突破性的进展，将可能彻底改变肿瘤的治疗现状。相较于传统治疗直接针对肿瘤细胞，免疫治疗的目标是激活免疫系统来治疗恶性肿瘤，虽然肿瘤生物治疗的潜力远未被完全开发出来，但利用免疫系统来攻击肿瘤已成为癌症治疗的转折点。当前备受瞩目的肿瘤生物治疗领域主要包括免疫检测点单抗 T 细胞的有效激活。这依赖于"双信号"的精确调节。其中第一信号是 T 细胞受体（TCR）识别抗原肽 MHC 复合物的信号传递，第二信号是共刺激分子（如 OX40-41B）和共抑制分子（如 CTLA4、PD-1）的信号传递。运用共刺激分子的激活性单抗犹如"踩油门"，而运用共抑制分子的抵抗性单抗如同"松刹车"。目前，共抑制分子的抑制剂是肿瘤生物治疗研究领域的重点，已发展成为一种非常有希望的抗肿瘤新策略。

CTLA-4 被称为细胞毒性 T 细胞淋巴抗原 4，属于免疫球蛋白超家族的一员。CTLA-4 表达于大部分活化的 T 细胞表面，它比共刺激信号 CD28 具有更高的亲和力结合到 B7-2 上，进而诱导抑制信号并阻止 T 细胞的免疫应答。利用特异性抗体封闭 CTLA-4 分子后，活化的 T 细胞可以持久地发挥抗肿瘤免疫效应。2011 年，CTLA-4 单抗伊匹木单抗在美国批准上市，这是首个被批准上市的免疫检测点抑制剂，用于晚期恶性黑色素瘤的治疗，并显示出良好的疗效。

PD-1 被称为程序化死亡受体 1 分子，表达在激活型 T 细胞表面，其配体 PD-L1 和 PD-L2 分别表达在巨噬细胞、抗原递呈细胞及肿瘤细胞上。2014 年纳武单抗成为世界上第一种批准上市的 PD-1 药物，可通过阻断 PD-1 的抑制信号来增加 T 细胞活化。单用或联合化疗或抗血管新生药物在多个瘤种中显示出了较好的治疗效果。

肿瘤疫苗：肿瘤疫苗是将肿瘤抗原以多种形式如肿瘤细胞、肿瘤相关蛋白或多肽、表达肿瘤抗原的基因等导入患者体内，通过肿瘤抗原刺激体内 T 细胞，激发特异性细胞免疫，从而清除肿瘤的治疗方法。2010 年，美国 Dendreon 公司生产的 Provenge 疫苗经美国 FDA 批准用于治疗晚期前列腺癌，这是第一个真正的治疗性肿瘤疫苗，标志着肿瘤疫苗从基础研究正式走向临床研究。

2. 辨证治疗

由于肿瘤的发生发展总不离开正与邪的关系，因此，在治疗上也不外乎扶正与祛邪两种。但肿瘤病的病因病机各不相同，故治疗上也很难一致，总的治疗法则包括以下几个方面。

（1）扶正培本法　本法是指应用扶助正气、培植本元的药物来调节人体的正气，以增强机体的抗癌能力。

①补气养血法：适用于气血两虚证。中晚期癌症由于久病消耗，气血两虚而出

现头晕目眩，少气懒言，乏力自汗，面色淡白或萎黄，心悸失眠，唇舌指甲色淡，毛发枯落，舌淡而嫩，脉细弱，或肿瘤患者手术、放疗、化疗后耗伤气血致气血亏虚见上症者。

②滋阴养血法：适用于血虚及肾阴不足证。中晚期癌症出现潮热、盗汗、口燥咽干、五心烦热、头晕耳鸣、舌红少苔或无苔、大便干结、血象减少以及因咯血、便血、衄血等出血后所致的阴血亏虚证。

③养阴清热法：多用于阴虚内热证。如癌肿晚期，体质消耗，癌毒热盛，或放疗后灼耗阴液等而表现为形体消瘦、午后低热、手足心热、口渴咽干、便干溲赤、夜寐不安或咳痰带血、舌红苔薄、脉细弱数等。

④温肾壮阳法：用于肾阳虚证。中晚期癌症或放化疗后，或去势术后，出现形寒肢冷、神疲乏力、腰酸冷痛、尿频而清、大便溏薄、舌淡质胖、苔薄白、脉沉细等。

⑤健脾和胃法：适用于脾胃气虚证。如中晚期癌症，或化疗后脾胃功能损害，而表现食欲减退、饭后腹胀、恶心呕吐、神疲困倦、气短懒言、大便溏薄、舌淡胖边有齿痕、苔薄白、脉细弱等。

⑥健脾益肾法：适用于脾肾两虚之证。晚期癌症见神疲乏力、眩晕耳鸣、面色萎黄，或㿠白无华、精神不振、少气懒言、纳减腹胀、四肢不温，或肢体浮肿、大便溏薄、舌淡苔腻、脉沉或沉细。

（2）祛邪抗癌法　引起肿瘤的病邪，主要有气滞、血瘀、痰凝、热毒等因素，故治疗时，当根据"实则泻之""留者攻之""结者散之""坚者削之"的原则以祛邪，从而以达"邪去正复"的目的。

①疏肝理气法：用于肿瘤患者肝郁气滞之证。症见情志抑郁、悲观消极、胸闷善太息、胸胁胀满或疼痛、纳食减少、烦躁失眠、月经不调、腰骶胀痛、脉沉弦。

②活血化瘀法：凡肿瘤病见有血瘀证均可用之。症见体内或体表肿块，触之坚硬或凹凸不平、固定不移、日渐增大；痛有定处，疼痛的性质有刺痛、烧灼痛、刀割样疼痛、跳痛、绞痛、撕裂痛等；出血，其特征为反复出血、屡止屡起、血色紫黑或夹有血块；发热，多呈低热而缠绵不退，兼见面色萎黄暗黑、肌肤甲错；还可因瘀血阻滞部位不同而表现出噎膈、黄疸、鼓胀、癃闭、痉挛等，舌质暗紫，或有瘀点、瘀斑，或舌下静脉粗张、青紫。血液流变学提示血液高黏、高凝状态，舌及甲皱循环改变，结缔组织纤维化改变。

③化痰祛湿法：凡有痰湿凝聚征象者皆可应用。临床上因痰湿所停留的部位不同而有不同的表现，如消化道肿瘤的胸脘痞闷、腹部痞满、胃纳不佳、呕恶痰涎、腹水、足肿、皮肤黄疸、大便溏薄，肺癌及其他癌症引起的胸腔积液、心包积液而出现的胸胁支满、咳嗽咳痰、喘促不得平卧、心悸气短、舌苔厚腻，脉濡或滑，以及许多无名肿块不痛不痒、经久不消、逐渐增大增多的痰核等症。

④软坚散结法：凡肿瘤患者见肿瘤坚硬、不痛不痒、皮色不变均可用之。临床常用于治疗瘿瘤、瘰疬、乳岩、癥瘕、积聚等证。

⑤清热解毒法：适用于肿瘤患者的热毒蕴结、热毒炽盛证。临床常见身热头痛、目赤面红、口干咽燥、五心烦热、尿黄便秘、肿瘤局部灼热疼痛、舌质红、苔薄黄、脉数。

⑥以毒攻毒法：适应于癌症患者"积坚气实"者。应用毒性较强，作用峻猛的药物来攻逐癌症。临床上常用于皮肤癌，阴茎癌，头面、四肢的恶性肿瘤，乳腺癌，宫颈癌。也有用于食管癌、胃癌、肝癌、直肠癌等，应用本法可达到攻坚蚀疮、破瘀散结、消除肿块之效。

3. 病证结合治疗

中医的辨证治疗和西医的辨病治疗各有其优缺点，若二者能很好地结合，将发挥协同作用，对于提高治疗效果，减轻并发症及不良反应，延长生存期，改善生存质量都大有裨益。因此，病证结合治疗在肿瘤的治疗上占有重要地位。常用的病证结合治疗方法有以下几种。

（1）手术加辨证治疗　手术治疗目前仍是肿瘤治疗的首选方法，然而，基于恶性肿瘤的生物学特性，术后往往出现复发和转移，是导致手术失败的重要原因。应用中医辨证施治，可促使机体尽快恢复，预防和控制复发及转移。

①术前准备：恶性肿瘤的手术范围一般比较广泛、损伤较大，而恶性肿瘤患者大多发于中老年，整体状况一般欠佳，因此，术前进行有效的中医辨证治疗，可明显提高手术完成率及成功率，减少手术并发症及后遗症，缩短手术恢复时间，对手术的预后会有较大的帮助。此阶段的中医药运用，应以调整患者的阴阳气血、脏腑功能为原则，使患者最大限度地恢复、接近"阴平阳秘"的状态。最常运用的治疗方法是扶正培本法，如补气养血法、健脾益气法、滋补肝肾法等，应根据患者具体情况辨证应用。

②术后处理：对于行根治性手术的患者，术后治疗的目的是恢复机体免疫功能，消除残存的癌细胞，巩固疗效，防止复发转移。手术后的近期应以减轻手术并发症为主，常用的治疗方法有：（a）调理脾胃法：适用于因麻醉、出血及手术创伤等所导致的胃肠功能紊乱而表现的食欲明显降低、纳食减少、嗳气打嗝、腹胀痛等。（b）益气固表法：适用于因手术导致营卫失调而出现自汗、动则汗出、四肢乏力、不耐风寒等症。（c）益气养阴（血）法：适用于术后出现气阴两虚或气血两虚的证候。（d）清热解毒法：适用于手术后感染所致的发热，并兼见肺热或胃火或肝火等。（e）养阴生津法：适用于术后胃阴大伤、津液亏乏所致的口干舌燥、舌光红无苔、大便燥结、不欲饮食、干呕等症。术后的远期，应在辨病与辨证的基础上，扶正与祛邪相互结合，调理患者的气血阴阳、脏腑功能，在扶正的同时，最大限度地应用消痰、散结肿、去痰核、治恶疮的方法，以期最大限度消灭残余的癌细胞，恢复机体的抗病能力。对于已行非根治性手术的患者，应根据患者的具体情况选用不同的治疗方法，一般来讲，对恶性程度高的低分化、未分化以及对放、化疗敏感的肿瘤，应选用放、化疗祛邪，对于放、化疗不敏感的肿瘤则以中医中药治疗为主。此时的治疗，应据情选用祛邪兼以扶正或扶正祛邪兼顾或扶正以祛邪等方法。

（2）放疗加辨证治疗　放疗在肿瘤的治疗中占有很重要的位置，是治疗肿瘤的有力武器。但由于放射线的损伤，临床上常表现为热毒内蕴、热毒伤阴、热邪伤气耗血等火热的证候。因此，在放疗过程中，配合中医辨证治疗，可达到增强放疗的敏感性，减少毒性及不良反应的目的。一般来讲，放疗初期应以清热解毒、生津润燥、补气养血为主，以防热毒伤阴及血象下降。放疗中期则据情选用清热利湿、健脾和胃之法。放疗末期则治宜滋补肝肾，以纠正真阴耗伤。由于疾病不同，放疗的部位、方式、射线种类、设备等不同，放疗期间所表现的情况也不相同，应灵活掌握，不可拘泥。放疗以后，常出现放射性炎症、消化道反应、血象下降以及放疗后遗症等，其治疗法则各不相同。放射性炎症最常见的有放射性食管炎、放射性肺炎、放射性膀胱炎、放射性直肠炎等。放射性食管炎表现为胸骨后灼痛，尤以吞咽时加剧，治疗当以清热解毒为主，辅以活血化瘀理气。

放射性肺炎表现为咳嗽、气急、咳黄痰、发热等，治疗当以养阴清肺止咳为主。放射性膀胱炎表现为血尿、尿频、尿急、尿痛、腰骶疼痛等，治宜清利膀胱、凉血止血。放射性直肠炎表现为腹痛、大便泄泻或不爽，甚则便脓血、肛门灼热等，治宜清利大肠湿热为主。消化道反应最常见的是脾胃两虚，胃气上逆，临床表现为食欲减退、腹胀、恶心呕吐、消化不良、疲乏无力等，治宜健脾和胃、降逆止呕。血象下降时常出现气血双亏，肝肾不足，临床表现为面色㿠白、头晕目眩、气短乏力、心悸怔忡、夜寐不安等，治宜补气养血、培补肝肾。放疗后遗症最常见的有唾液分泌减少、肺纤维化、皮肤纤维化、脊髓损伤等。唾液分泌减少时常出现口干咽燥，饮水不能自制，治以生津润燥为主。肺纤维化表现为动则气喘、气急、咳嗽、咳痰、舌紫暗、苔白或黄、脉细数等，治宜养阴益气、软坚散结，佐以清热化痰、宣肺止咳。皮肤纤维化常表现为放射区域皮肤僵硬、疼痛，并伴有发热、红肿等，治宜活血化瘀、软坚散结，佐以益气养阴清热。脊髓损伤的后果严重，临床表现为损伤以下部位截瘫，且难以恢复。治宜补肾填精补髓。

（3）化疗加辨证治疗 化学治疗作为一种全身治疗，在肿瘤的治疗中发挥较大的作用，但由于化疗药物在杀灭肿瘤细胞的同时，也破坏和损伤了人体的正常组织细胞，从而出现一系列的症状和体征。在化疗过程中配合中药，可减轻化疗药物的毒性及不良反应，增强化疗药物的疗效，使化疗能顺利完成，从而提高化疗的疗效。

若肿瘤患者在化疗过程中出现全身反应，表现头晕、面色㿠白、疲乏无力、精神萎靡、食欲不振、睡眠不安、多梦易惊、二便失调时，当以补气养血、滋补肝肾为

法。若出现消化道反应，表现为食欲减退、上腹饱胀、恶心呕吐、腹痛腹泻时，治疗当以健脾和胃、降逆止呕为主。若出现骨髓抑制，治疗当健脾补肾、气血双补为法。若出现神经损伤而表现为肢端麻木时，治疗当活血通络、补肾益气为法。若出现中毒性心肌炎时，治宜养心益气、养血安神。若出现中毒性肝炎时，治宜清利肝胆湿热，辅以健脾益气。出现肾及膀胱损伤时，治疗当以清热利湿、解毒通淋为法。

（4）免疫加辨证治疗 恶性肿瘤患者在治疗过程中，因疾病本身与许多化疗药物都会引起机体免疫功能降低，致使许多患者并非死于癌症，而是死于机体正常防御功能的衰竭。中药具有免疫促进、免疫抑制、免疫调节等作用。

临床与免疫制剂合用应当遵循如下原则：在对患者进行整体辨证论治的前提下准确地采用扶正与祛邪。扶正可提高或调整人体的免疫功能，增强免疫防御系统，抑制或杀灭癌细胞；祛邪则祛除致癌性抗原、抗原抗体复合物和消除异常的免疫反应，阻止疾病的发生发展，从而调整机体阴阳平衡，调节肿瘤患者的免疫能力，达到抑制肿瘤的目的。

（二）新动态与新疗法

由于恶性肿瘤的危害性大，治疗效果差，是医学领域的一道难关，全世界各国均投入了较多的财力和物力进行攻关。为此，近几年来新的疗法、新的技术、新的理论层出不穷，限于篇幅，下面仅就临床治疗方面的内容作一简单概括。

在外科治疗方面，首先是扩大了手术的适应证，使原来不能手术的病例也能够手术，围手术期的监护设备进步及监护技术的不断完善是其重要保证。再者，重视了肿瘤外科的无瘤技术，减少了转移和扩散，其重要保证是无瘤技术的概念及措施

逐渐明晰和规范。手术过程中尽量保留正常组织和器官功能，以提高生存质量，加强了切除后器官的功能及外形的重建，注重复发或转移的再手术、激光手术、冷冻手术、微波手术、超声手术的应用，使肿瘤外科形式多样，并明显减少了一些肿瘤的并发症，提高了总的切除率。此外，外科治疗与其他各科配合，开展了综合治疗，如术前、术中、术后的放疗，术前、术后的化疗以及免疫中医药治疗等，使得手术治疗的效果不断提高。

在放射治疗方面，开展了与手术、化疗配合，形成了手术加放疗，放疗加化疗，手术、放疗、化疗三结合的综合治疗。在放射治疗的实施上开展了超分割放疗、加速分割放疗、分段放疗、加速分割分段放疗、加温放疗、低氧放疗、高 LET 射线放疗、近距离放射治疗、立体定向放射治疗等。相关研究正在不断深入。

在化学治疗方面，由于新的化疗药物的不断涌现，新的联合方案也相继出现，如应用米托蒽醌、环磷酰胺、长春新碱、泼尼松联合应用治疗恶性淋巴瘤，可获得 80% 以上的疗效。应用 VDS、VP-16、PDD 治疗非小细胞肺癌，应用异环磷酰胺（IFO）与 PDD、VP-16 合用治疗睾丸肿瘤及肺癌，应用紫杉醇类为主的联合方案治疗乳腺癌等都取得了很好的治疗效果。集落细胞刺激因子的研制成功，有效地改善了骨髓抑制的治疗效果。以昂丹思琼（枢复宁）为代表的中枢止呕药的开发成功，使得消化道反应明显减轻或消失。化疗增效的研究和应用，克服或正在克服化疗耐药性，从而提高了肿瘤化疗的疗效，如热化疗、乏氧细胞敏化、高压氧增效，以及改变肿瘤细胞的代谢途径而增效。此外，这方面研究较为深入的是多药耐药性（MDR）的机制及克服方法。研究表明，肿瘤细胞表面的耐药基因是一种 P 糖蛋白

（PgP，或称 P170 蛋白），它具有 ATP 依赖性主动转运泵作用，能将进入肿瘤细胞内的抗癌药物泵出细胞外，使化疗药物疗效降低。通过应用钙通道阻滞剂（如尼群地平、维拉帕米等），钙调蛋白抑制剂（如奎尼丁、酚噻嗪、局麻药等）、环孢素及一些去垢剂、激素类（孕酮）、抗雌激素药（三苯氧胺）等来逆转多药耐药作用。此外，通过改变肿瘤细胞内活化及拓扑异构酶 II 活化，以及降低肿瘤细胞的解毒能力和自我修复能力而达到克服耐药性的作用。恶性体腔积液的腔内化疗以及双途径化疗、腔内联合化疗等都对提高疗效、改善生存质量大有益处。

生物治疗及转基因治疗是目前肿瘤治疗的崭新课题。生物治疗即免疫学治疗，已如前述。转基因治疗是基于癌基因和抑癌基因的理论，通过应用物理方法或以载体作为工具，将外源性 DNA 基因片段转入细胞内染色体上，使肿瘤细胞发生逆向分化，最终变为正常细胞。这种治疗一旦突破，将会为彻底治愈肿瘤带来希望。

导向治疗、介入放射学治疗、电化学治疗、光动力学治疗、加温治疗等，都是近几年来发展很快的新兴治疗手段。

二、用药规律

（一）辨病用药

1. 常用抗肿瘤药物

（1）各种烷化剂

①氮芥类：如氮芥、苯丁酸氮芥、环磷酰胺、异环磷酰胺等，常用于淋巴瘤和白血病等血液系统肿瘤的治疗。

②亚硝脲类：如福莫司汀、尼莫司汀、司莫司汀等，能够通过血脑屏障，主要用于颅内原发肿瘤和颅内转移瘤的治疗。

③乙烯亚胺类：如塞替派等，可用于治疗卵巢癌、膀胱癌等。

④烷基碱酸类：如白消安，主要治疗慢性粒细胞白血病。

⑤其他：达卡巴嗪主要用于淋巴瘤、软组织肿瘤和黑色素瘤的治疗；替莫唑胺常用于脑胶质瘤和黑色素瘤的治疗。

（2）抗代谢物

①铂类如顺铂、卡铂、奥沙利铂、洛铂、奈达铂等。抗瘤谱广，是实体瘤化疗中应用广泛的重要药物。

②通过阻碍脱氧核苷酸合成，干扰DNA合成。甲氨蝶呤通过抑制二氢叶酸还原酶，使二氢叶酸不能还原成有活性的四氢叶酸，导致核苷酸合成障碍。甲氨蝶呤常用于治疗淋巴瘤和急性淋巴细胞白血病等血液系统肿瘤，也可用于乳腺癌、卵巢癌、骨肉瘤、头颈部肿瘤等实体瘤的治疗。培美曲塞是一种多靶点叶酸拮抗剂，能够抑制胸苷酸合成酶二氢叶酸还原酶和甘氨酰胺合成酶的活性，从而抑制核酸合成。培美曲塞主要用于胸膜间皮瘤和肺腺癌的治疗。

③胸苷酸合成酶抑制剂如氟尿嘧啶、卡培他滨、替吉奥等。氟尿嘧啶类通过抑制胸苷酸合成酶，阻断脱氧核糖尿苷酸转化为胸苷酸，进而抑制了DNA合成。常用于治疗食管癌、胃癌、结直肠癌和乳腺癌等。卡培他滨和替吉奥是氟尿嘧啶的口服衍生制剂。

④嘌呤核苷合成酶抑制剂如6-巯基嘌呤、氟达拉滨等，此类药物在细胞内转变成核苷酸后，干扰DNA和RNA合成，主要用于血液系统肿瘤的治疗。

⑤核苷酸还原酶抑制剂如羟基脲等，羟基脲通过抑制核苷二磷酸还原酶，阻断核苷酸还原为脱氧核苷酸，导致DNA合成障碍，但对RNA和蛋白质无阻断作用。常用于恶性黑色素瘤、慢性粒细胞白血病和恶性淋巴瘤的治疗。

⑥DNA多聚酶抑制剂如阿糖胞苷、吉西他滨等，两者磷酸化后嵌入DNA链，抑制DNA多聚酶活性，导致DNA合成障碍。吉西他滨抗瘤谱较广，可用于包括非小细胞肺癌、胰腺癌、乳腺癌等多种肿瘤的治疗。阿糖胞苷主要用于治疗急性白血病。

（3）抗癌抗生素

①干扰核苷酸合成中的转录过程，阻碍RNA的合成类药物。如蒽环类抗生素多柔比星、表柔比星、吡柔比星、柔红霉素等，该类药物抗瘤谱较广，对白血病、恶性淋巴瘤、肉瘤、软组织肿瘤、乳腺癌等都有一定疗效。又如放线菌素D常用于横纹肌肉瘤、神经母细胞瘤、肾母细胞瘤、绒毛膜癌、睾丸肿和恶性淋巴瘤等。

②丝裂霉素及博来霉素可用于治疗卵巢癌、睾丸癌、淋巴瘤等。

（4）植物碱类

①干扰微管蛋白合成药物。如紫杉醇、脂质体紫杉醇、白蛋白结合紫杉醇、多西他赛、长春新碱、长春瑞滨等。

②抑制拓扑异构酶。拓扑异构酶Ⅰ抑制剂伊立替康、拓扑替康、羟喜树碱，可特异性地与拓扑异构酶Ⅰ结合，阻止单链的再连接。常用于结直肠癌、小细胞肺癌、卵巢癌的治疗。拓扑异构酶Ⅱ抑制剂依托泊苷、替尼泊苷，该类药物作用于拓扑异构酶Ⅱ，阻止断裂DNA的修复。依托泊苷联合顺铂是治疗小细胞肺癌的标准方案。替尼泊苷可以通过血脑屏障，常用于脑转移瘤的治疗。

（5）其他药物　从中药苦参或广豆根中提取的吗特灵，从温莪术中提取的榄香稀乳以及多种中药混合成分的得力生注射液等，都具有一定的抗癌作用，毒性及不良反应轻微且可提高机体的免疫能力是其优点。但抗癌作用机制尚不完全明了。

2.联合化疗的理论基础及临床应用

为了减轻和克服恶性肿瘤的耐药性，提高化疗的疗效，减轻毒性及不良反应，应用几种药物，依据细胞动力学、药理及生物化学的理论，进行合理的搭配，产生了联合化疗方案。细胞动力学理论认为：肿瘤细胞大体可分为增殖细胞群、静止细胞群和无增殖能力细胞群三大类。若肿瘤细胞的增殖速率超过丢失速率，则肿瘤不断增加体积；若二者大体相等，则肿瘤大小趋于稳定；若前者小于后者，则肿瘤不断缩小。静止细胞群的细胞仍具有潜在的增殖能力，当受到内外因素的影响，会成为增殖细胞，进入增殖细胞群，这是肿瘤复发的主要根源。细胞动力学认为，肿瘤细胞也遵循细胞增殖周期的规律，即G1期为DNA合成前期，此期主要合成mRNA和蛋白质；S期即DNA合成期，是进行DNA大量复制的时期，DNA成倍数增加。G2期为DNA合成后期，本期为细胞的分裂作好准备，合成有关的蛋白质及微管蛋白。M期即有丝分裂期，每个细胞分裂为两个子细胞。基于药理学基础知识，毒性不同的药物合并应用，毒性不增加或降低毒性，但相互配伍，可使疗效提高。抗代谢物与代谢物合用，可减轻不良反应的程度和时间。烷化剂与巯基化合物合用，后者可减轻前者的毒性。抗肿瘤药物与代谢抑制剂合用，可防止药物在体内迅速灭活而提高杀灭肿瘤的几率。抗肿瘤药物与能量抑制剂合用，可减少肿瘤的能量供给等。利用能够产生不同生物学损害的药物，分别阻断或抑制生物合成过程中的某些部位或某些阶段，干扰、破坏肿瘤细胞的活性，从而导致肿瘤细胞的死亡。根据以上理论设计出了联合化疗的不同模式，如序贯性抑制、同时抑制、集中抑制、互补抑制等用药方法，并根据此设计出了序贯性化疗和同步化治疗的方案。

（1）序贯性化疗　序贯应用细胞周期特异性药物和细胞周期非特异性药物，以期杀灭各个时相的细胞。对于增殖较快的肿瘤，可先用细胞周期特异性药物，以杀灭大量的处于增殖周期的各个时相的细胞，然后再用细胞周期非特异性药物杀灭剩余的G0期细胞及其他各期细胞。对于增殖较慢的肿瘤（G0期细胞较多）则先用大剂量周期非特异性药物，再用周期特异性药物。

（2）同步化治疗　有的药物能延缓细胞周期时相的过程，使细胞堆积于某一时相，当该药作用解除，细胞将同时进入下一时相，这种作用称为同步化作用。利用这种作用，可使抗癌药物更多、更有效地杀灭癌细胞，从而提高化学治疗的效果。

此外，给药的顺序也极为重要，由于肿瘤细胞和正常细胞的分裂周期不同，用药时设法避开正常细胞分裂的高峰，可减轻对正常细胞的打击。另外，给药的先后顺序不同，也会影响疗效，如VCR与CTX同用，先给VCR，6~12小时后给CTX将增效，反之则减效。MTX与5-Fu合用，给MTX后0.5~6小时后给5-Fu则增效等。

总之，联合化疗的设计涉及很多方面，但总的原则有以下几个方面：①选用的药物一般应为单用有效的药物。②各种药物之间的作用机制及作用于细胞周期的时相各异。③各种药物之间有或可能有增效作用。④毒性作用的靶器官不同或作用时间不同。⑤各种药物之间无交叉耐药性。

3. 靶向治疗及免疫检查点抑制剂治疗

靶向及免疫检查点抑制剂治疗与化疗有明显区别，前者作用于与肿瘤相关的特定分子靶点；而大多数标准化疗对所有快速分裂的正常细胞和肿瘤细胞均起作用。靶向治疗及免疫检查点抑制剂治疗是刻意选择并设计作用于特定的分子靶点；而大部分化疗标准方案则用于杀死细胞。靶向治疗及免疫检查点抑制剂治疗常常是细胞抑制剂，也就是说，它们具有细胞抑制性，阻断了肿瘤细胞增殖，而标准化疗药物具有细胞毒性，也就是说，它们通过细胞毒性，直接杀死肿瘤细胞。靶向治疗目前是许多抗癌药物开发的焦点。靶向治疗研发成功的先决条件就是要找到良好的靶标，最理想的靶标就是只存在于癌细胞而不存在于正常细胞。基于这种特异性靶标研发的药物能达到最大限度杀灭癌细胞同时对正常细胞没有伤害的目的。

找到最佳靶标的一种方法是找出存在于癌细胞但不存在于正常细胞或在癌细胞中更丰富的蛋白质作为潜在的靶标，特别是这些蛋白还参与细胞生长或存活。比如人表皮生长因子受体2蛋白（HER-2）。HER-2在一些癌细胞的表面上以高水平表达，如胃癌和乳腺癌，而已经上市的曲妥珠单抗（赫赛汀）正是靶向这种蛋白，效果显著。另一种方法是确定癌细胞是否产生促进癌症进展的突变（改变）蛋白质。例如，细胞生长信号蛋白 BRAF 在许多黑素瘤中以 BRAF V600E 存在。威罗非尼靶向 BRAF V600E。研究人员还研究了癌细胞中存在的染色体异常，有时，这些染色体异常会导致融合基因（一种包含两个不同基因部分的基因）的产生，其产物称为融合蛋白，可能会促进癌症的发展。例如，甲磺酸伊马替尼靶向 BCR-ABL 融合蛋白，该融合蛋白由两种基因组成，这些基因在一些白血病细胞中结合在一起并促进白血病细胞的生长。

有些癌症，大部分患者都可以接受靶向治疗，比如白血病。而对于其他癌症类型，靶向治疗的使用仅限于肿瘤具有明确靶标的特定基因突变的患者，必须进行基因检测测试患者的肿瘤组织，以确定是否存在合适的靶点。没有突变的患者不适合，因为治疗没有任何目标。

（二）辨证用药

1. 扶正培本法

（1）补气养血法　药用人参、党参、黄芪、白术、茯苓、山药、当归、白芍、枸杞子、阿胶、熟地黄、大枣、制首乌、龙眼肉等。

（2）滋阴养血法　药用熟地黄、当归、白芍、女贞子、制首乌、龙眼肉、红枣、鸡血藤、紫河车、枸杞子、龟甲胶、玄参、沙参等。

（3）养阴清热法　药用北沙参、天冬、麦冬、天花粉、枸杞子、玉竹、石斛、玄参、生地黄、知母、鳖甲等。

（4）温肾壮阳法　药用熟附子、淫羊藿、仙茅、巴戟天、补骨脂、肉苁蓉、杜仲、川续断等。

（5）健脾和胃法　药用党参、人参、太子参、黄芪、白术、怀山药、炒扁豆、茯苓、陈皮、大枣、炙甘草等。

（6）健脾益肾法　药用人参、党参、白术、茯苓、黄芪、山药、附子、肉桂、肉苁蓉、淫羊藿、菟丝子、补骨脂、巴戟天、枸杞子、女贞子、熟地黄、紫河车、山茱萸等。

2. 祛邪抗癌法

（1）疏肝理气法　药用柴胡、青陈皮、香附、郁金、香橼、枳实、八月札、广木香、沉香、厚朴、丁香、九香虫、延胡索、大腹皮、绿萼梅等。

（2）活血化瘀法　药用桃仁、红花、穿山甲、当归、赤芍、川芎、丹参、益母草、月季花、三七、乳香、没药、三棱、莪术、五灵脂、石见穿、肿节风、水红花子、牛膝、皂角刺、地鳖虫、水蛭、虻虫、血竭、蜣螂、斑蝥、鼠妇、泽兰、苏木、刘寄奴等。

（3）化痰祛湿法　药用半夏、白芥子、胆南星、山慈菇、瓜蒌、象贝母、葶苈子、前胡、马兜铃、苍术、茯苓、藿香、佩兰、生苡仁、车前子、金钱草、防己、木通、猪苓、木瓜、独活等。

（4）软坚散结法　药用海藻、昆布、

海浮石、生牡蛎、夏枯草、瓦楞子、鳖甲、藤梨根、石见穿、莪术、黄药子、生南星等。

（5）清热解毒法 药用蛇舌草、金银花、野菊花、半枝莲、半边莲、重楼、蒲公英、紫花地丁、板蓝根、大青叶、黄芩、黄连、黄柏、苦参、山豆根、龙胆草、土茯苓、败酱草、白头翁、马齿苋、牛黄、熊胆、八角莲、山慈菇、白英、蛇莓等。

（6）以毒攻毒法 药用雄黄、硇砂、砒石、轻粉、马钱子、巴豆、干漆、洋金花、生南星、生半夏、生附子、独角莲、芫花、大戟、斑蝥、蜂房、守宫、蟾蜍、蜣螂、水蛭、全蝎、蜈蚣、藤黄、狼毒、红娘子等。

（三）中西药合用

肿瘤的中西医结合治疗可有效地增强化疗药物的疗效，调整机体的免疫机制，减轻化疗药物的毒性及不良反应，从而提高治疗效果，延长生存期限，改善生存质量。

1. 中药增强化疗药物的疗效

中药与化疗药物合用，具有增效作用，这不仅体现在中药配合化疗可使疗效进一步提高，而且包括降低化疗药物的剂量也同样有效。另外，原先对化疗药物不敏感的肿瘤，加用中药后可使化疗敏感，即增敏作用。其机制可能包括以下几个方面：①增加了肿瘤组织的血流量使局部药物剂量增大。②通过中药减毒作用而使化疗充分发挥抗癌效应。③通过改变肿瘤细胞的代谢使其对药物的摄取增加。④抑制了多药耐药基因。⑤对肿瘤细胞的直接杀伤作用。⑥调节了机体的神经内分泌免疫调节网络。这方面的临床研究颇多，可根据病种、患者情况灵活选用不同方药。

对于原发性肝癌，上海肿瘤医院以健脾理气方药配合联合化疗进行治疗观察，同时设非健脾理气方药组进行对照，结果治疗组1年生存率为36.5%，5年生存率为16.7%。而非健脾理气方药组的1年生存率为9.7%，5年生存率为0。

对于食管癌，刘少翔应用中药绞股蓝30~60g、黄芪15~30g、石见穿30g、藤梨根30g、白术15g、炙甘草10g随证加减，结合联合化疗治疗晚期食管癌60例，并与单用联合化疗30例进行对照，结果中位生存期治疗组9.4个月，对照组5.6个月，差异明显。

对于中晚期肺癌，潘敏求等用中药肺复方与联合化疗进行对比治疗研究，两组各40例，均为肺鳞癌，中药用百合、熟地黄、生地黄、玄参、当归、麦冬、白芍、沙参、桑白皮、黄芩、臭牡丹、重楼、白花蛇舌草，化疗采用MEV方案，结果治后1年生存率为：中药组57.5%（23/40），化疗组27.5%（11/40），中位生存期前者为420天，后者240天（$P < 0.05$）。刘嘉湘等以滋阴生津、益气温阳法治疗304例原发性肺腺癌与化疗组MOF方案进行对照，结果前者1、3、5年生存率分别为60.94%、31.36%、24.22%，后者为36.67%、24.56%、0%。中位生存期前者为417天，后者为265天。

对于胃癌，王冠庭用扶正抗癌冲剂（党参、黄芪、白术、仙鹤草、生薏苡仁、白花蛇舌草、白英、重楼、石见穿、甘草）结合化疗治疗中、晚期胃癌患者，其中术后103例，未手术者50例。其中未手术者分为二组：中药加化疗组、单纯化疗组，结果1、3年生存率中药组为71.43%、25.7%，中位生存期1.12年。单纯化疗组为20%、0%，中位生存期为0.16年。两组差异显著（$P < 0.05$）。

此外，在鼻咽癌、大肠癌、乳腺癌、恶性淋巴瘤、白血病、妇科恶性肿瘤等的治疗研究中都有大量报道，说明中西医结合治疗的确提高了疗效，即中药确有增效的功能。

2. 中药预防和治疗化疗不良反应

恶性肿瘤患者在化疗过程中（围化疗期）常见的毒性及不良反应有：①消化道反应：绝大多数化疗药物均可引起，如食欲减退，上腹饱胀，恶心呕吐，腹痛腹泻，甚至血性腹泻等。②骨髓抑制：主要表现为白细胞减少和血小板减少，也可见到红细胞减少和血红蛋白下降，严重时可见全血减少并发再生障碍性贫血。③机体衰弱：主要可见全身疲乏，四肢乏力，精神不振，甚或心慌、气短、汗多等。④炎症反应：可见发热、头晕、头痛、口干舌燥、便血、尿血、大便秘结等。⑤多种脏器及组织损伤：如心肌损害，中毒性肝炎，肾损伤，膀胱炎，末梢神经损害等。

（1）消化道反应

①预防：基本方为黄芪、党参、白术、茯苓、半夏、陈皮、鸡内金、焦六曲、竹茹、藿香、佩兰、旋覆花、炒二芽等。

②治疗：治以健脾和胃、降逆止呕为法，可以上方为基本方进行加减。腹痛者加木香、延胡索、白芍；腹泻加肉豆蔻、山药、芡实、莲肉、罂粟壳等。

（2）骨髓抑制　以白细胞减少为主者，治以健脾补肾、气血双补，药用人参、黄芪、黄精、山药、五味子、女贞子、枸杞子、山茱萸、菟丝子、紫河车等。血小板减少者，治以补气摄血、凉血止血，药用生黄芪、紫河车、女贞子、大枣、生地黄、玄参、鸡血藤、龟甲胶、鹿角胶、花生衣、茜草根等。红细胞减少者，治以气血双补为法，药用党参、黄芪、熟地黄、当归、鸡血藤、龟甲胶、阿胶、枸杞子、大枣、龙眼肉等。

（3）全身衰弱　治以补气养血、滋补肝肾，可选用四君子汤、补中益气汤、十全大补汤、六味地黄汤、金匮肾气丸等随证加减。

（4）炎症反应　治以清热解毒、生津润燥。药用金银花、连翘、板蓝根、蒲公英、黄连、山豆根、射干、生地黄、玄参、石斛、天花粉、芦根等。

（5）多种脏器及组织损伤　心肌炎治以益气安神、活血化瘀，药用人参、麦冬、五味子、酸枣仁、柏子仁、丹参、菖蒲、川芎等。肝损伤者治以清热利湿、疏肝利胆、健脾益气，药用茵陈、柴胡、郁金、栀子、半枝莲、太子参、白术、茯苓、薏苡仁、甘草等。肾功能损害及膀胱炎者，治以清热利湿、解毒通淋，药用车前子、茯苓、猪苓、桑白皮、泽泻、瞿麦、萹蓄等。对于末梢神经损伤，治以活血通经、补肾益气，药用鸡血藤、怀牛膝、络石藤、乌梢蛇、白花蛇、川续断、桑寄生、党参、黄芪等。

3. 中药与生物反应调节剂（BRM）合用

（1）生物反应调节剂介绍　最常用的研究最多的是来源于高等生物的生物反应调节剂，包括胸腺素、免疫核糖核酸、苏赖脯精肽、细胞因子、效应细胞、单克隆抗体及偶联物、肿瘤疫苗等。其中细胞因子是目前实验研究最多、临床运用最广、最有前途的BRM，其范围包括以往由淋巴细胞产生的淋巴因子和单核细胞、巨噬细胞产生的单核因子。目前应用于临床的主要有以下几种。

①干扰素（IFN）：干扰素是一种具有高度生物活性的糖蛋白。可由单核细胞和淋巴细胞诱导产生，有 α、β、γ 3 种，γ-IFN 的免疫调节活性最强。干扰素对常见肿瘤均有一定疗效，效果较好的是毛细胞白血病、慢性粒细胞性白血病，其他有恶性淋巴瘤、骨髓瘤、卡波西肉瘤、恶性黑色素瘤、肾癌、乳腺癌等。可行瘤体注射、肌内注射、静脉注射，主要毒性及不良反应有发热、轻度骨髓抑制、脱发、强直、

头痛、皮疹、一过性肝损伤等。

②白细胞介素–2（IL-2）：IL-2 是由活化的 T 细胞产生的一种多肽类物质，能促进 T 和 B 细胞的增殖分化，增强 NK 细胞、单核细胞杀伤活性。对多种肿瘤有效，尤其对肾细胞癌、恶性黑色素瘤、结肠直肠癌、非霍奇金恶性淋巴瘤、膀胱癌、原发性肝癌或肝转移癌有较好疗效。可行局部注射（瘤体、胸腹腔、淋巴结或其周围、膀胱内或肝动脉灌注）或静脉注射。主要不良反应为轻度的发热、寒战、无力、关节疼痛、恶心、呕吐、腹泻等，少数可见到严重的水钠潴留等。

③肿瘤坏死因子（TNF）：TNF 主要由单核巨噬细胞和活化的 T 细胞产生。对肿瘤细胞具有直接溶解和抑制增殖的作用，具有广谱的抗肿瘤作用。可静脉、皮下注射，也可向腹腔内或瘤体内注射，主要毒性及不良反应有寒战、发热、疲倦、头痛、恶心、呕吐、腹泻、低血压、血小板及白细胞减少等。

④集落细胞刺激因子（CSF）：CSF 是一组在体内、外培养系统中促进造血组细胞增殖，分化为各种成熟细胞的低分子量糖蛋白质。CSF 大体可分为两大类：I 类因子作用于造血干细胞，有多功能集落刺激因子（Multi-CSF）、粒细胞巨噬细胞集落刺激因子（GM-CSF）；Ⅱ类因子作用于更为成熟的造血组细胞及其分化的特殊系列细胞，有巨噬细胞集落刺激因子（M-CSF）、粒细胞集落刺激因子（G-CSF）、促红细胞生长素（EPO）。主要用于肿瘤进行化疗、放疗引起的血细胞减少症，各种疾病引起的白细胞减少症，骨髓移植后的造血恢复，先天性白细胞减少症，急性白血病的诱导治疗等。主要毒性及不良反应有发热、胸痛、腰痛、厌食、恶心、皮疹、肌痛、头痛、一过性高血压等，大剂量应用会有严重的不良反应。静脉滴注或皮下注射给药。

在恶性肿瘤的免疫治疗中，效应细胞也是研究最多的课题。效应细胞包括 LAK 细胞和 TIL 细胞等。LAK 细胞是淋巴因子激活的杀伤细胞，它是外周血淋巴细胞在体外经过 IL-2 培养后诱导产生的一类新型杀伤细胞。其杀伤肿瘤细胞不需抗原致敏且无 MHC 限制性。TIL 细胞称为肿瘤来源的激活细胞，是从实体瘤组织中分离得到的，经体外 IL-2 培养后诱导产生的一类高度杀伤性细胞。

此外，临床常用的还有高聚金葡素、免疫核糖核酸、胸腺素、转移因子等。

（2）生物反应调节剂的作用　生物反应调节理论认为：在正常情况下，肿瘤与机体防御能力处于动态平衡，肿瘤的发生乃至增殖与播散，完全是这种动态平衡失调所导致，如果将这种已经失调的状态调整到正常水平，则可控制肿瘤的生长并使其完全消退。其作用机制包括以下几个方面：①使机体的防御机制效应增强，或降低荷瘤宿主的免疫抑制，以提高对癌的免疫应答能力。②用天然的或基因重组的生物活性物质，增强机体的防御机制。③修饰肿瘤细胞，诱导强烈的宿主反应。④促进肿瘤细胞分化，使之正常细胞化。

（3）中药与生物反应调节剂合用　实验研究表明，中药可明显提高效应细胞的活性，促进细胞因子的产生，减少细胞因子（如 IL-2）在诱导效应细胞中的用量，减轻生物反应调节剂的毒性及不良反应。研究表明：中药党参、三七、沙棘、黄芪、香菇、当归、枸杞子、生地黄、甘草、刺五加、冬虫夏草、罗布麻叶，一些中药提取成分如枸杞多糖、香菇多糖、黄芪多糖、茯苓多糖、人参皂苷、商陆多糖及一些成方如生脉散、十全大补汤、小柴胡汤等可促进细胞因子的产生，提高效应细胞的活性。储大同等用黄芪 F3 在体外与低剂量的

IL-2 合用所产生的 LAK 细胞活性是单用 IL-2 的 2.3 倍，与低剂量 10 倍的 IL-2 所产生的 LAK 细胞活性相同，因此可节省 90% 的 IL-2。曹文广等用枸杞多糖联合 LAK/IL-2 疗法与单用 LAK/IL-2 疗法对 75 例晚期肿瘤患者进行观察，结果治疗组（前者）缓解率为 40.9%（18/44），对照组（后者）缓解率为 16.1%（5/31），治疗组明显高于对照组，且治疗组缓解持续时间也相对较长，治疗后外周血中的 NK、LAK 活性增高程度均显著大于对照组。赵铁华等用生脉散加黄芪协同 IL-2 诱生 LAK 细胞，发现对急性白血病细胞的杀伤作用较对照组明显为高。

（四）给药方法

1. 静脉冲入

由于某些抗肿瘤药物对局部组织有强烈刺激作用，如不慎注入皮下，可引起组织坏死、剧痛，甚至经久不愈。根据抗肿瘤药物对局部组织的刺激可分为：①强刺激药物：氮芥、长春碱类、丝裂霉素、阿霉素类、更生霉素等。②一般刺激性药物：环磷酰胺、卡莫司汀、氟尿嘧啶、顺铂等。③无刺激药物：塞替派、甲氨蝶呤、阿糖胞苷、博来霉素等。

对于强刺激性药物，一般给予静脉冲入，不能肌内注射或静脉滴注。静脉冲入的具体方法：①先静脉输入一般液体。②待静脉输液通畅后，再稀释化学治疗药物。③夹住输液管上端，消毒静脉输液器小壶开口处。④从小壶开口处缓慢注入药物。⑤观察调整滴注速度。

2. 恶性肿瘤选择性动脉灌注

恶性肿瘤选择性动脉灌注是利用介入放射性技术，经皮经腔将导管引入靶动脉或靶组织，并进行药物灌注或栓塞的一种治疗方法。所用设备包括大功率的 X 线机和清晰的电视显像系统，有效的 X 线防护设施，高压注射器，血管穿刺针，血管引导钢丝，扩张器，各种类型的导管、血管鞘、连接导管等。具体操作步骤如下：先进行选择动脉造影，以证实肿瘤的存在、多少和分布，进一步证实肿瘤的良恶性，观察脏器和肿瘤的血供情况，寻找瘤灶的主要供血动脉。将导管超选择性置入肿瘤的供血血管即靶血管内。插管过程中边插边手推注射造影剂，观察导管进入之位置，直至造影剂自导管头流出后分布于靶区。插管完成后，维持导管位置不变，缓慢地依次将各种化疗药物灌入。或根据具体情况给予碘化油乳剂，或明胶海绵、化疗药物微胶囊等栓塞血管。超选择性动脉灌注所采用的化疗药物应根据肿瘤组织学类型而定，临床常用的药物有阿霉素、丝裂霉素、顺铂、氟尿嘧啶、榄香烯、白细胞介素 -2 等。

3. 胸腹腔及心包给药

对于恶性胸腹腔积液，在常规抽吸积液后给予化疗药物灌注，可有效地治疗胸腹水。常用的化疗药物有阿霉素、丝裂霉素、顺铂、氮芥、四环素、白介素 -2、榄香烯、高聚金葡素等。心包恶性积液时，应在 B 超监视下抽液，所注化疗药物基本同上，但不能应用如阿霉素等对心脏有损伤的药物，此外，顺铂腹腔灌注还是治疗晚期卵巢癌的有效治疗方法。

此外，经内窥镜给药治疗食管癌、肺癌、膀胱癌，瘤体内药物注射，B 超介导下肝肿瘤内给药，经输液泵长期连续灌注化疗药物，加温化疗等用药方法，在肿瘤的治疗中都具有一定的作用，可结合临床选择应用。

参考文献

［1］徐瑞华，李进. CSCO 免疫检查点抑制剂临床应用指南 2021. 北京：人民卫生出版社，2021.

［2］马旺，张明智. 临床肿瘤学. 北京：人民卫生出版社，2016.

［3］周岱翰. 中医肿瘤学. 广州：广东高等教育出版社，2020.

［4］王雄文. 中西医整合肿瘤学理论与实践. 北京：中国中医药出版社，2022.

［5］徐瑞华，陈国强. 肿瘤学. 北京：人民卫生出版社，2020.

［6］Roland T. Skeel，Samir N. Khleif. 于世英（主译）. 癌症化疗手册. 北京：科学出版社，2017.

（焦智民）

第三章　治疗中应注意的问题

中西医结合治疗肿瘤，是我国肿瘤防治的特色，取得了很多成绩。兼顾了祛邪（抗癌）治疗与扶正治疗，采取局部治疗与整体治疗相结合，发挥短期治疗与长期调摄相结合的治疗优势，有力地提高了治疗效果和生活质量。因此，把握好两者之间的关系是非常重要的。通过权衡标本缓急、正邪轻重、内外表里等关系，灵活运用药物、针灸、气功、外治、理疗、食疗、心理调适等不同方法，促进患者尽快康复。

一、辨病与辨证相结合

恶性肿瘤是一种病因病机极其复杂的疾病，病种繁多，发展变化快，而且治疗困难，分析病情时首先要运用中医的辨证来认识疾病，以了解病变部位是在肺、肝或在脾、胃；是正虚为主还是邪实为主，或是虚实夹杂，是热毒、血瘀，还是痰湿。此外，还要熟悉病变器官组织的解剖位置、毗邻器官、生理功能、病变的具体部位、病理细胞学类型及分化程度，浸润范围，是否有转移及转移的部位及范围。这样将辨证与辨病很好地结合起来，才能从宏观上和微观上整体把握疾病的程度及发展变化趋势。如食管癌患者，病变有颈段、胸段、腹段之分，病理有鳞癌、腺癌、鳞腺癌、小细胞未分化癌之分，浸润范围有黏膜层、黏膜下层、肌层、浆膜层、纵隔局部淋巴结之别，转移有纵隔、肺、表浅淋巴结、其他脏器和组织等，X线检查有髓质型、蕈伞型、溃疡型、缩窄型之不同，临床分型有痰气交阻、津亏热结、痰瘀互结、气虚阳微之异。因此，必须全面详细地了解疾病的具体情况。此外，由于患者个体差异和病机不同，即使同一临床分期的患者证型可能会不同。由于疾病发展变化的缘故，证型特别是兼夹症在疾病的演变过程中会因人而异。因此，将辨病与辨证结合起来，可以纵观全局，既了解病的情况，又了解证的情形，以便更好地指导治疗。

在拟方用药时，应特别注意辨病与辨证相结合。首先应注意灵活运用"异病同治"与"同病异治"的原则，即不同的肿瘤，由于所表现的证相同，就要应用同一治疗方法。即使是同一种肿瘤，由于发病时间、个体差异、病程阶段的不同，会有不同的证型，治疗上应采用不同的治疗法则。譬如，同为原发性肝癌，可能是肝郁脾虚型，也可能是气滞血瘀型，还可能是热毒蕴结型，其治法迥然有别。虽然是两种不同的肿瘤，如肺癌和恶性淋巴瘤，但可能会出现相同的证型，如痰湿蕴结型，此时治疗都应采用化痰祛湿治则，这正是所谓"证同治亦同，证异治亦异"。再者，在选方用药时，应在辨证的基础上，结合肿瘤的发病部位和肿瘤细胞的特性，选择一些对肿瘤治疗作用比较强的药物。如很多肿瘤在其发展过程中，都会出现"毒热蕴结"的证候，那么治疗理应"清热解毒散结"，但清热解毒药物很多，临床用药时需针对不同部位、不同类型的肿瘤进行选用。如恶性淋巴瘤可选用夏枯草、天葵子、石上柏、漏芦等；乳腺癌可选用蒲公英、威灵仙、重楼、半枝莲等；肝癌可选用八月札、垂盆草、山慈菇、黄药子等；食管癌可选用冬凌草、山豆根、威灵仙、黄药子、菝葜、猕猴桃根等。再者，可根据现代研究，按药物作用的不同类型选用，如农吉利、喜树、斑蝥、水蛭、独角莲、守宫、蟾蜍等主要作用为细胞毒型，可直接杀伤癌细胞。人参、补骨脂、灵芝、麦冬、猪苓等主要调节瘤细胞的异常代谢，使其趋向正常。赤芍、丹参、川芎、红花、桃仁等主要具有抗凝促纤溶和改善机体微循环的作用，可抑制肿瘤细胞的生长，增强其他药物的作用强度。扶正培本方药则能促进细胞因子及其他免疫调节物质的产生，以调节机体的免疫。组方时，可以把不同作用途径、方式、环节的药物，结合辨病与辨证，共同使用，使其发挥协同作用，增强抗癌效果。

在辨病与辨证相结合的过程中，还应充分考虑季节、地区、人的体质、年龄等的不同而采用相应的治疗方法，即所谓因时、因地、因人制宜。如同为肝癌，沿海地区和内陆及华北地区的表现不同，故治疗有异。即便是同一种肿瘤，在同一地区，由于季节不同，用药也会有异，如秋冬寒凉，阳气内藏，故慎用苦寒之品；夏季湿热病证常见，故多用清利湿热之品，慎用辛热之物。如儿童肿瘤多为先天不足所致，故治疗应重在滋补肾阴、健脾益气。老年人气血不足，脏腑亏损，肿瘤多发，故治疗应注重调理脏腑功能。女性以肝为先天，治疗注意调理肝气，多养血柔肝、疏肝理气。体质有寒、有热、有湿、有虚、有瘀之不同，治疗时也应充分注意，才能更好地发挥药效。

二、治法的选择

（一）中医治法的选择

1. 标本缓急，注重治本

标与本，是病变过程中各种矛盾双方的主次关系。就人体抗癌能力与致癌因素来说，前者是本，后者是标。就致癌因素与症状来说，致癌因素是本，症状是标。在肿瘤的发病过程中，脏腑功能失调，正气亏虚是根本原因，因此，扶正提高人体的抗病能力是治本。而致癌因素作用于人体脏腑组织器官，从而破坏了人体的阴阳平衡，进而表现出了一系列的症状，只有消除致癌因素，症状才会最终消失，这是治标。在原发肿瘤和继发肿瘤的关系上，原发肿瘤是本，继发肿瘤是标。原发肿瘤消退，继发肿瘤也会相继消退。在肿瘤的治疗过程中，消除内外致癌因素，扶正、控制和消除肿瘤病变是治本，针对恶性肿瘤的各种并发症进行治疗是治标。标症不除，会加重机体的负担，导致病情的发展。病本不去，疾病难以痊愈。治标是权宜之计，治本才是根本之图。即"急则治标，缓则治本"。如癌性胸水出现呼吸困难、不能平卧的压迫症状时，不积极地控制胸水会导致很严重的后果。但如果不考虑控制癌性胸水的原因，一味地抽水放液，病情也难以控制。只有抽水放液以治标，辨证施治控制胸水的发生以治本，两者结合才能最终控制胸水。再如大出血时，止血为首务，血止后才可图本，以抗肿瘤消除致癌的原因。在肿瘤发展的初期或术后、放化疗后的间歇期，症状不重或很少，此时应着重治本，提高机体的抗病能力，抑制肿瘤的发展，防止复发和转移。在标本兼有时，应注重标本同治，控制病情的进展。

2. 扶正祛邪，权衡轻重

恶性肿瘤在发生发展的过程中，无不表现出正与邪的关系，扶正即是补法，以补气血阴阳之不足和脏腑的虚损来调动机体内在的抗癌能力。祛邪即所谓攻法，以抑制和杀灭癌细胞来消除癌肿。在具体运用扶正与祛邪法则时，要认真细致地观察和分析正邪双方力量对比情况，并根据肿瘤大小、病程、病期、体质强弱决定以祛邪为主，还是以扶正为主，还是攻补兼施。

从癌肿发展的进程看，大体可分为以下几个阶段，初期正虚轻微，中期邪盛为主或正虚邪实，最后为正气极度虚弱，因此，辨证治疗时应根据正邪关系的变化，给予相应的治法。如《医宗必读·积聚》谓："初者，病邪初起，正气尚强，邪气尚浅，则任受攻；中者，受病渐久，邪气较深，正气较弱，任受且攻且补；末者，病魔经久，邪气侵凌，正气消残，则任受补。"癌症早期，肿瘤局限，癌肿较小，症状轻微或无，机体健壮，此时邪气尚浅，正气未虚，治疗宜采用攻邪为主，可选用破瘀散结、剽悍有毒之品，但也应注意顾护正气，祛邪而不伤正，或大攻小补，或攻中有补。癌症至中期，肿瘤已进一步发展，肿块增大，或有转移，患者饮食减少，症状突出，机体正气消耗较重，此时，正邪交争，正虚邪实，宜采用攻补兼施之法，攻邪常用活血化瘀、软坚散结、清热解毒等，扶正则常用益气养血、生津润燥、滋补肝肾、健脾和胃等法。临床上常常以放疗作为攻邪的重要手段，以中药扶正固本作为扶正的大法，中西医结合，相得益彰，能取得很好的疗效。至癌症晚期，癌肿生长迅速，肿块较大且坚硬如石，全身状况明显衰弱，大肉陷下，大骨枯槁，乏力盗汗，显出恶病质。此时正气衰败，不耐攻伐，若一味攻伐，不但不能达到目的，反面会更伤人体正气，加速疾病的发展。因此，治疗应以扶正为主，祛邪抗癌为佐。多采用大补小攻的措施，以期迅速改善患者一般状况，增强机体抗病能力，佐以小剂抗癌之品，控制病情发展，使邪正之间的力量对比发生逆转，待体质恢复，再采用攻补兼施之法。

3. 病证结合，协同增效

恶性肿瘤的发生和发展有其独特的规律，一方面肿瘤的增大导致压迫、浸润、转移，另一方面，脏腑功能失调，表现出一系列的病理变化。因此，不能只看到肿瘤的一方面而忽视了脏腑功能，也不能只

强调辨证施治而无视肿瘤的特性。只有相互结合，才能协同增效，取得预想的结果。现代科学的发展，使得中药的研究也在不断地深入，近十几年来，在中药药理学的研究中，发现了很多中药具有抗肿瘤和免疫调节的作用，正确运用中医辨证施治法则，结合现代中药药理学的研究成果选方用药，确能起到很好的治疗效果，如同为清热解毒中药，有的具有很强的抗癌活性，有的则无，有的作用于此脏器，有的作用于彼脏器，有的具有免疫增强作用，有的则有免疫抑制效应。在应用清热解毒治则时，据情选用合适的药物，可提高治疗效果。再者，中西医结合，以西医药祛邪，中医药扶正，相得益彰。

4. 内服外用，表里结合

中药外治疗法是通过药物的渗透、腐蚀等作用来达到治疗肿瘤的目的。中药外治疗法包括膏药贴敷法、药物腐蚀法、含漱疗法、灌肠疗法等。膏药贴敷法是通过药物的直接作用或渗透作用，多采用大毒或剧毒的药物来祛除病邪。此法可大幅度减轻药物毒性给机体带来的损害，又可直接杀灭位于体表的肿瘤。对于体表肿瘤或晚期内脏肿瘤不任攻伐者常常用之。药物腐蚀疗法则采用剧毒药物来治疗位于体表、肠道、肛门、子宫颈等部位的恶性肿瘤，见效较快。含漱疗法是通过应用清热解毒等药物含漱以治疗口腔、牙龈、咽喉部的肿瘤以及肿瘤抗癌治疗时所导致的口咽部的炎症、糜烂、溃疡、白斑等。灌肠疗法则是通过应用中药药液或散剂经肛门进入，保留于肠道，通过肠道的吸收来治疗疾病的方法。中药外治疗法也是根据中医辨证施治的原则选方遣药进行治疗，配合内服中药扶正祛邪可兼顾局部和整体、外表和内里，从而收到更好的治疗效果。如肝癌的治疗，应用止痛消肿、活血化瘀的中药外敷，祛邪而不伤正，配合内服药物，内

外兼治，可望取得效果。此外，如应用催脱钉治疗宫颈癌，应用皮癌净治疗皮肤癌，应用消岩膏治疗乳腺癌等，都取得了较好的疗效。此外，在癌性胸腹水、癌性疼痛、放化疗所致的后遗症如皮肤纤维化、化疗药物外渗及静脉炎等，都取得了一定的疗效。

5. 针灸气功，促进康复

大量的临床及实验研究表明，针灸具有一定的抑瘤作用；还可增强机体的免疫作用及免疫监视功能；能够缓解化疗药物引起的毒性及不良反应；能够迅速缓解癌性疼痛且无成瘾性。如有人应用电热针治疗皮肤癌、肺癌、前列腺癌等均取得了一定的疗效。穴位药物注射胎盘注射液治疗癌性疼痛可取得较好的疗效。针刺或穴位药物注射治疗白细胞减少及消化道反应的临床研究资料更多，充分显示了针灸的治疗效果。

气功在肿瘤的康复中也具有较好的作用。研究表明，气功可以提高人体的体液免疫和细胞免疫水平，对患者的血液循环系统、呼吸系统等都有很好的调整作用。再者，气功还有导致癌细胞染色体断裂、结构破坏等作用。更为重要的是，气功可以调整患者的心理，消除和减轻病态心理，克服焦虑、恐惧、不安、绝望等消极情绪，使免疫功能调整到最佳状态，从而有利于患者的康复。

（二）中西医结合治法的选择

中西医结合治疗肿瘤，是我国近40年来肿瘤防治的特色，取得了很多成绩。中西医结合治疗肿瘤一般遵循4个原则：即①辨瘤治疗与辨证治疗相结合。②祛邪（抗癌）治疗与扶正治疗相结合。③局部治疗与整体治疗相结合。④短期治疗与长期调摄相结合。具体地说，就是中医药配合手术治疗，术前调整，术后扶正祛邪以巩固。中医药与放化疗相结合，在放化疗期间可以最大限度地降低毒性及不良反应。中医药与免疫治疗相结合，可以增强免疫制剂的功效，减少免疫制剂的用量，进而克服免疫制剂的不良反应。此外，中医药与介入治疗、内镜治疗、电化学治疗、激光治疗、同位素治疗、内分泌治疗等治疗手段结合，都能取得较好的治疗效果。总之，中西医结合治疗的应用与研究，将会促进肿瘤治疗和研究的深入和发展，为肿瘤防治工作作出贡献。

三、注重调养与护理

饮食因素在肿瘤的病因中占有相当重要的地位，因此，饮食调养在预防肿瘤上无疑起着非常重要的作用。而饮食物和药物一样，也具有四气、五味及归经等药性，故也可走行脏腑气血，调整阴阳的平衡。现代药理学研究表明，很多种食物具有抗癌、调整机体免疫力的作用。如海参可用治皮肤癌，鱼鳔可用治食管癌、胃癌，猴头菇可用治贲门癌、胃癌等。食疗总的原则为：①癌症术后常出现脏腑虚损、气血不足之象，此时可选择益气养血，健脾补肾之品，如燕窝、甲鱼、枸杞子、大枣、龙眼肉、莲子、乌骨鸡等。②癌症放疗中多见伤阴耗津之征，此时可选用清肺养胃、滋阴生津之品，如雪梨、荸荠、西瓜、冬瓜、柚子、罗汉果、菠萝、猕猴桃、甘蔗、枇杷、银耳、平菇等。③癌症化疗期间常见胃肠道反应，多属脾胃受损，此时可选用健脾和胃之品，如山药、扁豆、薏仁、芡实、马铃薯、赤小豆等。④癌症放化疗期间出现的骨髓抑制，每呈气血亏虚之象，此时可选用补益气血之品，如大枣、龙眼肉、莲子、枸杞子、黑木耳、乌骨鸡、动物肝脏、动物骨汤等。癌症患者一般不宜吃肥腻、辛辣、燥热、刺激性食品，如肥肉、辣椒、酒、公鸡、狗肉、羊肉、蚕蛹、虾、蟹、螺、蚌等。常见的抗癌食物有大蒜、卷心菜、萝卜、胡萝卜、山药、芦笋、荸荠、百合、魔芋、黄瓜、南瓜、苦瓜、香菇、猴头菌、银耳、黑木耳、黄豆、豆腐、扁豆、玉米、山楂、杏子、无花果、猕猴桃、大枣、沙棘、甲鱼、海参、紫菜、乌鸡、鹅血、醋、茶叶、花粉等。

恶性肿瘤的护理包括医院护理和家庭护理两大部分。医院护理要求肿瘤专科应具有完善的病房设施，安静整洁的环境，素质较高的护理队伍和完备的护理设施。对手术患者，术前应充分做好患者的心理工作，加强营养支持，做好术前各种准备，术后应严密监护生命体征的变化，保持呼吸道通畅，保持水电解质平衡，并鼓励患者早期下床活动。对于放射治疗的患者，放疗期间应严密观察消化道反应及血象情况和全身反应情况，注意放射野皮肤的反应并及时处理，注意放射性口腔炎、食管炎、直肠炎、膀胱炎的护理以及放射性肺炎和肺纤维化、放射性脊髓炎等的护理。对于化疗期间的患者，由于化疗药物外渗后常可引起组织坏死、剧痛，甚至经久不愈，故静脉给药时一定要注意具有强刺激性的药物不要使其渗入皮下，发现外渗时应立即采取紧急处理。此外，化疗药物还常引起栓塞性静脉炎，静脉注药后应给予200ml空白液体滴入，以洗刷血管内壁。化疗期间，胃肠道反应给患者带来较大的痛苦，应及时应用盐酸昂丹司琼、盐酸格拉司琼等治疗。对骨髓抑制的患者，应积极预防继发感染，适时给予集落细胞刺激因子，如重组人粒细胞刺激因子、重组人粒细胞巨噬细胞集落刺激因子等。此外，还要注意口腔黏膜的反应、皮肤反应、脱发、肾脏毒性、心肝毒性。注意护理人员的个人防护，避免和减轻化疗药物对医护人员身体的伤害。家庭护理则要求患者亲属应经常给予患者积极引导，使其树立战胜病魔的信念。耐心护理，不厌其烦，转移患者的注意力。经常留意患者的面色、肤色、精神状态、饮食喜恶、大小便质和量的改变等。加强营养，注意食疗，改善机体状况，尽可能地主动或被动活动，经常按摩受压部位，以预防感染和压疮的发生。

参考文献

［1］李佩文，邹丽琰. 乳腺癌综合治疗学. 北京：中国中医药出版社，1999.

［2］周岱翰. 中医肿瘤学. 广州：广东高等教育出版社，2020.

［3］李安平. 肿瘤患者护理手册. 北京：台海出版社，2006.

第四章　特色疗法选粹

第一节　穴位贴敷止痛法

一、所需材料

丁香散细粉，敷贴材料，凡士林。

丁香散药物组成及制备：

（1）药物组成　丁香、肉桂、细辛、红花、制川乌、制草乌等。

（2）药物制备　上述药物干燥后使用高速粉碎机粉碎，过80目筛，装瓶密封待用。

二、作用机制

敷贴疗法又称外敷疗法，是将药研为细末，与各种不同的液体调制成糊状制剂，敷贴于所需的穴位或患部，以治疗疾病的方法，是中医常用的外治疗法之一。敷贴疗法除能使药力直达病灶发挥作用之外，还可以使药性通过皮毛腠理而由表及里，循经络传至脏腑，调节脏腑气血阳阴以祛邪，从而治愈疾病。局部敷贴使药物能更集中地作用于疼痛部位，从而达到良好的止痛效果。

癌症疼痛根据其临床表现可分为邪毒内盛型、血瘀型及气滞型。邪毒内盛型常表现为局部灼热，疼痛固定不移，触之增剧。血瘀型常表现为局部固定的针刺样疼痛，舌质暗，舌有瘀斑。气滞型常表现为痛无定处，攻窜胀痛。由于上述三型往往混杂互见，不能绝对分开，因而活血化瘀、理气止痛、解毒消肿常配合应用。

丁香散通过活血化瘀、理气通络散结达到止痛的目的，对肺癌气滞血瘀所致的胸痛、胁肋脘腹疼痛有较好的辅助治疗效果。

三、适应证

各种实性肿瘤导致的疼痛。随证之偏颇可酌情加减：灼痛者加生白芍；入夜痛重，肢冷如冰者加肉桂；疼痛部位重着感加苍术；红肿热痛明显者加大黄、冰片。

四、操作

（一）操作前准备

（1）护士着装整齐，洗手、戴口罩，准备敷贴材料。

（2）核对患者姓名、诊断、医嘱、部位。

（3）评估患者敷贴部位，如：有无水肿，皮肤有无破溃、感染等。

（4）评估患者目前症状及心理状态等。

（5）告知患者穴位贴敷目的及方法，安排患者体位，暴露疼痛部位，消毒局部皮肤。

（二）操作流程

（1）将药粉按每个穴位3~5g称取后，以凡士林调成糊状，再次核对患者后，将药糊敷于阿是穴处，上覆敷料即可。

（2）操作期间注意观察和询问患者有无不适，了解其生理及心理感受，患者出现不适或有明显不适时停止操作。

（3）敷贴完毕后告知患者如敷贴处出现瘙痒、疼痛等不适时及时告知医护人员。

（4）每1~2日更换敷贴，同时观察局部皮肤有无异常。

五、注意事项

（1）选准穴位，注意体位　穴位敷贴疗法是以穴位作为治疗区域，选好、选准穴位十分重要。敷贴穴位在选择时，除了和其他刺灸疗法一样，据症情予以最佳处方外，还应注意，穴位不可选得过多，少选关节或其他活动度较大的部位的穴位，以避免贴时容易脱落。其次，穴区要选准，尽量采用体表标志。在敷贴时，根据穴位所在部位，分别要求患者保持平卧、正坐、俯首、平肩等正确姿势，使之能敷贴稳妥，防止药物流失。

（2）局部清洁，预防不良反应 在药物敷贴之前，穴区局部应洗净擦干或用75%乙醇消毒。这有两个好处，一是穴区消毒好，可以避免感染；二是穴区清洁后，敷贴多较牢固，不易脱落。需要说明的是，凡局部穴区有感染或被损，不宜贴敷；如贴敷后出现过敏反应者，应查清原因，如系药物所致，宜停用此类药物；如为胶布所致，可改用纱布包扎。

（3）认真固定，时间适宜 穴位贴敷疗法，是将不同剂型的药物贴敷于穴区，为了保证药物不流失并维持足够的时间，覆盖固定十分重要。在覆盖时，应据剂型而有所区别，一般而言，生药剂、糊剂或软膏药，须先盖一层油纸片或塑料薄膜，再加盖消毒纱布和胶布；硬膏药或膏药只须直接贴压在穴区；药饼、药丸等剂型，加盖消毒纱布和胶布固定即可。在固定时，应视部位和对象的不同区别对待，体表活动较小的部位，如颈面、躯干等只须胶布固定，而四肢关节及足心等，宜加绷带束紧固定。小儿往往会用手抓撕贴敷部，宜用绷带固定。敷贴药物的时间，在依据症情需要的前提下，还应注意：有一定刺激性的药物贴敷时间不可过长，小儿穴位贴敷时间不可过长，有过敏反应史的患者，更不宜过长。另外，对某些穴位贴敷时间要恰当选择，如涌泉穴，在临睡前敷贴，起床时去掉为好，以免影响行走；面部穴，最好也按此法，不影响容貌。

（4）精确配方，注意保存 敷药制备，是获取疗效的重要环节。敷药处方要求在继承传统经验的基础上辨证用药，药以味少、量小、力宏为佳。在配制时，更应根据药物特点和症情，制成不同剂型。敷贴药物多为辛香之品，为防止气味挥发，药粉配制好后，宜装入玻璃瓶或瓷瓶，密封保存备用。

（5）综合治疗，提高效果 穴位贴敷疗法，尽管对多种病证有良好的效果，但毕竟只是外治法，面对复杂的病证，它亦有局限性。所以在临床治疗时，也一定要消除"百病一贴"的狭隘观点，充分有机结合其他各种疗法，如针刺、拔罐、刺血、艾灸及中药内服等，从而进一步提高治疗效果。

第二节 体外高频热疗

一、所需材料

体外高频热疗机（HG-2000系列）。

二、作用机制

HG-2000系列体外高频热疗机应用频率为13.56MHz的高频电磁场，将电极之间的人体组织及病变组织加热（内生热）。通过其热效应及高频电磁场效应，达到增强血液循环、改善局部代谢、降低肌肉及结缔组织张力、加强白细胞吞噬能力、调节免疫功能等作用，对各种深部组织的亚急性、慢性炎症起到治疗作用。利用肿瘤组织较正常组织的血液循环差、散热少、升温快（与正常组织温差可达5~10℃）的特点，保护正常细胞而杀伤癌细胞。配合放疗可使肿瘤细胞增敏，抑制放射线杀伤的肿瘤细胞修复。

热疗增强化疗的疗效机制如下：

（1）全身加温可以扩张肿瘤组织的血

管，加速血液循环，增加肿瘤组织内部化疗药物的浓度，促进药物接近靶细胞，改变细胞的通透性，使化疗药物进入细胞内增多，增强化疗反应。

（2）促进抗癌药物与癌细胞DNA的结合　烷化剂和铂类药物主要是通过与癌细胞DNA分子形成共价键，影响癌细胞DNA的复制与转录，最终导致癌细胞凋亡。在热效应的作用下增强了药物与癌细胞DNA共价键加和作用的增强，达到原有药物剂量达不到的效应，既减轻不良反应，又可提高疗效。

（3）减少和逆转肿瘤细胞耐药性的发生　化疗后肿瘤细胞易产生多药耐药（MDR），常使化疗难以奏效而失败，研究证明MDR与P-糖蛋白（P-gp）和多药耐药相关蛋白（MRP）高表达相关。加温合并化疗可以抑制P-gp、MRP的表达，逆转肿瘤细胞的多药耐药性及诱导细胞凋亡。

有热增强效应的化疗药物主要有以下几种：

药物的细胞毒性随温度升高呈线性增加：烷化剂环磷酰胺、异环磷酰胺、塞替派、氮芥；丝裂霉素；顺铂；米托蒽醌等。

药物的细胞毒性在一定温度条件下增强（预温度效应），如阿霉素、博来霉素和放线菌素，这类药物在体外温度超过37℃时细胞毒性不发生改变，直到温度达到41~43℃时才真正具有增强效应。

三、适应证

（1）经病理证实的各部位恶性肿瘤（颅内肿瘤除外）。

（2）经确诊的（颅内肿瘤除外）转移癌继而复发性肿瘤。

（3）中、晚期多脏器或多器官、多处组织广泛转移的晚期肿瘤患者。

（4）恶性胸、腹腔积液。

（5）配合放化疗增敏。

（6）晚期肿瘤骨转移的止痛治疗。

（7）部分良性或非恶性肿瘤性疾病的热疗。

四、操作

一般热疗配合放疗或化疗，一个疗程均应在4次以上才能够更好体现它的效应。浅部热疗一般一疗程不应低于4次，深部热疗应在4次以上，部分患者全身热疗2次可见效果，一个疗程4次以上较好，因热疗无毒属绿色治疗，可根据情况多次反复进行。

具体操作步骤如下：

（1）治疗前协助患者做好准备，如入厕等。

（2）取下并保管好身上的金属饰物，如戒指、手表、项链、手机等，说明原因以取得合作。

（3）患者采用仰卧位躺在治疗床上，将患肢治疗部位置于上下电极之间，离极板距离5~7cm，温度选择38~40.5℃，最大输出功率600W，维持输出功率60%~80%之间，工作频率为13.56MHz，1次/天，每次治疗时间30~40分钟，每照射7天间隔1天，4次为1个疗程，疗程结束后1周复查。

五、注意事项

以下患者禁用：

（1）重要脏器如　心、肺、肝、肾功能衰竭患者。

（2）植入心脏起搏器及体内有金属假体的患者。

（3）有出血性疾病及出血倾向患者。

（4）神经源性膀胱及体温调节障碍、知觉障碍的患者。

（5）体温超过38℃的患者。

（6）孕妇、月经期妇女。

（7）急性炎症活动期、结核活动期的患者。

（8）头部病变（如脑瘤）禁用高频热疗。

六、并发症及不良反应

极少数人会出现 Ⅰ°～浅Ⅱ°烫伤，部分肥胖的人会出现皮下脂肪硬结。但上述情况无需做任何处理，数周后可自行吸收、愈合，不留瘢痕。脂肪硬结严重者可用50%的硫酸镁溶液湿热敷。烫伤患者用紫草金油外涂。

第三节　癌痛承气汤灌肠防治便秘

一、所需材料

一次性灌肠包、水温计、一次性治疗单、微波炉。

癌痛承气汤药物组成及制备：

（1）药物组成　肉苁蓉30g，大黄6g（后下），川厚朴10g，枳实10g，生地黄15g，玄参15g，杏仁10g，莱菔子15g等。

（2）药液制备　上药加水500ml浸泡1小时，用砂锅煎煮2次或用煎药机煎煮1小时，取药汁300ml备用；或取颗粒剂，水调300ml备用。

二、作用原理

肿瘤患者服用阿片类药物如吗啡、羟考酮等，容易引起胃肠蠕动减慢，大便干涩，大便周期延长等情况。其主要病机为阴虚肠燥，阳虚推动无力，气机不畅。在温阳润肠、理气通便原则指导下，癌痛承气汤融古方"大承气汤、增液汤"为一体，温下、攻下、润下、理气兼备，从而达到减轻和治疗癌痛便秘不良反应的目的。

三、适应证

应用于阴虚便秘，阳虚无力，气机不

畅而导致的便秘。肿瘤科应用此方治疗服用阿片类药物引起的胃肠蠕动减慢，大便干涩，大便周期延长等情况。

四、操作

（一）操作前准备

（1）护士着装整齐，洗手、戴口罩。

（2）核对患者姓名、诊断、医嘱、方药及用量。

（3）评估是否有灌肠禁忌证，如严重痔疮、肛周脓肿、破溃出血、肠道溃烂性肿物。

（4）告知患者灌肠目的及方法，并安排患者调整合适体位，暴露肛门。

（二）操作流程

（1）治疗盘内备一次性灌肠袋、润滑剂、棉签、弯盘、卫生纸、橡胶单、治疗巾、水温计。

（2）备好便盆、便盆巾、输液架、水温计、屏风。

（3）备好灌肠溶液，灌肠药液温度一般为39～41℃。

（4）协助患者取左侧卧位，双膝屈曲，脱裤至膝部，臀部移至床沿，橡胶单、治疗巾垫于臀下，弯盘置臀边。不能自我控制排便的患者可取仰卧位，臀下垫便盆，盖好被子，仅暴露臀部。

（5）将灌肠袋挂于输液架上，调节好压力（袋内液面高于肛门约40～60cm），连接肛管，润滑肛管前段。排尽管内空气，夹管。

（6）左手垫卫生纸分开臀裂，显露肛门口，嘱患者深呼吸，右手持肛管轻轻插入直肠7～10cm。固定肛管，开放管夹，使溶液缓慢流入。

（7）注意观察筒内液面下降情况和患者反应。如患者感觉腹胀或有便意，可嘱其张口深呼吸以放松腹部肌肉,同时降低灌肠筒高度以减慢流速或暂停片刻。如液面下降过慢或停止,多因肛管前端孔道被粪块阻塞,可移动肛管或挤压肛管;如患者出现脉速,面色苍白,出冷汗,剧烈腹痛,心慌气促,应立即停止灌肠,与医生联系,及时给予处理。

(8)待灌肠液即将流尽时夹管,用卫生纸包裹肛管轻轻拔出放于弯盘内,擦净肛门。

(9)协助患者取舒适卧位,嘱其尽量保留15~20分钟后再排便。

(10)对不能下床者,给予便盆,将卫生纸、呼叫器放于易取处,扶助能下床者上厕所排便。

(11)排便后及时取出便盆,擦净肛门,协助患者穿裤,整理床单位,开窗通风。

(12)观察粪便性状,必要时留取标本送检。

(13)清理用物,洗手,在体温单大便栏内记录灌肠结果,如灌肠后排便一次为1/E,灌肠后无大便记为0/E。

五、注意事项

严重痔疮、肛周脓肿、破溃出血、肠道溃烂性肿物禁用。

第四节　固本培元灸法

一、所需材料

治疗盘、艾条、火柴、弯盘、小口瓶,必要时备浴巾、屏风等。

二、作用原理

固本培元灸是通过温和灸的方法对气海、关元、中脘、日月以及双侧足三里五穴施灸,以达到补气养血、固本培元之目的,从而治疗癌症患者因放化疗所致的气

血亏虚、脾肾阳虚等诸虚证的一种灸法。

(1)气海穴属任脉,位在脐下1.5寸处。气海一名丹田,为生气之海。能补元气回生气,振肾阳以散诸阴,温下元以壮诸阳,为全身强壮穴之一。又能培肾和营、理经带、祛寒湿。主治:腰痛、大便不通、卒中虚脱、水肿、真气不足、五脏虚弱、四肢厥冷以及妇科诸证等。

(2)关元穴在任脉上脐下3寸取之,一名丹田。为任脉与足三阴经交会穴,又为小肠募穴,是全身强壮要穴之一。临床常灸之治疗泌尿生殖系统诸疾和因正气不足,元阳虚损所致的诸虚百损、五痨七伤等。

(3)中脘穴在脐上4寸,属任脉,为手太阳、手少阳、足阳明、任脉之交会穴,因而能通达四经。中脘为胃之募、六腑之会,功能为受纳水谷,供应气血化生之源,而濡润脏腑、宗筋。主治:胃痛、腹胀、呕吐、泄泻、痢疾、黄疸、脾胃虚弱。

(4)日月穴为人体足少阳胆经上的一个主要穴道之一,是胆经的募穴,位于人体的上腹部,乳头直下,第七肋间隙。其主要作用为疏肝利胆、和胃降逆。主要用于肝气郁滞,郁而化火,肝气犯胃所致的呕吐、吞酸、胁肋疼痛、呃逆等症状。肿瘤患者本脾胃气虚,为防土虚木乘、肝气犯胃之证,故在配伍大量补益气血、固本培元的穴位时,再选疏肝利胆的日月穴,其意义有二,一是抑木扶土,防土虚木乘,有围魏救赵之意;二是类似方剂中的反佐药,防止补益太过而使气机阻滞于中焦。

(5)足三里穴为足阳明胃经之合穴,为五腧穴之一,属土,乃土中之真土,故其健脾益胃作用特强,是治疗一切消化系统疾病的主穴。足三里穴能健脾益胃、和中补气、升清降浊、导痰行滞,使中州脾土健旺,又能通经活血、扶正培元、祛病强身,故在整体疗法中,实为不可缺少的

主要穴位之一。

三、适应证

本灸法通过补益脾胃、温肾壮阳、补气养血及固本培元来调补后天以养先天，治疗癌症患者久病所致的以真元虚损为主要病机的各类虚证，以及放化疗所致的 I 到 III 度骨髓抑制、腹胀、恶心呕吐、不思饮食等属中医气血阴阳虚证表现的范畴。

四、操作

（一）操作前准备

（1）护士着装整齐，洗手，戴口罩。

（2）核对患者姓名、诊断、医嘱、部位。

（3）评估患者施灸部位，如局部皮肤有无感染、破溃、水肿等。

（4）评估患者目前症状及心理状态等。

（5）告知患者施灸的目的及方法，并根据施灸部位安排患者体位，暴露施灸部位。

（二）操作流程

（1）再次核对患者，根据骨度分寸法准确定位出穴位。

（2）将艾条的一端点燃，对准应灸的腧穴，约距离皮肤 2~3cm 处进行熏烤，使患者局部有温热感而无灼痛为宜，一般每处灸 20 分钟，至皮肤红晕为度。

（3）穴位施灸顺序依次为灸中脘、日月、气海、关元，然后同时灸两侧足三里穴。其中，日月穴以泻法（艾灸时每隔 5 分钟对艾条燃烧端吹气）灸之，其他五穴均用补法灸之。

（4）如果遇到局部知觉减退者，医者可将中、食两指分开，置于施灸部位两侧，这样可通过医者手指的感觉来测知患者局部的受热程度，以便随时调节施灸的距离和防止烫伤。

五、注意事项

（1）诊室环境　注意通风，保持空气清新，减少烟雾过浓污染。

（2）施灸时注意安全，防止艾火脱落，损伤皮肤、衣物。

（3）一般空腹、过饱、极度疲劳和对灸法恐惧者，应慎施灸。对于体弱患者，灸治时艾炷不宜过大，刺激量不可过强，以防"晕灸"。一旦发生晕灸，应及时处理。

（4）孕妇的腹部和腰骶部也不宜施灸。

（5）施灸过量，时间过长，局部出现水疱，只要不擦破，可任其自然吸收，如水疱较大，可用消毒毫针刺破水疱，放出水液，再涂以龙胆紫。局部破溃面勿用手搔，以保护痂皮，并保持清洁，防止感染。

第五节　冰滑散外敷疗法

一、所需材料

治疗盘、治疗碗内盛调制好的药物、棉垫或纱布块、棉纸、胶布、绷带等。

二、作用原理

冰滑散：取冰片与滑石，质量比为 1：2，研磨成细小粉末，混合均匀。用粉扑蘸取药粉，均匀敷于患处，每日 2 次，至红肿热痛症状消失。具有舒筋活络、祛瘀生新、消肿止痛、清热解毒、拔毒等功效。

三、适应证

敷药疗法适用范围广泛，肿瘤科主要用于放疗后干性剥脱性皮炎及化疗药物输注引起的静脉炎。

四、操作

（1）敷药局部做清洁处理。

（2）将调制好的药物平摊于棉垫上或纱布上，并在药物上面加一大小相等的棉纸或纱布。

（3）将药物敷于患处，用胶布或绷带固定。

五、护理

敷药后应询问患者有无瘙痒难忍感觉，并观察局部有无皮疹、水疱等过敏现象，若有过敏反应，应停止敷药。

六、注意事项

（1）在敷药过程中，让患者采取适当的体位。

（2）应对敷药部位进行清洁。

（3）敷药后，包扎固定好，以免药物流撒别处。

（4）妇女孕期禁用有堕胎及致畸作用的药物。

（5）小儿皮肤娇嫩，不宜使用刺激性强的药物，用药时间不宜过长，加强护理，防止小儿将所敷药物抓脱。

（6）有过敏反应者及时对症处理。

（7）如局部出现水疱，应用消过毒的针刺破，外用消毒药物，防止皮肤继发感染。

（8）敷药疗法虽然相对安全，但对一些特殊患者，如患有严重高血压、心脏病者，要密切注意其敷药后的反应，如有不适感应及时中止治疗，并采取相应的处理措施。

（9）有些病证不能单纯依靠敷药疗法，应配合其他方法治疗，以免耽误病情。

第六节　穴位贴敷疗法防治化疗后呕吐

一、所需材料

止吐膏、7cm×8cm的医用敷贴、温水、小毛巾、治疗巾、压舌板。

止吐膏药物组成及制备：

（1）药物组成　姜半夏、黄连、吴茱萸、柿蒂、苏梗、丁香、白术、党参各等量。

（2）药物制备　经中药粉碎机制成极细粉末，加入透皮吸收促进剂（冰片）、凡士林、香油、生姜汁调成膏剂。

二、作用原理

中医学很早就有"药邪""药毒"的概念。化疗药物不良反应多，在中医即可视为"药邪""药毒"。中医学认为，胃主受纳、熟腐水谷，与脾共司升清降浊的作用，化疗药进入人体系毒物攻伐，犯及胃腑致脾胃受损，中焦升降失常，轻则浊阴不降、气机上逆，重则损伤脾胃、健运失司、津液停滞而致饮食不下，"卒然而呕吐，定是邪客胃""呕吐者，胃气上而不下也"。化疗主要是化疗药物引起中焦亏虚，以致邪客胃腑，胃失和降，气逆而上，发为呕吐。中药穴位敷贴疗法是结合穴位和药物作用创建和发展起来的一种独特的治疗方法。是通过渗透作用，将药之气味透过肌肤直达经脉，融化于淬液之中，从而发挥药物归经之功效。选用内关、神阙、中脘穴进行止吐膏中药贴敷，具有宽胸理气、健脾和胃、降逆止吐的功效，较好地预防和治疗因化疗所致的恶心呕吐，明显减轻化疗药物不良反应。

三、适应证

适用于恶性肿瘤化疗后邪客胃腑、胃失和降证患者，主要临床表现为恶心呕吐、食后加重、不思饮食、脘腹胀闷、肠鸣腹泻等。

四、操作

（一）操作前准备

（1）护士着装整齐，洗手、戴口罩。

（2）核对患者姓名、诊断、医嘱、部位。

（3）评估患者贴敷部位，如有无水肿，皮肤有无破溃、感染等。

（4）评估患者目前症状及心理状态等。

（5）告知患者贴敷目的、方法、时间及注意事项。

（二）操作流程

（1）再次核对患者及医嘱。

（2）局部垫治疗巾，用温水清洁贴敷部位：双侧内关、中脘、神阙穴。

（3）用压舌板将20g止吐膏均匀分摊到4张7cm×8cm的医用敷贴内圈内，每贴约5g。

（4）定位穴位后将敷有膏药的敷贴贴敷于穴位上，每次8小时后取下，清洁局部皮肤，注意保暖。

（5）注意观察和询问患者有无不适，了解其生理及心理感受；患者出现不适或有明显不适时停止操作。

（6）操作完毕，查对后做好记录。

五、注意事项

（1）局部皮肤有破溃、感染者禁用。

（2）嘱患者注意观察有无药物或贴敷过敏等不适。

（3）有对膏药成分过敏者须缩短贴敷时间或停止该项治疗，如对贴敷过敏者可改用纱布贴敷。

（4）贴敷完毕，注意清洁局部皮肤，保证患者舒适。

第七节　静脉炎外敷方防治化疗后静脉炎

一、所需材料

药剂调制皿、搅拌棒、生理盐水、一次性纱布、橡皮膏。

静脉炎外敷法药物组成及制备：

（1）药物组成　紫草20g，乳香12g，没药12g，连翘20g，金银花20g，赤芍20g，伸筋草15g，红花10g，透骨草20g，当归10g。颗粒剂。

（2）药物制备　颗粒剂、香油混匀，或适量加水，调上药为糊状。

二、作用原理

化疗导致的静脉炎临证以红、肿、热、痛、硬五大主症为临床特点，其主要病机为局部气滞血瘀、热毒蕴结。遵"外治之理，即内治之理；外治之药，即内治之药……""治虽在外，无殊内治也"之旨，以活血通络、解毒止痛为治疗原则，对患处及周围皮肤采用中药外敷的办法，通过皮肤吸收，使药力直达病所，使患者瘀散毒解、血脉通畅，达到防治病证的目的。

三、适应证

预防治疗化疗后静脉红肿热痛者。随证之偏颇可酌情加减：热象不明显者去金银花、连翘；瘀血不明显者可减当归、赤芍等。

四、操作

（一）操作前准备

（1）护士着装整齐，洗手、戴口罩。

（2）核对患者姓名、诊断、医嘱、部位。

（3）评估患者中药外敷部位，如有无水肿，皮肤有无破溃、感染等。

（4）评估患者目前症状及心理状态等。

（5）告知患者中药外敷的目的及方法，并根据外敷部位安排患者体位，暴露外敷部位。

（二）操作流程

（1）再次核对患者后将药膏均匀涂抹到患处及周围皮肤，外用一次性纱布覆盖，胶布固定。

（2）注意观察和询问患者有无不适，了解其生理及心理感受；患者出现局部瘙痒不适停止操作，并用清水将药物洗去。

（3）若无不适保持中药外敷24小时。

五、注意事项

（1）有对处方中中药成分过敏者须调整方剂，或停止该项治疗。

（2）嘱患者敷药期间勿接触寒冷、水湿。

（3）皮肤破溃者禁用。

第八节　耳穴压豆防治化疗相关性呕吐

一、所需材料

耳穴贴、王不留行籽、探棒、治疗盘、耳穴压豆板、酒精、棉棒、探棒、镊子、皮肤消毒液。

二、作用原理

化疗引起的胃肠道反应，系气机不畅所致胃气上逆，是胃肠功能紊乱的表现。中医学认为胃主受纳水谷，以和降为顺，胃失和降则气逆于上而致恶心、呕吐。而耳与脏腑经络的联系相当密切。《灵枢·经脉》中记载有"足阳明胃经上耳前"；《灵枢·口问》说"耳为宗脉之所聚"。人体脏腑气血功能失调所引起的疾病在耳廓特定区域产生相应的敏感点，这些敏感点与其相对应的脏腑通过经络相关联，对这些敏感点即耳穴施予一定的刺激就能通过经络的传导调节全身经络脏腑，达到平衡阴阳、调理脏腑、疏通经络和镇静止吐的功效。故在耳廓的相应部位选取肝、神门、脾、胃等具有镇静安神、降逆止呕功效的穴位，通过刺激这些穴位达到缓解胃肠道反应的目的。肝穴能疏肝理气、降逆止呕。神门穴具有宁心安神、镇静止痛之效。脾、胃穴能调节阴阳、温通气血，使胃气下降，促进消化，减少腹胀等不适。同时耳穴压豆操作简便，患者思想负担小，易于接受。

三、适应证

适用于化疗后产生的呕吐、腹部不适等消化道反应。

四、操作

（一）操作前准备

（1）护士着装整齐，洗手、戴口罩。

（2）核对患者姓名、诊断、医嘱、部位。

（3）评估患者耳朵皮肤，如有无水肿，皮肤有无破溃、感染等。

（4）评估患者目前症状及心理状态等。

（5）告知患者耳穴压豆的目的及方法，并根据耳穴压豆的部位安排患者体位，暴露耳朵。

（二）操作流程

再次核对患者，双耳均取肝穴、神门穴、脾穴和胃穴。于化疗前30分钟，先用探棒选取耳部穴位敏感点，一手持耳廓后上方，另一手持探棒在选区内寻找敏感点，使耳穴产生较强的酸、胀、麻、痛等感觉，用75%乙醇棉签消毒皮肤，将王不留行籽贴于相应耳穴上，指导家属用拇指和食指夹住耳廓正背面耳穴，捻压王不留行籽，每对穴位持续捻压3~5分钟，强度以患者能耐受为限，间隔2小时按压1次，3天后取下。

五、注意事项

（1）嘱患者适量用力，以免压破皮肤等。

（2）对治疗过程中所使用成分过敏者须调整治疗，或停止该项治疗。

（3）皮肤破溃者禁用。

第九节　CT引导下^{125}I放射性粒子植入

一、所需材料

^{125}I放射性粒子、手术包、生理盐水等。

二、作用原理

^{125}I放射性粒子植入技术就是指在影像引导下利用特殊穿刺针将^{125}I放射性粒子植入肿瘤内或受肿瘤浸润侵犯的组织中，通过^{125}I放射性粒子持续释放γ线在一定时期内连续不间断地作用于肿瘤，抑制和杀灭肿瘤细胞（有效时间30~60天），从而使局部肿瘤得到最为有效的控制。同时，由于放射性粒子只对局部持续作用，因此对肝肾及全身脏器功能影响较少，不良反应较轻。

三、适应证

（1）NSCLC Ⅰ期或Ⅱa期，不能施行手术患者。

（2）NSCLC Ⅲb期（同一肺叶有转移）或者Ⅳ期（其他肺叶有转移或对侧肺转移），不能施行手术患者。

（3）Ⅲa期或Ⅳ期标准治疗后存在单独肺结节者。

（4）肺转移瘤，无论原发肿瘤是否得到有效控制，不能施行手术患者。

四、操作

（一）操作前准备

（1）术前影像学检查　了解病灶及周围器官情况，计划手术方式和进针路线。必要时做增强扫描，明确与血管关系、病灶有无坏死等。

（2）向患者和家属说明操作过程，交代可能发生的并发症，签署手术同意书。

（3）术前查血常规、凝血全套。

（4）准备好适当的穿刺器械、穿刺包、局麻药物、消毒用具、注射器等。

（5）术前训练患者穿刺部位保持不动。胸腹部穿刺时需控制呼吸，嘱患者平静、缓慢呼吸，屏气时尽量采用相同的呼吸时相。

（6）体位选择　根据穿刺路径的选择，让患者取仰卧、侧卧或俯卧位，以方便穿刺，并尽量让患者舒适。

（7）小儿　如不能配合，需要麻醉后进行。

（8）医护人员着装整齐，洗手、戴口罩，穿手术衣。

（二）操作流程

（1）患者取左侧卧位，体表标记，行CT定位平扫，三维重建，确定穿刺路径。

（2）常规消毒，局部麻醉，铺巾。

（3）以11支18G脊柱针在CT引导下逐步进针达病灶内，植入^{125}I放射性粒子。

（4）术毕撤针，行术后扫描。

五、注意事项

（1）禁忌证　出凝血障碍；脏器功能严重衰竭；精神障碍。

（2）气胸　发生几率2.2%~30%不等，多发生在穿刺术中或术后1小时之内，偶有24小时内迟发性气胸报道。肺气肿、肺大疱、老年患者及多次穿刺胸膜者，气胸几率较高。

（3）咯血　多为血色痰，一般无需特殊处理。与支气管相通的病灶（如空洞）切割活检时，血液易经支气管咳出，量大时可引起窒息，应保持适当的体位，使血易于咳出。弥漫性病变的切割活检有时也易引起出血。对术前估计出血可能性较大的患者，可术前应用止血药物。

第十节　经皮穿刺肝动脉造影及化疗灌注栓塞术（TACE）

一、所需材料

穿刺针、导管、导丝、导管鞘、化疗药、栓塞物（如明胶海绵）等。

二、作用原理

病理生理基础：肿瘤的生长有赖于肿瘤新生血管的形成，有学者认为当肿瘤生长至一定体积（$1\sim2mm^3$）时，由于缺氧和局部组织 pH 的下降，肿瘤便会分泌促血管生成因子，加速肿瘤新生血管的形成，以提供肿瘤生长所需要的氧和营养成分。TACE 作为临床治疗肝细胞癌（HCC）的重要方法，主要通过将导管选择性或超选择性插入到肿瘤供血靶动脉后，以适当的速度注入适量的栓塞剂，使靶动脉闭塞，引起肿瘤组织的缺血坏死，或者使用抗癌药物或药物微球进行栓塞，起到化疗性栓塞的作用，从而达到抑制肿瘤生长、促使肿瘤细胞坏死、凋亡的目的，称之为 TACE。目前最多用于肝癌的治疗。

三、适应证

（1）TACE 的主要适应证为不能手术切除的中晚期肝癌　①巨块型肝癌，瘤体占整个肝脏的 70%。②多发结节型肝癌。

（2）肝癌切除术前应用 TACE 可使肿瘤缩小，同时能明确病灶数目、位置、大小、血供，有利于二期外科手术切除；肝癌切除术后应用 TACE 可以巩固疗效，预防复发。

（3）小肝癌，不适合或者不愿意进行手术者，需结合局部消融治疗。

（4）治疗并发症　瘤体破裂出血、动静脉漏、门静脉高压。

四、操作

（一）操作前准备

（1）TACE 治疗前应详细分析血管造影表现，明确肿瘤部位、大小、数目及供血动脉，并结合患者病情，制定科学的治疗方案。

（2）核对患者姓名、诊断、医嘱、部位。

（3）评估患者目前症状及心理状态等。

（4）医护人员着装整齐，洗手、戴口罩，穿手术衣。

（二）操作流程

（1）暴露穿刺点，常规消毒。

（2）通常采用 Seldinger 方法，经皮穿刺股动脉插管，导管置于腹腔干、肠系膜上动脉造影。

（3）超选择至肝总动脉、左右肝动脉造影，95% 以上原发性肝癌瘤体的血供来自肝动脉，表现为供血动脉增粗、肿瘤血管丰富和肿瘤染色。

（4）化疗药物稀释后，缓慢注入靶血管，灌注时间不应少于 20 分钟；栓塞治疗常用超液化碘油与化疗药物充分混合制成乳剂，透视监视下经导管将混合物缓慢注入靶血管。

五、疗效评介

TACE 是安全有效的，而且还可以改善

患者的远期生存，效果堪比外科手术。一项意大利研究用 TACE+PEI（经皮肝穿刺注射无水酒精）治疗 HCC 患者，结果也证明患者得到了生存改善，1 年、3 年和 5 年的总生存率分别为 92%、69% 和 47%，82%的患者达到了完全缓解。另外还有日本学者比较了化疗栓塞联合射频消融与单纯外科手术对早期 HCC 的疗效，结果显示联合治疗的患者远期生存率和无疾病生存率都与单纯外科手术切除相似。这一发现提示，TACE 联合其他治疗有可能成为外科手术的替代治疗，为不可切除肿瘤患者带来新的希望。

六、注意事项

（1）化疗药物灌注与栓塞材料栓塞治疗，应超选择插管至靶血管。

（2）栓塞时应避免栓塞剂栓塞正常肝组织或进入非靶器官，栓塞量具体依据以术中观察到肿瘤区碘油沉积是否浓密、瘤周是否已出现门静脉小分支影为界限，通常为 5~20ml，一般不大于 30ml。

（3）对于肝癌合并明显动静脉瘘者，应该注意首先要有效地栓堵动静脉瘘，再进行针对肿瘤的 TACE，以防止引起肺栓塞等严重并发症和保证抗肿瘤 TACE 的效果。

（4）对于重度动静脉瘘者，一般主张仅采取化疗灌注。

（5）栓塞时应尽量栓塞肿瘤的所有供养血管，以使肿瘤去血管化，但需注意勿将肝固有动脉完全闭塞，以利于再次 TACE 治疗。

临床篇

第五章　脑瘤

中枢神经系统肿瘤包括颅内肿瘤和脊髓肿瘤。发生于颅内者统称为脑瘤，包括原发性和转移性。原发性颅内肿瘤，可发生于脑组织、脑膜、颅神经、垂体、血管及胚胎残余组织等，身体其他部位的恶性肿瘤亦可转移至颅内形成转移瘤。脑瘤可见于任何年龄，以10岁左右和30~40岁者较多。男性高于女性。该病死亡率高，而且难以控制。儿童约占7%，居儿童恶性肿瘤的第3位，仅次于儿童白血病。成年人则以大脑半球胶质细胞瘤为最多，如星形细胞瘤、胶质母细胞瘤，其次为脑膜瘤、垂体腺瘤及听神经瘤等。至于老年人，以胶质母细胞瘤及转移瘤为多。脑瘤大多能产生颅内高压的症状，临床主要表现为头痛、呕吐、视力障碍，部分患者可有癫痫发作、精神症状、复视、颈项强直、角膜反射减退等症状。

一、病因病机

（一）西医学认识

脑瘤的病因尚不完全清楚。目前多数学者认为是由多种因素综合作用的结果，归纳起来有以下几点。

1. 先天因素

在胚胎发育过程中，脑胚胎组织发育异常，有些细胞或组织可停止生长而残留于脑内，以后可发展而形成脑瘤，称为先天性脑瘤。常见的有来自颅颊囊的颅咽管瘤、来自残留脊索组织的脊索瘤、来自各胚层组织的畸胎瘤及来自残留上皮细胞或皮肤组织的上皮样囊肿。

2. 遗传因素

某些神经系统肿瘤，如多发性神经纤维瘤、血管网状细胞瘤和视网膜母细胞瘤，常在一个家族中的几代人出现。

3. 化学因素

近年来认为致癌物甲基胆蒽及甲基亚硝脲或乙基亚硝脲口服或静脉注射都可致实验脑胶质瘤。

4. 生物因素

国外一些学者用某些病毒能在多种动物身上诱发颅内肿瘤，但在人身上未能证实。

（二）中医学认识

我国古代医学文献中无脑瘤病名的记载，中医学认为是髓海病变，肾藏精，精生髓，髓包括骨髓、脊髓和脑髓，三者皆由肾精所化生，与脏腑清阳之气相关。古云："五脏六腑之精气，皆上升于头，以成七窍之用，故为精明之府。"具喜清恶浊、喜盈恶亏、喜静恶扰的特点。有关脑瘤的症状早在《素问·至真要大论篇》中就有"头项囟顶脑户中痛，目如脱"以及《灵枢·厥病》"真头痛，头痛甚，脑尽痛，手足寒至节，死不治"的描述，属"头痛""头风""癫狂""痫证""内风"等范畴。头为清阳之会，手足三阳经皆交会于头面，属阳；脑为髓海，奇恒之府，属阴，若阴平阳秘，邪不得入，清阳之气上升，浊阴之气下降，升降有序，健而无疾。其病因病机当责之于风、火、痰、湿，气滞血瘀互为作用。脑为髓海，主要依赖肝肾精血，脾胃运化水谷精微以及心肺输布气血而濡养。由于病者痰湿中阻，清阳不升，浊阴不降或脾虚生化无权，气血亏虚，气虚则清阳不升，血虚则脑髓失养；或房劳过度，肾精亏竭，肝血亏虚，致肝肾阴虚，肝风内动，风阳上扰；或邪毒内侵，肝郁化火，肝火上炎，气血上逆，湿热瘀毒蕴聚清空而为病；或寒邪客于经脉，致气血郁结于脑，久而成块，格于奇恒之腑的脑内，肿大成积，变生脑瘤。

二、临床诊断

（一）辨病诊断

1.临床表现

脑瘤诊断必须明确。肿瘤在什么部位，肿瘤的病理性质，确定颅内存在肿瘤后须进一步明确肿瘤的定位和定性诊断。

（1）症状　头痛，呕吐，偏瘫，听力障碍，视力障碍及肢体抽搐等。颅内压增高、脑疝形成，常表现为发作性剧烈头痛或眩晕，喷射状呕吐，精神不佳，伴有明显视乳头水肿，可有眼底出血。

（2）定位症状　由于肿瘤位置不同，引起症状不同。大脑额叶肿瘤，可见精神障碍，性格改变，进行性痴呆，眼球震颤，癫痫发作等。大脑顶叶肿瘤以感觉障碍为主，感觉定位和感觉区别能力消失。大脑额叶肿瘤常出现听觉中枢的异常，视野缺损，感觉性失语、癫痫，或幻视、幻听、幻味、幻嗅等。大脑枕叶肿瘤表现为视野缺损、同侧偏盲、闪光等视幻觉和视物变形等。小脑半球肿瘤可出现眼球震颤、语言不清、同侧上下肢肌张力减退、腱反射迟钝或消失以及运动失调等。垂体肿瘤可见双眼颞侧偏盲、后致失明。松果体肿瘤表现为颅压增高、性早熟、骨髓发育障碍等。

2.相关检查

（1）实验室检查

①酶学检查：正常人由于血脑屏障完整，脑脊液内酶浓度比血清内酶浓度低。当颅脑损伤，颅内肿瘤或脑缺氧时，血脑屏障破坏，细胞膜通透性也有改变，使脑脊液内酶量增加，且不受蛋白总量糖含量及细胞数的影响，主要与脑细胞坏死程度

和细胞膜的损害程度有关。常用的有谷草转氨酶、乳酸脱氢酶、磷酸己糖异构酶和溶菌酶等。

②脑脊液的 DNA 聚合酶（DNA-P）活性测定：脑脊液（CSF）的 DNA-P 阳性率明显高于血液阳性率。DNA-P 相对活性 CSF 也明显高于血液。

③脑脊液中唾液酸的测定：唾液酸（SA）是一类神经氨酸乙酰衍生物，它广泛分布于体内各组织中。研究表明，恶性脑瘤患者脑脊液中唾液酸含量最高，因此，对脑脊液唾液酸含量的测定可作为脑肿瘤诊断的依据之一，也可作为脑瘤良、恶性程度的鉴别诊断。

④脑脊液透明质酸测定：透明质酸（HA）是葡萄糖醛酸与 N- 乙酰葡萄糖胺的二糖重复直链大分子聚合物。中枢神经系统（CNS）肿瘤患者脑脊液（CSF）中 HA 含量显著高于正常人。但是 CNS 肿瘤血清透明质酸则仍属正常范围。

⑤激素检查：垂体激素分泌异常，在肿瘤增殖的同时可以出现激素过剩分泌，如催乳素（PRL 瘤）、生长激素（GH 瘤）、促肾上腺皮质素、促甲状腺激素、促性腺激素 GTH1 等。

（2）影像学检查

①头颅平片：脑瘤的局部改变对肿瘤的有无及定位诊断有意义，包括瘤内钙化；骨肥厚和骨瘤样形成；骨压迫或破坏；蝶鞍扩大和破坏；血管回流增加，根据这些改变，X 线平片对脑瘤的有无及位置多可作出诊断。

②脑血管造影：近年多行数字减影血管造影术（DSA）检查，包括颈动脉造影和椎动脉造影，其病变征象可分为两类：一类是正常血管异位或曲度改变；另一类是可见新生血管网，即病理性血循环。

③CT 扫描：能清晰观察到肿瘤所处的位置、形态、大小、范围。能够显示出直

径 1cm 以上的脑瘤影像。可以清晰地显示脑室、脑池系统、灰质和白质以及病变组织，故对颅内肿瘤的诊断有很大的价值。

④磁共振成像（MRI）：成像时通过选择脉冲序列可以得到组织不同对比的图像，可鉴别肿瘤内是否含有脂肪。

⑤弥散成像（DWI）：用于脑缺血、脑梗死，特别是急性期的早期诊断，还可用于炎性肉芽肿和脑脓肿、脑肿瘤的鉴别诊断。

⑥正电子发射计算机断层扫描（PET）：PET 是目前唯一用解剖方式进行功能、代谢和受体显像的技术，可获得被检器官的三维图像。

（二）辨证诊断

脑瘤的临床症状因部位、性质的不同而各异，临床分型，肝风内动者居多，其次是痰毒凝聚。

1.痰湿内阻证

临床证候：头痛如裹，眩晕呕恶，胸脘痞闷，纳呆食少，身重肢沉，舌体胖大，有齿痕，舌苔厚腻，脉弦滑。

辨证要点：头痛如裹，呕恶痞闷，苔腻脉滑。

2.气滞血瘀证

临床证候：头痛或胀痛，或痛如针刺，固定不移，夜间痛甚，头晕眼花，胸胁胀满，面色萎黄或晦暗，唇色紫暗，舌质暗红，边有瘀斑，舌下脉络迂曲、增宽，脉沉细涩或弦涩。

辨证要点：头痛头胀或痛如针刺，固定不移，入夜痛甚，面色晦暗，舌有瘀斑，脉涩。

3.热毒蕴结证

临床证候：头痛如劈，面红目赤，胸中烦热，渴喜凉饮，便秘溲黄，舌质红，苔黄，脉弦数。

辨证要点：头剧痛，面红目赤，便秘溲黄，舌红苔黄，脉弦。

4.肝风内动证

临床证候：头痛头晕，耳鸣目眩，烦躁易怒，肢体麻木，伴抽搐震颤，语言不利，舌强失语，眼吊复视，舌红，苔薄黄或少苔，脉弦细数。

辨证要点：抽搐震颤，语言謇涩，半身不遂。

5.肝肾阴虚证

临床证候：耳鸣耳聋，头痛绵绵，眩晕虚烦，失眠多梦，腰膝酸软，手足心热，口干不欲饮，舌红少苔或无苔，脉弦细数。

辨证要点：头晕，耳鸣耳聋，手足心热，舌红少苔，脉弦细。

三、鉴别诊断

（一）西医学鉴别诊断

1.脑结核瘤

结核瘤发病年龄较低，幕上多见于额及顶叶皮层或皮层下较表浅的部位，幕下多见于小脑半球，单发性居多，CT 可显示为高密度病变而中心为低密度区。

2.脑脓肿

脑脓肿常有原发性感染灶，如耳源性、血源性或外伤性。血源性初起常有急性炎症的全身症状，发热、畏寒、呕吐、白细胞增多、血沉快、脑脊液白细胞增多以及脑膜刺激征等，容易鉴别。

3.假性脑瘤

又称为良性颅内压增高，是指患者仅有颅内压增高症状和体征，但无占位性病变存在。可能与蛛网膜炎、静脉窦血栓、脑血管栓塞等有关，必须通过其他检查排除颅内占位病变后方可诊断为假性脑瘤。

4.脑寄生虫病

以脑猪囊虫病为多见，临床表现为颅内压增高及癫痫发作，很少出现局灶体征，体检可发现皮下有囊虫结节。血液和脑脊液囊虫补体结合试验或酶联免疫测定阳性可确诊。

5. 慢性硬膜下血肿

患者皆有头部外伤史，且伤后不久即可出现脑部症状，以亚急性或慢性颅内压增高为主要特征，有头痛、呕吐、双侧视乳头水肿等，晚期亦可导致小脑幕孔疝，而出现意识障碍、瞳孔不等大。诊断除有外伤史可供参考外，往往需要借助 CT 扫描确诊。

6. 癫痫

有反复发作病史，特发性癫痫通常缺少局灶性脑症状，发作过后多无明显症状。颅内肿瘤所引起的症状性癫痫，常伴有颅内压增高和其他局灶性症状持续存在。必要时做脑电图、CT 以资鉴别。

7. 脑血管意外

见于老年人，常有高血压和动脉硬化病史，发病急、突然偏瘫。显著高血压、脑出血者，有剧烈头痛，伴呕吐，严重时出现昏迷，且一侧瞳孔首先散大，根据病史，有高血压病史，常有诱因如情绪波动等可鉴别，好发部位主要在丘脑 – 底节区，脑肿瘤则见于脑叶各部。

（二）中医学鉴别诊断

脑瘤，中医古籍中虽无此病名，但有关脑瘤症状的描述散见于"头痛""呕吐""头风"等病之中。表现为"头痛"者，应与"偏头痛""雷头风"等相鉴别。雷头风临床上可见到头痛如雷鸣，头面起核，多为湿热夹痰上冲引起。表现为"头风""内风"者应与"中风"相鉴别。中风病，起病急骤，证见多端，变化迅速，卒然昏仆，不省人事，昏迷时可见口眼歪斜、半身不遂，清醒后多有后遗症。头风者表现为头痛日久不愈，甚至剧烈掣痛，时发时止，痛连眉梢，目昏不能睁开，头皮麻木等。多由寒邪侵入经络，或痰涎风火，

郁遏经络所致。内风者多表现中枢神经系统症状，如眩晕、昏厥、抽搐、震颤、麻木、口眼歪斜，系脏腑功能失调，血虚阴亏，气血逆乱所致。表现为"呕吐"者，应与反胃相鉴别，呕吐是一个症状，反胃是食入即吐，或朝食暮吐，或暮食朝吐，多因饮食不当、饥饱失常等，以致中焦虚寒，不能消化谷食。

四、临床治疗

（一）提高临床疗效的要素

脑瘤目前发病原因不明，根据肿瘤患者的整体情况和局部病变，明确本病的基本病机。补益肝肾、化痰祛瘀，扶正祛邪是治疗本病的根本大法，二者可相辅相成，起到提高免疫功能、遏制肿瘤的作用。

（二）辨病治疗

1. 手术治疗

手术切除目前仍然是脑瘤最主要和最常用的方法。颅内肿瘤手术类型可分为肿瘤切除、内减压、外减压和捷径手术。手术是治疗颅内肿瘤最常用也是最有效的方法，良性肿瘤经手术大多可治愈；恶性肿瘤通过手术治疗，可以收到延长生存时间的效果。

2. 放射治疗

目前脑瘤的治疗仍以手术切除为主，但手术往往难以完全切净，故术后辅以放射治疗是至关重要的。术后辅以放射治疗可推迟肿瘤复发，肿瘤部位深在而手术操作困难的不宜手术，肿瘤浸润重要功能区手术会引起严重的神经系统功能障碍，患者全身状况不允许手术，肿瘤对放射线敏感者，都可首选放射治疗。颅内肿瘤放射治疗，分体外照射法和体内照射法。前者已普遍采用高能辐射，如钴 60、γ 射线、高能电子束、快中子等高能辐射比普

通 X 线穿透力强，皮肤剂量低，骨吸收剂量小，旁向散射少。内照射源通常采用磷酸铬悬胶液作为放射性核素直接注入肿瘤囊腔。

放疗一般在术后 2~4 周内开始。一般认为全脑照射 35~40Gy/4~5 周是安全剂量，每日 1 次，每周 5 次。脑干和后颅窝放射量不宜超过 55Gy（2Gy/ 次）。已知有些药物可以提高放射治疗效果，如卡莫司汀、5- 氟尿嘧啶、丙卡巴肼等，应用化学药物应在照射前一定时间开始给药，持续到照射即将结束。

3. 化学药物治疗

中枢神经系统肿瘤在生物学行为和生长环境等方面与颅外其他部位的肿瘤有着很大的差异，其化疗原则有以下几点：①选择脂溶性高、分子量小、非离子化、对正常脑组织毒性较小的药物。②对于不能通过血脑屏障的药物，应选择瘤腔内放置或鞘内给药。此外，还可以经动脉用高渗性药物或罂粟碱开放血脑屏障，随后动脉内注射化疗药物。③根据肿瘤细胞动力学原理，选择作用于不同周期的药物联合应用。④脑转移癌一般可根据原发肿瘤的病理类型来选择药物。对于侵袭性低级别胶质瘤的化疗没有共识。但对于姑息切除肿瘤拒绝放疗的患者，应该给予 PVC 或替莫唑胺化疗。

由于单药化疗有时并不比联合化疗效果差，所以临床使用时选单药还是联合，需慎重。

（1）单药化疗常用的药物及用法

①替莫唑胺

可与放疗联合应用，75mg/（m²·d），连续应用，也可以单药 150~200mg/（m²·d），连续 5 天，28 天一周期。

②卡莫司汀（BCNU）

静脉给药：成人每次 125mg，或按 80~120mg/m² 的标准，溶于 5%~25% 的葡萄糖或生理盐水 250~500ml 中，30~60 分钟内滴完，应避光。每日或隔日 1 次。连用 3 次为一疗程。

③洛莫司汀（CCNU）

口服给药：120~160mg/m²，一般一次服药，间歇 6~8 周再服第 2 次，一般可服药 5 次。CCNU 与 BCNU 有交叉耐药性，应用时只能选择一种。用药宜晚间睡前给药，并配合镇静止呕剂为佳。

④司莫司汀（Me-CCNU）

口服给药：每次 100~200mg/m²，6~8 周。临床上常作为治疗脑瘤或脑转移瘤的药物，同时又作为防止脑转移的预防性药物。

⑤丙卡巴肼（PCB）

口服给药：每日剂量 100~150mg/m²，分 1~2 次口服，连续服用 20 天。此药能通过血脑屏障，对恶性胶质瘤有效，缺点是毒性较大。可与司莫司汀等药联合应用。

（2）联合化疗

① PVC 方案

环己亚硝脲（CCNU）110mg/m²，口服，第 1 日。

丙卡巴肼（PCB）60mg/m²，口服，第 8~21 日。

长春新碱（VCR）1.4mg/m²，静脉注射，第 8~29 日。

上述药量用完为 1 个疗程，每 6 周重复 1 次，可连续应用 3~4 个疗程。

② CVM 方案

洛莫司汀（CCNU）100mg/m²，口服，每 6 周 1 次，连用 4~5 次。

长春新碱（VCR）2mg/m²，静脉注射，每周 1 次，连用 4 周。

甲氨蝶呤（MTX）25mg/m²，静脉注射，每周 1 次，连用 4 周，以后每 4 周 1 次。

（3）局部用药　为提高化疗药物的局部浓度，减少毒性，延长药物作用时间，提高疗效，可分颈动脉、鞘内及肿瘤内部给药。

4.免疫治疗

（1）干扰素（IFN）　干扰素是一种蛋白质，为机体非特异性防御的一种有调节免疫功能的重要因子。是由单核细胞和淋巴细胞被诱导下产生的，可使某些癌细胞的分裂速度减慢及通过调节机体的免疫功能而增强抗癌的免疫力。

（2）白细胞介素2（IL-2）　IL-2是T细胞分泌的一种多肽，可刺激产生淋巴因子活化的杀伤细胞（LAK细胞），为肿瘤的过继免疫治疗提供了新途径。IL-2尚能增强NK细胞活性，诱导K细胞，促进活化的B细胞增殖、分化，提高巨噬细胞杀伤功能等。

（3）单克隆抗体　单克隆抗体已被临床试用治疗浸润性强、手术难以完全切除的胶质瘤，即使肿瘤能够完全切除，单克隆抗体对消除小的转移灶和防止肿瘤复发也很有效。

（三）辨证治疗

1.辨证论治

（1）痰湿内阻证

治法：祛痰除湿，涤痰开窍。

方药：涤痰汤加减。茯苓、土茯苓、生薏苡仁各30g，半夏、郁金各15g，陈皮12g，姜竹茹、石菖蒲各20g，制南星、枳实各10g。

（2）气滞血瘀证

治法：理气活血，通窍止痛。

方药：血府逐瘀汤加减。当归尾、生地黄各20g，川芎、赤芍、桃仁、石菖蒲各15g，藏红花1.5g，桔梗、柴胡各6g，全蝎、枳壳各10g，地龙30g，琥珀1.5g（冲），蜈蚣5条，甘草3g。

（3）热毒蕴结证

治法：清热解毒，凉血醒脑。

方药：凉血清脑汤。土茯苓、生石膏、生地黄、白茅根各30g，板蓝根、寒水石、金银花各20g，黄连、丹皮各10g，僵蚕15g，川贝母6g，犀角、羚羊角粉各1.5g（冲）。

（4）肝风内动证

治法：平肝息风，通络清脑。

方药：平肝清脑汤。土茯苓、生石膏各30g，石决明、地龙各24g，怀牛膝、夏枯草、僵蚕、钩藤各20g，天麻15g，全蝎10g，菊花15g。

（5）肝肾阴虚证

治法：滋养肝肾，软坚消瘤。

方药：一贯煎合杞菊地黄丸加减。生地黄20g，沙参、山药、茯苓、浙贝母、土茯苓各30g，当归、枸杞子、山茱萸各20g，麦冬、菊花、泽泻各15g，川楝子、丹皮各10g。

2.外治疗法

（1）针刺治疗　常规多选百会、头维、内关、合谷、风府、足三里、三阴交、太冲、阳陵泉等穴，每次选主穴2~3个，配穴3~4个，多采用平补平泻手法。每日针治1次，10天为一疗程。

（2）三棱针　用三棱针点刺手十二井穴，可达通调十二经脉的目的，对防止病情恶化，有一定的治疗作用。另外一种取两侧太阳穴，用消毒过的三棱针对准太阳穴，迅速刺入半分或一分，然后迅速退出，以出血为度，出血后不要按闭针孔，待片刻后用干棉球擦净并轻按针孔，对颅压增高引起的头痛有较好疗效。

（3）敷贴法　取鲜铁线莲30g，用清水洗净，加少量食盐，用木棒捣烂成泥，敷于头部相应部位，药厚2cm，24~36小时时取下，可使头痛、呕吐等症缓解。若局部皮肤灼痛发疱，用针挑破，做一般消毒换药处理。

3.成药及单验方

（1）中成药

①消栓再造丸：由丹参、三七、血竭、川芎、天麻、金钱白花蛇、安息香、沉香、

人参等组成。诸药合用具有活血化瘀、祛风通络、补气养血的功效。对于脑瘤患者出现头部刺痛，舌质暗红有瘀点，脉涩，辨证属于瘀血内阻证者较适宜。每次服1~3丸，一日2次。此药需服用30天以上疗效方佳，可长期服用。

②千金化痰丸：由半夏、茯苓、陈皮、胆南星、枳实、天麻、白术、白附子、海浮石、防风、当归、天花粉、知母、黄芩、黄柏、熟大黄、甘草组成，制成水丸，每6g药为100粒。诸药合用，功补兼施，标本兼顾，顽痰可除，结痰能开，对于脑瘤患者出现头晕头痛、呕吐痰涎、神昏、口干、大便不畅、舌苔黄腻、脉弦滑数，辨证属于痰热壅盛者颇为适宜。成人每次6g，一日2~3次。7岁以上儿童减半。3~7岁小儿用成人量的1/3，温开水送服。

③西黄丸：主要由牛黄、麝香、乳香、没药组成。具有解毒消痈、化痰散结、活血祛瘀的功效。对于脑瘤患者出现头痛剧烈、烦躁发热、恶心呕吐、神昏谵语、苔黄腻、脉滑数，辨证属于痰瘀互结，毒热内盛证较为适宜。每次服3g，每日2次。

（2）单方验方

①全蝎10g，焙干研粉，1次服完，止痛效果明显。

②老鹳草30g，水煎服，专治太阳穴疼痛。

③蜈蚣散：蜈蚣1条，冰片0.6g，制成细面和匀备用，头痛剧烈时，由鼻孔吸入少许药面。

④脑瘤合剂：牛尾菜40g，鹿茸草30g，天葵子20g，阴地蕨30g，葛根30g，僵蚕15g，藏红花2g，珍珠粉1瓶（2分装吞服），铁扫帚30g。水煎服，一日1剂。

⑤脑垂体肿瘤方（邹云翔方）：川芎5g，枸杞子15g，当归9g，鸡距子9g，丹参15g，炙远志9g，红花9g，桃仁9g，淫羊藿30g，太子参24g，半夏曲9g，炙蜈蚣

5g，制豨莶草15g。水煎服，长期服用。

（四）医家经验

1. 潘国贤

对于手术、放疗后或术后复发者基本上仍以熄风清热、化痰散结、祛瘀通络之法。对于手术放疗引起气血津液亏损，酌加太子参、炙黄芪、生熟地黄、黄精、玉竹、杞子、虎杖根、薏苡仁等药物，以益气增液。用药以全蝎、蜈蚣、丹参、川芎、僵蚕、地龙为首选药。因其具有活血祛瘀、化痰散结、熄风止痉等作用，对消散瘤块、解除抽掣样的头痛、肢麻抽搐等症有奇功。

2. 郭文灿

郭老认为本病当责之于风、痰、火。郭老将本病分为5型：以头痛如裹、胸脘满闷为主的痰湿内阻型，给予化痰清脑汤；以头痛如刺、固定不移为主要症状的气滞血瘀型，给予活血清脑汤；以头痛如劈、胸中烦热为主要症状的热毒蕴结型，给予凉血清脑汤；以眩晕耳鸣、抽搐震颤为主症的肝风内动型，给于平肝清脑汤；以头痛绵绵、眩晕虚烦为主症的肝肾阴虚型，给予杞菊地黄汤加减治疗。临床用药除根据不同证型辨证用药外，还应当从痰、风、火论治，药用土茯苓、菊花、钩藤、生石膏、川贝母、黄芩、牛膝、夏枯草、陈皮、寒水石、白花蛇舌草、半枝莲等清热、熄风、祛痰，在临床上取得较好疗效。

3. 钱伯文

钱老认为痰湿内阻，肝风内动，气血郁结，肝肾不足与本病有关，机体本身的失调，加上外来因素是诱发本病的原因。常以化痰开郁、消肿软坚、滋补肝肾等攻补兼施之法来进行治疗。由于脑瘤是以痰浊上扰，清窍受蒙为主证，故治疗上首选化痰开郁、消肿软坚之品，如半夏、南星、昆布、海藻、牡蛎、浙贝母、冰球子、黄药子、白芥子、僵蚕、菖蒲、远志等，配

合行气活血的三棱、莪术、丹参、当归、川芎、赤芍、水红花子等。至于使用补益肝肾药时，也要考虑到本病痰浊较重，应使用平补肝肾、补而不腻、不助湿之品，如生地黄、白芍、萸肉、稽豆衣、女贞子、杜仲、桑寄生等。

4. 刘嘉湘

刘教授汲取了王清任治疗偏枯症的经验，重用生黄芪益气托毒，认为恶性脑瘤有毒邪胶结，故黄芪不用"炙"而多用"生"，取其扶正托毒之功。在补益肝肾之阴的同时，每酌加淫羊藿、肉苁蓉等温壮肾阳之品，意在"阳中求阴"，使阴得阳升而泉源不竭。因为痰凝胶结，是形成脑瘤的一个重要因素。所以治疗时必用软坚化痰药，如蛇六谷、生南星、天葵子等。

5. 徐力

徐教授认为脑瘤属本虚标实之证，气血亏损、肝肾亏虚、脾虚失运为本，风、痰、瘀、毒为标，其病位在脑，与肝脾肾等脏腑相关；治疗上主张分阶段治疗，辅助治疗期、维持治疗期、姑息治疗期三期扶正与祛邪各有侧重；治疗全程注重辨病与辨证结合，辨证施治的同时参考术后病理、癌肿部位、肿瘤指标水平等理化结果，精准抗癌；遣方用药方面善用治疗脑瘤效果显著的药对，以达到改善患者临床症状、提高生活质量、预防脑瘤复发与转移的目的。

6. 徐振晔

徐教授认为，脑瘤属本虚标实之证，虚者责之于肝肾阴虚、脾虚不运，实则为肝阳化风、痰瘀阻络；治疗强调辨清标本虚实，轻重缓急，补消并进，治以补肾填精、滋水涵木、益气健脾图其本，软坚散结、消痰化瘀、熄风通络祛癌毒。

五、预后转归

脑瘤的治疗，目前在国内外主要采用手术治疗为主，继之配合放疗、化疗及生物疗法，但效果尚不够理想。因此近年来用中医中药治疗，探索有效的治疗方药和治疗规律是提高脑瘤疗效的重要途径。

六、预防调护

（一）预防

由于本病的病因目前尚未完全明了，所以没有确切有效的预防措施。应调摄情志、勿恼怒、忌烟酒、保持乐观情绪、合理饮食和起居、避免外邪侵袭。克服不良嗜好，重视职业环境的保护。病愈后，应坚持适当的体育锻炼，避免高空作业及防止头部外伤，头部外伤尤其是造成颅骨凹陷性骨折时，瘢痕组织所致的慢性炎症可以诱发本病。

（二）调护

（1）危重期间注意调整体位，无休克时，床头可抬高 15~30°，避免颈部扭曲或胸部受压，以利于颅内静脉回流。

（2）保持呼吸道通畅，及时清除分泌物，定时给氧，有条件的可使用高压氧舱，每次 45 分钟，每日 2~3 次。

（3）避免咳嗽、喷嚏、干呕，多吃蔬菜水果及豆制品，及时治疗大便秘结，保持大便通畅。

（4）重视预防感冒，忌用补气温燥之品，忌食辛辣。

（5）颅内压增高时，补气助阳药应慎用。

（6）化疗患者服用中药要循序渐进，宜多次少量频服为好。急性期主张以西药治疗为主，中后期中药治疗要好于化疗。

七、专方选要

1. 脑瘤一、二号方

刘永戬等报道应用以蛇六谷、蛇果草

各 30g，半边莲、半枝莲、夏枯草、天葵子、重楼、贯众、菝葜各 15g 组成的脑瘤一号方和"白花蛇舌草、半边莲、半枝连、贯众、石见穿、重楼、菝葜、茶树根、柳树叶各 30g 组成的脑瘤二号方治疗脑瘤 100 例，治愈 15 例，显效 23 例，有效 26 例，总有效率为 64%。一般在患者手术后待病情稳定即可开始服用。颅内压偏高者服用二号方，因其利尿脱水作用较强，每天 1 剂煎服。服用 1~2 年后，病情稳定者可改为间隔服药。两方可持续单独服用，亦可交替服用。两方无显著差异。[刘永戢. 中枢神经系统恶性肿瘤手术后的中草药治疗. 上海中医杂志，1981（3）：8]

2. 消瘤丸

王明义等报道以自拟消瘤丸（僵蚕、生牡蛎、地龙、地鳖虫、蟾酥、壁虎、蜈蚣等）为主并根据其临床表现进行辨证论治，临床观察 118 例脑肿瘤患者，其中中医辨证分型：气阴两虚型 19 例，给予补气养阴汤加减；痰湿内阻型 52 例，给予昆藻二陈汤加减；气滞血瘀型 25 例，给予补阳还五汤加减；肾阳亏虚型 22 例，给予二仙汤或昆藻二陈汤加减；以上药物与消瘤丸配方药物共研细末以蜜为丸，每丸重 3g，每次 2 丸，日服 3 次。治疗结果：痊愈 12 例，显效 26 例，有效 57 例，无效 23 例，总有效率为 80.51%。[王明义. 118 例脑肿瘤中医辨治临床观察. 新中医，1993（5）：41]

3. 脑瘤康平胶囊

唐由君报道用脑瘤康平胶囊（由炒枣仁、百合、土见母、白花蛇舌草、丹参、赤芍、延胡索、川芎、细辛、蔓荆子、水蛭、生龙牡、泽泻、甘草等组成）治疗 42 例脑胶质细胞瘤，每次 7 粒（含生药 3~5g），每日 3 次。其主要作用：解毒化痰、软坚散结、降逆止呕、镇静止痛。结果治愈 5 例（11.9%），显效 10 例（23.81%），有效 21 例（50%），无效 6 例（14.29%），

总有效率 85.71%。

4. 脑得灵片

孙维刚报道用脑得灵片（由僵蚕、野菊花、何首乌、天麻、全蝎、防风、夜明砂、当归、白蒺藜、海浮石、半夏、川芎、山慈菇等 13 味药粉碎成细粉；胆星、天竺黄、蜈蚣、壁虎、地龙、昆布、土茯苓等 7 味药水煎 3 次制成）治疗原发性脑肿瘤 35 例，每次 8 片，每日 3 次，3 个月为一疗程。其主要作用：豁痰通络，软坚散结。结果脑得灵片可明显缓解消除患者头痛、抽搐等临床症状，治愈率为 11.4%，总有效率为 80.0%，无明显毒性及不良反应发生。[孙维刚. 脑得灵片治疗原发性脑肿瘤的临床与实验研究. 中医杂志，1998（4）：217]

八、研究进展

颅脑肿瘤治疗的进展是近年来临床神经外科发展的重头戏之一。高精技术在临床上的应用获得成功，使颅内肿瘤总的手术死亡率有了较大幅度下降，肿瘤的基础研究也取得令人鼓舞的进展。分子生物学与基因工程技术的发展，为脑瘤的预后改善很多。目前常用靶向治疗如 PI3K/AKT/mTOR 通路小分子抑制剂、VEGFR 靶向药物、BRAF 抑制剂、MET 抑制剂等基因治疗，免疫检查点抑制剂等在脑瘤的晚期和辅助治疗方面取得了明显的疗效。另外，脂溶性中药如乳香、没药、麝香、牛黄可能在透过血脑屏障治脑瘤方面有独特的优势。总之要提倡内外并治、中西医结合、根据手术、放疗、化疗、中医药、气功、针灸并患者的经济状况，制定一个最佳的综合性方案。

参考文献

[1] 孙燕. 临床肿瘤内科手册. 2 版. 北京：人民卫生出版社. 2003.

［2］周际昌．实用肿瘤内科治疗．北京：北京
科技出版社，2010．

［3］詹顺龙．中西医结合肿瘤防治指南．武汉：
湖北科技出版社，2000．

［4］汤钊猷．现代肿瘤学．2版．上海：复旦大
学出版社，2003．

［5］邝贺龄．内科疾病鉴别诊断学．北京：人
民卫生出版社，2009．

［6］郭启勇．介入放射学．3版．北京：人民卫
生出版社，2011．

［7］王林，樊永平．抑瘤方治疗成人弥漫内生
型脑干胶质瘤的临床观察．中华中医药杂
志，2020，35（3）：1571-1573．

［8］于璟璐，王立芳，邓海滨．徐振晔治疗脑

瘤经验．中国中医药信息杂志，2020，27
（4）：111-113．

［9］徐力．徐力教授治疗脑瘤经验撷菁．中医
临床研究，2021（32）：98-100．

［10］王明义．118例脑肿瘤中医辨治临床观察，
新中医．1993（5）：41．

［11］史宇广．当代名医临证精华．肿瘤专辑．
北京：中医古籍出版社，1992．

［12］庞国明．实用专病专方临床大全．北京：
中国中医药出版社，1997．

［13］中华人民共和国卫生部医政司．中国常见
恶性肿瘤诊治规范．北京：北京医科大学
中国协和医科大学联合出版社，2014．

（张春珍）

第六章 鼻咽癌

鼻咽癌（nasoparyngeal carcinoma，NPC）为我国常见的恶性肿瘤，其发病率位于耳鼻咽喉部恶性肿瘤之首。鼻咽癌位置较隐蔽，且恶性程度较高，大多数为低分化或未分化癌，鼻咽癌的病理形态可分为结节型、菜花型、黏膜下浸润型、溃疡型。其临床表现主要为回缩性血涕、耳闷、听力下降、耳鸣、鼻塞、头痛等。其治疗主要是放射治疗。

流行病学具有以下特点：①地域聚集性：世界范围内的高发区主要在中国南方以及东南亚的一些国家，如新加坡、马来西亚、菲律宾、文莱是全球鼻咽癌高发地区，其中以珠江三角洲和西江流域的各县市，尤其是肇庆、佛山、广州等地最高发。②种族易感性：鼻咽癌发病具有明显的人种差异。黄种人以中国人的发病率最高，黑种人次之，而白种人十分罕见。高发区的居民迁居到低发区后仍保持鼻咽癌的高发倾向。③家族聚集现象：鼻咽癌发病具有家族聚集性，患者的一级亲属和二级亲属的发病率明显高于一般群体发病率，其原因可能与鼻咽癌的发病和遗传关系密切有关。

一、病因病机

（一）西医学认识

1. 遗传易感性

鼻咽癌的发病具有种族特异性、家族聚集现象。人类白细胞抗原（HLA）的表型和鼻咽癌的发病风险之间有相关性。

2. EB病毒感染

不管种族因素，EB病毒感染与鼻咽癌的发病关系密切，已证明EB病毒对鼻咽癌的发生起重要作用。

3. 环境因素

鼻咽癌发病的地区聚集性，反映同一地理环境和相似生活饮食习惯中某些化学因素致癌的可能性。

4. 分子生物学

随着对鼻咽癌发生发展过程中分子生物学及遗传学机制研究的不断深入，发现了与鼻咽癌相关的基因及相关分子。

（二）中医学认识

在中医文献中没有鼻咽癌之病名，但类似于中医的"鼻渊""瘰疬""失荣""上石疽"及"控脑痧"等病证。明·张景岳说："鼻渊证总由太阳督脉之火，甚者上于脑，而津津不已，故又名脑漏。"明·陈文治《疡医痒选》关于瘰疬证："初则单生，后重叠见之名重台病，药石无功，针灸难效，万死一生，害人甚速。"宋·窦汉卿著《疮疡全书》提到上石疽，"溃即放血，三日内毙"。失荣是指颈项之恶性肿核，质硬如石。这些描述都与鼻咽癌颈淋巴结转移的症状和体征极为相似。控脑痧首见于《医宗金鉴》："鼻窍中流黄色浊涕""若久而不愈，鼻流淋沥腥秽血水，头眩晕而痛者，必系虫蚀脑也，即名控脑痧。"《医宗金鉴》在谈及该证病机时说："忧思怒郁火凝然。"中医学认为该病多由风邪夹毒形成，趋向于湿热。《内经》曰："邪之所凑，其气必虚"，七情损伤，正气不足，肺伏火邪，毒热蕴结于鼻腔，瘀积而成鼻咽癌。其主要病因病机为六淫之邪侵入肺系，外邪内蕴不解，郁而化热，出现肺气不和，上焦热甚，迫血离经，出现鼻衄；或情志不遂，肝气郁结，气机不宣，血运行不畅，则气滞血瘀；肝胆相表里，胆移热于脑；或肝木乘脾，脾土受伤，健运失职，水湿内停，痰浊内生，气血凝滞，痰浊结聚；或酒客膏粱，过食辛辣炙煿及刺激性食品，以致脾胃受伤，热毒蕴积，积结成块，而成瘰疬、失荣、上石疽等证。

二、临床诊断

（一）辨病诊断

1.临床表现

2005年WHO将鼻咽癌的病理类型分为3型：非角化性癌（分化型或未分化型）、角化性鳞状细胞癌和基底细胞样鳞状细胞癌。

（1）症状　涕血或鼻衄，耳鸣，听力减退，鼻塞，头痛。

（2）体征　颈部肿块、颈部淋巴结转移、颅神经损害、局部扩展所致的综合征、眼眶综合征、Trotter三联征、腮腺后间隙综合征、Jackson综合征、颈静脉孔综合征，以及可发生胸腔、腹腔、纵隔淋巴结、腹股沟淋巴结等部位转移。

2.相关检查

（1）EB病毒检查

①血清学检查：鼻咽癌的发生与EB病毒感染密切相关，几乎100%的非角化性鼻咽癌患者血清中有抗EB病毒抗体存在。应用最广泛的是测血清中EB病毒VCA–IgA和EA–IgA。据报道，这些抗体在鼻咽癌的阳性率为69%~93%。

②血浆EB病毒游离DNA检测：大量研究证实EB病毒DNA分子是一种良好的鼻咽癌标志物，可以广泛应用于鼻咽癌的早期诊断、预后判断、疗效检测、临床分期等各个方面。

（2）间接鼻咽镜检查及内窥镜检查间接鼻咽镜镜检查是诊断鼻咽癌必不可少的最基本的最经济的检查手段。鼻咽内镜检查已经逐渐成为鼻咽部疾病的常规检查方法之一。

（3）原发灶及颈部淋巴结活检病理检查　鼻咽癌患者应尽量取鼻咽原发处的组织送病理检查，在治疗前必须取得明确的组织学诊断。

（4）影像学检查

①增强CT和MRI检查：可清楚地显示鼻咽腔内病变及其侵犯的部位，浸润的范围，以及了解淋巴结、骨、肺和肝的转移情况，MRI较CT的软组织分辨率较高，能较早地显示肿瘤对骨质的浸润情况，且能同时显示横断面冠状面和矢状面的图像。

②超声影像检查：彩色多普勒超声对颈部转移淋巴结的诊断符合率高于MR1和CT的结果。腹部超声检查有助于发现腹部有无淋巴结转移及脏器转移。

③放射性核素骨显像（ECT）：ECT对鼻咽癌转移有较高的诊断价值，其灵敏度较高，一般比X线早3~6个月发现骨转移。

④正电子发射计算机断层显像（PET/CT）：PET是一种功能显像，可提供生物影像的信息，并可与CT图像进行融合形成PET/CT的图像，有助于发现原发灶、颈转移淋巴结及远处转移灶。

（二）辨证诊断

鼻咽癌中医辨证分型论治各家报告不一，根据病理变化和临床特点，本病多属本虚表实之证，本虚为阴血虚和肺脾气虚，标实以痰浊、毒热、瘀血为患。

1.痰热蕴肺证

临床证候：鼻塞涕稠，可有脓血，鼻出热气，鼻中干燥，头痛咳嗽，颈部肿块，耳鸣耳聋，口臭口渴，舌质红，苔黄，脉滑数。

辨证要点：鼻塞涕稠，鼻腔干燥，头

痛咳嗽，颈部肿块，舌红苔黄，脉滑数。

2. 痰浊内蕴证

临床证候：头重涕多，涕中带血或血丝，头晕头痛，胸腹满闷，颈部肿块，舌体胖大或有齿痕，苔白腻，脉滑。

辨证要点：头晕头痛，头重涕多，胸脘满闷，舌体胖大，脉滑。

3. 气血凝结证

临床证候：头痛耳鸣，精神抑郁，烦躁易怒，口苦咽干，大便干结，舌边尖红，黄白苔，脉弦滑。

辨证要点：头痛耳鸣，烦躁易怒，口苦咽干，舌边尖红，黄苔，脉弦滑。

4. 气阴两虚证

临床证候：口鼻干燥，咽干痛，神疲乏力，纳少气短，溲赤便干，舌质嫩红或边尖红，苔少，脉细数。

辨证要点：口鼻干燥，咽痛，神疲乏力，舌质嫩红，苔少，脉细数。

5. 肺脾气虚证

临床证候：精神萎靡，面色㿠白，形体消瘦，倦怠乏力，气短声低，纳少便溏，舌质淡胖有齿痕，苔白，脉细或弱。

辨证要点：面色㿠白，倦怠乏力，纳少便溏，舌质淡胖有齿印，脉细或弱。

三、鉴别诊断

（一）西医学鉴别诊断

1. 鼻咽部炎症

常见黏膜粗糙，分泌物多，可见表面高低不平，多数滤泡增殖，常伴鼻腔黏膜炎症、喉炎、副鼻窦炎及咽后壁淋巴组织增生呈小结节状。

2. 鼻咽部梅毒

鼻咽部梅毒患者多有梅毒接触史。鼻咽部检查可见黏膜溃疡，且溃疡表面有伪膜，涂片有时易找到梅毒螺旋体；血清学检查康华反应阳性，对青霉素治疗有效。

3. 鼻咽增生性结节

鼻咽顶前壁孤立性结节，亦可多个结节。好发年龄为20~40岁。活检病理提示鼻咽淋巴组织增生，有时可发生癌变。

4. 鼻咽腔内黏膜结核

好发年龄20~40岁，鼻咽检查鼻咽顶部黏膜糜烂，伴有肉芽样隆起，与癌很难区分，鼻咽活检可明确诊断。

5. 鼻咽纤维血管瘤

好发年龄10~20岁，男性青少年多见，主要症状为鼻塞和反复鼻出血。病变主要在鼻咽顶部和鼻后孔，肿块表面光滑，淡红色或深红色。鼻咽活检时须慎重，以免大出血，并要作好止血准备。

6. 鼻咽恶性淋巴瘤

好发年龄20~50岁，鼻咽部肿瘤区大，可侵及口咽，或有颈淋巴结转移。与鼻咽癌难以区别，必须做鼻咽活检才能鉴别。

7. 颈淋巴结结核

好发于青壮年，常有营养不良、低热、盗汗等症状。颈淋巴结结核时肿大淋巴结1~2cm大小，或者双侧颈上部同时有肿大淋巴结。鼻咽检查、VCA-IgA检测、淋巴结穿刺有助区别。

（二）中医学鉴别诊断

鼻咽癌，根据其临床表现，类似于中医的"鼻渊""瘰疬""失荣""上石疽"等范畴。表现为"鼻渊"者，应与"鼻息肉""鼻衄"相鉴别。鼻衄为鼻窍出血，其原因很多，但以实热证为多。如风湿外感，肺经有热，或胃经积热，或肝火上炎，均可引起。

表现为"瘰疬""失荣""上石疽"者，应与"瘿瘤"相鉴别。瘰疬、失荣、上石疽，均表现为颈部转移性包块。失荣常发于颈部或耳之前后，多由忧思郁怒，以致气郁血逆，与痰火凝结于少阳、阳明络脉所致。上石疽生于颈项两侧，或左或右，常为单个，为较大的淋巴结肿块，坚硬疼痛，多因肝气郁结，气血凝滞经络所致。部分瘰疬、失荣、上石疽是发于颈部的癌症，而瘿瘤古代医家归纳为五瘿六瘤，由于种类繁多，与西医学中淋巴结转移癌、淋巴肉瘤、甲状腺癌等病种颇为相似，有些则可能为良性疾病。多因五脏瘀血浊气痰滞而成。

四、临床治疗

（一）提高临床疗效的要素

鼻咽癌早期，多属上焦实热，中期以痰热壅肺，气滞血瘀或痰瘀互结为多见，晚期正气虚衰，气阴两虚多见。因此，临床用药，当以辨证为主，不可拘于一隅为是。

鼻咽癌以放射治疗为首选，但放疗对肿瘤细胞及正常组织细胞均同时产生生物效应和破坏作用，产生全身和局部反应。在中西医结合治疗本病过程中，特别重视全身情况，坚持以扶正培本为主导，兼活血化瘀祛邪，采用攻补兼施，尽量保证脾胃运化功能，避免给予伤脾胃的治癌中药。

（二）辨病治疗

1. 放射治疗

（1）治疗原则　放射治疗是鼻咽癌的主要治疗手段，早期病例单纯放疗可以取得很好的疗效。对于中、晚期患者，以同时期放疗、化疗为主的综合治疗已成为目前标准治疗模式。

（2）放射治疗适应证　鼻咽癌患者除有明显的放疗禁忌证，都可以予以放射治疗，但应根据患者具体的情况，进行根治性或姑息性放疗。

（3）放疗剂量　鼻咽腔根治剂量为60~70Gy/6~7周，姑息量为40~50Gy/5周左右。颈部转移灶根治量为60~65Gy/6~7周，预防量40Gy左右，若根治剂量后仍有淋巴结残存可缩野，对准残存灶用β射线补充10~15Gy。

2. 手术治疗

（1）鼻咽癌原发灶切除　手术适应证：①放疗后局部复发，病灶局限于顶后或顶前壁（或仅累及咽隐窝边缘）无其他部位浸润，全身无手术禁忌证者，可考虑经腭部进路行原发灶切除术。②对放疗不敏感的肿瘤分化程度较高的腺癌、鳞癌。

（2）颈淋巴结清除术　鼻咽癌原发病灶经过放疗或化疗后已被控制，全身状况良好，仅遗留颈部残余灶或复发灶，范围局限、活动（或活动度稍差但经过努力可切除者），可考虑行颈淋巴结廓清术。

3. 化学药物治疗

鼻咽癌的病理组织类型中95%以上为低分化癌和未分化癌，对化疗较敏感。铂类是治疗头颈部肿瘤最有效的药物，单药缓解率可达40%。以铂类药物为主的联合方案疗效最好。

（1）诱导化疗

① PF方案：顺铂80~100mg/m^{2}静脉注射，第1天静脉滴注（化疗前需水化）或顺铂20mg/m^2，5-氟尿嘧啶750~1000mg/m^{2}静脉注射，第1~5天持续静脉滴注（120h持续静脉滴注）。

② PC方案：紫杉醇175mg/m^{2}静脉滴注，第1天；卡铂AUC=6静脉滴注，第1天。

③ TP方案：多西他赛75mg/m^{2}静脉滴注，第1天；顺铂：75mg/m^{2}静脉滴注，第1天。

（2）同时期放疗　于放射治疗的第1、22、43天接受顺铂100mg/m^{2}或采用顺铂40mg/m^2，每周1次。

（3）辅助化疗　推荐PF方案每4周重复，使用3个疗程。顺铂80mg/m^{2}静脉注射，第1天静脉滴（化疗前需水化）；5-Fu 1000mg/m2 静脉注射,96h 持续静脉滴注。

4. 局部晚期的靶向治疗

鼻咽癌细胞中表皮生长因子受体（EGFR）表达率高达 80%~90%。联合靶向治疗目前已成为提高癌症患者疗效的治疗手段，EGFR 单抗在头颈部鳞状细胞癌的疗效已得到多项研究证实。

5. 鼻咽癌的免疫治疗

鼻咽癌与 EB 病毒感染有密切关系，针对 EBV 特异性多克隆体细胞免疫治疗（CTL）鼻咽癌，部分患者取得了完全缓解，没有明显不良反应。

（三）辨证治疗

1. 辨证论治

（1）痰热壅肺证

治法：清热解毒，宣肺散结。

方药：清肺抑火丸加减。黄芩 12g，栀子、桔梗、黄柏、知母、大黄各 9g，苦参、前胡各 15g，浙贝母 10g，天花粉、夏枯草、僵蚕各 30g。

（2）痰浊内蕴证

治法：燥湿健脾，消痰散结。

方药：涤痰汤加减。陈皮、枳实、天麻、白芷各 12g，姜半夏、茯苓、山慈菇、石菖蒲各 15g，葵树子 30g。

（3）气血凝结证

治法：疏肝解郁，清热泻火。

方药：龙胆泻肝汤加减。龙胆草、柴胡各 15g，当归、山豆根、山慈菇、生地黄各 15g，木通、栀子各 12g，黄芩 9g，石上柏、野菊花各 30g，甘草 6g。

（4）气阴两虚证

治法：益气生津，养阴清热。

方药：益气养阴汤加减。西洋参、麦冬、石斛、天花粉、生地、知母、山豆根各 15g，沙参、金银花、白花蛇舌草各 30g，牛蒡子 10g，半枝莲 20g，甘草 6g。

（5）肺脾气虚证

治法：益气健脾。

方药：四君子汤加昧。党参、白术、茯苓各 20g，半夏、砂仁、蔻仁各 15g，炙甘草 9g。

2. 外治疗法

（1）针刺治疗　主穴取风门、肺俞、心俞、翳风、迎香、耳门、听宫、听会、以及背部压痛点，配穴取列缺、内关、合谷、足三里。补泻兼施，每日 1 次，每次留针 20~30 分钟，适用于鼻咽癌各期。

（2）水针　取穴百会、内关、风门、肺俞、丰隆等穴，用紫河车注射液 14~16ml，注射，也可选用足三里和大椎穴注射。每日或间日 1 次，注射 15 次为一疗程，休息 3~5 日，开始下一疗程。

（3）推拿治疗　取穴风池、大椎、肩井、命门、曲池、合谷等，采用擦、拿、抹、摇、拍击等手法。能扶正固本、宽胸理气。

（4）吹鼻或塞鼻法

①硼脑膏：金银花 9g，鱼脑石 6g，黄柏 6g，硼砂 6g，冰片 0.6g 共研细粉，用香油、凡士林调成软膏，用棉球蘸药膏塞鼻孔内，或用药粉吸入鼻孔内，一日 3 次。

②辛石散：白芷 3g，鹅不食草 3g，细辛 3g，辛夷 6g，鱼脑石 4 块，冰片 4.5g。各研为细粉，合在一起，研极细粉，吸入鼻孔内，一日 2~3 次。

3. 成药及单验方

（1）中成药

①平消片：仙鹤草 18g，枳壳 18g，郁金 18g，干漆 6g，五灵脂 15g，净火硝 18g，白矾 18g，制马钱子 12g，制成 0.48g 片剂，每次 4~8 片，一日 3 次，连续服 3 个月为一疗程。

②小金丹：药物组成为白胶香、制草乌、五灵脂、地龙、木鳖、乳香、没药、归身、麝香、墨炭，上药各研细末，糯米

粉打糊为丸如芡实大。每服 1 丸，陈酒送下，覆盖取汗。诸药合用具有化痰祛湿、祛瘀通络的作用，治一切阴疽、流注、痰核、瘰疬等症。

③西黄丸：药物组成为牛黄、麝香、乳香、没药等。诸药合用具有清热解毒、活血消肿的功效。对于痰火互结的鼻咽癌较为适宜。本药为糊丸，每次服 3g，日 2 次，温开水或黄酒送下。

④玉枢丹：药物组成为麝香、冰片、山慈菇、雄黄、千金子霜、红大戟、朱砂、五倍子。具有化痰开窍、避秽解毒、消肿止痛之功效，对痰热壅盛者颇为适宜。本药为水丸，每次服 1.5g，日 2 次，温开水送服。

（2）单方验方

①鹅不食草 30~60g，水煎服。

②冬凌草每日 120g，煎服；冬凌草片，每次 10~15 片，每日 3 次。

③葵树子 30g 同瘦肉 60g 共煮，喝汤吃肉。

④山豆根 15g，浓煎去渣，加香蕉精、糖精少许，每日 3 次喷喉，治鼻咽癌。

⑤治颈部淋巴结转移者，海藻、昆布、夏枯草各 15g，辛夷、马勃、山慈菇各 3g，红藤 24g，升麻 4.5g，白毛藤 30g。水煎服。

⑥浙贝、大黄、野菊花、桃仁、当归、白芍、藁本、天花粉、党参各 9g，玄参、夏枯草、连翘各 15g，蒲公英 12g，木通 4.5g，水煎服。六神丸 12 粒（两次分吞）。治淋巴结转移者（潘国贤教授方）。

⑦基础方：鹅不食草、夏枯草、苍耳草、生熟薏仁、石上柏各 30g，猫爪草 60g，辛夷 15g，山豆根 10g，水煎服。

⑧土贝母、山豆根、山慈菇、白花蛇舌草、半枝莲各 20g，重楼、木芙蓉、薜荔果各 10g，龙葵 30g。水煎服，每日 1 剂。另以山豆根 10g，研细粉加冰片 1g，外敷局部，治鼻咽癌（耿鉴庭老中医方）。

⑨治鼻咽癌放疗后阴津亏虚或口腔糜烂等，用生津解毒饮。药物组成：玉竹、麦冬、天冬、白毛藤各 15g，茅根、藕片、白花蛇舌草各 30g，玄参、知母、银花、茯苓、党参各 9g，黄芩、甘草各 6g，水煎服。

⑩治放疗后口干、身热、心烦：石斛、麦冬、南沙参、竹叶、山豆根、射干各 9g，黄精、玉竹各 15g，生甘草 5g，水煎服，每日 1 剂。

⑪鼻一方：两面针、蛇蜕、重楼各 30g，野菊花、龙胆草、苍耳子、玄参、太子参各 15g，水煎服，每日 1 剂。

（四）医家经验

1. 王德鉴

根据鼻咽癌的病因病机及临床表现，把本病分为痰浊结聚、气血凝结及火毒困结 3 型。因久病耗气伤阴，故多呈正虚邪实之象，在攻邪过程中，要全面权衡患者的病情及体质，注重扶正以祛邪，或先补后攻，或先攻后补，或攻补兼施，做到攻邪而不伤正，以改善人体内在环境，调动和增强人体的免疫功能。经放、化疗而复发的晚期鼻咽癌患者，由于在放、化疗过程中，耗伤气血津液尤甚，正虚邪实之象更为突出，往往兼有阴津、气血的亏虚或脾胃功能失调，所以必须兼用滋阴养血、调和脾胃的药物。

2. 杨通礼

中医认为鼻咽癌多由风邪夹毒形成。通过临床探索，认为对本病的治疗不宜单以辛散解毒软坚散结为先，而应用滋阴清热、益气利咽和健脾固肾为主，即扶正和祛邪兼顾，于是精选药物，选用具有免疫作用的滋阴补气药玄参、北沙参、麦冬、知母、石斛、黄芪、党参、白术、山药、女贞子、菟丝子等，以养阴益气、生津利咽；另选用具有针对性的抑癌药物紫草、卷柏、苍耳子、山豆根、辛夷、白芷、石菖蒲等，以解毒祛瘀、开窍散结。

3. 柏正平

柏教授认为鼻咽癌患者多有不良饮食偏嗜，邪热内生，耗伤肺胃之阴，胃阴不足又致脾胃运化失常，气血生化不足，血行涩滞，邪毒积聚而成本病。其治疗以健脾益气、扶正抑瘤抗癌为本；辅以养阴生津、调理阴阳；兼以清热解毒、软坚散结。其重视舌诊，辨证加减。

五、预后转归

放射治疗是鼻咽癌的主要治疗方法。随着放射治疗设备的更新、放射治疗技术的改进和综合治疗的运用，鼻咽癌放射治疗后的 5 年生存率不断提高，已达 75% 左右。随着分子靶向治疗和免疫治疗的发展，晚期鼻咽癌的生存期也明显延长。

六、预防调护

（一）预防

（1）改正不良饮食习惯，不宜长期食咸鱼及腌制食品。

（2）重视环境的保护，经常使居室和工作环境保持清洁、湿润。及时治疗鼻咽部慢性炎性病变。

（3）早晚刷牙、饭后漱口，可用温盐水或 1% 双氧水、朵贝液、口泰含漱液等漱口。若鼻咽黏膜充血、水肿、有白膜形成时，可用 1% 甘草水含漱。

（二）调护

放疗中注意事项：①注意休息，加强营养，每日用温盐水冲洗鼻咽腔 1~2 次。②忌食辛辣刺激食物，注意口腔卫生。有口腔黏膜不良反应者给予含漱药物漱口，并给予维生素 B 族、C 族药物等。③保护射野皮肤勿受理化刺激，防日晒、烫伤。射野内皮肤勿贴胶布等。

放疗后注意事项：①定期复查，观察有无复发、转移和放疗后遗症，并给予适当处理。②注意口腔卫生，放疗后 2~3 年内勿拔牙，可补牙。③保护射野处皮肤，特别是皮肤纤维化后，切勿外伤，以免诱发放射性皮肤溃疡、坏死。④加强营养，提高机体免疫力。⑤应多食新鲜水果蔬菜，富营养，易于消化，忌食辛辣温热之品，以免伤阴助火使津液更为枯竭。

七、专方选要

1. 抗癌 9 号

马吉福报道用"抗癌 9 号"，由八角金盘、辛夷、苍耳子各 12g，山慈菇、山豆根、白花蛇舌草、石见穿、黄芪各 30g，丹参、赤芍各 15g 组成。阴虚口干加沙参、玄参、麦冬；气血不足加党参、当归、熟地黄、鸡血藤；鼻衄加三七粉、茜草炭、血余炭；头痛视力模糊或复视选加僵蚕、蜈蚣、全蝎、钩藤等。每日 1 剂，30 天为一疗程，视病情服完 1~3 个疗程后改隔日或 3 日服 1 剂，持续半年巩固疗效。［马吉福. 中医、中西医结合治疗鼻咽癌 53 例. 安徽中医学院学报，1989，8（2）：29-30］

2. 希力新冲剂

任华益等报道应用希力新冲剂，主要由鱼腥草、绞股蓝、半枝莲、黄芪、当归、何首乌、茯苓、陈皮、五味子等组成。每次 1 包（含生药 20g），每日 3 次，2 个月为一疗程，一般用 1~3 个疗程。主要作用：益气养阴，解毒祛邪，扶正培本。治疗 24 例鼻咽癌（Ⅱ期 2 例，Ⅲ期 19 例，Ⅳ期 3 例），总有效率 86.1%，增强放射治疗对恶性肿瘤的作用，减轻放射治疗的不良反应。［任华益. 希力新冲剂对恶性肿瘤放射治疗的临床与实验观察. 中西医结合杂志，1996（11）：661］

八、研究进展

近年来，由于分子生物学、细胞遗传学、免疫学、放射性生物学、物理学等基础医学的迅速发展，在鼻咽癌的预防诊断治疗预后等各方面，肿瘤相关分子标志物扮演着越来越重要的角色。目前对这些分子标志物的研究还处于初步探索阶段，以期寻找更有利于鼻咽癌早期诊断及实现个体化治疗的分子靶标。国内研究机构，提出了 c-myc 基因的扩增和重排现象与鼻咽癌的肿瘤生长、浸润力强和易出现远处转移有关。癌基因和抑癌基因的研究将为了解鼻咽癌生物学行为，为临床制订鼻咽癌综合治疗方案提供有意义的参考。

近来通过临床报道统计，各地区分型极不统一，通过筛选，汲取各家之长，结合病因病机特点及临床表现情况，运用中医清热解毒、化痰软坚，理气活血、健脾和胃、补气养血、滋阴温阳等治法与放疗、化疗等抗癌手段，使肿瘤的治愈率得以提高，生存期延长。

参考文献

[1] 中华人民共和国卫生部医政司. 中国常见恶性肿瘤诊治规范. 北京：北京医科大学中国协和医科大学联合出版社，2014.

[2] 曾益新. 肿瘤学. 北京：人民卫生出版社. 1999.

[3] 郭岳峰. 肿瘤病诊疗全书. 北京：中国医药科技出版社，2001.

[4] 李佩文. 恶性肿瘤并发症实用疗法. 北京：中国中医药出版社，1990.

[5] 金红，吴湘玮，潘博，等. 鼻咽复方配合放疗鼻咽癌260例观察. 湖南中医杂志，1997，3：19-20.

[6] 任华益. 希力新冲剂对恶性肿瘤放射治疗的临床与实验观察. 中西医结合杂志，1996（11）：661.

[7] 马吉福. 中医、中西医结合治疗鼻咽癌53例. 安徽中医学院学报，1989，8（2）：29-30.

[8] 万德森. 临床肿瘤学. 3版. 北京：科学出版社. 2010.

[9] 朱俊米，刘敏，柏正平. 柏正平治疗鼻咽癌经验. 湖南中医杂志，2022，38（11）：64-66.

（张春珍）

第七章 鼻腔与鼻窦恶性肿瘤

鼻腔和鼻窦的恶性肿瘤起源于黏膜上皮或腺上皮，以鳞状细胞癌最为多见，占60%~80%，好发于上颌窦。腺癌次之，好发于筛窦。肿瘤早期可局限于鼻腔和鼻窦某一解剖部位，待到晚期，累及多个解剖部位后很难区分是鼻腔或某鼻窦的恶性肿瘤。

鼻腔与鼻窦的恶性肿瘤较为常见，据国内统计，占全身恶性肿瘤的2.05%~3.66%，占耳鼻咽喉科恶性肿瘤21.74%~40.22%。我国北方发病率高于南方，鼻窦的恶性肿瘤较原发于鼻腔者为多，以上颌窦恶性肿瘤最为多见，可高达60%~80%。且有1/3上颌窦癌的患者伴有筛窦癌。原发于筛窦的恶性肿瘤次之，约占3.8%，原发于额窦者占2.5%，蝶窦恶性肿瘤则属罕见。肉瘤占鼻及鼻窦恶性肿瘤的10%~20%，以恶性淋巴癌为最多。

一、病因病机

（一）西医学认识

病因目前尚未明确，但与下列因素有关：①长期慢性炎症的刺激。②有报道指出，木工患此病者较多。可能与长期暴露于木屑环境中有关。③长期接触镍粉尘，亦有致癌的报道。④由良性肿瘤恶变而来，最常见的有内翻性乳头状瘤，鼻硬结症、混合瘤、神经鞘膜瘤等也可发生恶变。⑤外伤肉瘤患者多有外伤史。

（二）中医学认识

中医文献中，没有鼻腔、鼻窦癌之病名，但古代医家在临床实践中，对该病的某些症状，有着深刻的认识。如《医宗金鉴》曰："鼻窍中时流黄色浊涕""若久而不愈，鼻流淋漓腥秽血水，头眩晕而痛者，必系虫蚀脑也，即名控脑痧。"《疡科心得集》描述曰："鼻渊者，鼻流浊涕不止，或黄或白，或带血如脓状。久而不愈，即名脑漏，乃风热烁脑，而液下渗。"因此，将其归属于中医的"控脑痧"和"脑漏"范畴。中医学认为该病由多种因素引起，多因脏腑功能失调，复受七情六淫所伤，搏结而致，出现气血凝滞或痰浊结聚。肺开窍于鼻，肺失宣肃，则鼻窍不利，外邪袭肺，肺热郁毒，炼液为痰，痰热交阻，结聚鼻窍，滞留经络，血行失畅而成瘀血；或脾胃素虚，饮食不节，运化失健，湿浊内蕴，结聚成痰。痰浊湿毒，上渍于肺，滞留鼻窍而成癌瘤。或邪毒痰瘀，积聚日久，正气渐衰，多呈肾之亏损之证。

二、临床诊断

（一）辨病诊断

（1）鼻腔恶性肿瘤

症状：鼻塞、鼻衄在鼻腔癌中常为首发症状。鼻出血量，早期仅为涕中带血，到晚期，可因癌肿侵蚀血管致严重大出血。疼痛：为本病主要症状之一。肿瘤侵犯或压迫症状：当侵犯相邻的眼眶时可出现眼球移位、突眼、复视、流泪、视力减退等；侵犯上颌窦，可出现面颊部麻木、胀满感的疼痛；肿瘤向后侵犯鼻咽部，可出现耳鸣、耳闷胀、听力减退。

体征：鼻腔肿物表现因病理类型而异。鳞状细胞癌多呈菜花状，表现溃破及坏死、脆、易出血。恶性黑色素瘤外突，呈淡棕色或黑色，少数亦可无色，多伴有血性渗出液。肿瘤侵入眼眶，可挤压患侧眼球向外移位、外突及结膜水肿。

相关检查：X线及CT检查上颌窦鼻颏位片可见鼻腔软组织阴影，患侧鼻腔扩大，常见侧壁骨质破坏合并鼻窦混浊，鼻腔上部肿瘤须注意查看筛窦骨质有无破坏。

活体组织病理检查：疑为早期癌难以窥见肿瘤时，可行脱落细胞学检查或行穿刺吸取病理检查。恶性黑色素瘤临床表现较明显的，亦可不做活检，以避免因挤压肿瘤而引起转移。

（2）鼻窦恶性肿瘤

①上颌窦恶性肿瘤

症状：脓血性涕，鼻塞，由于肿瘤压迫上齿槽神经而引起疼痛、面部肿胀、眼球移位等症状。

体征：上颌肿块，为本病主要体征，占90%以上。晚期肿瘤侵入眼眶可压迫眼球使其移位，但大多数眼球运动不受限。颈部淋巴结肿大。

相关检查：以Water与Caldwell位两张平片为基础，酌情再加侧位片、颅底片、硬腭片等。CT扫描目前已成为诊断上颌窦恶性肿瘤的常规检查工具。MRI在某些方面更比CT优越，若与CT结合应用，将相辅相成。

②筛窦恶性肿瘤

症状：筛窦恶性肿瘤患者眼部症状较多，如突眼、泪溢、复视及视力减退等，且这些症状出现较早。如出现头痛，肿瘤多已转移至位于同侧颌下区的淋巴结，亦可转移至耳前淋巴结。体征可见眶内侧饱满隆起，眼球向外上方移位、突出，向内或向下活动受限。鼻内检查可见中鼻甲下移，鼻腔外上壁饱满，鼻中甲可发现肿物。颈部检查常可触到同侧淋巴结肿大。

相关检查：X线摄片及CT扫描能够显示肿瘤范围、破坏程度及临近结构情况，为不可缺少的辅助检查。MRI检查，可以更加全面精确地了解病变情况，若根据淋巴结性质可确定为转移性肿瘤时，则不必做活检。

（二）辨证诊断

根据鼻腔鼻窦肿瘤的病机特点和临床表现，该病属本虚标实证，本虚为气血虚弱，标实为痰、热、瘀、毒互相结聚而致。

1. 痰热互结证

临床证候：患侧面颊部肿胀疼痛，鼻塞，流脓浊涕，涕中带血，有恶臭味，口苦黏腻，溲黄便干，舌质红，苔黄腻，脉滑数。

辨证要点：面颊部肿胀疼痛，鼻塞流脓浊涕，有恶臭味，溲黄便干，舌红苔黄腻，脉滑数。

2. 痰瘀蕴结证

临床证候：鼻塞，头刺痛，耳闷鼻衄，面色紫暗，鼻腔内有凝血块，肿块触之出血，颜色暗红色，伴胸闷、胁痛，舌暗红，有瘀斑，脉弦滑。

辨证要点：鼻塞耳闷，面色紫暗，头刺痛，胸闷，舌暗红有瘀斑，脉弦滑。

3. 气血虚弱证

临床证候：面色㿠白或面黄，头晕，乏力气短，鼻腔干燥萎缩，腹胀便溏，肿块可消失或肿块较大，舌质淡红，苔薄或少苔，脉细弱。

辨证要点：面色㿠白或面黄，头晕乏力气短，鼻腔干燥萎缩，肿块可消失或肿块较大，舌质淡红，苔薄或少苔，脉细弱。

三、鉴别诊断

1. 鼻腔恶性肿瘤

（1）血管瘤　大部分属先天性，一般可分为毛细血管瘤与海绵状血管瘤。好发于鼻中隔，尤以前下区多见，瘤体呈红色或紫红色，质软、易出血。X线检查与CT扫描显示团块状肿物，无明显骨破坏。

（2）内翻性乳头状瘤 好发于鼻腔外侧壁、中鼻甲或鼻窦，尤以筛窦多见，常为多发、弥漫、广基，外观呈颗粒状、乳头状或息肉状，病程较长，少数会发生癌变，需做活检鉴别。

（3）鼻息肉 鼻息肉外观色灰白、质软、呈荔枝肉状，表面光滑、半透明、可带蒂，触之不易出血。必要时做活检鉴别。

（4）鼻硬结症 多发生于30岁左右，病变在鼻中隔前部、鼻底或下鼻甲前端，在病程进展至中期的表现为多数小结节、质硬、伴感染、覆以脓痂、少见溃疡形成。镜下为肉芽肿伴浆细胞浸润及异物巨细胞，有丰富的胶原纤维。

2. 上颌窦恶性肿瘤

（1）上颌窦囊肿 常有周期性鼻内流出黄液，或间歇流出微量血性液。局限于窦内的小囊肿，面颊多无改变，囊肿增大，亦可产生面颊隆起，X线检查可显示出囊肿的特有形态。做上颌窦穿刺，有黄色液或黏液，为囊肿所特有。

（2）上颌窦和上颌骨良性肿瘤 较为常见的良性肿瘤，有造釉细胞瘤及骨化纤维瘤、含牙囊肿等。肿瘤生长缓慢，无明显自觉不适。X线检查显示膨胀性生长的病变，病理检查可确诊。

（3）上颌窦良性出血性新生物 包括血管瘤、假性血管瘤、出血性息肉、坏死性上颌窦炎等。病程较长，常有鼻出血，且量较多。X线检查与CT扫描，窦内常显示团块状肿物，骨破坏多限于内侧壁，上颌窦诊断性穿刺，可有血性液自针管滴出，活检可确诊。

3. 筛窦恶性肿瘤

（1）筛窦囊肿 临床上远较筛窦恶性肿瘤多见，可有鼻内滴出黄液或微带血性液病史，突眼、眼移位、视力减退等均常见；眶缘、鼻侧隆起部表面光滑，扪诊可有乒乓球样略带弹性的感觉。X线检查与CT扫描有其特点，容易鉴别。

（2）筛窦乳头状瘤 除病程长外，临床往往不易与恶性肿瘤鉴别，且有10%左右乳头状瘤发生癌变，因此，需做活检鉴别。

4. 额窦恶性肿瘤

（1）额窦黏液囊肿：此病较肿瘤常见。发展缓慢，随着囊肿扩大，触之有按乒乓球之感。X线摄片与CT扫描均能显示扩大的额窦腔，密度均匀、边缘光滑的囊肿阴影，以及邻近骨质有受压吸收的现象。

（2）额窦骨瘤 当骨瘤起出窦腔，侵入鼻腔、眼眶时，检查见额窦前壁隆起，触之坚硬如骨。X线摄片及CT扫描甚有特点，易与额窦恶性肿瘤鉴别。

5. 蝶窦恶性肿瘤

本病应与蝶窦黏液囊肿相鉴别，后者较常见，病史中可有鼻内流黄脓或棕色液。X线摄片与CT扫描显示圆形扩大、边缘光滑的良性占位影，不难鉴别。

四、临床治疗

（一）辨病治疗

目前能够肯定的上颌窦癌的根治方针是综合治疗。治疗方式主要依据病理类型、肿瘤范围、患者身体状况而定。采用放射与手术结合为主，配合适当的化疗和生物治疗方法。

（二）辨证治疗

1. 辨证施治

（1）痰热互结证

治法：清肺解毒，化痰散结。

方药：清气化痰丸加减。黄芩、胆南星、半夏各9g，瓜蒌仁、枳实、茯苓、夏枯草各15g，石上柏、龙葵、菊花、僵蚕、石见穿各 30g，生牡蛎 20g，炙杏仁 6g，陈皮 12g。

（2）痰瘀蕴结证

治法：活血化瘀，祛痰软坚。

方药：失笑散和二陈汤加减。五灵脂、蒲黄、半夏、陈皮各 20g，丹参、赤芍、山楂各 30g，红花、泽兰、郁金各 15g，南星、海藻、昆布、藿香各 10g。

（3）气血虚弱证

治法：益气养血。

方药：八珍汤加减。党参、白术、茯苓各 20g，生地黄、白芍、川芎、当归各 15g，木香、砂仁各 10g。

2. 外治疗法

（1）针灸治疗、推拿治疗　见鼻咽癌章节。

（2）敷帖法

①瓜蒂散：瓜蒂、赤小豆、丁香各 50g 研粉，喷撒鼻腔内。适用于鼻衄、鼻内溃烂的患者。

②麝香散：麝香 15g，冰片 30g，黄连 20g 研粉，鼻内喷撒。适用于肿块溃烂等。

③三黄粉：大黄、黄柏、黄芩、苦参各 20g 研粉，吹布鼻腔溃烂坏死部。

④血竭膏：香油 150g，血竭 10g，松香 10g，羊胆 5 具，冰片 3g，麝香 3g，乳香、没药各 20g。将香油煎沸，加松香熔后离火，均匀撒血竭粉于液面，以深赤色为度，再下羊胆汁，加至起黄色泡沫为止，待冷却加入冰片、麝香即成。摊在胶布上贴于痛处。

3. 成药及单验方

（1）中成药

①鼻渊胶囊：主要药物组成为金银花、野菊花、苍耳子、辛夷花、茜草。本药为胶囊剂，具有清热解毒、凉血行瘀、通窍止痛的功效，适用于热毒壅盛的上颌窦癌。每次 2~3 粒，每日 3 次。

②散结灵片：主要药物组成为木鳖子、当归、五灵脂、白胶香、草乌、菖蒲、乳香、没药、京墨等。本药为糖衣片，具有活血化瘀、软坚散结的功效，适用于瘀血阻络的上颌窦癌。每次服 2~4 片，每日 2~3 次。孕妇慎用。

（2）单方验方

①雷公藤根（去粗皮及内皮，用木质部入药）每日 15~20g，煎煮 2 小时，分两次服，10 天为一疗程。适用于癌痛患者。

②上颌窦癌方：黄芩、黄柏各 20g，半夏、瓜蒌、天南星各 15g，重楼、薏苡仁、生甘草各 25g，白芷、败酱草各 12g。水煎服，每日 1 剂。

③筛窦癌方：薏苡仁、白术、黄芪各 20g，黄芩、拳参、山豆根各 25g，夏枯草、浙贝母、山慈菇各 30g，玄参、鸡血藤、生甘草各 15g。水煎服，每日 1 剂。

④南朝鲜民间方：干蚯蚓 10g，冰片 0.5g，麝香 3g。共研末为丸，如梧子大，每次 1 丸，放入患侧鼻孔中，日 1 次。本方取其通窍、止痉、解毒、止痛的作用而奏效。

五、预后转归

1. 鼻腔、筛窦癌预后及影响预后的因素

鼻腔、筛窦癌总 5 年生存率 35%~60%。不同治疗模式和临床分期的早晚对治疗效果影响较大。

2. 上颌窦癌的预后

放射治疗与手术综合的模式已成为治疗上颌窦癌的首选。综合治疗的 5 年生存率明显优于单纯放疗和单纯手术。上颌窦癌局部复发率为 45.2%~60%，是治疗的主要失败原因，其次是淋巴结转移和远处转移，复发时间多在治疗后 2 年内。

六、预防调护

（一）预防

（1）保持鼻腔清洁，及时治疗鼻腔部

慢性炎性病变。

（2）早晚刷牙、饭后漱口，养成良好的卫生习惯。

（3）若鼻腔黏膜充血水肿时，可用1%甘草水含漱。患者鼻腔干燥时，可用复方薄荷滴鼻液滴鼻。

（二）调护

（1）要经常清洁鼻部，减少分泌物，在病程中如发现头痛、复视、眼球活动受限等症状时，应及时检查，及时治疗。

（2）饮食宜清淡，富营养，易消化，禁食辛辣温热之品，绝对禁烟酒。

（3）适当进行体育锻炼，可选用气功、太极拳、剑术等。

（4）保持轻松平静的心境，乐观、开朗，坚定治疗信心。

（张春珍）

第八章 口腔癌及涎腺癌

第一节 口腔癌

口腔癌是一组病，是较常见的恶性肿瘤之一。在国内，占全身恶性肿瘤的 1.9%~3.5%，占头颈部恶性肿瘤的 4.7%~20.3%，居头颈部恶性肿瘤的第二位。男性较女性发病率高，为（3~4）：1。特别是吸烟或酗酒的 50~60 岁男性为高发人群。在印度和巴基斯坦该病的发病率可高达 40%~50%。

口腔癌主要指发生在口腔黏膜上的上皮癌。因部位不同而分别称为舌癌、颊黏膜癌、牙龈癌、口底癌和硬腭癌。口腔癌常向区域淋巴结转移，晚期可发生远处转移。口腔癌中以舌癌最为常见。

一、病因病机

（一）西医学认识

口腔癌的病因至今尚不明确，一般认为由多种原因综合所致，如长期嗜好烟、酒，口腔卫生差，异物长期刺激，营养不良，尤其是维生素 A 缺乏，口腔黏膜白斑和增殖性红斑等。

（二）中医学认识

中医虽无舌癌之名，但古代医籍中有关舌岩、舌菌、舌疳之描述，与之颇相似。如《外科真诠》说："舌岩，舌根腐烂如岩，心火上炎所致，其症最恶，难以调治。"到了清代，医学家才对该病有较为明确的认识，并有相应的医案记载。其临床表现：舌部肿块为主，形如豆粒而质硬，溃烂后形成坚硬而高低不平的溃疡。至于发病原因，多责之心脾火毒。主要病因病机：盖舌本属心，外

感六淫，入里化火，内伤七情，郁而化火，致心火炽盛，循经上灼于舌；舌边属脾，脾脉络舌旁，忧思伤脾，脾气郁结可以化火；或过食辛热炙煿之品，中焦积热，心脾郁火循经上灼于舌；肾之津液于舌本，肾虚不足，阴虚火旺，虚火内炽，舌失其荣养。无论心脾火毒，还是虚火内灼，皆可致舌上常生溃疡，加之烟毒熏烤，或牙之残根长期刺激，导致火毒痰瘀互结于舌，经络阻塞，气血瘀滞而发为本病。

二、临床诊断

（一）辨病诊断

1. 临床表现

口底癌以发生在舌系带两侧的前口底最为常见。局部可出现溃疡或肿块。

舌癌发生的部位以舌中 1/3 侧缘为多，约占 82%~90%，其次为舌根、舌腹及舌背，舌尖部最少见。其发生的早期症状不明显，多表现为局部组织增厚，黏膜小节，或溃烂，逐渐形成硬结；病变中期，癌肿向深部及周围组织扩展，可发生溃疡及继发感染，出现剧痛、口臭、多涎、舌运动障碍；癌肿晚期可累及舌肌，影响进食、吞咽及语言，常并发舌组织坏死、出血，全身呈恶病质。大多数舌癌为鳞形细胞癌，本病约 2/3 有颈部淋巴结转移。

2. 相关检查

包括原发部位的 CT、MRI，颈部 MRI 优于 CT，颈部彩超检查，以及病理活检。

（二）辨证诊断

舌癌的辨证，初期以邪实为主，呈火毒结聚之证，继则虚实夹杂，晚期往往邪

盛正衰，呈现气血两虚状态。

1. 初期

临床证候：舌边或舌背突起如豆，或长大如菌，触之较硬，舌表面可见增厚斑块、溃疡，久治不愈，疼痛不适，溲赤，舌质红，苔薄黄，脉弦。

辨证要点：舌边或舌背突起如豆，或长大如菌，触之较硬，舌表面可见增厚斑块、溃疡，久治不愈。

2. 中期

临床证候：舌癌肿块增大，糜烂溃疡，边缘不整，烂处易出血，咀嚼吞咽困难，疼痛难忍，碍食难言，口气臭秽，舌质红，苔白厚或黄腻，脉弦滑。

辨证要点：舌癌肿块增大，糜烂溃疡，烂处易出血，咀嚼吞咽困难，口气臭秽。

3. 晚期

临床证候：形体消瘦，气短乏力，双侧颈部、颏下、颌下常有恶核，伸舌受限，舌体肿大满口，甚至透舌穿腮，痛不欲生，流涎腥臭，饮食困难，言语不利，面色苍白，舌淡苔腻，脉弦细而数。

辨证要点：形体消瘦，面色苍白，双侧颈部、颏下、颌下常有恶核，舌体肿大满口，痛不欲生，流涎腥臭，伸舌受限。

三、鉴别诊断

（一）西医学鉴别诊断

1. 创伤性溃疡

多由假牙和牙的残根、残冠或锐利的牙齿边缘损伤或理化物质刺激等所致。如去除上述因素，给予消炎药物及维生素 B、C，多能痊愈。若仍不愈可做活检。

2. 结核性溃疡

多在舌背，溃疡浅，边缘软不齐，表面不平有黄色污秽渗出物，有自觉疼痛。全胸片检查、抗结核诊断性治疗有助于鉴别诊断。

3. 白斑

好发于颊、唇、舌、龈及腭部，系黏膜上皮增生和过度角化而成的略突于黏膜表面的白色斑块。可能与吸烟、牙齿残根、残冠刺激以及维生素 A 缺乏、营养障碍及内分泌失调有关。

4. 乳头状瘤

多发生于舌尖边缘，舌背舌后较少见，黏膜表面有细小乳头，外突或有蒂，周围组织软，基底无浸润，边界清，需手术切除。

5. 血管瘤

病期较长，多发生在婴幼儿，好发于唇、颊、舌等部，可呈局限性外突单发小肿物，形状不一，可深可浅，表面光滑，呈紫色，有压缩性，瘤体局限者可做手术，广泛者可做硬化剂注射或用液氮冷冻治疗。

6. 纤维瘤

可发生在口腔各处，生长于黏膜下层，大小不等，质韧、可活动、边界清，一般需手术切除并做病理检查。

（二）中医学鉴别诊断

中医虽无舌癌之病名，但根据临床表现，属于中医学中"舌岩""舌菌""舌疳"等病证范畴。本病应与舌疗相鉴别，舌疳，又名舌岩、舌菌，属中医外科四大绝症之一，多发于舌两侧边缘或舌尖的下面，初期肿物如豆、坚硬、渐大如菌，多由心脾毒火炽盛，结于舌部所致。而后者以疗生于舌上而得名，舌面上长豆形紫疱、坚硬痛剧，甚则出现恶寒发热等全身症状，多由心经郁火成毒所致。

四、临床治疗

（一）提高临床疗效的要素

本病强调早发现、早诊断。治疗主

要采用外科手术和放射治疗，化学治疗作为辅助或姑息治疗，中医中药治疗可以改善患者的临床症状，防止或延缓术后复发。

（二）辨病治疗

1.手术治疗

手术是治疗舌癌的主要手段，对于早期或局限的舌尖部癌，可考虑舌局部切除，切口应距病灶1.5cm以上，行楔形切除，切忌挤碎瘤组织。对于晚期舌癌需做包括原发与颈淋巴结有关组织整块切除的联合根治术。由于舌癌的治疗方法不断改进，目前采用保留颌骨和选择性颈清扫的手术方式结合辅助放射治疗者日益增多。

2.舌癌放射治疗

（1）根治性放射治疗　放射治疗在舌活动部癌治疗中的优势主要体现在舌功能的保留。适用位于舌前部无口底受侵的T1N0、小T2N0病变；较大但表浅的或外生性、无明显深部肌肉浸润或放射治疗中病变消退满意的病变；病变虽然较小，部位靠后，无法经口腔手术的病变。

（2）放射治疗加手术综合治疗　中、晚期舌癌常伴有淋巴结转移，深部肌肉的侵犯，单纯放射治疗难以根治，可行计划性放射治疗或同步放化疗加手术。

（3）姑息性放疗　用于晚期病变、无手术指征，有手术禁忌证，或拒绝手术的晚期病例。外生性病变对放射治疗较浸润性病变敏感。

（三）辨证治疗

1.辨证施治

（1）初期

治法：清心泻火，解毒散结。

方药：导赤散化裁。川连、木通、甘草各6g，生地20g，栀子、山豆根、丹皮各10g，淡竹叶、赤芍、重楼各15g，车前草、白茅根、蒲公英各30g。

（2）中期

治法：泻火解毒，散结止痛。

方药：黄连解毒汤化裁。黄连6g，黄芩、黄柏、桃仁、甘草各10g，栀子、山豆根、半枝莲各15g，重楼、仙鹤草、薏苡仁、蒲公英、白花蛇舌草各30g。

（3）晚期

治法：益气补血，解毒散结。

方药：八珍汤加味。太子参、白术、茯苓、生地、山豆根各15g，黄芪、当归、赤芍、仙鹤草、土茯苓各30g，玄参、知母各12g，川芎9g，青黛6g。

2.外治疗法

（1）针刺治疗　取合谷、承浆、地仓、内庭、天突、翳风、内关、足三里、太冲、心俞、脾俞、颊车、下关等穴，每次3~4穴，补泻兼施，每日1次，每次留针20~30分钟。

（2）耳针　取耳穴心、脾、肾、内分泌、舌、肾上腺、面颊等，每次取2~4穴，日针1次，每次留针30分钟，行较强刺激。或每次埋针3~5天，2~3天后再行第2次埋针。亦可用王不留行籽，胶布固定于穴位上，并反复按压。

（3）穴位激光治疗　选取足三里、肾俞、脾俞、心俞、痞根、痞块、癌根、再生穴等，应用氦分子激光聚焦照射穴位治疗，频率10~25次/秒，每次照射3~5穴，每穴照射4~5分钟，隔日一次或隔2日照射一次，最多可照射6个月。

（4）敷贴法

①外敷红灵丹油膏或芙蓉膏于颌下。

②生肌玉红膏掺九黄丹或海浮散敷之，适宜于有溃破者。

③水澄膏：水飞朱砂、白及、白蔹、五倍子、郁金、雄黄、乳香适量，共研细末，米醋调敷于患处。

④双料喉风散：频频外敷于舌溃疡面。

3. 成药及单验方

（1）中成药

①蟾酥丸：乳香、没药、雄黄、蟾酥各180g，蜗牛60g，血竭20g，朱砂10g，胆矾、轻粉、寒水石各6g，牛黄、冰片、麝香各3g，蜈蚣30g。共研细末，水泛为丸，如芥菜子大，每服5~10粒，早晚各1次。

②六神丸：药物组成有牛黄、珍珠粉、雄黄、蟾酥、麝香、冰片。具有清热解毒、消肿止痛的功效，对舌癌具有良好的消炎止痛作用。每次5~10粒，嚼化或开水送服，每日2~3次。

③片仔癀片：本品具有清热解毒、消肿止痛的功效。辨证为毒热炽盛者颇为适宜。本药为曲剂，每块重3g，每次服0.6g，每日3次。

④牛黄嚼化丸：药物组成有牛黄、麝香、冰片、黄连、硼砂、雄黄、绿豆、柿霜。具有清热解毒、消肿止痛之功效，对于热毒壅盛的舌癌颇为适宜。每九重1.5g，每次1丸，每日3~4次，嚼服。

（2）单方验方

①生薏苡仁60~120g，水煎服。

②一枝黄花15g，加水1000ml，煮沸，日日漱口。

③晚期出血不止，可用蒲黄炭末撒病灶。

④苦参、五倍子、山豆根、龙葵、重楼、白茅根、仙鹤草各30g，冰片少许煎汤，代水含漱，一日数次。

⑤仙鹤草60g，白茅根30g，蒲公英50g，龙葵、重楼、苦参各20g。煎汤漱口，一日数次。

⑥龙蛇点舌汤：白花蛇舌草30g，野菊花、蒲公英、浙贝、车前子、生大黄各9g，生牡蛎12g，龙葵15g，梅花点舌丹2粒。水煎服，每日1剂。梅花点舌丹每次1粒，每日2次，随汤药吞服。

五、预后转归

疗效与肿瘤的大小和有无淋巴结转移有关。局部控制率T1为75%~80%，T2为50%~60%，T3、T4为20%~30%。无淋巴结转移的5年生存率50%~70%，有淋巴结转移的降低1/3~1/2。

六、预防调护

流行病学的数据显示，暴露于烟草，酒精的人群易患口腔癌。初级预防包括减少对这些危险因素的接触，在减低口腔癌发病率中证明有效。二级预防包括对早期癌迹象的检测，尽管很容易被检出并且常在早期就进行治疗，大多数口腔癌缓慢地进展并在被诊断时就已向区域淋巴结扩散。

口腔癌普查可以使用多种形式。临床和组织学检测能在早期探测出口腔癌的恶化和恶化前病损。

患口腔癌的危险可以通过饮食调节，包括多吃新鲜的水果、蔬菜（特别是胡萝卜、马铃薯，辣椒和绿菜）来降低。有证据表明，微营养成分，A，C和A的前体β-胡萝卜素在个体均有不同程度的缺乏。减少总卡路里及脂肪、黄油、蛋类和淀粉性食物的摄入，可以在远期减少口腔癌发生的危险。

七、研究进展

对口腔癌的最后诊断主要是依据病理检查，而取材活检是最关键的一步，因而取材部位的准确至关重要。近年来研究采用多点取材及应用四环素荧光或血卟啉衍生物荧光谱分析法协助定位取材，显著提高了确诊率。近年来功能性外科受到了广泛的关注，采用手术重建法，即在保证功能与促进癌肿根治的前提下选用最合适的修复方式以期使功能与外容得到尽可能的补偿。目前功能性外科的研究发展，已是扩大口腔癌手术的适应证和提高其治疗效果的重要组成部分。

第二节　涎腺癌

涎腺又称唾液腺，是分布于口腔颌面部分泌唾液的腺体。包括腮腺、颌下腺、舌下腺及小涎腺。涎腺癌系指来源于涎腺腺上皮的恶性肿瘤，有低度恶性和高度恶性之分，涎腺癌大多数有疼痛表现，呈浸润性生长，与周围组织有粘连，可形成破溃并可导致神经功能障碍。

据统计，在我国涎腺癌约占全身恶性肿瘤的0.9%，占头颈部恶性肿瘤的5.4%。腮腺的发生率最高，其次是小涎腺、颌下腺，舌下腺的发生率最低。就病理分型来看，主要分为：①黏液表皮样癌：较常见，占涎腺癌的18%~35%，多发生于腮腺区和腭部，好发于30~50岁，无明显性别差异。②腺泡细胞癌：较少见，占涎腺癌的5.5%~6.6%，95%以上发生于腮腺，发生于颌下腺者极为少见，可发生于任何年龄，尤其以中老年女性为多见。③恶性混合瘤：占涎腺癌的15%~20%，好发于腮腺，其次为颌下腺及腭部小涎腺。多见于60岁以上的老年人。④腺样囊性癌：较为常见，占涎腺癌的14%~24%，多见于中老年患者，高发年龄为40~60岁，无明显性别差异，好发于腮腺及硬腭部的小涎腺，颌下腺区、口底部、舌部等处亦可发生。

一、病因病机

（一）西医学认识

涎腺癌的病因目前还不太清楚，已知和放射线有密切关系。另外，有文献报道，涎腺癌的发生与维生素A缺乏、暴露在烟雾灰尘中接触化学药品的职业有关。

（二）中医学认识

中医文献中尚未见涎腺肿瘤之病名，但有不少类似该病的记载，与中医的"颧疽""颊疡""颊疽"等证的描述相类似。中医称舌下腺囊肿为"舌下痰包"，如《外科正宗》谓："痰包乃痰饮乘火流行，凝注舌下……流出黄痰，若蛋清稠黏难断……"另一颇似腮腺恶性肿瘤的疾病被称为"耳后发"，发于左侧者称为"天疽"；发于右侧者则称为"锐毒"。涎腺肿瘤的病因以内伤七情为主。病机为脾虚失运，升降失司，水湿痰浊积滞，凝聚为痰，久遏化毒成癌；或胃火炽盛，灼伤津液，毒火内结，胃火上炎，久而成块；或肝气郁结，气机不畅，气滞血瘀，郁久化热生毒，热结内蕴，热毒痰浊瘀阻而成肿瘤。

二、临床诊断

（一）辨病诊断

1.临床表现

涎腺肿瘤的诊断，首先要区别肿瘤与非肿瘤性疾病；其次要鉴别肿瘤的良性与恶性。临床上根据肿瘤发生部位的不同以及不同部位肿瘤特有的症状、体征结合组织病理及仪器检查，不难做出诊断。

（1）腮腺癌　一般病程较短，生长较快，面部常有疼痛、麻木感。肿瘤质地较硬，常与深层组织发生粘连，可出现开口困难，累及皮肤可产生破溃。

（2）颌下腺癌　常有疼痛，生长较快，肿瘤界限不清、质硬，与周围组织粘连不能活动。若侵犯开口肌群可出现轻度开口困难；舌神经受累时患侧舌疼或麻木，舌下神经受累可出现患侧伸舌运动受限，舌尖偏向患侧。

（3）舌下腺癌　常无自觉症状，病程较长，肿块一般质地较硬。

（4）小涎腺癌　多发生于软硬腭交界处，可侵犯牙龈、牙槽骨及腭骨。黏膜表面完整，肿块固定，大小不等。

2. 相关检查

（1）超声　超声是涎腺肿瘤常用的辅助检查方法之一。根据声像图特点和血供情况判断肿瘤的囊性、实性和良性、恶性性质。

（2）CT、MRI检查　MRI软组织的分辨率高于CT，MRI不但能清晰显示肿瘤与周围软组织及血管的关系。还可显示腮腺、颌下腺的被膜及转移淋巴结被膜是否受侵，区分涎腺内和涎腺外病变等，并有利于与其他疾病的鉴别。

（3）X线　X线平片在检查腭部、颌下腺、舌下腺肿瘤有无骨质破坏方面有时优于CT。

（4）组织学检查　大涎腺肿瘤禁忌在手术前做切取活检，一般情况下是在术中进行冷冻切片检查，明确肿瘤性质，确定手术范围。对于无手术指征的大涎腺肿瘤患者，可行细针穿刺细胞学检查，或超声引导下穿刺活检，以便指导临床治疗。

（二）辨证诊断

涎腺肿瘤早期多脏腑功能失调，多为脾虚湿滞，心火上炎，胃炎炽盛。晚期正气虚损，毒热伤阴，阴虚火旺，气阴两伤。临床各期证候，又每多兼夹，临床用药，当以辨证为主。

1. 痰湿结聚证

临床证候：初起微肿，耳下肿胀或疼痛，头晕身困，口黏涎多，倦怠懒言，纳呆脘闷，舌体胖，质淡或边有齿痕，苔白厚腻，脉滑。

辨证要点：初起微肿，头晕身困，倦怠懒言，纳呆脘闷，舌淡胖，苔白厚腻，脉滑。

2. 热毒蕴结证

临床证候：头面漫肿焮红，面颊红肿坚硬，表面凹凸不平，头痛身热，耳灼口苦，便秘溲赤，舌质红绛，苔黄燥，脉滑数。

辨证要点：头面及面颊部红肿，头痛身热，耳灼口苦，便秘溲赤，舌红绛，苔黄燥，脉滑数。

3. 气滞血瘀证

临床证候：单侧或双侧耳下肿胀，甚有肿块作痛，咀嚼不便，咽痛耳痛，舌质暗或有瘀斑或瘀点，苔少，脉弦细。

辨证要点：耳下部肿胀，甚有肿块作痛，咀嚼不便，舌质暗或有瘀斑瘀点。

4. 肝胆郁热证

临床证候：肿块渐大，烦躁易怒，口苦咽干，舌侧缘生疮、糜烂、疼痛，便秘，舌质红，苔黄，脉弦滑。

辨证要点：烦躁易怒，肿块渐大，口苦咽干便秘，舌红苔黄，脉弦滑。

三、鉴别诊断

（一）西医学鉴别诊断

1. 腮腺良性混合瘤

常在无意中被发现，肿瘤生长缓慢，病程长约8~10年，肿瘤多在耳垂下方呈结节状、硬度不一、基底活动。肿瘤较小时难与黏液表皮样癌、腺样囊性癌及腺泡细胞癌鉴别，故需做术中冰冻切片检查以鉴别。

2. 腮腺结核

腮腺结核系指发生在腮腺腺体内的淋巴结的病变，如侵犯腺实质肿块活动差，可出现反复肿胀，抗结核治疗可使肿块缩小。除非有明确的其他结核病体征或有炎症史，一般诊断较困难。穿刺细胞学检查有助于区别。

3. 颞下凹—咽旁区肿瘤

此区肿瘤早期无明显症状。近颅底发生者持续增长时可出现耳鸣、失听等症状，在下颌后凹部出现肿块，类似腮腺深层组织发生的肿瘤。偏下部位发生者注意和颌下腺肿瘤区别。CT 或 MRI 检查有助于区别。

（二）中医学鉴别诊断

根据临床表现，涎腺肿瘤可归属于中医"颧疽""颊疡""颊疽""舌菌""舌疳""口糜"等病范畴，另外还包括在"耳后发""失荣疽""舌下痰包"等病证中，由于受历史条件的限制，古代医家不可能对该病做出明确的诊断，而且涎腺广泛分布于口腔内，临床表现比较复杂，中医对口腔肿瘤的病名诊断一般也只是以形态学命名的，所以在临床诊断上，它们之间很难区别开来。本病应与"茧唇""唇风"相鉴别，茧唇主要表现以唇部肿块为主，初起小瘤如豆大，渐大如杨梅、如疙瘩，突肿坚硬，甚则疼痛，或破血流。多因毒火内结，气滞血瘀，痰火注唇而发为唇癌。而唇风多发于唇，俗称"驴嘴风"。以唇部红肿、痒痒、日久破裂流水为其特征。多因胃素有湿热，外感风邪，风热相搏而致。

四、临床治疗

（一）提高临床疗效的要素

对涎腺肿瘤的治疗首先要树立综合治疗的观点，应根据肿瘤的性质及临床表现，结合患者的身体状况具体分析，确定采取相应的治疗原则与治疗方法。以手术治疗为主，加放疗和化疗，辅以中医中药治疗等综合性治疗手段，显著地提高了涎腺癌的切除率和患者的生存率。

（二）辨病治疗

1. 手术治疗

涎腺癌一般以手术治疗为主。

（1）腮腺癌　良性肿瘤、位于腮腺浅叶的、较小的、而且无外侵的高分化黏液表皮样癌及腺泡细胞癌，可行保留面神经的腮腺浅叶切除术。合并颈部淋巴结转移时应行治疗性颈淋巴结清扫。

（2）颌下腺癌　颌下腺及肿瘤切除术适用于肿瘤仅限于腺体并较活动的病例，但应包括此区域淋巴结一并切除。肿瘤与下颌骨有粘连或 X 线显示下颌骨有骨质破坏的病例应当在切除颌下腺肿瘤的同时切除同侧下颌骨。

（3）舌下腺癌　局限于舌下腺内的肿瘤，可做舌下腺切除，若肿物较大或与骨膜有粘连，应做下颌骨切除，这样既能根除肿瘤，又有利于消灭死腔。临床如明确有淋巴结转移者，则应做颈清扫术。

（4）小涎腺癌　根据肿瘤所在部位、侵犯范围及病理类型而采取不同的手术，如局部切除，低位上颌骨切除，全上颌骨切除，下颌骨矩形切除，舌根部小涎腺肿瘤切除，唇部小涎腺肿瘤切除。

2. 放射治疗

对有下述情况之一者应术后放射治疗：①肿瘤组织学高度恶性，如分化差的黏液表皮样癌、鳞状细胞癌、腺癌、涎腺导管癌、未分化癌及嗜酸细胞癌等。②侵袭性强容易侵及神经的组织学类型。③治疗前已发生神经麻痹（面神经、舌神经、舌下神经麻痹）需行术后放疗。④手术切缘阳性或肿瘤残存，或由于解剖条件限制安全界 < 5mm，无再手术机会者。⑤局部病变晚期（T3~T4），肿瘤侵及包膜或包膜外，或术中肿瘤外溢污染术床，或肿瘤广泛侵及周围肌肉、神经、骨骼等组织，腮腺肿瘤深叶受侵。⑥已发生区域淋巴结转移。

3. 化学治疗

对于分化差的晚期涎腺肿瘤，化疗可安排在术后或放疗后，也可采用同步放疗、化疗。常用的药物有顺铂（PDD）、羟喜树碱（HCPT）、多柔比星（ADM）、甲氨蝶吟（MTX）、氟尿嘧啶（5-FU）、环磷酰胺（CTX）等。

（三）辨证治疗

1. 辨证论治

（1）痰湿结聚证

治法：健脾祛湿，化痰散结。

方药：山茨汤加减。白术、半夏、南星、山慈菇各10g，茯苓、丹皮各15g，山豆根、莪术各12g，夏枯草、重楼、白花蛇舌草、薏苡仁、贝母各30g，白芥子9g，生甘草3g。

（2）热毒蕴结证

治法：清热解毒，消肿散结。

方药：清瘟败毒饮加减。生地黄、黄芩、知母、赤芍、竹叶、天花粉各12g，石膏45g，黄连、栀子、桔梗各9g，玄参、连翘各30g，丹皮、野菊花、半枝莲、夏枯草、蒲公英、白花蛇舌草各15g，甘草6g。

（3）气滞血瘀证

治法：疏肝理气，化瘀散结。

方药：柴胡疏肝散化裁。柴胡、郁金、枳壳各10g，山豆根、赤芍各15g，八月札、猫爪草、生牡蛎、浙贝母各30g，丹参20g。

（4）肝胆郁热证

治法：清泻肝胆，败毒消肿。

方药：龙胆泻肝汤加减。柴胡、龙胆草、青皮各10g，夏枯草、野菊花、土茯苓、薏苡仁、山豆根、生地各15g，蒲公英、紫花地丁、白花蛇舌草、白茅根各30g，玄参、金银花各20g。

2. 外治疗法

（1）针刺治疗　主穴取心俞、风池、天泉，配穴取内关、足三里。补泻兼施，每日1次，每次留针20~30分钟。

（2）推拿疗法　取穴风池、大椎、命门、合谷等穴，采用推、拿、抹、摇、拍击等手法，能扶正固本、宽胸理气。

（3）敷贴法

①局部溃烂擦青吹口散或锡类散。

②出血不止，可用蒲黄炭、芦荟、马勃等份，研末外敷。

③颌下肿核，初起贴红灵丹油膏。

④25%或50%皮癌净油剂（砒石2份、指甲1.5份，头发1.5份、大枣1枚、碱发面30份配制），局部用药，对溃烂效果好。

3. 成药及单验方

（1）中成药

①西黄丸：由制乳香、制没药、牛黄、麝香等组成。功效：清热解毒，化瘀散结，活血祛瘀。每次服6g，每日2次，热陈酒送下。

②小金丹：小金丹出自清代王维德《外科全生集》，取白胶香、草乌、五灵脂、地龙、木鳖子、乳香、没药、当归、麝香、墨炭、糯米粉打糊为丸如芡实大，每服1丸，每日2次，陈酒选下，覆盖取汗。功效：化痰祛湿，祛瘀通络。治一切阴疽、痰核、瘰疬等证。

（2）单方验方

①土茯苓30g，土贝母30g，水煎服，日服2次。

②生薏苡仁60~120g，水煎服，早、中、晚各1次。

③大青叶、板蓝根各30g，水煎服，日服2次。

④猫爪草60~120g，煎水冲黄酒30ml内服，日2次。

⑤牛蒡子、重楼各30g，半枝莲60g，水煎服，日2次。

⑥半夏、黄连各10g，刀豆子、赤小豆各60g，水煎服，早、中、晚各1次。

⑦八角连、山豆根各30g，青黛60g，雄黄6g，共为细末，蜂蜜调和外敷。

⑧海藻牡蛎汤：海藻、牡蛎、黄药子各30g，昆布、猫爪草各15g，日1剂，水

煎服，治疗腮腺癌。

⑨蛇六谷、板蓝根各 30g，金银花、山豆根各 15g，日 1 剂，水煎服。此为腮腺癌方。

五、预后转归

涎腺癌的预后与临床分期、组织病理分型有关。临床分期越早，预后越好，Ⅰ期其 10 年、15 年生存率分别为 100%、98%；分期越晚，预后越差，Ⅳ期其 10 年、15 年生存率分别为 26%、16%，病理类型与预后关系密切，以黏液表皮样癌预后较好，腺癌、腺样囊性癌、恶性混合瘤预后较差，鳞癌、未分化癌预后最差。大约 80% 低分化涎腺癌及 30% 的高分化涎腺癌能够得到局部控制，大约 20% 的高分化涎腺癌可发生肺及骨的远处转移。

六、预防调护

（一）预防

口腔和涎腺肿瘤的发生部位比较表浅，容易被发现，因此必须做到三早，即早期发现、早期诊断、早期治疗，一旦发现癌前病变，要定期随访。平时一定要从口腔卫生做起，及时拔除口腔残根、残冠，纠正不良修复体，治疗龋齿以免不断损伤口腔黏膜，宣传戒烟的必要性，节制饮酒。避免精神过度紧张或抑郁，积极参加体育锻炼，增强体质。

（二）调护

1. 心理护理

涎腺癌是口腔颌面部恶性肿瘤的一种，患者往往很难接受这一患病现实。因此无论是医护人员还是患者亲属，都要十分重视患者心理变化，经常与患者谈心，及时掌握患者的情绪变化，帮助患者树立战胜疾病的信心。

2. 发热的护理

涎腺癌术前常易并发感染，所以护理上应千方百计预防感染。如各项诊疗操作尽可能做到无菌，加强营养，注意保持口腔卫生。

3. 放疗并发症的护理

（1）皮肤反应　可出现皮肤变红、变黑、脱屑、脱毛、溃疡等反应，护理时皮肤应保持干燥，避免一切局部摩擦、日晒、热疗、敷贴橡皮膏及刺激性药物。

（2）口腔黏膜反应　可出现充血、水肿、溃疡、出血等。可用 1.5% 双氧水含漱，并用抗生素控制感染，并发口干时可针刺双侧颊车穴，留针 20~30 分钟，每日 1 次。

（3）全身反应　可有食欲减退、恶心呕吐、头晕乏力、白细胞及血小板减少等。可针刺足三里、曲池、内关及中脘，给予大量维生素 B_6、流汁饮食加强营养。

七、研究进展

涎腺癌目前以手术为主，术后视病理分类分别采用化疗、放疗等综合治疗，这一综合措施可以提高生存率。术后化疗是防止发生全身转移的一种有效方法。近些年来有些研究报道涎腺癌用生物学标记试图区分其恶性程度以预示侵袭性，并指导外科手术。癌基因的研究是近年来肿瘤分子生物学的热点，进展迅速。目前关于口腔肿瘤基因的研究较多，研究结果显示口腔肿瘤的发生与 ras 癌基因的激活有关。另外，与口腔肿瘤发生有关的癌基因还有 Myc 癌基因、erb 基因、P53 基因。基因突变者 5 年生存率低于未突变者。基因检测对研究涎腺癌的发生发展、辅助诊断和预后监测、肿瘤生物治疗以及提高肿瘤治愈率等，均具有重要意义。

参考文献

[1] 中华人民共和国卫生部医政司. 中国常见恶性肿瘤诊治规范. 北京: 北京医科大学中国协和医科大学联合出版社, 2014.

[2] 曾益新. 肿瘤学. 北京: 人民卫生出版社. 1999.

[3] 郭岳峰. 肿瘤病诊疗全书. 北京: 中国医药科技出版社, 2001.

[4] 屠规益. 头颈部恶性肿瘤的规范性治疗. 北京: 人民卫生出版社, 2003.

[5] 杨凯. 口腔癌预防比治疗更重要. 医药与保健, 2007, 15 (8) 16-17.

[6] 乔才真. 口腔癌近十年的中医药及护理研究进展. 世界最新医学信息文摘, 2020, 20 (11): 92, 94.

[7] 宋琰华, 等. 中药复方抗癌汤联合化疗治疗晚期口腔癌疗效观察. 肿瘤防治研究, 2002, 29 (4): 337-338.

[8] 蔡晓清, 等. 抗癌汤联合化疗对中晚期口腔癌术后患者免疫功能及预后的影响. 癌症进展, 2018, 16 (8): 1028-1031.

[9] 蔡瑞波, 等. 口腔癌患者术后护理干预对其卫生行为及并发症的影响. 首都食品与医药, 2019, 26 (18): 166.

（张春珍）

第九章　喉癌

喉癌是原发于喉部的恶性肿瘤，是耳鼻咽喉科比较常见的恶性肿瘤。临床上主要表现为声音嘶哑、咽喉部异物感、吞咽困难、咳嗽咯血、呼吸困难等。喉恶性肿瘤以鳞状细胞癌为主。喉癌早期诊断、早期治疗对预后极为重要。目前治疗仍以手术和放疗为主。

喉癌是耳鼻咽喉科比较常见的恶性肿瘤，其发病率在我国约占全身肿瘤的1%~2%，占头颈部恶性肿瘤的3.3%~8.1%，且近年有上升的趋势。好发年龄为50~60岁。男性较女性多见，约为8∶1。

一、病因病机

（一）西医学认识

喉癌确切的病因目前尚不清楚。一般认为与以下因素有关。

1. 环境因素

（1）发声劳累　发声时声带是振动摩擦的最剧烈部位，亦为肿瘤的好发部位，约有60%的喉癌是原发于声带部分，而声带的中段又是最常发生的部位，这是发声的要区，因此发声劳累可能为发病的诱因之一。

（2）吸烟　烟草燃烧时产生烟草焦油，其中有苯并芘的致癌物质。此外，香烟中砷的含量较一般食物约高50倍，也可能是致癌的因素。

（3）空气污染　在工业生产中，工厂内空气被砷、烟草、铬等的灰尘污染，长期大量吸入，有致癌的可能。因此，应该重视工业中的防护。

2. 病毒因素

（1）病毒感染　关于病毒和癌肿发生的关系，近年已受到重视，喉癌和喉乳头状瘤之间存在着密切的关系，但是否和病毒感染有关，尚须进一步研究。

（2）梅毒　有人认为梅毒的慢性感染可刺激组织引起癌肿，喉癌和喉梅毒或结核可同时发生，但目前尚不能证明癌肿是由梅毒所引起，这有待进一步研究。

3. 生物因素

（1）放射性物质　放射治疗后引起喉癌，放射治疗可以致癌，虽非重要因素，但应引起重视。

（2）性激素　近年来，肿瘤学领域中性激素及其受体的研究为人们所重视，尤其是原发于性激素靶器官的恶性肿瘤。喉是第二性征器官，也被认为是性激素的靶器官。故认为喉癌的发生和发展，受性激素，尤其是睾酮的影响，有待进一步探讨。

（二）中医学认识

中医学对喉部肿瘤有不少描述，根据喉癌的临床表现，与中医古籍中"喉菌""喉百叶""喉疳"等病证相似。如"喉菌……生于喉内，如菌样"；"喉百叶乃咽喉中有生肉，层层相叠"等。病名虽多，临床表现则大同小异，其主要症状多以喉内肿块为主，初生如瘰疬，咽干嗌燥，声音嘶哑，又如硬物嗌于咽下，日久其色紫暗不鲜，颇似冻榴色，后期肿块状如鸡冠，阻塞要路，不能饮食，惟进水饮，甚则翻花。其病因病机，中医认为喉为声音之门户，喉司呼吸属肺，肝肾经络循行于此，喉癌病因外邪以风热为主，内伤则因素体虚弱、七情太过、饮食不洁、起居失常、房劳过度等损伤肝肾，阴虚阳亢，痰火毒结。或食膏粱炙煿厚味过多，热毒积于心脾二经，上蒸于喉结如菌；或因心经毒气小肠邪风；或忧郁气滞，血热而生；或因七情恼怒而起，或气伤心肾所致；或肝火夹胃热而成，譬如潮热地上，往往生菌；或由肾液久亏，相火炎上，消烁肺金，熏蒸咽喉；此病多见于妇人，若小儿患之，则多因胎毒所致或心胃火邪而生。总之，邪侵于肺，肺气失宣，积聚成痰，痰凝气滞，瘀阻脉络。外邪上受，蕴成热毒，痰火毒结，灼伤阴液，久而成块，盘缠喉部，遂成喉癌。

二、临床诊断

（一）辨病诊断

1.临床表现

（1）症状　症状随癌肿类型而异。

①声门上型：早期症状不显著，仅觉喉部有异物感或不适感。稍晚可出现喉痛，吞咽时加剧，可放射至头部及同侧耳内，严重时妨碍进食，有呼吸困难、出血等症状。

②声门型：因生长在声带上，故早期即有声嘶，时轻时重，逐渐加重。声嘶与癌肿的部位关系密切，声门型癌也可伴咳嗽、痰中带血等症状。晚期，还可出现喉痛、咯血等。早期极少有颈淋巴结转移。

③声门下型：因发生部位较为隐匿，早期可无任何症状。如侵及环杓关节或声带，则发生声嘶、咳嗽，有时咯血痰。晚期，由于声门下区被癌肿堵塞，常有呼吸困难。

（2）体征　绝大多数患者都有不同程度的声音嘶哑，晚期喉癌可能听到喉喘鸣。喉部的触诊对喉癌的检查极为重要。首先扪触两侧甲状软骨板有无膨隆或压痛，其次检查甲状舌骨膜，注意甲状腺是否受侵犯，有无肿块。喉体是否固定。仔细触摸颈部淋巴结。

2.相关检查

（1）间接喉镜检查　喉部间接喉镜检查方法简便易行，喉部病变一般都能见到，必要时给予表面麻醉剂详细检查，又可重复检查对比。

（2）直接喉镜检查　直接喉镜检查可以辅助间接喉镜检查的不足，可以直接观察瘤体的大小、形状、范围等，并可推开室带检查喉室，前联合喉镜可越过声门检查声门下病变，必要时可探触瘤体活动度和软硬度。

（3）纤维喉镜检查　已普遍应用于喉癌的术前检查。其优点：无视死角，能窥清间接喉镜所不易看到的部位；有放大作用，能更清楚地观察喉黏膜和病变微细改变；可以拍照，把喉内病变拍摄下来。

（4）活组织检查　组织病理检查是喉癌诊断中必不可少的步骤。

（5）X线检查　X线检查对喉癌的诊断极为重要，比喉镜检查更能深入看清癌肿部位和浸润的范围。

（6）喉部CT/MRI检查　主要用于判定肿瘤深层浸润范围，对诊断颈淋巴结转移也有一定意义。MRI检查性能和CT扫描相似，但更优越，对软组织的分辨率比CT更高。

（二）辨证诊断

根据喉癌之临床表现，参考"喉菌""喉百叶""喉疳"及其诸证辨证论治。其病的病机特点分别为肾阴亏损，肺热痰结和湿热壅阻或腑气不通。故治疗上采用滋阴降火或清肺泄热，或急下存阴，谨守病机，辨证施药。

1.痰浊凝聚证

临床证候：声音沉闷不扬，或嘶哑，咽喉不舒，咳嗽痰多白黏，胸闷身重，口中黏腻，纳呆便溏，舌质淡红，苔白腻，脉弦滑或缓滑。

辨证要点：声音嘶哑或沉闷不扬，咽喉不舒，胸闷咳痰，苔白腻，脉滑。

2. 气血瘀阻证

临床证候：声音嘶哑，甚或失音，咽喉干涩，或喉间胀痛、刺痛，面色黧黑，胸胁胀痛，舌质暗红或有瘀点，或舌下青筋暴胀，脉细涩。

辨证要点：声音嘶哑或失音，面色黧黑，胸胁胀痛，舌有瘀点，脉细涩。

3. 肝火壅盛证

临床证候：声音嘶哑，咽喉红肿疼痛，气急，咳痰带血，心烦易怒，头晕目眩，胸胁胀痛，口苦咽干，舌红苔黄，脉弦数。

辨证要点：咽喉红肿疼痛，心烦易怒，头晕目眩，口苦咽干，舌红苔黄。

4. 湿热蕴结证

临床证候：声音嘶哑，渐或失音，咳嗽咳痰，痰黄黏稠，或痰中带血，喉部灼热，口臭口苦，小便黄浊，舌质红，苔薄黄而腻，脉濡数。

辨证要点：声音嘶哑，喉部灼热，痰黄黏稠，口臭口苦，小便黄浊，苔薄黄而腻，脉濡数。

5. 肺肾两虚证

临床证候：声哑失音，喉部溃烂作痛，咽喉干燥，少气乏力，咳痰带血或咯血，或潮热盗汗，五心烦热，痰涎壅盛，舌淡红或嫩红，少苔，脉沉细或数。

辨证要点：声哑失音，咽喉干燥，少气乏力，五心烦热，舌嫩红少苔，脉沉细或数。

三、鉴别诊断

（一）西医学鉴别诊断

1. 喉乳头状瘤

可发生于任何年龄，有单发性和多发性，有带蒂和基底较广两种；喉癌均为单发，极少带蒂。乳头状瘤病变仅在黏膜表层，即使范围较广，也无声带运动障碍。确诊尚需进行活组织检查。

2. 喉结核

喉结核的主要症状为声嘶及咽喉部疼痛，声嘶而低弱，疼痛比较剧烈，常妨碍进食。喉镜检查可见喉黏膜苍白水肿，有浅溃疡，上覆有黏脓性分泌物。病变多发生于喉的后部，声带运动不受影响，呼吸极少发生困难，肺部X线片检查、痰内结核杆菌及喉部活检均为鉴别时的重要依据。

3. 喉梅毒

其病变多见于喉的前部，常为梅毒瘤，继而溃烂，破坏组织较多，愈合后有瘢痕粘连。患者声音嘶哑，喉痛轻，有性病史，血液华康反应和喉部活检可以确诊。但应注意梅毒和喉癌可以并存，甚至和喉结核三者同时存在。

4. 喉息肉

典型喉息肉易与喉癌鉴别，但因出血性息肉失去水肿所引起的半透明特点，有时易于误诊，应将可疑的息肉送病理检查，以免误诊。

5. 其他

喉淀粉样变、喉白斑、喉内瘤，黑色素瘤等极少见，需根据病理检查鉴别。

（二）中医学鉴别诊断

喉癌，中医古代医籍中虽没有专门记载，但根据其临床表现，可归属于中医学的"喉菌""喉百叶""喉疳"等病证范畴。本病应与痰核和瘰疬相鉴别。喉菌表现为咽喉部有肿块，形如菌状，略高而厚，溃烂后流臭液，多因郁怒伤肝，思虑伤脾，脾肾素虚引起。喉百叶乃咽喉中有生肉，层层相叠，渐肿有孔，出臭气。喉疳初觉咽嗌干燥，如毛草刺喉中，又如硬物嗌于咽下，多由肾液久亏，相火炎上，消烁肺金所致。而痰核大多生于颈、项、下颌部，不红不肿，不硬不痛，一般不会化脓溃破，多由湿痰流聚而成。瘰疬主要指颈部淋巴结核，常在耳后、颈部，积聚成块，大小不等，多见于体弱的儿童，为肺肾阴虚，虚火内灼成痰，痰火结于颈项所致。

四、临床治疗

（一）提高临床疗效的要素

散、软、解、补四法在喉癌中的广泛应用

早期发现喉癌时，肿物不大，无颅内及内脏重要器官转移，正气尚盛，此时治疗喉癌可采用活血化瘀、祛痰散结之法，冀图肿物消散。当喉癌发展至中期，肿瘤已明显增大，生长迅速，坚硬未溃，无颅内和内脏重要器官转移，但已有颈淋巴结转移，正气尚可，采用软坚散结之法，慎用大量活血化瘀药，以防肿瘤的进一步扩散。喉癌常见肿瘤破溃，此时邪气实而正气尚未衰败，正邪相争，有发热、口干、纳差、便秘、脉数、舌红等热象，或经放化疗后有全身或胃肠反应；或已有颅内及内脏重要器官之早期转移，但尚未发现恶病质者，可采用清热解毒之法。喉癌晚期，肿瘤溃烂出血，有颅内或内脏器官转移，范围广泛，正气已虚，甚至气血衰败，阴精涸竭，此时需采取扶正抑癌之补法，禁用活血化瘀之品，以防肿瘤进一步扩散转移，动血耗血。

（二）辨病治疗

喉癌的治疗手段主要为手术和放射治疗。一般而言，任何部位的早期喉癌（T1，T2，N0）无论是采用手术还是放射治疗，其总的生存率相似。采用放射治疗，不仅能起到和根治性手术一样的效果，且能有效地保留患者发声和吞咽功能的完整性。即使是放疗治疗后复发、残存，再采用挽救性手术也仍有着较高的治愈率。因此放射治疗在喉癌的治疗中占有重要的地位。

在喉癌治疗方案的选择上，必须综合考虑两方面的因素：最大可能地提高喉癌的局部控制效果。尽最大可能保留患者的喉功能。因此临床上早期喉癌可首选放射治疗，中晚期病变也可给予根治性放射治疗，如疗终残存或疗后复发可行手术挽救。

喉癌的治疗与其他头颈部肿瘤一样，主要采取放射治疗和手术，联合化疗更显示一定优越性，并成为喉癌综合治疗中不可缺少的组成部分。

诱导化疗推荐以铂类药物为基础，可选铂类单药或顺铂 + 多西他赛 +5-Fu 方案，也可联合靶向药物。同步放化疗的化疗药物仍以铂类药物为基础，包括：顺铂单药、西妥昔单抗、卡铂 /5-Fu、顺铂 / 紫杉醇、顺铂 /5-Fu。

（三）辨证治疗

1. 辨证施治

（1）痰浊凝聚证

治法：化痰利湿，解毒散结。

方药：涤痰汤加减。制半夏、制南星、枳实、僵蚕各 9g，茯苓 20g，山豆根 15g，橘红 12g，党参、菖蒲、竹茹、莪术、甘草各 6g。

（2）气血瘀阻证

治法：活血化瘀，解毒散结。

方药：会厌逐瘀汤加味。山慈菇、当归、枳壳、半枝莲各 9g，桃仁、柴胡、三棱、莪术各 6g，红花、赤芍、桔梗、僵蚕、贝母各 12g，生地黄、玄参各 15g，甘草 3g。

（3）肝火壅盛证

治法：清肝泻火，利喉止痛。

方药：泻青汤加减。龙胆草、当归、青黛、蛤壳、蝉蜕各 15g，栀子、防风、川芎、牛蒡子、郁金、枳壳各 12g，大黄、香附各 9g。

（4）湿热蕴结证

治法：清泄肺热，利湿解毒。

方药：清肺饮合苇茎汤加减。黄芩、桃仁、三棱、莪术各 9g，桑白皮、胆南星、半枝莲各 12g，茯苓、麦冬、车前子、冬凌草、白花蛇舌草各 20g，苇茎、薏苡仁、冬瓜仁各 30g，贝母 15g。

（5）肺肾两虚证

治法：益气补肾，解毒散结。

方药：西洋参、黄芩各 10g，麦冬、生地黄、山药、山茱萸、茯苓、连翘各 20g，黄精、五味子各 15g，泽泻、丹皮各 12g，柴胡、桔梗各 6g。

2. 外治疗法

（1）针刺疗法 主穴取肺俞、风池、天突、哑门，配穴取足三里、合谷。补泻兼施，每日 1 次，留针半小时。

（2）推拿疗法 取穴风池、哑门、合谷等，采用按、摩、擦、拿、摇等手法，能达到扶正固本、理气止痛作用。

（3）敷贴法

①消瘤碧玉散：硼砂、冰片、胆矾等量，局部点之。

②八宝珍珠散：由儿茶、川连、川贝母、青黛、红褐、官粉、黄柏、鱼脑石、琥珀、人中白、硼砂、冰片、牛黄、珍珠、麝香等混合制成，吹散于患处，适宜于已腐溃者。

（4）吹喉法 羚羊角粉 3g，人工牛黄 3g，琥珀粉 3g，冰片 1g，研成面和匀喷吹患处。

3. 成药及单验方

（1）中成药

①紫雪散：方药组成有升麻、犀角、羚羊角、生石膏、寒水石各 50g，玄参 100g，甘草 40g，沉香、木香各 25g，共研细粉，每次服 5g，日 2 次，治疗喉癌初期未溃者有效。用时须含在口内，徐徐噙化。

②六神丸：药物组成有麝香、牛黄、冰片、珍珠、蟾酥等，制成小丸，百草霜为衣。该药清热解毒、消肿止痛，对喉癌肿痛、喉痹失音等症状有效。每次 10 粒，嚼化，也可开水送服。

③锡类散：药物组成有西瓜霜、生硼砂、生寒水石、青黛、珍珠、牛黄等。具有消热利咽、消肿止痛之功效，适用于各种喉痛，本药为散剂，适量噙服。

（2）单方验方

①雪里青（咽喉草）120g，水煎服，日 2 次。

②白猫眼草 30g，水煎服、分 3 次服用。

③夏枯草 60~90g，水煎服。

④牛蒡子 30g，水煎服，分 2 次服用。

⑤鹅不食草 30g，野菊花 15~30g，胖大海、白僵蚕各 10g，陈皮 15g，水煎服，分 2 次服用。

⑥菝葜 30~60g，生薏苡仁 30~60g，猪苓 30g，水煎服，一日 2 次。

⑦蜈蚣 5 条（去头足），全蝎 30g，白僵蚕 30g，䗪虫 30g，鸡蛋 40 个。上药分别用瓦焙干研细末，混匀分为 40 包。每包放入 1 个鸡蛋摇匀，面糊封口，置碗内蒸熟吃。早晚各 1 枚。

⑧硼砂 30g，乌梅肉 15g，桔梗 15g，海浮石 15g，胆南星 25g，白花蛇粉 10g，炼蜜为丸，每丸重 3g，口含化，每日 3~4 次。

⑨佛甲草方：佛甲草不拘量捣汁，加陈京墨磨汁，和匀漱喉，咽下，每天 4~5 次。

⑩白用散胶囊：守宫 25 条，蛤粉 50g，粳米 60g，同炒至米焦黄；僵蚕、全蝎、硼砂各 15g，蜈蚣 10 条。露蜂房（烧存性）30g，研细末，装入胶囊，每服 4 粒，1 日 3 次。

⑪蟾蜍青壳鸭蛋方：将蟾蜍 1 个，处死后，去肠杂，与青壳鸭蛋 1 个共放砂罐内，加水适量，置火上炖熟，估计鸭蛋炖熟时，

将鸭蛋去壳再炖，待蟾蜍药性尽入鸭蛋后，去蟾蜍及汤，吃鸭蛋，每天1个。

五、预后转归

头颈部恶性肿瘤中，喉癌属于治疗疗效较好的肿瘤之一。早期声门癌单纯放射治疗的5年生存率在T1N0为80%~95%，T2N0为65%~85%，若放射治疗失败经手术挽救的最终5年生存率T1可高达90%~100%，T2可达80%~90%。声门上区癌的放射治疗效果较声门癌差。

六、预防调护

（一）预防

合理用嗓，积极治疗各种慢性咽喉病，保护好声带，特别在声嘶时应禁高声，注意休声并积极治疗，对于持续性声嘶超过4周，年龄超过40岁者，要引起足够重视。每次饭后或睡前要清洁口腔，可用生理盐水或复方硼砂液漱口。禁烟、酒等刺激性食物是预防喉癌的关键。

（二）调护

（1）注意不要过量食用辛辣刺激性食物，多以易消化、富含蛋白质和维生素的饮食为主，如豆制品、新鲜肉食及蔬菜水果类。

（2）经常在自然环境中活动锻炼，勿至空气污浊的环境，避免呼吸道感染。

七、专方选要

彭海燕根据肺为华盖，居五脏最高位置，肺气通于喉，可仿银翘散轻灵为法开宣肺气；若金实不鸣，痰阻咽喉，治宜化痰散结，可选消瘰丸、小陷胸汤为基本方加减；若因放疗损伤正常组织，阴津亏虚，可选百合固金汤、沙参麦冬汤为基本方加减以滋阴润肺，兼清余热；晚期喉癌多为肿瘤细胞恶性度高、出现复发转移者，累及多脏，可选参苓白术散、香砂六君子汤为基础方加减以培土生金。

八、研究进展

随着喉癌基础研究和流行病学的研究及分子生物学的研究，喉癌防－筛－诊－治－康全程管理防控体系的开展，喉癌的诊治水平不断改善，喉癌的治疗随着相关理论和技术的完善和提高，已经达到了一个新的水平。虽然未来的中心是综合治疗，但手术治疗仍是喉癌治疗的最佳方法，同时放化疗等多种保喉策略显示出明显优势，分子靶向治疗和免疫治疗目前在喉癌的治疗中已彰显明显疗效，联合非手术治疗手段，增强精度，减毒增效、保留喉功能是喉癌治疗的未来研究方向。

参考文献

［1］汤钊猷. 现代肿瘤学. 上海：复旦大学出版社，2006.

［2］钱伯文. 肿瘤的辨证施治. 上海：上海科学技术出版社，1980.

［3］赵金铎. 中医症状鉴别诊断学. 北京：人民卫生出版社，1985.

［4］姚乃礼. 中医症状鉴别诊断学. 北京：人民卫生出版社，2004.

［5］孙燕. 临床肿瘤学. 北京：人民军医出版社. 2014.

［6］方彩珊，高张. 基于数据挖掘技术的喉癌方剂配伍规律分析. 中医肿瘤学杂志，2022，4（3）：33-39.

［7］彭海燕，刘沈林. 从肺论治喉癌探析. 中国中医药信息杂志，2020，27（6），108-110.

（张春珍）

第十章　甲状腺癌

甲状腺癌是头颈部比较常见的恶性肿瘤，占全身恶性肿瘤的 0.5%~1%，但在头颈部肿瘤中其发病率占据首位，约占30%。女性多见，男女比例为 1：3，20~40 岁为发病高峰年龄，50 岁以后发病率明显下降。

由于它的病理类型较多，生物学特性差异很大。低度恶性的甲状腺癌有时可自然生存 10 年以上，有的甚至有肺部转移还能带病生存 5 年左右，但高度恶性的甲状腺癌可以在短期内死亡。绝大多数的甲状腺癌都发生在青壮年。

一、病因病机

（一）西医学认识

甲状腺癌的病因尚未完全明了，但公认的高危因素有以下 5 个：①电离辐射：是目前唯一一个确定的致癌原因。②缺碘：缺碘区甲状腺癌发病率高，多为甲状腺乳头状癌。③内分泌因素：垂体后叶释放的促甲状腺素（TSH）是甲状腺癌发生的促进因子。④遗传因素：部分甲状腺髓样癌（MCT）有较强的家族遗传倾向。⑤甲状腺腺瘤偶尔可发生癌变：癌变约占甲状腺腺瘤的 10%。

1. 生长因子

一般认为促甲状腺激素（TSH）具有调节甲状腺滤泡细胞的生长和分化功能，动物实验研究显示 TSH 可以促进甲状腺细胞的 DNA 合成。因此认为，TSH 与甲状腺癌的发生有相关性。其他生长因子包括类胰岛素生长因子（IGF）、表皮生长因子（EGF）、转化生长因子（TGF-p 及血小板衍生生长因子（PDGF）等，均对甲状腺细胞的生长和分化起到重要的调节作用。

2. 癌基因

在甲状腺癌的标本中发现有多种基因的表达，包括 pc 癌基因、1TmCm 等。

（二）中医学认识

中医学中早有类似甲状腺癌症状的描述。甲状腺癌归属于中医学瘿病的范畴，与石瘿相似。其致病原因为情志内伤，饮食及水土失宜，并与体质因素密切相关；气滞痰凝壅结颈前是瘿病的基本病理，日久引起血脉瘀阻，以气、痰、瘀三者合而为患。本病早期以实证者居多，但病久则耗气伤血，阴精受损，病变由实转虚，其中尤以阴虚、气虚为多见，以致成为虚中有实、实中有虚之虚实夹杂证。

1. 情志内伤

由于长期忿郁恼怒或忧思郁虑，使气机郁滞，肝气失于条达。气机郁滞，则津液易于凝聚成痰。气滞痰凝，壅结颈前，则形成瘿病。其消长常与情志有关。痰气凝滞日久，使血液的运行亦受到障碍而产生血行瘀滞，则可致瘿肿较硬或有结节。

2. 饮食及水土失宜

饮食失调，或居住在高山地区，水土失宜，一则影响脾胃的功能，使脾失健运，不能运化水湿，聚而生痰；二则影响气血的正常运行，痰气瘀结颈前则发为瘿病。

3. 体质因素

妇女的经、孕、产、乳等生理特点与肝经气血有密切关系，遇有情志、饮食等致病因素，常引起气郁痰结、气滞血瘀及肝郁化火等病理变化，故女性易患瘿病。另外，素体阴虚的人，痰气郁滞之后易于化火，更加伤阴，常使病程缠绵。

总之，肝郁化火、痰阻血瘀是甲状腺

癌的基本病理变化。

二、临床诊断

（一）辨病诊断

1. 病理分类

甲状腺癌的病理分类与治疗预后有密切的联系。绝大部分甲状腺癌的发生来自滤泡上皮，少数可以来自滤泡旁细胞，极少数来自甲状腺的间质。甲状腺除了有原发癌外，还可以有继发癌。常用的分类如下。

（1）分化型甲状腺癌　分化型甲状腺癌包括乳头状癌、乳头滤泡混合型癌和滤泡状癌，均起源于滤泡细胞。乳头状癌最常见，占全部甲状腺癌的70%~80%，女性多见，男女1:3，好发年龄为30~40岁，为低度恶性，病程缓慢。乳头状癌常表现为多灶性，颈部淋巴结转移较多见，无论临床是否触及增大的淋巴结均需行颈淋巴结清扫，经病理证实的淋巴结转移率为80%~90%，即使是临床阴性的患者经颈清扫后病理证实的淋巴结转移率也有46%~72%。血行转移少见，初诊时有远处转移者仅为5%~10%，其中肺转移最为多见，其次为骨。即使发生远处转移经积极治疗仍有治愈的希望。乳头状癌占原发性甲状腺肿瘤的5%~20%，女性更为常见。

滤泡状癌可发生于任何年龄，但发生于年龄较大者相对为多，确诊时的平均年龄为50~58岁。一般病程较长，肿瘤生长较缓慢。同乳头状腺癌相比，较少淋巴结转移，为15%~20%，但血行转移相对多见，为15%~20%，主要转移部位为肺，其次为骨。

（2）甲状腺髓样癌　髓样癌来源滤泡周围的C细胞，又称为滤泡旁细胞癌或C细胞癌，这些细胞可分泌降钙素和癌胚抗原（CEA），属于APUD类的范畴。其发病

病理以及临床表现均不同于一般的甲状腺癌。占所有甲状腺癌的5%~10%。发病主要为散发性，发病中位年龄为50岁，约20%有家族史，为多种内分泌肿瘤综合征中的一种表现，发病年龄较轻，常在20岁左右或以前发病，病变常两侧多发。中度恶性，可发生于任何年龄，男女发病率无明显差异。除了甲状腺肿块和颈淋巴结增大外，还有类癌综合征的症状。淋巴结转移和血行转移率均较高。

（3）未分化癌　未分化癌起源于滤泡细胞，临床少见，占甲状腺癌的5%左右。老龄患者多见，男女比例相当。常发生于碘缺乏的甲状腺肿高发地区，80%的患者有甲状腺肿的病史，尤其在大细胞型未分化癌中更为明显。病理分型包括小细胞型、大细胞型和梭形细胞型。属高度恶性，生长较快，常广泛侵犯甲状腺周围组织，颈淋巴结转移及血行转移相当多见。

2. 临床表现

（1）症状　首发症状是颈前发现无痛性肿块（结节），在左右侧或颈前中部下方，一般生长缓慢，近期内甲状腺结节明显增大，质硬，结节在吞咽时的上下移动减少。晚期可出现耳、枕及肩部放射性疼痛，声音嘶哑，压迫症状如呼吸困难、吞咽困难、出血、霍纳综合征。

（2）体征　甲状腺组织内出现一质硬而高低不平的肿块，腺体在吞咽时上下移动性减少或固定，或颈部淋巴结肿大，或出现明显的霍纳综合征，或呼吸时颈部有哮鸣音。

3. 相关检查

（1）实验室检查　多数患者的甲状腺功能表现为正常；甲状腺球蛋白轻度升高但无特异性，但滴度超过10倍则提示甲状腺癌的可能。血清降钙素的检测对诊断甲状腺髓样癌具有特异性，血清降钙素升高是诊断甲状腺髓样癌的一个特征性指标。

髓样癌可以合并其他内分泌综合征而相应的内分泌水平升高。其他病理类型甲状腺癌尚缺乏特异性的实验室指标。

（2）影像学检查　①颈部超声：可以确定肿物的位置、大小，区分肿物与甲状腺的关系并鉴别肿物为实性，超声引导下甲状腺肿物细针穿刺是术前甲状癌病理细胞学诊断的主要方法之一。②CT/MRI：有周围组织的侵犯或淋巴结异常增大等可提示恶性可能。③甲状腺放射性核素扫描：碘（I）和锝（Tc）是甲状腺扫描常用的放射性核素。其作用包括对临床可及的甲状腺结节提供精确的解剖位置定位，并了解结节功能状态；发现高危患者潜在或微小病灶；以及评价治疗效果等。

（3）穿刺细胞学检查　对于1~3cm的结节往往可获得满意的检查结果。可区分良性结节，其准确率可高达95%，假阴性不足5%，假阳性率仅为1%~3%。

（二）辨证诊断

甲状腺癌属于中医瘿病的范畴，与石瘿相似。

1. 痰凝血瘀

临床证候：颈前肿物，质地坚硬，逐渐增大，较为固定，有时发胀作痛，咳嗽多痰，大便干，舌质灰暗，苔厚腻，脉弦滑。

辨证要点：肿块坚硬，有时发胀作痛，咳嗽多痰，大便干，舌质灰暗，苔厚腻，脉弦滑。

2. 痰郁气结

临床证候：肿块坚硬，疼痛肿胀，推之不移，压痛，胸闷气憋，心烦易怒，头晕目眩，呼吸困难，吞咽障碍，舌暗紫，脉弦数。

辨证要点：肿块坚硬，疼痛肿胀，胸闷气憋，舌暗紫，脉弦数。

3. 痰火郁结

临床证候：颈前肿块凹凸不平，发展快，胀痛压痛，头痛，呼吸困难，吞咽不畅，声音嘶哑，咳嗽，咯黄痰，大便干燥，小便黄，舌绛，苔黄，脉滑数。

辨证要点：颈前肿块凹凸不平，胀痛压痛，咳嗽，咯黄痰，舌绛苔黄，脉滑数。

4. 气血两虚

临床证候：癌肿后期，或放疗及术后复发者，出现心悸气短，全身乏力，自汗盗汗，声音嘶哑，口干欲饮，头晕目眩，纳少，二便失调，舌暗淡少苔，脉沉细无力。

辨证要点：心悸气短，声音嘶哑，自汗、盗汗，舌暗淡少苔，脉沉细无力。

三、鉴别诊断

（一）西医学鉴别诊断

甲状腺癌应与甲状腺腺瘤或囊肿、慢性甲状腺炎等相鉴别。

1. 甲状腺腺瘤或囊肿

为甲状腺一侧或双侧单发性或多发性结节，表面光滑，质地较软，无压痛，吞咽时移动度大。囊肿触诊时有囊性感。甲状腺同位素扫描、B型超声波检查可助诊断。仍鉴别困难时，可行穿刺细胞学检查。

2. 慢性甲状腺炎

以慢性淋巴结性甲状腺炎和慢性侵袭性甲状腺炎为主。慢性淋巴结性甲状腺炎，起病缓慢，甲状腺弥漫性肿大，质地坚韧有弹性，如橡皮样，表面光滑，与周围组织无粘连，可随吞咽运动活动，局部不红不痛不发热，可并发轻度甲状腺功能减退，晚期压迫症状明显。血清蛋白电泳分析示γ-球蛋白增高，甲状腺扫描常示摄^{131}I减少且分布不匀，晚期多合并有甲状腺功能减退，鉴别困难时，可行穿刺细胞学检查。

（二）中医学鉴别诊断

甲状腺癌属中医学瘿病范畴，因瘰疬亦会在颈项部出现肿块，需加以鉴别。

瘰疬（颈淋巴结结核）多发于青年及儿童，常多个同时生于颈之一侧或双侧，初期质中等硬，边缘清楚，推之可移，有时可多个融合在一起，成脓时局部变软，按之微热，有波动感，溃后出脓，脓稀并夹有败絮样物质。

四、临床治疗

（一）提高临床疗效的要素

1. 早期发现，早诊断，早治疗

甲状腺癌的生存率分别为 I 期 95% 以上，II 期为 50%~95%，III 期 5%，IV 期小于 15%。早期手术治疗是甲状腺癌的首选治疗措施。

2. 中医药治疗贯穿始终

一般应根据患者患病时间长短、身体状况采用分型与辨病分期相结合的方法进行治疗。甲状腺癌初期，未经过系统治疗，正气未衰，多以"邪实"为主，治疗上应以攻邪为主，化疗期大多数病例，由于化疗会出现各种反应，其中尤以胃肠道反应最为多见，此时应注意调理脾胃，顾护胃气。贫血严重或骨髓抑制以致不能继续化疗时，则应予益肾护髓，癌肿后期或放疗及术后复发者，出现气血双亏，治疗上采用扶正培本之法，或益气养阴，或补气生血。

（二）辨病治疗

1. 手术治疗

甲状腺癌的首选治疗方式为手术切除。不论病理类型如何，只要有指征就应尽可能地手术切除。对分化差的癌或未分化癌，如手术后有残留或广泛的淋巴结转移，应及时给予大范围的术后放射治疗，以尽可能地降低局部复发率，改善预后。

2. 分化型甲状腺癌术后的内分泌治疗

甲状腺分化型癌患者手术后，不但需要甲状腺激素制剂替代性治疗，更需甲状腺激素制剂抑制性治疗。甲状腺激素替代治疗是补充甲状腺素，使血液甲状腺素保持在正常水平，即将血 TSH 抑制在正常范围内。可用左甲状腺素 100ug，1 次/口服或甲状腺素干片制剂 40mg，2 次/口服。甲状腺全切除者应终身服用甲状腺素片。

3. 放射治疗

各种类型的甲状腺癌对放射线的敏感性差异很大，几乎与甲状腺癌的分化程度成正比，分化越好敏感性越差，分化差敏感性越高，所以甲状腺未分化癌对疗效果最好。放射治疗分外放射和内放射治疗。

内放射治疗：很多分化性甲状腺癌有吸碘功能，放射性碘高浓度集于肿瘤组织中，可起内放射作用，而对周围组织放射损害很小。治疗后如果病灶仍未消失重复治疗是有指征的，但至少要等 6 个月因有时癌肿清退很慢，需要几个月才能出治疗的最大效果，对于局限的病灶甚至可以等待 1 年。

4. 化学治疗

分化型甲状腺癌对化疗敏感性差，期患者，尤其对肺转移患者，当 TSH 抑制方法无效时，可试用阿霉素，用量为 60~75mg/m²，每 3 周为一疗程，总量不超过 550mg/m²。其他还可选用丝裂霉素（MMC）、环磷酰胺（CTX）、5- 氟尿嘧啶（5-FU）等。

5. 分子靶向治疗

随着甲状腺癌分子病理机制研究的不断进展，以激酶抑制剂为代表的分子靶向治疗逐步在晚期甲状腺癌治疗中得到越来越广泛的应用，该技术的出现标志着甲状腺癌治疗跨入了新的时代。目前国内外多个指南认为，手术、¹³¹I 以及 TSH 抑制治疗无效或存在治疗禁忌的进展性复发或转移

OTC 患者可考虑接受分子靶向药物治疗，索拉菲尼、安罗替尼。

（三）辨证治疗

1.辨证论治

（1）痰凝血瘀

治法：理气活血，化痰消瘿。

方药：海藻玉壶汤加减。海藻、昆布、□草、黄药子各 15g，青皮、陈皮、法半□、川贝、连翘各 12g，当归、川芎、甘草□ 10g。

加减：若血瘀疼痛明显，加穿山甲、□胡索、丹参各 15g；局部肿块作胀明显者□柴胡、川楝子各 10g。

（2）痰郁气结

治法：舒肝解郁，理气止痛。

方药：四海舒郁丸化裁。柴胡、香附、□参、陈皮、法半夏各 10g，黄药子、浙□母各 12g，昆布、海藻、海蛤壳、茯苓各 □g。

加减：若咽颈不适，加桔梗、牛蒡子、□蝴蝶、射干各 10g，心烦易怒明显者加栀□、丹皮、夏枯草各 15g。

（3）痰火郁结

治法：清肝泻火，化毒散结。

方药：清肝芦荟丸化裁。黛蛤散、料□姜石各 30g，重楼、山豆根、鱼腥草、白花□舌草、蒲公英、天花粉、野菊花各 20g，□荟、青皮、牙皂各 10g。

加减：若兼胃热内盛，多食易饥者，□生石膏 30g、知母 15g；若火盛伤阴，阴□肝旺，兼见口干以夜间为甚，腰膝酸软，□细数者，加玄参、沙参、麦冬、醋鳖甲、□怀牛膝、女贞子各 15g。

（4）气血两虚

治法：补益气血，活血消瘿。

方药：活血化瘿汤合生脉散化裁。黄□、料姜石各 30g，怀菊花、白英各 20g，党参、茯苓、生地、当归各 15g，海藻、夏枯草、赤芍、白芍各 12g，麦冬、五味子各 10g。

加减：若心悸汗多明显者，可加炙甘草、柏子仁各 15g；形冷胃寒，面目虚浮者，可加入鹿角霜、菟丝子各 15g。

2.外治疗法

（1）针刺法 取甲状腺穴（位于人迎穴后，平胸锁乳突肌后缘直刺 2~3 分）、缺盆穴、天突穴及癌体四周，均以 1.5 寸毫针刺入患侧穴位后，稍捻转，以局部沉胀为度，不留针，隔日 1 次（河南中医学院李景顺）。

（2）火针法 患处皮肤常规消毒后，以左手固定肿块，右手持 20 号 1 寸毫针，放酒精上烧红针尖，对准患处皮肤迅速刺入（注意避开血管），深达肿块中部，每次 10~15 刺，刺毕涂以 2% 红汞液，隔日 1 次。

（3）针刺止痛法

①体针法：取扶突、合谷、风池皮肤消毒后，迅速进针，待有酸、麻、胀感后留针 10 分钟。

②耳针法：取神门、皮质下、肺、咽喉、颈，用耳穴针在上述穴位上轻度刺激，5 日为一疗程。

（4）推拿按摩法 选用手部反射区、甲状腺、颈项区、咽喉区、颈部、垂体、用一指禅推拿甲状腺、颈项区，操作缓慢稍重。

（5）外敷药物

①独角莲外敷：鲜独角莲 100g 去皮，捣成糊状敷于肿瘤部位，上盖玻璃纸，包扎固定，24 小时更换 1 次；若为干独角莲，则研细末，温水调敷。

②黄药子、生大黄各 30g，全蝎、僵蚕、地鳖虫各 10g，重楼 15g，明矾 5g，蜈蚣 5 条，研细末，用醋、酒各半调敷，保持湿润，每料用 3 日，7 次为一疗程。

③生天南星大者 1 枚，研烂，滴好醋 5~7 滴，如无生者，以干者为末，醋调，贴

于患部。亦可用阳和解凝膏掺阿魏粉敷贴肿瘤局部。

④肿块处疼痛灼热者，可用生商陆根或生牛蒡子根捣烂外敷。

3. 成药及单验方

（1）四海消瘰丸　海藻、昆布、海螵蛸、郁金、牡蛎、川贝、莪术等。研为细末，蜜丸，每日 1 丸（约 6g），连用 1 个月，停 1 周继服。

（2）消瘰丸　风化硝、姜半夏、莪术、连翘、制乳香、制没药，用量酌处，研为细末，制成小丸药，早、中、晚饭后各服 6~9g，3 个月为一疗程。

（3）五海消瘰丸　药物组成为海藻、海带、海螵蛸、海蛤粉、煅海螺、夏枯草、白芷、川芎、木香等，本药为蜜丸剂，每丸重 9g，每次服 1 丸，每日 3 次，温开水送服。

（4）内消瘰疬丸　药物组成为夏枯草、海藻、天花粉、浙贝母、海蛤粉、大青盐等。本药为小丸剂，每袋 18g。每次 6~9g，口服，每日 2 次。

（5）琥珀黑龙丹　琥珀 30g，血竭 60g，京墨 15g，五灵脂 15g，海带 15g，海藻 15g，南星 15g，木香 9g，麝香 3g。研细末，炼蜜为丸，每丸重 3g，金箔为衣，每服 1 丸，以热酒送下，对元气亏虚的瘿瘤有效。

（6）平消丹　枳壳 30g，郁金、火硝、仙鹤草各 18g，五灵脂 15g，制马钱子 12g，干漆 6g。共为细粉，水泛为丸。每次服 1.5~6g，1 日 3 次，对甲状腺癌有效。

（7）消坚丸　蜈蚣 60 条，全蝎 30 个，僵蚕、山甲珠、炙蜂房、皂角刺各 9g。共为细末，炼蜜为丸。每次 3g，每日 3 次。对甲状腺癌有效。

（8）青皮、陈皮、枳实、京三棱、莪术、浙贝、黄药子各 10g，海藻、昆布各 15g，烧酒 500ml，泡 3 天，每次服 30ml，每日 2 次，主治早期甲状腺癌。

（9）连翘、玄参、牡蛎、昆布、赤□脂各 15g，银花 30g，贝母、黄药子、□草各 10g。水煎服。主治甲状腺癌晚期□溃者。

（10）蟾蜍酒　活蟾蜍 5 只，黄□500ml，共蒸 2 小时，滤去蟾蜍取酒，冷□备用。口服每日 3 次，每次 10ml，治疗□状腺癌。

（11）黄药子酒　以黄药子 200g，用酒 3 大壶，煮 1 小时半，置 7 天后，早晚饮，服空为度。对甲状腺癌有效。

（五）医家经验

1. 史兰陵

甲状腺癌病因是忧思伤及肝脾引起□塞，多用攻坚破瘀、解毒散结方剂，惟□病情、体质、年龄的不同，因此辨证论□不一。常用方药：生地黄、玄参、夏枯草□海藻、昆布各 15g，柴胡、青皮各 9g，生□蛎 15g，白芥子 9g，三棱 10g，橘叶 15g□黄药子 9g，青连翘 12g，甘草 10g。水煎服□此方无甘草之相反作用效果则差。

2. 郭文灿

在甲状腺癌的临床治疗中，郭医□将本病分为四个类型：①气郁痰阻型：□宜疏肝理气、解郁消肿，方用四海舒郁□加减；②痰结血瘀型：治宜理气活血、□痰散结，方用消瘰汤；③阴虚阳亢型：□宜平肝清火，方用栀子清肝汤、全藻□散；④心肾阴虚型：治宜滋养阴精、散结□消瘿，方用天王补心丹加减。郭医师认□黄药子消瘿瘤的作用更佳。长期服用，每□次剂量不超过 15g，总量用至 400g 左右□要及时检查肝功能，因此药对肝脏有损□伤，注意随时停药或加用保肝之品。防止□对胃的刺激作用可加瓦楞子、木香、砂仁，□或配服香砂六君子汤，气虚乏力加党参、□黄芪。

3. 郁仁存

郁仁存认为甲状腺癌应分成三种证型：郁痰湿型（多见于初期），治以理气消化痰散结；阴虚肝旺型（多见于癌肿及喉返神经，或放疗、手术后），治以养阴清热、平肝消瘿；气血双亏型（多见于晚期，或放疗后复发者），治以益气养血、温阳解毒。

4. 李岩

李医师将甲状腺癌分成四型辨证：痰毒聚者治宜化痰软坚、消瘿解毒，方用藻玉壶汤加消瘿气瘰丸；肝郁气滞、痰气结者，治宜舒肝理气、化痰破结，方用通气散结汤加散结灵；肝火郁滞、毒热结者，治宜清肝解郁、散结化毒，方用肝芦荟丸加蟾蜍酒；心肾阴虚，毒热未者，治宜养心肾之阴，清余热之毒，方用生脉散、二至丸加味。

5. 张广德

张教授擅长中医辨证治疗甲状腺疾病，认为甲状腺癌术后诸症基本病机为气滞与痰凝，随病情发展兼见血瘀，术后血络损伤、西医辅助治疗又多耗伤气阴，其病性多属虚实夹杂。根据甲状腺癌术后患者主症状表现及术后状态，张教授将甲状腺癌术后诸症分为肝气郁结、气滞痰凝及气阴两虚进行治疗，同时注重调畅情志，可明显改善患者临床症状，提高患者生活质量。

五、预后转归

甲状腺癌的预后与病理类型、性别、年龄、肿瘤病期有关。

（1）乳头状癌、滤泡癌、Hurehle 细胞癌及髓样癌术后的 10 年无瘤生存率分别为 95%、85%、65% 及 41%。未分化癌预后最差，一般在诊断后数月内死亡。

（2）性别与年龄 男性 < 40 岁、女性 < 50 岁，患甲状腺分化型腺癌及髓样癌的预后较好，10 年生存率分别为 70%、90%。

（3）病变范围 肿瘤直径 < 1.5cm 比直径 > 1.5cm 的预后好，肿瘤未侵犯甲状腺包膜比侵犯包膜者预后好，淋巴结是否有转移对预后的影响不如肿瘤本身的侵犯程度对预后的影响大。

六、预防调护

多数甲状腺良性结节，可每隔 6~12 个月进行随访。对暂未接受治疗的可疑恶性或恶性结节，随访间隔可缩短。每次随访必须进行病史采集和体格检查，并复查颈部超声。部分患者（初次评估中发现甲状腺功能异常者，接受手术、TSH 抑制治疗或 ^{131}I 治疗者）还需随访甲状腺功能。

七、专方选要

1. 软坚汤

郑斐璇等用软坚汤（夏枯草、生牡蛎、生蛤壳、黄药子、莪术、地鳖虫、罂粟壳、茯苓、首乌、浙贝母、白芍、甘草），每日 1 剂，每周 4~5 剂，1 个月为一疗程，治疗甲状腺癌 12 例，10 年以上者 6 例，最长 1 例带病生存 23 年 8 个月，且 12 例患者均恢复半日或全日工作。治疗期间并辅助以白茄根、烟草根各 30g，煲瘦肉 100g，在软坚汤停药时，间断或连续使用。

2. 黄白汤

夏枯草、山豆根、生牡蛎、黄药子、白药子各 15g，橘核、王不留行、天葵子各 12g，穿山甲、苏梗、射干、马勃各 9g，昆布 30g，水煎服日 1 剂，治疗甲状腺癌 11 例，近期治愈 1 例，显效 7 例，无效 3 例，总有效率为 72.7%。

八、研究进展

中医药作为甲状腺癌术后的辅助治疗手段，对于改善临床症状以及减轻手术治疗、^{131}I 治疗、TSH 抑制治疗等引起的相关并发症发挥了重要的作用。检测 B-RAF 癌基因（BRAF）、ras 癌基因（RAS）、ret/ptc 重排基因（RET/PTC）、特异性结合域转录因子/过氧物酶体增殖物激活受体融合基因（PAX8-PPARγ）及其相关基因分子，能够有效地提高甲状腺结节性质的预测准确率，并且已经成为靶向药物治疗研究的分子基础。对分子靶点的研究越来越多，精准治疗使甲状腺癌患者的生存期和生活质量明显改善。

参考文献

［1］汤钊猷 . 现代肿瘤学 . 上海：复旦大学出版社，2006.

［2］钱伯文 . 肿瘤的辨证施治 . 上海：上海科学技术出版社，1980.

［3］赵金铎 . 中医症状鉴别诊断学 . 北京：人民卫生出版社，1985.

［4］姚乃礼 . 中医症状鉴别诊断学 . 北京：人民卫生出版社，2004.

［5］郑斐璇，陶慧仪，汤振邦 . 软坚汤治疗状腺肿瘤 106 例疗效分析 . 新中医，（1）：31-33.

［6］周国平 . 癌证秘方验方偏方大全 . 北京：国医药科技出版社，1992.

［7］石雅珺，院倩，张广德 . 张广德教授辨状腺癌术后诸症经验 . 世界中西医结合志，2021，16（8）：1429-1432，1480.

［8］孙燕 . 临床肿瘤学 . 北京：人民军医出版2014.

［9］张文婧，苑莉莉，王佳贺 . 甲状腺癌上皮质转化机制与中药治疗的研究进展 . 实用物与临床，2020，23（12）：1140-1143.

［10］林晓东，黄惠梅 . 中药方联合甲状腺素治疗甲状腺癌术后患者的效果观察 . 中卫生标准管理，2020，11（5）：101-104

［11］杨海兵，朱庆，杨光伦 . 甲状腺癌分子断及治疗进展 . 中国普外基础与临床杂志2016，23（1）：109-113.

（张春珍）

第十一章 原发性支气管肺癌

原发性支气管肺癌（简称肺癌）是世界范围内最常见的恶性肿瘤之一，目前至少35个国家的肺癌已居男性恶性肿瘤死亡原因之首。肺癌流行病学特点的变化，与社会环境、大气污染、生活习惯、职业暴露及遗传背景等均密切相关，而关注肺癌流行病学特征更有利于提高早期诊断率，避免漏诊及误诊，尽早选择针对性的治疗方案。肺癌的早期诊断是提高治疗效果的有效途径。影像学和痰液脱落细胞学的开展，为肺癌的早期诊断提供了有利条件，但临床上大部分的肺癌患者确诊时已属晚期。肺癌的治疗效果在近数十年中没有显著提高，总的5年生存率在15%左右，其主要原因是肺癌的生物学特性十分复杂，恶性程度高。现代肺癌的治疗方案必须是手术、放疗、化疗、免疫及中药等多学科的综合治疗。肺癌古代没有该病名的直接记述，多属于中医学"肺积""息贲""咳嗽""咯血""胸痛"等范畴。

一、病因病机

（一）西医学认识

肺癌的病因复杂，尚未完全明了，目前公认肺癌的危险因素如下。

1. 吸烟

肺癌与吸烟关系密切，现已公认吸烟是引起肺癌的一个最重要因子。对60多个国家大量调查资料表明，约3/4的肺癌是吸烟引起的。通过对吸烟者吸入烟雾的化学分析发现烟雾中含有22种致癌物质，主要是亚硝基化合物、多环芳香族化合物。吸烟与肺癌有剂量效应关系。吸烟还能与其他致肺癌因子如石棉、放射性物质等起协同作用。流行病学调查结果还表明，肺癌的危险性与吸烟时间长短有关，开始吸烟年龄越早，危险性越大，人群中吸烟时间长的比例越高，肺癌发病率和死亡率就越高。

2. 职业致癌因子

有证据的致人类肺癌职业因素包括接触石棉、无机砷化合物、二氯甲醚、铍、铬、镉及某些化合物、镍冶炼、氡及氡子体、芥子体、氯乙烯、煤烟、焦油和石油中的多环芳烃、二甲基硫酸等。

3. 大气污染

随着工业的发展，许多致癌性工业原料和产品的生产量和使用量急速增长，城市中汽车废气、工业废气、公路沥青都有致癌物质存在。有资料统计，城市肺癌发病率明显高于农村，大城市又比中、小城市的发病率高。据推算大城市中有10%肺癌病例可能由于大气污染所致（包括有吸烟的联合作用）。此外，室内小环境污染与肺癌发病的关系已经受到国内外广泛注意，包括被动吸烟、燃料燃烧和烹调过程中可能产生的致癌物。

4. 电离辐射

大剂量电离辐射可引起肺癌，除氡和氡子体所产生的α射线对矿工患肺癌的危险性外，英国有报道，接受放射线治疗的强直性脊柱炎患者和日本原子弹伤害幸存者中肺癌明显增多。其他因素如饮食、结核感染瘢痕、机体免疫功能状态等也可能与肺癌的发病有关。

5. 生物学因子

随着分子生物学的发展，大量资料提示肺组织的癌变可能与细胞遗传物质的多次改变有关，其中包括染色体丢失、重排以及突变等，致使细胞内某些靶基因的丢失或活化，导致细胞生长失控或提供发生癌变的有利环境，最终导致恶变。这一系列遗传物质的改变主要涉及两大类与癌变有关的基因，即原癌基因的活化，或抗癌基因的丢失。近年来的研究表明，人体肺癌的发生、演变以及恶性程度与某些癌基因的活化及抗癌基因的丢失有密切关系。

6. 慢性肺部疾患

慢性支气管炎、肺结核是呼吸道常见疾病，与肺癌相互并存的机会较多，但它们的因果关系尚难定论。

（二）中医学认识

1. 病因

（1）正气亏虚　禀受父母、先天不足，或后天失养，肺气亏虚，宣降失常，邪毒乘虚而入，客邪留滞，肺气膹郁，脉络阻塞，痰瘀互结而成肺积。如《活人机要》云："壮人无积，虚人则有之。"《医宗必读》谓："积之成也，正气不足，而后邪气踞之。"

（2）情志失调　七情内伤，气逆气滞，而气为血帅，气机逆乱，血行瘀滞；或思虑伤脾，脾失健运，聚湿生痰，痰贮于肺，肺失宣降，气滞血瘀，痰凝毒聚，局部结而成块，诚如《素问·举痛论》说："悲则心系急，肺布叶举，而上焦不通，荣卫不散……思则心有所存，神有所归，正气留而不行，故气结矣。"

（3）外邪犯肺　肺为娇脏，喜润而恶燥，燥热之邪最易伤肺，如有长期吸烟，"烟为辛热之魁"，燥热灼阴，"火邪刑金"，炼液为痰，形成积聚；或邪毒侵肺；肺为气之主，通于喉，开窍于鼻，直接与外环境相通，如废气、矿尘、石棉和放射性物质等邪毒袭肺，则肺之宣降失司，肺气郁滞不行，气滞血瘀，毒瘀结聚，日久而成癌瘤。清·吴澄《不居集》云："金性喜清

润，润则生水，以滋脏腑。若本体一则水源渐竭，火无所制，金受火燥，□自乱而咳嗽，嗽则喉干声哑，烦渴引□痰结便闭，肌肤枯燥，形神虚萎，脉□数，久则涩数无神。"

（4）饮食所伤　《素问·痹论》曰：□食自倍，肠胃乃伤。"脾为生痰之源，□则水谷精微输布，致湿聚生痰，肺为贮□之器，痰浊留于水之上源；阻滞肺络，□瘀为患，结于胸中，肿块逐渐形成。

2. 病机

肺癌是一种因虚而得病，因虚而致□全身属虚，局部属实的疾病。肺癌的虚□阴虚、气阴两虚多见，甚至可出现阴阳□虚；实则不外乎气滞、血瘀、痰凝、毒□之病理变化。

二、临床诊断

（一）辨病诊断

1. 临床表现

肺癌的症状与体征取决于其发生的□位、大小、病理类型、发展阶段和并发□早期可无症状，仅在X线健康体检时□现，晚期主要是严重感染、转移和压迫□状，恶病质等。中心型肺癌出现呼吸道□状较早而明显，周围型则较晚。肺癌的临床表现可概括为四个方面，即：肿瘤引□的肺部症状与体征，包括咳嗽、咯血和□痰、胸痛、发热、胸闷、气急；纵隔受累□的症状与体征（胸内肺外症状），比如声□嘶哑、吞咽困难、上腔静脉综合征等；肿瘤转移引起的症状与体征（胸外转移表现□及肿瘤副征。

2. 相关检查

（1）痰液细胞学检查　原发性肺癌□源于气管、支气管上皮，因而肿瘤细胞会脱落于管腔，随痰液排出。痰液细胞学检查（痰检）已被广泛用于肺癌的诊断。痰

检虽简便易行，无痛苦，适用范围广，但也有一定的局限性：①假阴性率一般为15%~25%，特别是周围型肺癌，远离大支气管，肿瘤细胞不易排出。②假阳性率为0.5%~2.5%，由于痰液中含有多种细胞成分，包括脱落的上皮细胞、炎性细胞，其中一些形态异常的细胞有时被误认为恶性细胞。因此，痰检必须由有经验之病理医师进行，且至少两次阳性结果才出肺癌诊断报告。临床医师基于痰检结果作诊断时，必须结合临床及影像学诊断，并排除上呼吸道肿瘤后才能确诊。③以痰检作肺癌病理类型分型不够确切。由于痰液中脱落肿瘤细胞的数量不多，且分散无肿瘤结构，因而有时分型不够确切，痰检分型符合率为70%~85%。

（2）X线检查　X线检查是发现、诊断肺癌和提供治疗参考的基本方法，近年来由于低剂量螺旋CT胸部扫描的出现，肺癌的X线检查已经趋于淘汰。

（3）CT检查　CT检查显示的横断层解剖没有重叠，有高度的密度分辨率，并能同时检查肺、纵隔，因此在很大程度上优于常规X线检查，其主要优势如下。

①能显示常规胸片上易于重叠的解剖部位，如肺门后方、胸骨后方、后肋膈角、肺尖、心后、脊柱旁和奇静脉食管窝等。

②利用不同窗宽、窗位来确切区分不同的软组织（肿瘤、纵隔、胸膜），并定量测得CT值。对钙化的发现非常灵敏。

③少数痰液脱落细胞学检查阳性，而常规X线检查阴性，或影像显示不满意时，可借助CT进行诊断，CT有时能发现支气管腔内的微小病灶。

④确定肿瘤在纵隔内的侵犯范围、病变与血管的关系以及远处转移情况，如肺、肝、肾上腺等。与胸片筛选相比，CT检出的肺癌为胸片的4倍，其中早期肺癌的检出增加到6倍。低剂量螺旋CT与胸片相比，明显提高了对肺内非钙化小结节以及支气管细微病变的检出。总之，低剂量螺旋CT是目前影像学诊断早期肺癌最有潜力的手段。

（4）磁共振显像　磁共振（MRI）的对比度、分辨率优于CT，尤其是反向回收的影像。对胸部检查的最大特点是较CT更易鉴别和明确实质性肿块与血管的关系，无放射性损害又不需造影剂增强，而且能显示肿块旁的气管、支气管树以及支气管、血管受压及转移。

（5）PET-CT　PET-CT一体机把PET图像与CT图像完美地融合，能更好地显示肺癌的部位，能精确地区分肺癌的边缘、大小、形态及与周围比邻的关系。并能准确查找全身转移灶，用于肺癌分期，判断肺癌复发和预测预后。

（6）内窥镜检查

①支气管镜检查：支气管镜检查是诊断肺癌的有效手段，通过支气管镜检查可观察肿瘤的部位和范围，取到组织做病理学检查，还可根据声带活动、气管是否受压和隆突是否活动而推测手术切除的可能性。

②纵隔镜检查：作为确诊肺癌和评估N分期的有效方法，是目前临床评价肺癌纵隔淋巴结状态的金标准。尽管CT、MRI以及近年应用于临床的PET-CT能够对肺癌治疗前的N分期提供极有价值的证据，但仍然不能取代纵隔镜的诊断价值。

③胸腔镜检查：胸腔镜可以准确地进行肺癌诊断和分期，对于经纤维支气管镜和经胸壁肺肿物穿刺针吸活检术（TTNA）等检查方法无法取得病理标本的早期肺癌，尤其是肺部微小结节病变行胸腔镜下病灶切除，即可以明确诊断。对于中晚期肺癌，胸腔镜下可以行淋巴结、胸膜和心包的活检，胸水及心包积液的细胞学检查，为制定全面治疗方案提供可靠依据。

（7）活体组织检查　随着影像学的发展，愈来愈多的肺部疾病能在早期发现，但是肺部疾病的定性诊断具有非常重要的临床意义。细胞学及病理学是诊断肺癌的金标准，明确了病理诊断，才能进行下一步的继续治疗。临床上肺部疾病的患者获取病理学的方法主要有 6 种途径：痰脱落细胞学检查、纤维支气管镜检查、经皮穿刺肺活检（CT 或者 B 超引导）、浅表淋巴结及皮下结节活检胸腔镜术及开胸肺活检。痰脱落细胞学检查阳性率偏低。纤维支气管镜仅适合位于段支气管以上的大气道肿瘤，阳性率亦偏低，不适合肺部周围型病灶。经胸腔镜和剖胸活检，创伤大，需要全身麻醉，费用昂贵。CT 引导定位经皮穿刺肺活检具有安全、并发症少、诊断准确率高、操作简单的特点。CT 引导定位经皮穿刺肺活检技术的优点：①适应证广泛，对肺内周边病灶及靠近肺门的病灶均适合，尤其适合肺部周围性病灶，对于靠近肺门的病灶，经脱落细胞及纤维支气管镜检查未能获取病理诊断的患者，仍适合行穿刺活检明确病理。②穿刺定位准确。根据 CT 影像学确定穿刺位置，穿刺前行 CT 扫描确定穿刺点及深度角度，穿刺过程中实时进行 CT 扫描定位监测。③诊断准确率较高。④并发症少。⑤术后恢复快。

（8）血液免疫生化检查

①血液生化检查：对于原发性肺癌，目前无特异性血液生化检查。肺癌患者血浆碱性磷酸酶或血钙升高考虑骨转移的可能，血浆碱性磷酸酶、谷草转氨酶、乳酸脱氢酶或胆红素升高考虑肝转移的可能。

②血液肿瘤标志物检查：目前尚并无特异性肺癌标志物应用于临床诊断，故不作为常规检查项目，但有条件的医院可以酌情进行如下检查，作为肺癌评估的参考。

癌胚抗原（CEA）：目前血清中 CEA 的检查主要用于判断肺癌预后以及对治疗过程的监测。

神经特异性烯醇化酶（NSE）：是小细胞肺癌首选标志物，用于小细胞肺癌的诊断和治疗反应监测。

细胞角蛋白片段 19（CYFRA21-1）：对肺鳞癌诊断的敏感性、特异性有一定参考意义。

鳞状细胞癌抗原（SCC）：对肺鳞状细胞癌疗效监测和预后判断有一定价值。

（二）辨证诊断

肺癌中医辨证分型论治各家报道不一，根据病理变化和临床特点，本病多数本虚表实，现将肺癌临床常见证型的辨证诊断分述如下。

1. 气滞血瘀证

临床证候：咳嗽不爽，胸闷气憋，胀痛走窜，或痛如锥刺固定不移，或痰血暗红，口唇紫暗，舌质暗或有瘀斑，苔薄，脉弦或涩。

辨证要点：咳嗽不爽，痰血暗红，胸闷胀痛或刺痛，口唇紫暗，舌质暗或有瘀斑，脉弦或涩。

2. 痰湿蕴肺证

临床证候：咳嗽较甚，痰多而黏，痰血或黄白相兼，或吐脓痰，或见黑痰，胸闷胸痛，纳呆便溏，神疲乏力，舌质淡，舌体胖大有齿痕，苔白腻或黄腻，脉弦滑。

辨证要点：咳嗽，痰多而黏，胸闷、纳呆，便溏，乏力，苔腻，脉弦滑。

3. 阴虚毒热证

临床证候：咳嗽无痰或少痰，或痰中带血，甚则咯血不止，胸闷胸痛，颜面潮红，心烦寐差，低热盗汗，或热势壮盛，久稽不退，口干咽燥，声音嘶哑，大便干结，舌质红，苔薄黄或少苔或无苔，脉细数。

辨证要点：咳嗽无痰或少痰，或痰中带血，胸闷胸痛，低热盗汗或壮热烦渴，舌红苔薄黄或少苔无苔，脉细数。

4.气阴两虚证

临床证候：咳嗽气短，动则喘促，咳声低微，痰中带血，自汗盗汗，神疲乏力，口干少饮，面色㿠白，形瘦恶风，舌淡或红，脉细弱。

辨证要点：咳嗽气短，动则喘促，咳声低微，自汗盗汗，神疲乏力，口干少饮，舌淡或红，脉细弱。

5.阴阳两虚证

临床证候：咳嗽痰少，胸闷气急，动则喘剧欲绝，面色苍白，自汗盗汗，耳鸣如蝉，腰膝酸软，形寒肢冷，舌质淡，苔薄，脉沉细。

辨证要点：咳嗽喘促，动则喘剧欲绝，形寒肢冷，自汗盗汗，舌淡，苔薄白，脉沉细。

三、鉴别诊断

（一）西医学鉴别诊断

1.肺结核

（1）结核球　应与周围型肺癌相鉴别。结核球多见于30岁以下的年轻患者，可有反复血痰史，一般无症状。病灶多位于上叶后段和下叶背段，边界清楚，可有包膜，内部密度高，可不均匀，有时含有钙化点，周围可有纤维结节性或浸润性病灶。结核球在随访过程中往往无改变。

（2）肺门淋巴结核　中心型肺癌和肺门淋巴结转移可在肺门附近形成肿块，应与肺门淋巴结核相鉴别。结核多见于儿童、青年，多有发热等结核中毒症状，结核菌素试验常呈阳性，抗结核药物治疗有效。肺癌多见于中年以上成人，发展较快，呼吸道症状比较明显，可伴有浅表淋巴结肿大，癌脱落细胞检查、支气管镜检查、颈淋巴结活检等有助于诊断。

（3）粟粒性肺结核　应与弥漫型细支气管肺泡癌相鉴别。前者多有发热等结核中毒症状，X线胸片上病灶为大小一致、分布均匀、密度较低的粟粒结节。后者一般无发热等全身中毒症状，呼吸道症状明显，两肺病灶大小不等、分布不均、密度较高的结节，以中下肺较密集，可伴浅表淋巴结肿大。痰查癌细胞和抗酸杆菌、结核菌素试验或颈淋巴结活检有助于诊断。

（4）肺结核合并肺癌　其发病率约占18%，近年来有增长趋势。在下列情况下应怀疑二者并存：①原结核病灶好转或稳定后肺叶又出现新的结节或块影；②肺结核随访中出现肺门阴影增大或有肺不张；③出现偏心性厚壁空洞。特别是痰细菌检查阴性者，应再做痰细胞学检查加以区别。

2.肺炎

约1/4的肺癌早期以肺炎形式出现，应与一般肺炎相鉴别。肺炎X线为云絮状影，不呈段叶分布，少见肺不张，无支气管阻塞，经抗炎治疗可吸收，很少扩大和进展，而肺癌所致的阻塞性肺炎，呈段或叶分布，有时在相应的根部出现块影，常有段性或叶性肺不张及截断样支气管不张，抗炎治疗吸收缓慢，同一部位常反复发作。二者经痰细胞学检查或支气管镜检查可区别。

肺部慢性炎症吸收不全发生机化，可形成团块状的炎性假瘤，易与肺癌相混淆。肺炎假瘤往往形态不整，边缘不整齐，中有密度较高的核心。常伴有局部胸膜增厚，病灶内长期无变化。

3.肺脓肿

癌性空洞继发感染，应与原发性肺脓肿相鉴别。前者常先有肺癌症状，如慢性咳嗽、反复咯血，然后出现感染，咳嗽加剧，咯痰逐渐增多。X线表现空洞壁较厚，内壁凹凸不平，体层摄片可见引流支气管狭窄或阻塞，肺门淋巴结肿大。原发性肺脓肿则起病急，中毒症状严重，常有突发寒战、高热、咳嗽、咯大量脓臭痰，白细胞和中性粒细胞增多。X线表现脓肿壁较薄，内常有液平面，周围有炎性浸润。

4.结核性胸膜炎

癌性胸膜炎常无急性中毒症状，胸水常为血性，但也可为渗出性。因癌肿阻塞性肺炎引起的胸液可呈草黄色渗出液，癌肿阻塞淋巴管引起的胸液是漏出液，只有癌肿侵犯胸膜时才引起血性胸水，生长较快。抗结核治疗无效。结核性胸膜炎常伴急性结核中毒症状，胸液一般为草黄色，抗痨治疗显效。根据胸部CT、胸水脱落细胞和胸膜活检，可明确诊断。

5.纵隔肿瘤

与中心型肺癌不易区别。纵隔肿瘤呼吸道症状可不明显，当压迫邻近器官或组织时才可出现症状。X线见块影中心点在纵隔内，边缘光滑，恶性者可有分叶，肿块较大可延及两侧纵隔，很少伴同侧肺内病变，若为皮样囊肿、畸胎瘤及错构瘤时，可见齿、骨或钙化点阴影。在支气管造影时，见支气管树形态完整。若行人工气胸检查时，肿块不见移位。可通过痰细胞学检查、支气管镜、X线断层、CT扫描或核磁共振成像（MRI）检查加以鉴别。

6.肺部良性肿瘤

如错构瘤、纤维瘤、血管瘤等，为孤立的肺内阴影时应与肺癌鉴别。肺内良性肿瘤多无症状，而血管瘤可见痰中带血。X线胸片见圆形或椭圆形密度均匀、边光滑、无毛刺、少分叶，惟有错构瘤时可见分叶。可含钙化点、无液化或空洞，周围肺组织无浸润。病程长，增长慢，多在检查时发现。

（二）中医学鉴别诊断

1.肺痨

肺痨与肺癌均有咳嗽、咯血、胸痛、发热、消瘦等症状，两者较易混淆。肺痨为痨虫侵袭所致，具有传染性，多发于30岁以下的年青人，若发生在40岁以上者，往往在青少年时期有肺痨史，肺痨经抗痨治疗有效；肺癌则好发于40岁以上的中老年患者，抗痨治疗无效，病情常迅速恶化。此外，借助现代诊断方法，如胸片、痰查结核杆菌或癌细胞、结核菌素试验等有助于两者鉴别。

2.肺痈

肺痈是急性发病，以突发性寒战、高热、咳嗽、胸痛、咯吐大量腥臭浊痰为特征；肺癌发病较缓，慢性咳嗽，咳痰不臭或咳痰带血，热势不高。两者凭此不难鉴别。

3.肺胀

肺胀是由多种慢性肺系疾病迁延不愈发展而来，临床表现有喘咳上气、痰多、胸部膨满、胀闷如塞等，以喘、咳、痰、肿四项主症同时并见为特征；肺癌则是一种以咳嗽、咯血或痰血、胸痛、发热、气急为主要临床表现的恶性疾病，气喘肿胀之症虽然可见，但不是必备之症。

四、临床治疗

（一）提高临床疗效的要素

1.辨证候虚实

肺癌的发生多与肺气不足，痰湿瘀血交阻有关。肺癌早期多见气滞血瘀、痰湿毒蕴之证，以邪实为主；肺癌晚期多见阴虚毒热，气阴两虚，甚至阴阳两虚之证，以正虚为主。临床上多病情复杂，虚实互见。

2.辨邪正盛衰

肺癌是高度恶性的肿瘤，发展快，变化速。辨明邪正盛衰，是把握扶正祛邪治则，合理遣方用药的关键。一般来说，肺部癌瘤及局部症状明显，但患者形体尚丰，生活、体力、活动、饮食等尚未受阻，此时多为邪气盛而正气尚充，正邪交争之时；

如肺部广泛侵犯或多处转移，全身情况较差，消瘦、疲乏、衰弱、食少，生活行动困难，症状复杂多变，多为邪毒内盛而正气明显不支的正虚邪实者。

3. 辨病变部位

因肺癌多由正气不足，邪毒入侵，肺失宣降，脾失运化，聚湿生痰，痰贮肺脏，痰凝气滞，瘀毒胶结而成，故早期病变在肺，在脾。晚期痰毒流注，终至肝、脑、心、肾、骨多脏腑或奇恒之腑受累。

（二）辨病治疗

应当采取综合治疗的原则，即：根据患者的机体状况，肿瘤的细胞学、病理学类型，侵及范围（临床分期）和发展趋向，采取多学科综合治疗（MDT）模式，有计划、合理地应用手术、化疗、放疗和生物靶向等治疗手段，以期达到根治或最大程度控制肿瘤、提高治愈率、改善患者的生活质量、延长患者生存期的目的。目前肺癌的治疗仍以手术治疗、放射治疗和药物治疗为主。

1. 手术治疗

手术切除是肺癌的主要治疗手段，也是目前临床治愈肺癌的唯一方法。肺癌手术分为根治性手术与姑息性手术，应当力争根治性切除。以期达到最佳、彻底的切除肿瘤，减少肿瘤转移和复发，并且进行最终的病理TNM分期，指导术后综合治疗。

2. 放射治疗

肺癌放疗包括根治性放疗、姑息放疗、辅助放疗和预防性放疗等。对根治性放疗适用于KPS评分≥70分的患者，包括因医源性或（和）个人因素不能手术的早期非小细胞肺癌、不可切除的局部晚期非小细胞肺癌，及局限期小细胞肺癌。晚期肺癌患者的姑息放疗主要目的是为了解决因原发灶或转移灶导致的局部压迫症状、骨转移导致的疼痛，以及脑转移导致的神经症状等。

3. 药物治疗

肺癌的药物治疗包括化疗、分子靶向药物治疗、免疫治疗。化疗分为姑息化疗、辅助化疗和新辅助化疗，应当严格掌握临床适应证，并在肿瘤内科医师的指导下施行。化疗应当充分考虑患者病期、体力状况、不良反应、生活质量及患者意愿，避免治疗过度或治疗不足。应当及时评估化疗疗效，密切监测及防治不良反应，并酌情调整药物和（或）剂量。

（1）晚期非小细胞肺癌（NSCLC）的药物治疗

①一线药物治疗：转移性NSCLC的一线治疗根据病理类型及基因改变情况而定。推荐所有病理诊断为肺腺癌、含腺癌成分和具有腺癌分化的NSCLC患者进行EGFR基因突变和ALK融合基因检测，建议对于小活检标本诊断的或不吸烟的鳞癌患者也进行EGFR基因突变检测。对EGFR基因敏感突变阳性的患者建议进行表皮生长因子络氨酸激酶抑制剂（EGFR-TKIs）治疗，ALK阳性的患者建议进行克唑替尼治疗。基因检测结果的准确与否对临床治疗关系重大，所以必须遵循相应的规范和指南进行。上述基因表达阴性的非鳞癌患者建议培美曲塞或其他含铂两药联合方案化疗。在化疗基础上可联合血管内皮抑制素贝伐珠单抗治疗，鳞癌患者的标准治疗是除培美曲塞以外的其他含铂两药联合方案化疗。

EGFR-TKIs是EGFR基因敏感突变的晚期NSCLC患者一线治疗的标准选择。IPASS研究的结果显示，在EGFR基因敏感突变阳性的患者中，一线吉非替尼治疗组患者的疾病无进展生存时间（Progression Free Survival，PFS）明显长于化疗组。

②维持治疗：对一线治疗达到疾病控制的晚期NSCLC患者，可选择维持治疗。按照是否沿用一线治疗方案中的药物，将

维持治疗分为继续（同药）维持治疗和换药维持治疗两种方式，可以用于同药维持治疗的药物有培美曲塞（非鳞癌）、吉西他滨、贝伐珠单抗、西妥昔单抗，换药维持治疗的药物有培美曲塞（非鳞癌）或多西他赛，对于EGFR基因敏感突变的患者，如果一线化疗后病情没有进展可以选择EGFR-TKIs进行维持治疗。

③二、三线药物治疗：二线治疗可选择的药物包括多西紫杉醇、培美曲塞以及EGFR-TKI。EGFR基因敏感突变的患者，如果一线和维持治疗时没有应用ECFR-TKIs，二线治疗时应优先应用EGFR-TKIs；对于EGFR基因敏感突变阴性的患者，应优先考虑化疗。三线药物治疗可选择EGFR-TKIs或参加临床试验。

（2）小细胞肺癌（SCLC）的治疗

①Ⅰ期SCLC：手术+辅助化疗（依托泊苷+顺铂/依托泊苷+卡铂4~6周期）。

②Ⅱ~Ⅲ期SCLC：放、化疗联合。

（a）可选择序贯或同步。

（b）序贯治疗推荐2周期诱导化疗后同步化、放疗。

（c）经过规范治疗达到疾病控制者，推荐行预防性脑照射（PCI）。

③Ⅳ期SCLC：化疗为主的综合治疗以期改善生活质量。

一线推荐依托泊苷+顺铂/依托泊苷+卡铂（EP/EC）、伊立替康+顺铂（IP）、伊立替康+卡铂（IC）。规范治疗3个月内疾病复发进展患者推荐进入临床试验。3~6个月内复发者推荐拓扑替康、伊立替康、吉西他滨或紫杉醇治疗。6个月后疾病进展可选择初始治疗方案。

（三）辨证治疗

1. 辨证论治

（1）气滞血瘀证

治法：行气活血，软坚散结。

方药：血府逐瘀汤加减。当归15g，枳壳10g，赤芍20g，桃仁10g，郁金10g，瓜蒌15g，杏仁10g，鳖甲15g，薏苡仁30g，海藻30g，薤白10g，降香10g，鱼腥草15g。

（2）痰湿蕴肺证

治法：化痰散结，益肺健脾。

方药：二陈汤加减。陈皮10g，姜半夏10g，茯苓30g，制南星10g，杏仁10g，薏苡仁30g，党参30g，白术15g，龙葵30g，白花蛇舌草30g，海藻30g，牡蛎30g，浙贝母15g，百部15g。

（3）阴虚毒热证

治法：养阴清热，解毒散结。

方药：百合固金汤加减。百合15g，玄参15g，生地30g，沙参15g，鱼腥草30g，薏苡仁30g，白花蛇舌草30g，炙鳖甲15g，半枝莲30g，黄芩10g，石斛30g，生蛤壳30g，蒲公英15g，百部10g，知母10g。

（4）气阴两虚证

治法：益气养阴，解毒化瘀。

方药：沙参麦门冬汤加减。北沙参30g，麦冬15g，五味子10g，山药15g，黄芪20g，黄精30g，西洋参6g（炖服），白花蛇舌草30g，贝母10g，夏枯草30g，山慈菇15g，蛇莓草15g，全瓜蒌30g，莪术12g。

（5）阴阳两虚证

治法：补肾益肺，养阴温阳。

方药：生脉饮合二仙汤加减。生晒参6g（研吞），黄芪30g，麦冬15g，五味子30g，淫羊藿15g，仙茅15g，巴戟天15g，补骨脂10g，山茱萸10g，龟甲10g，女贞子15g，黄精30g。

2. 外治疗法

（1）针刺疗法

①针刺：主穴取风门、肺俞、天泉、膏肓、中府、尺泽，以及痛部压痛点。配穴取列缺、内关、足三里。耳穴取上肺、

下肺、心、大肠、肾上腺、内分泌、皮质下、鼻、咽部、胸等。补泻兼施，每日1次，每次留针20~30分钟。适用于各期肺癌。针灸治疗可配合中药同时使用。

②针刺和穴位注射：取百会、内关、风门、肺俞、定喘及丰隆穴。并以20%~50%紫河车注射液14~16ml，分别注入足三里和大椎穴。每日或隔日1次，连续治疗15天为一疗程。休息3~5日，再行第二疗程。适用于肺癌疼痛者。

（2）推拿疗法　取穴风池、大椎、肩井、命门、曲池、合谷等。采用擦、拿、抹、摇、拍击等手法。能扶正固本、宽胸理气。适用于肺癌气机不畅而咳嗽、喘气、胸痛者。

（3）气功疗法　可选用无极功，对增强体质、延缓病情进展有一定帮助。亦可选用下列功法：①卧式或坐式放松功，意念采用良性意念法，呼吸采用自然呼吸或深呼吸法。②高位下按式站桩功5~20分钟。③行步练功500米，或根据体力掌握远近。④太极气功。⑤床上或站式十段锦一套。练功时应避免偏差和过度疲劳，宜因人而异，因病而异。

（4）外敷药物

①癌痛散：山奈、乳香、没药、姜黄、栀子、白芷、黄芩各20g，小茴香、公丁香、赤芍、木香、黄柏各I5g，蓖麻仁20粒。上药共为细末，用鸡蛋清调匀外敷乳根穴，6小时换药一次，适用于肺癌痛者。

②蟾酥消肿膏：由蟾酥、细辛、生川乌、重楼、红花、冰片等20余味中药组成，用橡胶氧化锌为基质加工制成中药橡皮膏。使用前先将皮肤洗净擦干，再将膏药贴敷在疼痛处，每隔24小时换药1次。适用于肺癌痛者。

③消积止痛膏：取樟脑、阿魏、丁香、山奈、重楼、藤黄等量，分研为末，密封备用。根据肺癌疼痛部位，将上药按前后顺序分别撒在胶布上，敷贴于患处，随即以50℃左右热毛巾敷于膏药上30分钟，以不烫伤皮肤为度，每日热敷3次，5~7天换药1次。

3. 成药及单验方

（1）中成药

①平消胶囊：由仙鹤草、枳壳、郁金、净火硝、白矾、五灵脂、制马钱子等组成。每粒0.2g，每次4~8粒，每日3次，3个月为1个疗程。

②复方斑蝥片：由斑蝥、木通、车前子、滑石等组成，每片0.5g，每次1片，每日2次，3个月为一疗程。

③加味西黄丸：主要药物为乳香、没药、牛黄、麝香、马钱子、象牙屑、壁虎、蟾酥。每次3~5g，每日早晚各服1次。具有清热解毒、软坚散结、活血止痛之作用。清热不伤阴，解毒不损正，活血不破气，是一个较好的扶正祛邪抗癌中药。适用于中晚期肺癌，辨证属热盛阴伤者，服后能缓解症状，稳定病情，对小部分患者肿瘤有缩小作用。动物实验表明，对小鼠多种移植性肿瘤有抑制作用。

④养阴清肺膏：主要药物为生地、麦冬、玄参、白芍、甘草、川贝母、丹皮、薄荷。每次15g，每日2次口服。具有养阴清肺之功。适用于肺癌肺热阴虚，以阴虚为主者。

⑤平肺口服液：主要由鱼腥草、桑白皮、川贝母、白及、白花蛇舌草等药组成。临床及动物实验显示，有较好的止血、镇咳、化痰、散结作用。适用于中晚期肺癌，能缓解症状，控制病情，延长生存时间。用法：每次20ml，每日3次口服。

⑥消瘤丸：由桂枝、茯苓、丹皮、海藻、昆布、红花、桃仁、夏枯草、莪术、香附、鳖甲、炒麦芽、炒山楂、炒神曲、生薏苡仁、王不留行等组成。每丸9g，每次1丸，每日2次。

⑦抗瘤消炎胶囊：由牛黄、麝香、乳香、没药、三七、生晒参、鸡内金、川贝母、重楼、阿胶、海马、羚羊角粉、冬虫夏草等组成。每粒3g，每次1~3粒，每日2~3次。

⑧康莱特注射液：从薏苡仁中提取制成，具有双相广谱抗癌作用，并能激活机体免疫系统，提高免疫功能。适用于中晚期肺癌。用法：静脉滴注200ml，每日一次，20天为一疗程，疗程间隔3~5天。静脉滴速开始不宜过快。不良反应：主要为发热、恶心、静脉炎，其发生率3%~5%。

（2）单验方

①蟾蜍胆，每次5只，每日2次吞服，连服2个月。适用于各型肺癌。

②鲜龙葵30g，每日1剂，水煎服。适用于肺癌有胸水者。

（四）医家经验

1.郁仁存

肺癌发病是由正气内虚、邪毒内结所致，病理有三：

①邪毒侵肺：外邪内侵，肺失宣降，肺气壅遏，脉络受阻，气滞血瘀，形成肿块。

②痰湿内聚：脾虚运化失调，湿聚生痰，痰阻肺络，肺失宣降，痰凝毒聚，肿块逐渐形成。

③正气内虚：脏腑阴阳失调，正气内虚是患病主要内在原因。肺、脾、肾三脏气虚均可致肺气不足，加之长年吸烟，热灼津液，阴液内耗，致肺阴不足，气阴两虚，升降失调，外邪乘虚而入，留滞不去，气机不畅，血行瘀滞，久成积块。治疗上宜局部与整体结合，辨证与辨病结合扶正与抗癌结合。

中医辨证分四型：

①阴虚毒热型：宜养阴清热、解毒散结。

南北沙参各30g，生地15g，前胡10g，天麦冬各15g，地骨皮15g，桃杏仁各10g，地骨皮20g，炙鳖甲15g，全瓜蒌30g，半枝莲30g，白花蛇舌草30g，石见穿30g，徐长卿20g，山海螺30g。

②痰湿蕴肺型：宜健脾化痰、解毒清肺。

陈皮10g，苍白术各10g，茯苓10g.，党参15g，生薏苡仁30g，半夏10g，制南星10g，前胡10g，桃杏仁各10g，牙皂10g，猫爪草30g，半枝莲30g，白花蛇舌草30g，龙葵30g，马兜铃10g。

③气血瘀滞型：宜理气化滞、活血解毒。

枳壳10g，桔梗10g，降香10g，紫草10g，瓜蒌30g，桃杏仁各10g，远志10g，干蟾皮10g，石见穿20g，茜草根20g，铁树叶20g。

④肺肾两虚型：宜温补脾肾、益气解毒。

生黄芪30g，太子参30g，白术10g，茯苓10g，五味子10g，补骨脂10g，炮姜6g，制南星10g，生晒参10g，仙茅10g，山海螺30g，冬虫夏草面3g（冲），蜂房10g，僵蚕10g。

2.刘嘉湘

临床将肺癌辨证分为五型：①阴虚内热型：治以养阴清肺、软坚解毒，养阴清肺消积汤加减；②脾虚痰湿型：治以益气健脾、肃肺化痰，六君子汤合导痰汤加减；③气阴两虚型：治以益气养阴、清热化痰，四君子汤合沙参麦冬汤加减；④阴阳两虚型：治以滋阴温肾、消肿散结，沙参麦冬汤合赞育丹加减；⑤气滞血瘀型：治以理气化瘀、软坚散结，复元活血汤加减。

据中医理论及多年临床经验，不断探索研究总结出两方：①益肺消积汤：生黄芪30g，生白术12g，北沙参30g，天冬12g，石上柏30g，石见穿30g，白花蛇舌草 30g，金银花 15g，山豆根 15g，夏枯草 15g，海藻 15g，昆布 12g，生南星 30g，瓜蒌皮 15g，生牡蛎 30g。治疗气阴两虚型肺癌疗效较好。②蟾酥消肿膏：由蟾酥、细辛、生川乌、重楼、红花、冰片 20 余种中草药制成，具有活血、止痛、化瘀、消肿的作用，外贴于疼痛部位治疗癌痛效果良好。临床观察 187 例癌痛患者，其中原发性肺癌 107 例，近期镇痛显效率 54.01%，有效率 37.43%，总有效率 91.44%。外贴蟾酥膏后平均起效时间 10~30 分钟，平均镇痛时间 3~6 小时，疼痛缓解 3 小时以上者 90.37%，6 小时以上者 74.85%，12 小时以上者 45.4%，24 小时以上者 28.34%。

3. 陈树森

运用中医药治疗肺癌必须处理好辨病与辨证、整体与局部、祛邪与扶正的关系。以中药为主的综合治疗，大都应用于不能手术及放、化疗的患者，或放、化疗的间歇期。患者脾胃尚可，此时当以祛邪为主，扶正为辅，兼顾脾胃。

常用基本方药如下：

（1）未分化癌：龙葵 20g，白英 30g，白花蛇舌草 30g，雷公藤 15g，干蟾皮 9g。

（2）腺癌　乌骨藤 30g，槲寄生 30g，前胡 15g，苦参 15g，山慈菇 15g（打碎）。

（3）鳞癌　牛蒡子 30g，广豆根 15g，牡荆子或牡荆叶 30g，天冬 30g，半枝莲 30g。

临床根据辨病与辨证论治的原则，随证加减。气虚加党参 15g、黄芪 30g，甚者加生晒参 10g，血虚加熟地黄 15g、当归 15g、煅赭石 15g、阿胶 15g；脾虚加白术 15g、茯苓 15g、薏苡仁 30g；阴虚加麦冬 15g、鳖甲 15g、龟甲 15g、北沙参 15g、女贞子 15g；阳虚加仙灵脾 15g、肉苁蓉 15g、仙茅 10g、补骨脂 15g、炮附子 10g；毒热壅盛加野荞麦根 30g、鱼腥草 20g、青黛 3g（分 3 次服）、生石膏 30g、知母 15g；胸痛

加白屈菜 10g、延胡索粉 6g（分冲）、徐长卿 15g、西黄丸 9g（3 次分服）；咳嗽加川贝母 12g、炙马兜铃 9g、前胡 15g、杏仁 10g；咯血加仙鹤草 30g、白及粉 12g（分三次冲服）、三七粉 9g（分 3 次冲服）、蒲黄炒阿胶 15g（烊化冲服）；胸水加半边莲 30g、葶苈子 15g、醋炒芫花 9g、猪苓 20g。骨转移加汉防己 15g、肿节风 30g、制川乌 9g。

手术后虚证为多，当以扶正为主，清理余毒为辅，以加速体力和脏腑功能的恢复。常用基本方药：党参、黄芪、白术、茯苓、北沙参、红枣、陈皮、生姜。清理余毒可根据病理诊断选用上述祛邪方中 2~3 味药，其他辨证加减。

放疗时反应多见热毒伤阴，治以清肺养胃滋肾为主，常用基本方药：天冬、麦冬、玄参、女贞子、北沙参、石斛、白芍、银花、茜草根、黄芪。随证加减。若发生放射性肺炎，可用清肺凉血化瘀法，药用生石膏、鱼腥草、赤芍、生甘草、野荞麦根、炒黄芩、丹参、猪苓、茯苓、知母、贝母。

化疗反应以药毒伤及气血、脾胃、肝肾为多。常用解毒、调脾胃、补气血、养肝肾为主的方药：党参、黄芪、白术、茯苓、甘草、陈皮、女贞子、补骨脂、当归、生姜、大枣。

临证应始终注意攻不宜过，补不宜滞。

4. 李佩文

肺癌中医辨证可有多种，并发大咯血、感染、DIC、呼吸性酸中毒者常与肺阴虚有关，病程越到晚期，肺阴虚证出现也就越多。引起肺阴虚的原因有多种：①患者素来肺肾阴虚体质，患病后阴虚症状加重。②肺癌手术切除中体液丢失过多，术后没有及时补充。③放疗引起"热毒伤阴"。④恶性积液治疗中使用大量利尿剂，造成体液丢失或低钾血症。⑤大剂量环磷酰胺

化疗或与放疗毒性叠加造成肺纤维化等。防治肺阴虚的常用方药：人参、天冬、生地、玄参、百合、白芍、杏仁、桔梗、贝母、桑叶、枇杷叶、鱼腥草、半枝莲。本方养阴益气、止咳散结。现代研究有提高免疫功能、抑瘤、镇咳作用。临床应用疗效显著。

李教授积多年临床经验研制的"平肺口服液"，经临床与实验研究证实有较好的抗癌、止血、化痰、散结作用。临床用于治疗NSCLC，并以联合化疗治疗为对照组，结果显示症状的缓解明显优于对照组，且平均生存时间治疗组13.7个月，对照组9.2个月，在化验指标中，碱性磷酸酶（AKP）、乳酸脱氢酶（LDH）、癌胚抗原（CEA）、唾液酸检测值呈下降趋势，与化疗组比较差异显著。

5. 王羲明

肺癌中医辨证分析其病机属于正气虚弱，阴液亏损，并由此产生不同阶段的标症，如热盛痰凝、气滞、血瘀等证候。应用扶正养阴肺积汤治疗肺癌获得较好疗效，能调整机体内在环境，补益脏腑之虚损，改善临床症状，减轻痛苦，延长生存期。扶正养阴肺积汤：生地黄12g，熟地黄12g，天冬12g，麦冬12g，玄参12g，生黄芪15g，党参15g，漏芦30g，土茯苓30g，鱼腥草30g，升麻30g。加减：口渴甚者加知母12g、石斛12g、天花粉30g、制首乌12g；脾虚甚者加茯苓15g、薏苡仁15g、山药12g、黄精12g；咳嗽痰盛者加百部15g、马兜铃12g、射干12g、佛耳草30g；热盛痰血者加芙蓉叶30g、野荞麦根30g、重楼30g、花蕊石30g；气滞血瘀者加八月札12g、延胡索30g、两面针30g、露蜂房30g。

6. 朴炳奎

朴教授强调综合治疗，辨证与辨病相结合。对中、晚期肺癌及手术后，或放、化疗患者的中医治疗，如何遣方用药，提高患者免疫功能，减少放、化疗不良反应，并在一定程度上缩小癌瘤，防止复发与转移，最重要的是应充分了解肺癌在手术，放、化疗治疗过程中及中晚期患者体内阴阳气血的变化规律，结合肺癌的生物学特性，进行正确的辨证分型。朴教授把肺癌分为五种证型。肺气不足型，治疗宜健脾益气生金，选用黄芪、太子参（党参或人参）、白术、茯苓、陈皮、法半夏、杏仁、桔梗等；阴虚内热型，治宜滋阴润肺，选用沙参、生地黄、玄参、麦冬、百合、鳖甲、地骨皮、川贝母、桑白皮、杏仁等；气阴两虚型，治宜益气养阴，选用黄芪、太子参（党参或人参）、沙参、麦冬、鳖甲、百合、生地、五味子、百部、瓜蒌等；气滞血瘀型，治宜行气活血，选用黄芪、枳壳、赤芍、三七、郁金、丹参、白前、莪术、徐长卿等；痰湿瘀阻型，治宜祛湿化痰兼祛瘀，选用陈皮、法半夏、全瓜蒌、冬瓜子、南星、芦根、桃仁、赤芍、威灵仙、郁金、丹参、三七等。

在肺癌放、化疗过程中，朴教授常加大益气活血化瘀等药的用量，起到减毒增效的作用；而放疗后引起的骨髓抑制，则益气养血、健脾益肾补肺，选用黄芪、人参、党参、白术、生地黄、当归、枸杞、紫河车、女贞子、龟甲、鳖甲、石斛等；至于放射性肺炎，炎症初期以益气养阴、清热解毒、宣肺降气法，方药如黄芪、沙参、麦冬、金银花、野菊花、黄芩、桔梗、石斛、天花粉等；纤维化期可选用活血化瘀之品，如赤芍、丹参、莪术、三七、生地黄、丹皮、知母等。肺癌患者由于手术之后元气大伤，脾胃受损，多出现自汗、周身乏力、纳呆等气血亏虚之症，朴教授善以玉屏风散合四物汤加减，其中加大黄芪的用量，疗效显著，明显改善患者术后体虚之症，提高了免疫功能。

此外，对肺癌的治疗，朴教授特别强调顾护后天之本。善用参苓白术散合藿香正气散调理脾胃，扶助正气。常用太子参、黄芪、白术、茯苓、山药、陈皮、白豆蔻、炒三仙、生姜、大枣等，每获良效。对气虚血瘀的患者，善用冬虫夏草和三七，冬虫夏草益气养阴，扶气；三七活血化瘀，二者与调理脾胃的参苓白术散相互协同，既补气，又益血活血，能明显改善临床症状，提高机体免疫功能，有利于防止癌瘤的复发和转移，延长生存期。

五、预后转归

肺癌的预后较差，影响肺癌预后的因素比较复杂，现将主要因素介绍如下。

（1）肿瘤发展速度快，生长时间短，且瘤块大，预后较差。有些肿瘤虽然生长时间长，但瘤块增长较缓慢，经手术和术后中西医结合治疗，远期效果较好。早期发现、早期手术的患者预后较好。

（2）局部病变与远处转移　癌灶局限于肺内，无区域性或远处淋巴结转移者，经手术治疗后，再行中西医综合治疗，远期效果较好。有区域和（或）远处淋巴结转移者，预后均较差。

（3）病理组织学类型　一般鳞状细胞癌预后较好，高分化鳞癌又较低分化鳞癌预后好。腺癌和大细胞癌预后次之。巨细胞癌恶性程度高，常有远处转移；细支气管肺泡癌常有肺内广泛浸润，故预后差。小细胞肺癌其生物学行为恶劣，恶性程度高，预后最差。

（4）精神因素　患者精神因素的好坏可直接影响预后。若精神状况良好，心情愉快，有利于机体维持正常生理功能，如能积极配合治疗，对预后将产生较大的影响。

六、预防调护

（一）预防

肺癌主要是环境性因素引起的疾病，其中吸烟与大气污染是重要的致病因素，因此劝阻吸烟，控制大气污染，对肺癌的预防有积极意义。

（1）禁止和控制吸烟　已知80%的肺癌由于吸烟引起，如果控制吸烟，就可以使肺癌的发病率大大降低，大多数肺癌就可以预防。世界卫生组织指出，根除吸烟可有效降低肺癌的发病率，应将更多的精力和资金用于一级预防。目前西方一些国家已开始了大规模的抗烟运动，烟民在男性人群中的比例开始下降，预期在数十年后肺癌发病率会逐渐下降。抗吸烟运动包括：劝阻人们吸烟（特别是青少年），劝导吸烟者戒烟，通过某些法令强制烟草厂降低香烟中尼古丁、焦油含量。

（2）控制大气污染　流行病学调查显示肺癌的发生与大气污染有一定关系，应有效地控制大气污染，做好环境保护，从而达到预防肺癌的目的。

（3）职业防护　对开采放射性矿石的矿区，应采取有效的预防措施，尽量减少矿工受辐射的量。在含有放射性物质的矿井，必须完善通风设施，降低放射性物质的浓度，切实保证工作环境符合放射保护条例规定的安全程度。对暴露于致癌化合物的工人，应采取有效的劳动防护措施，避免或减少与致癌因子接触。

（4）积极防治流感、肺结核、慢性支气管炎、尘肺及矽肺等呼吸道感染性疾病。

（5）建立肺癌防治网，普及肺癌知识，定期体格检查，做到早期发现、早期诊断、早期治疗。

（二）调护

（1）及时了解患者的精神状况，积极消除不良情绪，保持乐观开朗，坚定治疗信心。

（2）禁烟、酒，忌食油炸、辛辣刺激性食品。

（3）劳逸结合，进行适当锻炼，如太极拳、气功、散步等。

（4）对晚期患者应严密观察病情，及时予以必要的处理措施。

七、专方选要

1.上腔静脉综合征方

功效：活血利水。黄芪30g，赤芍15g，丹参30g，泽兰15g，泽泻12g，车前子30g，牛膝15g，水蛭3g，地龙12g，桔梗15g，龙葵15g，夏枯草30g。每日1剂，分次频服。

2.脑转移方

功效：化痰解毒，软坚散结。天麻10g，白术15g，土茯苓15g，白花蛇舌草30g，夏枯草30g，清半夏15g，车前子20g，羚羊角粉2g（冲），薏苡仁30g，山慈菇30g。水煎服，每日2次。

3.恶性胸水方

功效：宽胸理气，泻肺利水。瓜蒌25g，白术10g，葶苈子I5g，大枣7枚，商陆10g，龙葵15g，泽泻20g，陈皮15g，茯苓20g。水煎服，每日2次。

八、研究进展

近年来，免疫治疗改变了肺癌的治疗格局。免疫检查点抑制剂（ICI）作为一种单一疗法或与其他ICI或化疗联合使用，除了为一部分非小细胞肺癌（NSCLC）患者提供持久的疗效和延长生存期外，在晚期疾病的一线治疗、新辅助治疗和辅助治疗中也显示出了优势，然而，在治疗选择、基于适当生物标记物的可能获益患者识别、免疫治疗在特殊人群（如自身免疫性疾病患者）中的应用以及毒性管理等方面，仍然存在着挑战。

参考文献

［1］孙燕. 临床肿瘤内科手册. 5版. 北京：人民卫生出版社，2003.

［2］周际昌. 实用肿瘤内科治疗. 2版. 北京：北京科学技术出版社，2010.

［3］汤钊猷. 现代肿瘤学. 2版. 上海：复旦大学出版社，2003.

［4］邝贺龄. 内科疾病鉴别诊断学. 北京：人民卫生出版社，2009.

［5］郭启勇. 介入放射学. 3版. 北京：人民卫生出版社，2011.

［6］郁仁存. 中医肿瘤学. 北京：科学出版社，1983.

［7］方药中. 实用中医内科学. 上海：上海科学技术出版社，1984.

［8］李佩文. 恶性肿瘤并发症实用疗法. 北京：中国中医药出版社，1990.

［9］史宇广. 当代名医临证精华·肿瘤专辑. 北京：中医古籍出版社，1992.

［10］庞国明. 实用专病专方临床大全. 北京：中国中医药出版社，1997.

［11］中华人民共和国卫生部医政司. 中国常见恶性肿瘤诊治规范. 北京：北京医科大学中国协和医科大学联合出版社，2014.

［12］增益新. 肿瘤学. 北京：人民卫生出版社，1999.

［13］郭岳峰. 肿瘤病诊疗全书. 北京：中国医药科技出版社，2001.

［14］王永炎. 实用中医内科学. 2版. 上海：上海科学技术出版社，2009.

［15］周岱翰. 中医肿瘤学. 北京：中国中医药出版社，2011.

［16］孙桂芝. 实用中医肿瘤学. 北京：中国中医药出版社，2009.

［17］王居祥.中医肿瘤治疗学.北京：中国中医药出版社，2014.

［18］许玲.中医肿瘤学概论.上海：上海交通大学出版社，2017.

［19］陈锐深.现代中医肿瘤学.北京：人民卫生出版社，2003.

［20］董新军.肿瘤科新医师手册.北京：化学工业出版社，2009.

第十二章　纵隔肿瘤

纵隔肿瘤通常是指发生于纵隔内各种组织和结构的肿瘤和囊肿。由于纵隔包括的内容复杂，所以纵隔肿瘤的种类亦繁多。纵隔肿瘤多为继发性，来源于肺癌、乳腺癌和腹腔内脏癌瘤。原发性纵隔肿瘤较少，据国内不完全资料统计，神经源性肿瘤最多，占27.1%；其次畸胎类肿瘤及囊肿，占26.4%；胸腺肿瘤及囊肿占20.7%；胸内甲状腺肿瘤占6.3%；支气管囊肿占5.9%；其他占13.6%。原发性纵隔肿瘤大多为良性，但可恶变，少数为恶性，如淋巴瘤等。中医学虽无纵隔肿瘤的病名，但依其症状表现，可将其归入"胸痛（胸痹）""咳嗽""悬饮""肺积""肺胀""喘证"等范畴。

一、病因病机

（一）西医学认识

纵隔位于胸腔中部，是两侧胸膜腔之间、胸骨之后、胸椎之前的一个间隙，上界为胸腔上口，下界为膈肌。纵隔是一个重要解剖部位，内有心包、心脏及胸内大血管、气管、食管、胸腺、胸导管等重要器官，还有丰富的淋巴组织、神经组织和结缔组织等。从胸骨角至第四胸椎下缘画一连线可将其分为上纵隔和下纵隔。上纵隔以气管及其假想延长线为界限分为前后两部分，下纵隔以心包为界，心包以前为前纵隔，以后为后纵隔，心包所在范围为中纵隔。利用这样的纵隔分区，就能准确标明纵隔内病变的部位。

随着医学的发展，诊断方法的完善，纵隔肿瘤的发生率也在逐年上升。从许多统计资料来看，发生于纵隔的肿瘤可分为囊性、非囊性；良性或恶性；原发性或继发性。

其良性多见，恶性率占10.1%~21%，尤其儿童纵隔肿瘤的恶性检出率更高，可达40%~50%。另外在男女性别、年龄以及地区分布上有着一定的差异。男女发病率相近，但在畸胎类肿瘤和胸内甲状腺肿瘤患者中女性占多数，而支气管囊肿和心包囊肿似乎以男性为多。畸胎类肿瘤常见于30岁以下青壮年，胸内甲状腺肿瘤常见于近50岁的中年人。

在胚胎发育的过程中，胸腺、肺、心包、胸膜腔的发育形成都是在纵隔进行的。如果在发育过程中出现异常，则可形成纵隔原发性肿瘤和囊肿。一般上纵隔肿物，多为胸腺肿瘤或增生、胸内甲状腺肿；前纵隔肿物常见于畸胎瘤、胸腺瘤；而神经源性肿瘤多发于后纵隔，少数肠源性囊肿、食管囊肿亦见于后纵隔；淋巴瘤（常见的何杰金病、网状细胞肉瘤）及心包囊肿、支气管囊肿多发生于中纵隔。

（二）中医学认识

1. 病因

纵隔肿瘤的发生，多由正气亏虚、情志失调、饮食不节等，导致痰凝、气滞、血瘀，结于胸中，发为本病，是内因与外因共同作用的结果。

（1）正气虚弱　人体正气虚弱，素体阳虚，辛劳过度，则胸阳不展，阴寒之邪乘虚而入；或外寒侵袭，致胸阳痹阻，气机不畅，积久而成为肿瘤。如《诸病源候论》云："积聚者，由阴阳不和，脏腑虚弱，受于风邪，搏于脏腑之气所为也。"《医宗必读·积聚》也说："积之成也，正气不足，而后邪气踞之。"明确指出外因（邪气）是通过内因（正虚）而致癌的。

（2）情志内伤　情志不遂，七情失节，导致人体气机升降失常，血液及津液运行不畅，日久形成肿块。《丹溪心法》云："气血冲和，万病不生，一有怫郁，诸病生焉，故人身诸病多生于郁。"

（3）痰浊凝聚　痰既是病理产物，又是致病因素，有形之痰咯吐可见，无形之痰停于经络，其随气行，无处不到。痰阻气机，血行不畅，脉络壅滞，痰浊与气血相搏结，乃成本病。朱丹溪曾经指出："人身上、中、下，有块者多是痰，痰之为物，随气升降，无处不到。"

（4）瘀血阻滞　血液运行障碍，影响脏腑功能，郁结日久，结成肿块。元代滑寿《难经本义》谓："积蓄也，言血脉不行，蓄积而成病也。"

2. 病机

肺癌主要病机为胸阳不足，痰浊气血瘀阻于胸中，结成瘤块，或心肺气虚，气血运行无力，瘀血停聚，痰浊内生，结于胸中，发为本病。主要以咳嗽、呼吸困难及胸痛等为主要症状。其病位在胸膈（肺），与脾、肾密切相关。张景岳指出："咳症虽多，无非肺病。"《医学三字经·咳嗽》说："肺为五脏之华盖，呼之则虚，吸之则满，只受得本然之气，病气干之呛而咳矣。"指出不论何种原因导致的咳嗽，均与肺脏相关。脾与肺关系密切，脾为生痰之源，肺为贮痰之器。若脾失健运，则痰浊内生，上渍犯肺，气滞痰瘀，日久结为积块。肺为气之本，肾为气之根，肺主呼吸，肾主纳气，久病伤肾，肾虚气逆亦发为咳、喘。

二、临床诊断

（一）辨病诊断

1. 临床表现

（1）症状　纵隔肿瘤大多数为良性，起病缓慢，一般少有症状，无症状者占 15.3%~58.4%。不同种类的纵隔肿瘤临床症状不一样，主要取决于肿瘤的位置、大小、生长速度、良性或恶性及是否侵犯压迫邻近组织器官等。最常见的症状如下。

①胸闷、胸背疼痛：为各种纵隔肿瘤最常见的症状。其程度不严重，但在胸腺肿瘤病例中，如出现剧烈疼痛，则是恶性的征象之一。

②呼吸道症状：若肿瘤压迫或侵犯肺、支气管时，常引起咳嗽、气短，严重时发生呼吸困难。肿瘤溃破入肺或肺组织受挤压，产生不同程度的肺不张及肺内感染。

③神经系统症状：交感神经受压表现为眼睑下垂、瞳孔缩小、眼球内陷等，压迫臂丛神经引起肩部及上肢疼痛；喉返神经受累表现为声嘶；累及膈神经可出现呃逆及膈肌麻痹。

④心血管症状：心脏受压可引起心悸、心律不齐等症状；侵蚀心包可出现心包积液；上腔静脉受压引起面部、颈部、上胸部浮肿、静脉怒张等；压迫无名静脉，可使单侧上肢及颈静脉压升高。

⑤吞咽困难：肿瘤压迫或侵犯食管所致。

⑥其他症状：肿瘤溃破入肺所致肺部感染、畸胎类肿瘤破溃入肺或支气管患者咯出痰液中有时带豆渣样物；少数胸内甲状腺瘤患者有甲状腺功能亢进症状；胸腺瘤患者约 15% 有重症肌无力；恶性淋巴瘤合并感染时，可出现发热、白细胞升高等。

（2）体征　纵隔肿瘤患者中可以发现的阳性体征不很多，常见体征如下。

①神经受压体征：可见颈交感神经麻痹综合征及肋间神经节段支配区感觉过敏或迟钝，见于神经源性肿瘤。

②心肺受压体征：前纵隔瘤具有相当体积时，可引起胸骨旁浊音界加宽、局部呼吸音减弱或消失，以及气管或心脏移位；

有些巨大的畸胎瘤产生局部胸壁膨隆，该处呼吸运动消失。

③颈部甲状腺肿大：见于胸内甲状腺肿瘤患者，如有甲状腺功能亢进，可见消瘦、多汗、突眼、手颤等。

④重症肌无力：见于胸腺瘤。可见典型的表情淡漠脸型，眼睑下垂及面部松弛。

⑤杵状指（趾）：见于巨大纵隔肿瘤病例。

⑥其他体征：心包积液、胸腔积液、活检造成肿瘤皮肤瘘道时，脓液中带有皮脂样物或细毛等。

2. 相关检查

（1）实验室检查　根据纵隔内各种肿瘤的性质、症状特征，选择性地进行各种化验检查。如纵隔内肿瘤 T_3、T_4 增高时，提示胸内甲状腺肿瘤，甲胎蛋白（AFP）和癌胚抗原（CEA）升高，提示有恶性畸胎类肿瘤等。

（2）影像学检查

①X 线检查：胸部 X 线透视及正侧位胸片是发现纵隔肿瘤的主要手段，可以观察肿瘤大小、部位、形态、密度、与周围组织结构关系，有无钙化或骨影，有无扩张性搏动，是否随吞咽移动，是否随呼吸改变而改变形状等。一般说来：（a）胸腺瘤位于前上纵隔，胸骨后呈圆形或椭圆形块影，良性者轮廓清晰光滑，恶性者轮廓粗糙不规则。（b）胸内甲状腺肿位于前上纵隔，呈椭圆形或棱形块影，可向单侧或双侧突出，大部分病例可见阴影随吞咽向上提。（c）畸胎瘤位于前纵隔，多呈圆形或椭圆形，边缘清楚，常向一侧纵隔凸出，常有钙化，有时可见牙齿和碎骨阴影。（d）神经源性肿瘤位于后纵隔，常为圆形、边缘清楚的孤立性肿块，侧位片阴影常与椎体相重叠，部分病例椎间孔扩大。（e）支气管囊肿可发生于纵隔任何部位，多位于气管、支气管附近，呈圆形或椭圆形、密度均匀、边界清楚的阴影，囊肿如与支气管相通，可出现液平面。

②CT 和 MRI：可了解肿瘤的部位、大小、轮廓、密度和均匀性，为手术切除与否提供资料。胸部 CT 检查已成为纵隔肿瘤的常规检查手段，CT 增强扫描可鉴别囊性和实性纵隔肿块、脂肪和钙化组织，明确纵隔肿瘤周围组织和血管组织结构。MRI 在纵隔肿瘤的应用少于 CT，但区别血管与肿瘤的关系 MRI 优于 CT。

③B 超检查：可得到与 CT 相似的横断层图像，可显示纵隔肿瘤的部位、大小、囊性或非囊性、与周围组织脏器的关系等，并能在它指引下穿刺活检。

④放射性核素扫描：根据图像清楚显示无名静脉和上腔静脉阻塞、狭窄、侵蚀等情况，并可确诊右心房、左心室内肿瘤；当怀疑纵隔内甲状腺肿大时，用放射性核素碘 131 扫描有助于胸内甲状腺肿瘤的诊断。正电子发射断层显像（PET）可提供在组织结构发生改变之前的功能代谢改变，PET—CT 一次检查既可提供功能显像，又可提供准确的解剖定位影像，对纵隔肿瘤良恶性的鉴别有较大价值。

（3）组织学诊断　是确诊纵隔肿瘤的依据。

①颈部及锁骨上淋巴结或前斜角肌前脂肪垫活检：纵隔恶性肿瘤可转移至颈部或锁骨上淋巴结，此时切除活检多可明确病理诊断；若无明显淋巴结肿大，患者又不宜采用损伤性检查方法时，如认为纵隔恶性肿瘤的可能性大，也可行前斜角肌前脂肪垫活检，约 25% 可获组织学诊断。

②细针或活检针穿刺活检：在影像学检查（CT、B 超）引导下细针或活检针穿刺活检，操作简单，安全性较高，阳性率可达 60%~80%。

③纵隔镜检查：此项检查常用于肺癌的分期，对明确纵隔病变的性质也有重要

价值。当其他无创或微创手段不能确诊时，纵隔镜检查可作为综合检查手段之一。

④电视辅助胸腔镜（VATS）：此项技术不仅对纵隔及胸膜病变的诊断具有重要价值，且可在直视下行纵隔及肺内肿瘤切除。

⑤剖胸探查术：当其他检查未能明确诊断，且肿瘤有切除可能时，可行剖胸探查及肿瘤切除术。当影像学检查已显示肿瘤侵犯重要脏器而不能完全切除时，应尽量减少单纯性剖胸探查术。

（二）辨证诊断

本病的主要特征是胸部窒闷或憋闷疼痛，甚则胸骨后疼痛彻背，憋气喘息，咳嗽顿作，心悸难持，其病位在胸，与心、肺、脾、肾关系密切。一般说来，纵隔肿瘤在中医来看总属本虚标实之证，辨证首先应分清标本虚实。标实应区别阴寒、痰浊（热）、血瘀之不同，本虚又应分辨阴阳气血亏虚之不同。临床表现中多见虚实夹杂证或以实证为主，或以虚证为主；在本病形成和发展过程中，或先实而后致虚或先虚而后致实。

1. 阳虚寒盛证

临床证候：胸痛彻背，遇寒痛甚，伴胸闷气短，心悸失眠，动则喘息，不能平卧，面色苍白，咳嗽，四肢厥冷，舌紫暗苔白，脉沉紧。

辨证要点：胸痛彻背，胸闷气短，遇寒痛甚。

2. 痰湿阻滞证

临床证候：胸部闷痛，痰多喘促，形体肥胖，肢体沉重，头重如裹，舌暗苔白厚腻，脉滑。

辨证要点：胸闷痛，痰多喘促，舌暗苔腻。

3. 痰热郁肺证

临床证候：胸痛不适，咳嗽喘息气粗，痰多质黏厚或稠黄，咯吐不爽，口渴欲饮，面赤身热，溲黄便干，舌质红苔黄或黄腻，脉滑数。

辨证要点：胸痛不适，咳唾痰黏，舌质红。

4. 气滞血瘀证

临床证候：固定不移，按之坚硬，痛处不移，入夜更甚，伴面色晦暗，形体消瘦，心悸纳呆，刺激性咳嗽，舌暗红苔黄或黄腻，脉滑而数。

辨证要点：积块渐大，痛有定处，入夜更甚。

三、鉴别诊断

（一）西医学鉴别诊断

首先判断"肿块"是在肺内还是纵隔内；如已确定是原发性的，要进一步分辨是良性还是恶性（表12-1），然后再制定恰当的治疗方案。需要和原发性纵隔肿瘤鉴别的有下列疾病：

1. 中心型肺癌

可见肺门肿块，多呈半圆形或分叶状。症见咳嗽、咳痰、咯血等，晚期可出现喉返神经麻痹、膈神经麻痹及上腔静脉综合征等。痰中可查到肺癌细胞，纤维支气管镜可见到肿瘤。

2. 纵隔恶性淋巴瘤

周身性恶性淋巴瘤的30%~50%可累及纵隔，原发于纵隔者甚少见。一般病程短、发展快，可见发热、咳嗽、胸痛、乏力、上腔静脉综合征及气管、膈神经、喉返神经和交感神经受压的表现，可伴全身淋巴结肿大，以及肝脾肿大等。X片示病变多位于气管旁或隆突下，向一侧或双侧突出，呈致密、分叶状，边缘光滑。晚期可见肺内浸润和胸膜、心包侵犯。对放疗及化疗有一定的敏感性。

3. 胸主动脉瘤

胸主动脉瘤多见于年龄较大患者，轻

表 12-1　纵隔肿瘤良恶性鉴别

	纵隔良性肿块	纵隔恶性肿块
生长速度	缓慢	迅速（但短期内迅速长大者，应排除感染、出血）
肿块轮廓	边缘规则、锐利（继发感染除外）	边缘模糊、有毛刺、大小难估计（但恶性肿瘤未穿透胸膜前可光滑、锐利）
骨骼改变	压迫性骨吸收骨萎缩	侵蚀性破坏
上腔静脉阻塞	无	有
远处转移	无	有

者无症状，重者出现局部压迫症状，体检时可听到血管杂音。透视下可见肿物呈扩张性搏动，但血栓、钙化、粘连时，可使搏动受到抑制。对可疑病例可行逆行动脉造影来确诊。

4. 纵隔淋巴结核

多见于儿童或青年，常无临床症状。少数有低热、盗汗等轻度中毒症状。X片见病变位于中上纵隔，肺门处可见到圆形或分叶状肿块，边缘光滑，或因干酪样坏死而显示透亮区，常见钙化，常见肺癌结核病灶，结核菌素实验有助诊断或给短期抗结核药物治疗。

5. 其他

无名动脉迂曲、左位主动脉弓、肺动脉扩张、上腔静脉及奇静脉扩张、纵隔淋巴结转移瘤、脊膜膨出症、食管平滑肌瘤、肠疝、包囊性胸腔积液等，也需鉴别。

（二）中医学鉴别诊断

1. 悬饮

悬饮多胸胁胀痛，持续不断，且多伴有咳嗽转侧、呼吸时疼痛加重，肋间饱满，并有咳嗽、咯痰等肺系证候。

2. 真心痛

胸骨后剧烈疼痛，甚则持续不解，伴汗出、四肢厥冷、面色苍白、唇紫、手足青至节，或上肢麻木，脉微细，或结代，或涩等危重证候。

3. 胃脘痛

纵隔肿瘤之不典型者，其疼痛易与胃脘痛相混淆，但胃脘痛多伴嗳气、纳差呃逆、泛吐酸水或清涎等脾胃功能失调证候。

四、临床治疗

（一）提高临床疗效的要素

（1）由于原发性纵隔肿瘤有一定的恶变率，或者在肿瘤的生长过程中常常压迫纵隔重要的组织器官，引起严重心肺、神经、血管等生理功能紊乱或合并感染或自发穿破后发生不良并发症，因此原发性纵隔肿瘤及囊肿一经确诊后，应提早施行手术切除。据国内文献报道，原发性纵隔肿瘤和囊肿的手术切除率多数超过90%。

（2）手术前制订严密的治疗计划，纠正呼吸道感染，改善心肺功能，加强营养等。

（3）纵隔肿瘤的放射治疗有单纯放疗和手术配合的放疗。如胸腺瘤好发于前纵隔，多为良性，少数为恶性，以手术治疗为主，良性胸腺瘤可治愈，恶性应术后追加放射治疗。胸腺瘤对化疗不敏感。畸胎类肿瘤好发于前纵隔中下部，恶性占10%，治疗以手术切除为主。恶性畸胎瘤术后应追加放射治疗。神经源性肿瘤好发于后纵隔，恶性者占10%~20%，除神经母细胞瘤可用放射、化学治疗外，其余皆以手术切除为宜，愈早愈好。纵隔原发性恶性淋巴瘤好发于中纵隔上、中部，由于本病对放射治疗高度敏感，故以放射治疗为首选，但局部及全身复发率高，如配合全身化疗，效果较好。

（二）辨病治疗

1. 手术治疗

现代医学的手术治疗在纵隔肿瘤中占有重要的位置。原发性纵隔肿瘤及囊肿，不论是良性或恶性，一经发现，如无手术禁忌者都应争取及早手术切除。切除纵隔肿瘤之前考虑到一部分纵隔肿瘤已侵犯到重要脏器而不能完全切除，因此要进行必要的"活检性检查"和完整的手术入路设计。

切除纵隔肿瘤的手术入路应根据肿瘤的部位、大小分别选择劈开胸骨正中切口、前外侧切口或后外侧切口；有时可将胸骨正中切口向一侧横向延伸，前侧切口亦可横断胸骨。对于纵隔良性肿瘤如良性胸腺瘤或畸胎瘤的手术，可采用较完全的劈开胸骨的正中切口，若有必要可将两侧胸膜腔打开以增加暴露；若肿瘤与心包紧密粘连，可切除部分心包，但切除大血管应谨慎从事。胸骨正中切口对前纵隔肿瘤可得较好暴露，但对中纵隔及后纵隔则不然。任何位于肺门之后的纵隔肿瘤必须采用相应的侧后切口。总之，熟悉纵隔的解剖结构对纵隔肿瘤的手术十分重要，因为纵隔内重要脏器的损伤往往会造成致命的后果，膈神经、迷走神经、喉返神经、大血管、食管等的损伤都会引起严重后果。但为了彻底切除肿瘤，有时可能要牺牲某一神经或脏器。

2. 放射治疗

在纵隔肿瘤的治疗中常被采用。它主要适应于：①对放疗敏感的纵隔恶性肿瘤，如胸腺瘤、恶性淋巴瘤、血管内皮瘤、Kaposi肉瘤等。②多用于手术后或无手术指征的纵隔恶性肿瘤，如何杰金病。病变局限可以放疗为主。病变在膈以下用倒"Y"野，剂量35~40Gy。分次于4~5周内照完。

3. 化学药物疗法

对于不能手术切除者，或术后、放疗后或术后复发者可选择化疗。通常用多种药物联合应用方案，如环磷酰胺（CTX）、长春新碱（VCR）、5-氟尿嘧啶（5-FU）、丝裂霉素（MMC）、顺铂（DDP）等药物的联合化疗，可控制肿瘤生长，延长生存期。

（三）辨证治疗

1. 辨证论治

基本用药方：白花蛇舌草30g，重楼30g，南星30g，海藻30g，土茯苓30g。

（1）阳虚寒盛证

治法：温通胸阳，散寒止痛。

方药：瓜蒌薤白白酒汤加减。桂枝10g，附子10g，薤白10g，瓜蒌皮10g，茯苓15g，丹参15g，赤芍15g，枳实10g，延胡索10g，杏仁10g，炙甘草5g。

加减：大便溏薄加炒白术12g、炒扁豆12g、怀山药12g，咳甚痰多不畅加半夏10g、陈皮10g、黄芩10g。

（2）痰湿阻滞证

治法：化痰祛湿，散结止痛。

方药：瓜蒌薤白半夏汤加减。瓜蒌20g，茯苓20g，夏枯草20g，昆布15g，丹参15g，半夏10g，薤白10g，陈皮10g，玄胡10g，杏仁10g，桔梗10g，炙甘草5g。

加减：兼发热者加蒲公英15g、滑石15g、甘草梢4g。

（3）痰热郁肺证

治法：清肺化痰，降逆平喘。

方药：清气化痰汤加减。法半夏10g，陈皮10g，杏仁10g，枳实10g，黄芩15g，茯苓12g，苏子10g，桑白皮20g，瓜蒌仁

20g，重楼 30g。

加减：便秘者加大黄（后下）10g；痰有腥味者加鱼腥草 20g、冬瓜子 20g、薏苡仁 15g、芦根 20g。

（4）气滞血瘀证

治法：活血化瘀，理气止痛。

方药：血府逐瘀汤加减。当归 15g，丹参 15g，瓜蒌 15g，赤芍 10g，川芎 10g，桃仁 10g，红花 10g，延胡索 10g，郁金 10g，柴胡 10g，炙甘草 5g。

加减：发热者加知母 15g、黄芩 12g，胸痛甚者加枳壳 12g、三七粉 3g（冲服）；纳差加炒麦芽 12g、炒谷芽 15g、砂仁 6g。

（5）气虚血瘀证

治法：益气活血，化瘀通络。

方药：基础方合补中益气汤加减。基础方原量加白术 15g、当归 12g、陈皮 10g、黄芪 30g、升麻 5g、柴胡 5g、党参 15g、炙甘草 6g、三棱 5g、桃仁 10g、红花 12g、赤芍 15g、路路通 15g、鸡血藤 20g。

加减：若正虚甚可加西洋参 10g（单煎），并兼服香砂六君子汤。

（6）肺阴亏虚型

治法：滋阴润肺，止咳化痰。

方药：基础方合沙参麦冬汤加减。基础方原量加沙参 15g、麦冬 15g、玉竹 10g、天花粉 15g、百合 10g、桑叶 10g、川贝母 10g、杏仁 10g、地骨皮 15g、桑白皮 15g、半枝莲 30g、甘草 5g、重楼 3g。

加减：咯吐黄痰者加知母 15g、黄芩 15g；痰中带血者加生蒲黄 10g、仙鹤草 30g、白及 10g；食纳少者加砂仁 6g、麦芽 15g。

2.外治疗法

（1）针刺疗法

①主穴取膈俞、肺俞、膻中及局部压痛点的阿是穴，配穴取内关、足三里，补泻兼施，电针每日 1 次，每次留针 30~40分钟。针刺治疗时可配合汤药同时治疗，起扶正祛邪之用，适应于纵隔肿瘤各型。

②穴位：肺俞，尺泽，列缺，天突，膻中，丰隆。

加减：发热者，加合谷。

方法：毫针刺，泻法，每日 2 次。

适应证：纵隔肿瘤属痰热郁肺者。

③穴位：肺俞，膏肓俞，太渊，三阴交。

加减：痰多纳差者，加中脘、足三里。

方法：毫针刺，平补平泻法，中等刺激留针 15 分钟。

适应证：晚期纵隔恶性肿瘤属气虚血瘀和气阴两虚型。

④穴位：大椎，足三里，血海，关元。

方法：缓慢进针，以得气为度，可隔10 分钟行针 1 次，亦可留针。每日 1~2 次。

适应证：纵隔恶性肿瘤放疗、化疗后白细胞减少者。

（2）中药外敷

①药物组成：明矾、生石膏各 15g，天南星、蟾酥各 15g，红砒 2g，乳香、没药各5g，炮山甲 10g，白芷 10g，肉桂 4.5g。

用法：上药共研细末，撒在虎骨膏上，外敷患处。

适应证：纵隔肿瘤见疼痛者。

②药物组成：朱砂 7.5g，乳香 15g，没药 15g，冰片 30g。

用法：捣碎后放入 500ml 米酒中，密封浸泡 2 天沉淀，取少量澄清液，用棉签蘸药水搽于痛处，稍干后重复 3~4 遍。

适应证：纵隔恶性肿瘤疼痛甚者。

③药物组成：松香 15g，乳香 15g，没药 15g，血竭 5g，冰片 5g 或加蟾酥 0.5g。

用法：上药共研细末，酒泡或醋调，每日 4~6 次，涂抹痛处皮肤上。

适应证：纵隔肿瘤疼痛者。

④药物组成：五倍子 1.5g，朱砂 0.6g。

用法：上药共研细末，混匀，每晚睡前以水调药成糊状，外敷脐上，连用 3 天，每晚 1 次。

适应证：纵隔肿瘤出虚汗，尤其夜间汗多者。

3. 成药及单验方

（1）复方蛇舌草片　由白花蛇舌草、藤梨根、半边莲、野葡萄根、青蒿、大黄、佛手、地榆、丹参等组成。每片 0.5g，每次 2~4 片，每日 3 次，连服 1~2 个月为一疗程。适用于纵隔恶性肿瘤体质较好者。

（2）平消胶囊　由枳壳、五灵脂、郁金、白矾、仙鹤草、火硝、制马钱子等组成。每粒 0.2g，每次 4~8 粒，每日 3 次，连续服 3 个月为一疗程。适用于纵隔恶性肿瘤气滞瘀毒者。

（3）抗癌片　由牛黄、三七、琥珀、黄连、黄芩、黄柏、贝母、陈皮等组成。每片 0.5g，内含丹药 0.03~0.05g，每次 1 片，每日 2~3 次，饭后服，1 个月为一疗程，适用于纵隔恶性肿瘤热毒较盛者。服药后少数患者可引起口腔炎，严重时可减量或暂停数日，即能自愈。服药期间禁食鸡肉、鲤鱼、牛肉、母猪肉，少吃葱蒜及少饮浓茶。

（4）复方半枝莲丸　由半枝莲、山豆根、露蜂房、山慈菇等组成。每丸 0.3g，每次服 15~30 丸，每日 3 次，饭后服。适用于纵隔恶性肿瘤。

（5）加味西黄丸（胶囊）　由牛黄、麝香、乳香、没药、三七、生晒参、鸡内金、川贝母、紫河车、阿胶、海马等组成。每丸 0.3g，每次 1~3 粒，每日 1~3 次，白开水送服。适用于纵隔恶性肿瘤。

（6）神农丸　马钱子 6g，甘草 15g，川芎 3g，雄黄 3g，山甲 30g，当归 9g，犀角 6g，全蝎 6g，蜈蚣 6g，马钱子油炸至黄，与上药共为末，炼蜜为丸，每丸 1~2g，每天 2 次，每次 1 丸。适用于纵隔恶性肿瘤。

（7）小金丹　每次 2~5 丸，每日 3 次，开水送服，有活血化瘀、软坚散结功效，适用于纵隔肿瘤初起。

（8）九仙散　益气，补脾肺肾。用于纵隔肿瘤虚弱者。日服 3 次。每次 6g。

（四）医家经验

赵三立主张用瓜蒌薤白白酒汤或瓜蒌薤白半夏汤加减，但需重用全瓜蒌（每日可达 180g），用此法治疗胸腺瘤 2 例，带瘤生存 5 年以上。周容华用自拟化痰汤（归尾、赤芍、红花、桃仁、水蛭各 10g，丹参 10g，半枝莲 30g，白花蛇舌草 30g，加全瓜蒌、郁金、薤白、桔梗，治愈 2 例纵隔肿瘤，肿瘤全消。追访 3 年未见复发。

五、预后转归

纵隔是一个重要的解剖位置，鉴于其组织结构的特点，所以纵隔肿瘤的种类繁多。有良性恶性，有原发继发，有囊性与非囊性。本书所讲述的主要是原发性纵隔肿瘤。原发性纵隔肿瘤以良性居多，但有恶变，并且肿瘤生长过程中常会压迫胸腔或纵隔其他的重要组织器官，引起严重心肺功能紊乱，故一经发现，宜及早手术。中医学认为纵隔肿瘤多为正虚胸阳不足，气血痰湿瘀阻于胸中，结而成瘤，故扶正祛邪、活血化瘀是基本治疗原则，在审证认证的基础上灵活施治，积极治疗，以控制疾病的发展和传变。

六、预防调护

（一）预防

（1）养成良好的饮食习惯，少饮烈性酒。

（2）避免情志刺激，以防气血郁滞及疾病的滋生。

（3）结合现代检查手段，争取早诊断、早治疗。

（二）调护

（1）做好患者的思想工作，减轻思想

负担，树立抗病信心，采用多种方法治疗，患者应安心静养。

（2）饮食宜食营养丰富而易于消化之物，忌食生冷、油腻之品。

（3）结合自身病情，选择针灸、气功辅助疗法。

（4）药膳的施用　随着人民生活水平的日益提高，膳食结构发生了变化，"食药同源"也开始成为人们日常生活中常谈起的话题，于是治病防病、强身健体的药膳疗法逐渐被人们所重视，以下是民间常用的药膳小方。

①组成：海带 40g，鲜黄芪 40g。

用法：以上原料同煮，服汤液，每日分 4~6 次服完。

适应证：纵隔肿瘤。

②组成：枸杞子 40g，猪瘦肉 150g，甲鱼 560g。

用法：将枸杞子洗净，猪瘦肉切细，甲鱼去内脏，切块，将上述原料放入锅内，加适量冷水炖熟，撒上盐调味，即可食用，分 2 天服完。

适应证：纵隔肿瘤术后少气乏力者。

③组成：人参 3g，粳米 30g，冰糖少量。

用法：将人参研末，与粳米、冰糖同入锅中。加水适量煮成粥。每日早晨空腹温热服食。

适应证：纵隔肿瘤虚弱患者或放疗、化疗所致的白细胞减少者。

注意事项：食人参粥忌食萝卜、浓茶、螃蟹、绿豆等。

④组成：大红枣 10 个，胡萝卜 120g。

用法：以水 1000ml，煎汤 300ml，分 2~3 次服。

适应证：纵隔恶性肿瘤放、化疗后体虚贫血者。

⑤组成：猪肝 200g，黄芪 50g。

用法：猪肝爆盐备用，用黄芪煎水，用此水煮已腌制过的猪肝至半熟取出，晾干，食用时再蒸熟。每日 2 次食用。

适应证：纵隔肿瘤手术、放疗、化疗后气血虚弱者。

⑥组成：蘑菇 100g，鸡蛋 200g，植物油、香葱、精盐各适量。

用法：将蘑菇洗净切成片，香葱洗净去根须，切成葱花，取鸡蛋入碗内，放入蘑菇、油、盐，用筷子搅拌均匀。放入烧热的油锅中，不停地煸炒，待结成块状时，即盛入碗内食用，每日 2~3 次。

适应证：纵隔肿瘤手术、放疗、化疗后身体虚弱及贫血者。

⑦组成：鸭，冬虫夏草，葱适量，油、盐少许。

用法：将鸭宰后去毛洗净，去内脏，把冬虫夏草洗净，放入鸭腹内，加入植物油及姜、葱少许，再加水适量，隔水炖熟食之。每周 1 次，连服数周。

适应证：纵隔肿瘤手术、放疗、化疗后重度虚弱及贫血、自汗、盗汗者。

⑧组成：薏苡仁 50g，白扁豆 50g，莲子肉（去心）50g，核桃仁 50g，龙眼肉 50g，红枣 20 个，糖青梅 25g，糯米 500g，白糖 100g。

用法：先将糯米淘洗，放入盆中加水蒸熟备用。取大碗 1 个，内涂上猪油，碗底摆好糖青梅、龙眼肉、红枣、核桃仁、莲子肉、白扁豆、薏苡仁，最后放入熟糯米饭。上蒸锅蒸 20 分钟，把八宝饭扣在大圆盘中，再用白糖加水熬汁，浇在饭上即成，可常食之。

适应证：纵隔肿瘤手术后、放疗或化疗期间出现体弱、少食、消渴、神疲、便溏、浮肿等症。

七、专方选要

（1）瘿瘤神方　清《红炉点雪》方。海藻、昆布、海浮石各 30g，紫背天葵、连翘、夏枯草、贝母各 60g，桔梗 30g，天花粉 30g，皂角刺 15g，共为细末，炼蜜为丸，梧桐子大，每次 10 丸，饮后白酒送下。

功效：软坚解毒，化痰散结。

主治：各种癌肿，治疗纵隔肿瘤有效。

（2）平消丹 《癌瘤中医防治研究》方。枳壳 30g，五灵脂 15g，郁金 18g，白矾 18g，仙鹤草 18g，火硝 18g，制马钱子 12g。共为细末，水泛为丸。每服 1.5~6g.每日 3 次，开水送服。

功效主治：攻坚破积、祛毒消肿，用于纵隔恶性肿瘤。

（3）化瘤汤 〔《中医杂志）1993，34（1）：19〕。归尾、赤芍、红花、桃仁、水蛭各 10g，丹参 20g，半枝莲、白花蛇舌草各 30g，全瓜蒌、薤白、郁金、桔梗各 10g，此方具有软坚散结、祛痰止咳之功效，治疗纵隔肿瘤效佳。

（4）经验方 当归、桃仁、丹参、龙葵、蟾蜍皮各 9g，生地黄 30g，蛇莓、猪秧秧各 25g，苍耳子、半枝莲、狗脊、白花蛇舌草各 15g。水煎服。运用本方治疗晚期纵隔肿瘤肺转移，疗效肯定。

八、研究进展

纵隔肿瘤西医研究进展较其他实体恶性肿瘤相对较少，目前基本治疗还是手术及化疗为主，但是微创手术方式越来越多元化，介入疗法也在纵膈恶性肿瘤的治疗中发挥独特价值。近年来免疫治疗越来越多地应用于各种癌肿之上，在纵隔恶性肿瘤的应用探索也正在进行中，值得期待。

参考文献

[1] 孙燕. 临床肿瘤内科手册. 5 版. 北京：人民卫生出版社. 2003.

[2] 汤钊猷. 现代肿瘤学. 2 版. 上海：复旦大学出版社，2003.

[3] 邝贺龄. 内科疾病鉴别诊断学. 北京：人民卫生出版社，2009.

[4] 郭启勇. 介入放射学. 3 版. 北京：人民卫生出版社，2011.

[5] 郁仁存. 中医肿瘤学. 北京：科学出版社，1983.

[6] 方药中. 实用中医内科学. 上海：上海科学技术出版社，1984.

[7] 李佩文. 恶性肿瘤并发症实用疗法. 北京：中国中医药出版社，1990.

[8] 史宇广，单书健. 当代名医临证精华. 肿瘤专辑. 北京：中医古籍出版社，1992.

[9] 庞国明. 实用专病专方临床大全. 北京：中国中医药出版社，1997.

[10] 中华人民共和国卫生部医政司. 中国常见恶性肿瘤诊治规范. 北京：北京医科大学中国协和医科大学联合出版社，2014.

[11] 增益新. 肿瘤学. 北京：人民卫生出版社. 1999.

[12] 郭岳峰. 肿瘤病诊疗全书. 北京：中国医药科技出版社，2001.

[13] 王永炎. 实用中医内科学. 2 版. 上海：上海科学技术出版社，2009.

[14] 周岱翰. 中医肿瘤学. 北京：中国中医药出版社，2011.

[15] 孙桂芝. 实用中医肿瘤学. 北京：中国中医药出版社，2009.

[16] 王居祥. 中医肿瘤治疗学. 北京：中国中医药出版社，2014.

[17] 许玲. 中医肿瘤学概论. 上海：上海交通大学出版社，2017.

[18] 陈锐深. 现代中医肿瘤学. 北京：人民卫生出版社，2003.

[19] 董新军. 肿瘤科新医师手册. 北京：化学工业出版社，2009.

[20] 蔡进中，陈旭东，张彦舫，等. 经皮微波消融联合 ^{125}I 粒子植入治疗纵隔恶性肿瘤的疗效观察 [J]. 介入放射学杂志，2021，30（12）：1247-1249.

第十三章 乳腺癌

乳腺癌是女性常见的恶性肿瘤之一，是乳腺导管和乳腺小叶上皮细胞在各种致癌因素的作用下发生癌变的疾病。临床以乳腺肿块为主要表现，是女性最常见的恶性肿瘤之一，男性少见。其发病率逐年上升，发病率位居女性恶性肿瘤首位，严重危害妇女的身心健康。其病因比较复杂，包括遗传、激素、生殖、营养和环境等多方面。根据WHO的组织学分类法，乳腺癌可分为非浸润性和浸润性两大类。非浸润性癌包括导管原位癌、小叶原位癌。浸润癌包括浸润性导管癌、浸润性小叶癌、髓样癌、乳头状癌等，其中浸润性导管癌较常见，占65%~80%，其余则被称为特殊类型癌。如今通过采用多种综合治疗手段，乳腺癌已成为疗效最佳的实体肿瘤之一。本病属中医学"乳岩""乳疖""乳石痈""石奶""翻花奶""奶岩"等范畴。

一、病因病机

（一）西医学认识

乳腺癌的发病原因尚不明确，多数学者认为激素在乳腺癌的发生过程中起着十分重要的作用。雌激素中的雌酮及雌二醇对乳腺癌的发病有直接关系，雌三醇与孕酮被认为有保护作用，而催乳素则在乳腺癌的发展过程中有促进作用，但各种因素间的联系仍未明了。

（二）中医学认识

1. 病因

在恶性肿瘤的中医病因病机记载中，古人对乳腺癌的论述比较丰富、精辟，不少观点为现代研究所证实。其病因与以下几方面有关。

（1）正虚邪犯 乳络空虚，风寒之邪乘虚而入，经络阻滞，致气滞血瘀，结于乳中而结块。《诸病源候论·妇人杂病诸候·石痈候》曰："有下于乳者，其经虚，为风寒气客之，则血涩结成痈肿，但结核如石，谓之石痈。"本虚是发病之根本。

（2）冲任失调 中医学认为"冲为血海、任主胞胎"，冲任之脉起于气街（胞内），与胃经相连，循经上入乳房，隶属于肝肾。《外科正宗》谓："忧郁伤肝，思虑伤脾，积想在心，所愿不得者，致经络痞涩，聚结成核。"清代《张氏医通》谓："乳岩属肝脾二经久郁，气血亏损。"肝气郁结致肝肾阴虚，冲任失调，气滞血凝，结聚于乳。

（3）情志内伤 七情内伤，气血紊乱，经络痞涩，结滞乳中。明代《医学正传》谓："此症多生于忧郁积忿中年妇女。"元代《格致余论》谓："若不得志于夫，不得于舅姑，忧怒抑郁，朝夕积累，脾气消阻，肝气积逆，遂成隐核，名曰乳岩。"清代《医碥》谓："女子心性偏执善怒者，则发而为痈，沉郁者则渐而成岩。"

（4）邪毒蕴结 风寒湿邪、饮食积滞、气郁痰浊，积久化火，成毒生瘀，结于乳中坚核。《诸病源候论》谓："有下于乳者，其经虚，为风寒气客之，则血涩结……无大热，但结核结石。"《景岳全书》曰："乳岩，肿痛热甚，热毒有余者，宜以连翘金贝煎先治之。"由于足阳明胃经行贯乳中，如脾虚纳差，运化失司，则乳汁减少；过食厚味，可生乳痈或乳内结块。

2. 病机

中医经络学说认为乳头属足厥阴肝经，乳房属足阳明胃经，外属足少阳胆经。乳癌的病位在乳房，病根在肝肾，病机与肝、胆、脾胃、肾关系密切。其病机特点是内虚与毒聚并存，内虚是冲任失调、忧郁伤肝、思虑伤脾、肝气郁结致肝肾阴虚，毒聚为痰浊滞结、瘀毒郁积，聚结成块。

二、诊断

（一）辨病诊断

乳腺癌的临床分期及病理分化程度与预后有着密切关系。目前国内主要根据临床表现、体征、实验室检查、临床分类分期来诊断此病。

1. 临床表现

（1）无痛性肿块　常为首发症状，其特点为肿块呈浸润性生长。即使肿块很小，若累及乳腺悬韧带时也可引起皮肤粘连；较大的肿块有皮肤水肿、橘皮样变、乳头回缩或凹陷、淋巴结肿大等症状；后期出现皮肤卫星结节溃疡。本病早期应与乳腺良性病变如炎性肿块、乳腺增生病及良性肿瘤等相鉴别。

（2）乳头溢液　乳腺癌以乳头溢液为唯一症状少见，多数伴有乳房肿块。一般溢液较多为血性。

（3）乳头改变　当乳腺的纤维组织和导管系统受病灶的浸润而缩短，牵拉乳头，使乳头偏向肿瘤一侧，病变进一步发展可使乳头扁平、回缩、凹陷，甚至无法看见。有时固有纤维组织挛缩，使整个乳房抬高，临床可见两侧乳头不在同一水平上。乳头糜烂是湿疹样癌典型症状。

（4）当肿瘤有远处转移时可出现相应症状。

2. 相关检查

（1）超声检查　检查时应先对乳腺及周围组织进行全面的常规二维超声检查，然后对发现病灶的区域进行重点的二维超声检查。检查的内容包括病灶的位置、大小或范围的测定，边界、边缘、形状、内部及后方回声、钙化及周围组织包括皮肤、胸肌及韧带等结构的变化等。

（2）MRI 检查　当乳腺 X 线摄影或超声影像检查不能确定病变性质时，可以考虑采用 MRI 进一步检查。由于 MRI 对浸润性乳腺癌的高敏感性，有助于发现其他影像学检查所不能发现的多灶病变和多中心病变，有助于显示和评价癌肿对胸肌筋膜、胸大肌、前锯肌及肋间肌的浸润等。在制定外科手术计划之前，考虑保乳治疗时可进行乳腺增强 MRI 检查。对于确诊乳腺癌进行新辅助化疗的患者，在化疗前、化疗中及化疗结束时 MRI 检查有助于对病变化疗反应性的评估，以及对化疗后残余病变的范围的判断。

（3）活组织检查　临床发现乳腺肿块而性质难以肯定时，可做细针穿刺细胞学检查。约 90% 的病例可获得较为肯定的细胞学诊断。乳头溢液未扪及肿块的病例，可加乳头溢液涂片细胞学检查。乳头糜烂疑为早期湿疹样癌时，可做乳头糜烂部位的刮片细胞学检查。如疑为早期乳腺癌，应切除病灶送病理检查，同时做雌激素受体测定。影像学引导下乳腺组织学活检指在乳腺 X 线、超声和 MRI 影像引导下进行乳腺组织病理学检查（简称活检），特别适合于未扪及乳腺病灶者（如肿块、钙化灶、结构扭曲等）。具体包括影像引导下空芯针穿刺活检（CNB）、真空辅助活检（VAB）和钢丝定位手术活检等。

（二）辨证诊断

乳腺癌归属于"乳岩"的范畴，还常常因其锁骨上淋巴结肿大归属于"痰核""瘰疬"。

1. 肝气郁结证

临床证候：乳房肿块，两胁胀痛，胸闷不适，心烦易怒，口苦咽干，舌质红或稍暗，苔薄白，脉弦或弦滑。

辨证要点：乳房肿块，两胁胀痛，心烦易怒，舌质红，苔薄白，脉弦。

2. 热毒蕴结证

临床证候：乳房肿块增大，溃烂疼痛，血水淋漓，气味恶臭，面红目赤，头痛失眠，舌质红、无苔，脉数有力。

辨证要点：乳房肿块增大、溃烂疼痛，血水淋漓，舌质红、无苔，脉数有力。

3. 气血双亏，邪毒内陷证

临床证候：乳房肿块持续增大，延及胸腋及锁骨上下，心悸气短，面色苍白，神疲乏力，失眠盗汗，大便溏泻，小便清利，舌质淡，苔白腻，脉沉细无力。

辨证要点：乳房肿块持续增大，延及胸腋及锁骨上下，心悸气短，面色苍白，舌质淡，苔白腻，脉沉细无力。

三、鉴别诊断

（一）西医学鉴别诊断

1. 外伤性脂肪坏死

常发生在肥大的乳房。为无痛的局限性硬块，往往与皮肤粘连。多在挫伤后数月形成。

2. 乳房结核

初期为一个或数个结节状肿块，触之不甚疼痛，与周围正常组织分界不清，逐渐与皮肤发生粘连，数月后肿块软化，形成寒性脓肿，脓肿溃破后发生一个或数个窦道式溃疡，排出混有豆渣样稀薄脓液。早期不易与乳腺癌相鉴别，需做活组织检查，晚期窦道形成后，脓液中可找到结核杆菌，诊断并不困难。

3. 乳腺增生症

乳腺增生症是最常见于妇女的慢性乳腺良性增生性疾病，与内分泌功能紊乱有关。常在月经前1周左右出现乳腺胀痛，月经来潮后胀痛消失且肿物缩小。检查可见弥漫性乳腺腺体增厚，呈片状或细颗粒结节状，无明确肿块，增厚的腺体与周围组织分界不明显。单纯乳腺增生症多数可以自愈，而乳腺变性增生症的恶变率为2%~4%，因此须手术切除治疗。

4. 乳腺炎症性疾病

急性炎症易与炎性乳腺癌相混淆，常发生于中青年妊娠或哺乳期妇女，起病急，病程短。伴高热，乳腺局部出现红、肿、热、痛，伴有病变同侧腋窝淋巴结肿大、疼痛，血常规检查为白细胞增高，经抗炎治疗，及时切开引流乳腺脓肿完全可以治愈，如治疗不及时，可转化为慢性乳腺炎，则常须细针穿刺抽取脓汁或针吸细胞学检查，以与乳腺癌鉴别。

5. 乳腺导管内乳头状瘤

乳腺导管内乳头状瘤主要表现为乳头浆液性或血性溢液，多数不能触及肿块，由于大约1/6的导管乳头状瘤可以癌变，故乳头溢液脱落细胞学检查，尤其是血性溢液，对于鉴别是否癌性溢液具有重要意义，手术治疗为唯一治疗方法。

（二）中医学鉴别诊断

1. 乳癖

多见于20~40岁妇女，乳房肿块形状、大小不一，有触痛，边界不清，与周围组织不粘连，经前乳房胀痛，月经后减轻，钼钯X线摄片和肿块活检有助于鉴别。

2. 乳衄

以乳窍反复溢出血性液体为主症，乳晕部出现肿块，质地柔软，不痛，乳腺导管造影可见肿块在乳腺导管内。

四、临床治疗

（一）提高临床疗效的要素

1. 辨证与辨病相结合

对于乳腺癌的中医治疗来讲，首先要

充分理解并深刻认识乳腺癌的发病缘由、病机与转归，把握其共性，了解治疗的一般原则，并根据疾病不同阶段的不同特点，有所侧重处方用药，同时应做到治疗的个体化，既立足于疾病共性，着眼于病，又依据患者个人特点及体质情况，个性化精准治疗，着眼于病所在之人之特殊性，双重角度，共同作用。

2. 中西医治疗互相配合

乳腺癌在实体肿瘤中，预后相对较好，经积极治疗后大部分患者远期疗效较好，可获得长期生存，特别是术后患者可获得长期生存，因此对存在手术适应证或潜在患者新辅助治疗后应积极治疗，避免延误治疗，同时重视围手术期治疗。乳腺癌的预后主要与原发病灶大小和局部浸润情况、有无淋巴结转移、肿瘤的病理类型和分化程度、有否癌栓、宿主的免疫能力、肿瘤分子生物学形态及表达等因素有关。激素受体免疫组化检测也是预后判断的参考指标，因此务必完善相关检查，立足于此，通过规范科学的治疗最大程度改善预后。

（二）辨病治疗

1. 手术治疗

手术的根本目的是清除乳腺和淋巴结的肿瘤。保乳手术仅切除肿瘤组织和其边缘的正常组织。保乳手术适应证：临床Ⅰ期、Ⅱ期的早期乳腺癌，肿瘤大小属于T1和T2分期，尤其适合于肿瘤最大直径不超过3cm，且乳房有适当体积，肿瘤与乳房体积比例适当，术后能够保持良好的乳房外形的早期乳腺癌患者。Ⅲ期患者（炎性乳腺癌除外）经术前化疗或术前内分泌治疗充分降期后也可以慎重考虑。

2. 化学治疗

近年，对乳腺癌的治疗多采用综合治疗。在综合治疗中，化学治疗的作用日趋显得重要，这是由于术前化疗可提高手术的切除率，故Ⅲ期乳腺癌术前多行化疗，对手术无法治愈的Ⅲ期和Ⅳ期患者，则以化疗和（或）内分泌治疗为主。对晚期乳腺癌广泛转移病例，可用化疗控制肿瘤的发展，延长生存期。在用药方面，联合化疗优于单一用药，足量给药胜于低剂量用药。

3. 放射治疗

放射治疗是乳腺癌的主要治疗手段之一，是用特定射线照射病变部位以达到杀灭癌细胞的一种方法，以往在治疗中，常采用正常组织可耐受剂量进行照射，治愈率较低。近年，有人在放射治疗的同时给予放射增敏剂，用同等剂量照射，治愈率可明显提高。全乳切除术后放疗可以使腋窝淋巴结阳性的患者5年局部-区域复发率降低到原来1/4左右。全乳切除术后，具有下列预后因素之一，则符合高危复发，具有术后放疗指征，该放疗指征与全乳切除的具体手术方式无关：

（1）原发肿瘤最大直径≥5cm，或肿瘤侵及乳腺皮肤、胸壁。

（2）腋窝淋巴结转移≥4枚。

（3）淋巴结转移1~3枚的T1/T2，目前的资料也支持术后放疗的价值。其中包含至少下列一项因素的患者可能复发风险更高，术后放疗更有意义：年龄≤40岁，腋窝淋巴结清扫数目<10枚时转移比例>20%，激素受体阴性，HER-2过表达等。

4. 靶向治疗

HER-2阳性的复发或晚期乳腺癌治疗，曲妥珠单抗可联合的化疗药物和方案有紫杉醇联合或不联合卡铂、多西他赛、长春瑞滨和卡培他滨，以及联合多西他赛＋帕妥珠单抗。HER-2和激素受体同时阳性的晚期乳腺癌患者中，对病情发展较慢或不适合化疗的患者，可以选择曲妥珠单抗联合内分泌治疗。在含曲妥珠单抗方案治疗后发生疾病进展的HER-2阳性转移乳腺癌患者中，后续治疗应继续阻滞 HER-2 通路。可保留曲妥珠单抗，而更换其他化疗药物，如卡培他滨。也可换用拉帕替尼加用其他化疗药物，如卡培他滨。也可停细胞毒药物，而使用两种靶向治疗药物的联合，如拉帕替尼联合曲妥珠单抗，或帕妥珠单抗联合曲妥珠单抗。

5. 内分泌治疗

内分泌治疗在乳腺癌的治疗中占有重要地位。特别是近年来乳腺癌内分泌治疗的研究有较大进展，激素受体的测定使人们能较准确地预测治疗效果，并认为此疗法仅适用于激素依赖乳腺癌患者，对 ER（雌激素受体）、PR（孕激素受体）均阴性者疗效欠佳。绝经后患者的内分泌治疗：芳香化酶抑制剂包括非甾体类（阿那曲唑和来曲唑）和甾体类（依西美坦）、雌激素受体调变剂（他莫昔芬和托瑞米芬）、雌激素受体下调剂（氟维司群）、孕酮类药物（甲地孕酮）、雄激素（氟甲睾酮）、大剂量雌激素（乙炔基雌二醇）。绝经前患者的内分泌治疗：他莫昔芬、LHRH 类似物（戈舍瑞林和 luprolide）、外科手术去势、孕酮类药物（甲地孕酮）、雄激素（氟甲睾酮）和大剂量雌激素（乙炔基雌二醇）。内分泌一线治疗方案选择中，没有接受过抗雌激素治疗或无复发时间较长的绝经后复发患者，他莫昔芬、芳香化酶抑制剂或氟维司群都是合理的选择。他莫昔芬辅助治疗失败的绝经后患者可选芳香化酶抑制剂或氟维司群。既往接受过抗雌激素治疗并且距抗雌激素治疗 1 年内复发转移的绝经后患者，芳香化酶抑制剂是首选的一线治疗。未接受抗雌激素治疗的绝经前患者，可选择治疗为他莫昔芬、卵巢去势、卵巢去势加他莫昔芬或芳香化酶抑制剂。

内分泌解救治疗选择时应注意，尽量不重复使用辅助治疗或一线治疗用过的药物。他莫昔芬治疗失败的绝经后患者可选芳香化酶抑制剂或氟维司群。一类芳香化酶抑制剂治疗失败患者可选另外一类芳香化酶抑制剂（加或不加依维莫司）或氟维司群（500mg 或 250mg）；若未证实有他莫昔芬抵抗，也可选用他莫昔芬。

ER 阳性的绝经前患者可采取卵巢手术切除或其他有效的卵巢功能抑制治疗，随后遵循绝经后妇女内分泌治疗指南。

（三）辨证治疗

1. 辨证论治

（1）肝气郁结证

治法：疏肝解郁，软坚散结。

方药：柴胡疏肝散加味。柴胡、枳壳、陈皮、白芍、香附、川芎、郁金、王不留行、甘草。

（2）热毒蕴结证

治法：清热解毒，消瘤散结。

方药：黄连解毒汤加活血散瘀汤。黄连、黄芩、黄柏、栀子、当归、赤芍、丹皮、桃仁、枳壳、瓜蒌、大黄、川芎。

（3）气血双亏，邪毒内陷证

治法：益气养血，解毒散结。

方药：香贝养荣汤加味。常用药物有香附、川贝母、人参、茯苓、白术、炙甘草、熟地黄、当归、川芎、白芍等。

2. 外治疗法

（1）针刺治疗

穴位：肩井、下翳风、外关、曲池。

进针得气后留针 10 分钟，用于治疗乳腺癌痛。

（2）中药外敷治疗

①结乳膏：由血竭、乳香、没药、韭菜汁、麝香等药组成。具有消肿软坚、化瘀止痛之功，临床上用于乳腺癌初起，表现为乳房肿块，质地坚硬，表面高低不平，或乳头有血性分泌物溢出。本品为外用膏剂，每张重 3g。温热软化贴患处。

②生肌玉红膏：当归 60g，白芷 15g，

白蜡 60g，轻粉 12g，甘草 30g，紫草 6g，血竭 12g，芝麻油 500g。用于乳腺癌根治术后，伤口表面溃疡或在引流口部形成溃疡，长期不愈合。

方法：常规消毒，清洁创面，在敷料上涂以生肌玉红膏，覆盖整个创面，胶布固定。每隔 2~3 日换药 1 次。

注意事项：用药后创面边缘有白色的薄膜形成，新生的表皮细胞，不要当成脓苔剪除或在揭敷料时撕掉。换药时须轻轻清理创面的分泌物，注意保护新生的上皮及肉芽组织；当肉芽组织增生过高或有水肿时，应先剪除增生的肉芽组织，再敷生肌玉红膏；用药后，有创面烧灼感，嘱患者不要揭开纱布。

③消岩膏：山慈菇 30g，土贝母 30g，五倍子 30g（瓦上炙透），独活 30g，生香附 30g，生南星 15g，生半夏 15g。共为细末，用醋调成糊状，摊贴在肿块上，膏药摊贴范围略大于肿块。然后用胶布或橡皮膏贴上，每 24 小时换药 1 次。醋膏制法：用好米醋（陈久者良）不拘多少，文火熬至 1/4，冬季此可凝结不散，夏季可略加白醋稍许。膏成后，趁热倾入冷水中，以去火毒，一夜之后，即可应用。

④西黄九、海浮散：共研细末，外敷糜烂湿润处，九一丹外敷干硬色黑坏死处。每日换药 1 次，1 个月为一疗程。当糜烂湿润区好转后改用紫色溃疡膏外敷，新肉开始生长处肌肉色红嫩，可外敷生肌散。隔日或 3 日换药 1 次。

3. 成药应用

（1）散结灵 由草乌、木鳖子、五灵脂、白胶香、地龙、当归、菖蒲、乳香等组成。具有行气通络、活血软坚之功。对于乳腺癌患者表现为乳房内肿块，形似鸡卵，皮色如常，推之可移，胀痛，辨证为寒凝气滞、络脉瘀阻证者较为适宜。本药为糖衣片，每片含生药 0.2g，每次 2~4 片，

每日 2~3 次，温开水送服。

（2）牛黄醒消丸 由雄黄、麝香、乳香、没药、牛黄组成。具有清热解毒、消肿止痛之功效，用于乳腺癌之毒热蕴结证颇为适宜。表现为乳房疼痛，肿块迅速增大，红肿灼热，发热口渴，舌红苔黄，脉弦数。本药为丸剂，如高粱米大小，每瓶 3g。每次 3g，每日 2 次。用黄酒或温开水送服。

（3）加味西黄丸 由牛黄、麝香、蟾酥、乳香、没药组成。具有解毒散结、化瘀止痛之功效。适用于瘀热互结证的乳腺癌，表现为乳房肿块疼痛，拒按，局部灼热，舌红苔黄，脉数。本药为丸剂，每丸重 3g，每次服 1 丸，每日 2~3 次。

（4）藤黄片 由藤黄提取而成，具有破血散结、攻毒蚀疮之功效，适用于乳腺癌、宫颈癌等。每次 2~3 片，每日 3 次口服。5% 藤黄软膏外敷体表肿瘤，1~2 天 1 次。

（5）华蟾素注射液 华蟾素注射液 4ml，每日 2 次，肌内注射，连用 2 个月为一疗程。有学者报道总有效率为 78%。

（四）医家经验

张宗岐

张宗岐教授认为临床治疗乳腺癌应采用中药与放疗相结合的治疗方法，以减轻放疗的毒性及不良反应，增加了疗效，改善了生活质量，延长了生存期限。他对不同患者所表现的不同症状拟定了有针对性的方剂，收到了良好的效果，具体介绍如下。

（1）放射增效汤 适用于气滞血瘀伴气虚患者，表现为胸闷气短，乳区疼痛，面色晦暗，眼周发黑，甲皱紫暗，舌暗有瘀斑，脉弦或涩。治宜益气通络、活血化瘀。方药：黄芪 30g，太子参 15g，当归 10g，生地黄 10g，赤芍 15g，穿山甲 10g，

莪术 10g，王不留行 10g，青皮 10g，红花 10g，地龙 12g，郁金 10g，山楂 15g。水煎服，每次取汁 200ml，放疗前 1 小时服，每日 1 剂。

（2）清热解毒汤　适用于放疗中的热毒伤阴证，表现为皮肤灼热、疼痛，口干喜饮，大便干燥，小便黄赤，舌红苔少，脉细而数。治宜养阴生津、清热解毒。方药：南北沙参各 15g，天门冬 10g，麦门冬 10g，生地黄 10g，玉竹 10g，鲜石斛 15g，半枝莲 15g，天花粉 10g，太子参 15g，白花蛇舌草 15g，生、炒麦芽各 10g，生甘草 6g，赤芍 10g，栀子 6g，水煎服，每次取汁 200ml，每日 1 剂，分 2 次煎服。

（3）化瘤活络汤　适用于放疗引起的放射性肺炎，证属痰阻肺络伴肺阴虚者，表现为咳嗽，痰黄不易咯出，胸闷气短，口渴喜饮，舌质暗红，有瘀斑，脉沉细。治宜止咳化痰、养阴活络。方药：苇茎 15g，生苡仁（包煎）15g，冬瓜仁 10g，桃仁 10g，地龙 12g，土贝母 12g，丝瓜络 10g，郁金 10g，太子参 15g，麦冬 10g，白英 10g，鱼腥草 15g，鸡内金 10g，竹茹 10g，半夏 10g，水煎服，每次取汁 200ml，每日 1 剂，口服。

（4）健脾益肾汤　适用于放疗引起的血象下降，骨髓抑制，证属气血双亏者，表现为面色苍白无华，身倦乏力，头晕目眩，心烦失眠，苔薄白，脉沉细无力。治宜益气养血、填补骨髓。方药：黄芪 60g，当归 10g，白术 10g，茯苓 10g，鸡血藤 15g，太子参 15g，丹参 15g，大枣 6g，首乌 10g，紫河车 10g，阿胶（烊化）10g。水煎服，每日 1 剂，每次取汁 200ml，口服。

五、预后转归

对于第一、二期乳腺癌患者，各种手术方式的 10 年生存率并不具有统计学意义的差别，因此现在没有充分的根据说明哪种手术方式最为优越，但统计显示乳腺癌根治术可以减少局部的复发率，所以此术式仍是当前比较合适的主要手术方法。

手术治疗与放疗后长期随访患者发现，凡腋下有淋巴结转移者，5 年内仍有 70% 的患者出现癌复发。使用化疗可以减少复发的机会，但必须注意患者的远处转移。

放疗通常用于手术后的患者，其疗效比较可靠，防止局部复发有明显的疗效，可以延长患者的存活时间。

目前国内外很多肿瘤学者提倡对于各种恶性肿瘤的免疫治疗，我国对此种方法曾有过不少的报道，但看法不够统一。提高机体的免疫力，协同化疗、放疗的进行肯定有益而无害，对提高乳腺癌的生存时间有很大的帮助。

六、预防调护

（一）预防

首先，针对乳腺癌的发病危险因素积极采取预防措施。乳腺癌的发病与高脂饮食相关，应注意饮食平衡，减少脂肪、胆固醇的摄入；其次，争取早期发现、早期诊断和早期治疗。通过乳腺普查，如乳腺彩超和钼靶检查，早期乳腺癌的检出率可以明显增加患者的生存率，生存质量可以得到显著提高。第三，对于诊断明确的乳腺癌，根据临床分期，积极倡导多学科协作及个体化治疗，予以临床治疗、康复和姑息治疗以减轻患者痛苦、提高生存质量和延长生命。

（二）调护

1. 合理膳食

减少高脂饮食的摄入量，饮食清淡有营养，避免进食辛辣刺激食物。充分考虑化疗期间的不良反应，如化疗易伤及脾胃，导致食欲不振，此时宜少量多餐。

2. 调畅情志

中医学认为情志问题在乳腺癌的发病中有着重要作用，在临床治疗中，除了药物治疗外，应该调畅情志，缓解患者的精神紧张。可通过音乐疗法、放松功疗法、移情疗法等改善患者的情绪状态。

3. 养生运动

乳腺癌患者可通过一些养生功法获得锻炼，促进康复。一般而言，以动为主的康复运动主要有太极拳、八段锦、五禽戏和易筋经等；以静为主的康复运动主要有气功、打坐、辟谷和呼吸吐纳。

七、专方选要

刘嘉湘选用蟾酥、生川乌、重楼、红花、莪术、冰片等药物组成蟾酥膏外用治疗乳腺癌性疼痛，临床收到良好效果。［刘嘉湘. 蟾酥膏缓解癌性疼痛的临床疗效观察. 中医杂志，1993，（5）］

李国安选用生石膏100g、生黄芪15g、党参15g、天门冬10g、鳖甲30g、知母10g、八月札30g、青皮10g、橘叶10g、象贝母15g、厚朴12g、乌药9g、酸枣仁12g、夜交藤30g，治疗乳腺癌术后发热。作者在临床应用中，生石膏用量少则30g，多则可达250g，用药时间多在1个月以上，并无碍胃滑泄之证出现。在应用中凡患者具有发热、汗出、口渴、不恶寒反恶热及脉洪大滑数有力之症中其一者均在辨证基础上加生石膏治疗，而取得较为满意疗效。［李国安. 肿瘤热证应用生石膏一得. 中医杂志，1992（8）］

八、研究进展

1. 靶向治疗

乳腺癌是女性发病率较高的疾病之一，严重危害女性身心健康及生命安全。随着医疗技术不断提高，尽管已有多种较为有效的化疗药物被广泛应用于乳腺癌治疗中，

但对于乳腺癌晚期患者而言，疗效并不理想。近年来，拉帕替尼、曲妥珠单抗等药物的出现，为乳腺癌治疗提供更多选择，并在治疗中取得显著疗效，为乳腺癌分子靶向治疗提供了新思路。随后研发的吡咯替尼、帕妥珠单抗、阿贝西利等靶向药物已逐渐应用于临床治疗中，进一步增强了乳腺癌的治疗效果，为提高患者生存质量、延长生存时间开辟了新道路。

2. 免疫治疗

免疫治疗在乳腺癌领域凸显出其独特优势，特别是打破了三阴乳腺癌的治疗格局，使患者治疗期间有更多用药选择，无论是其联合化疗还是双免疫联合治疗，在控制肿瘤生长、延长患者生存期方面都发挥其独特优势，显示出巨大前景。

参考文献

［1］孙燕. 临床肿瘤内科手册. 5版. 北京：人民卫生出版社，2003.

［2］汤钊猷. 现代肿瘤学. 2版. 上海：复旦大学出版社. 2003.

［3］邝贺龄. 内科疾病鉴别诊断学. 北京：人民卫生出版社，2009.

［4］郭启勇. 介入放射学. 3版. 北京：人民卫生出版社，2011.

［5］郁仁存. 中医肿瘤学. 北京：北京科学出版社，1983.

［6］方药中. 实用中医内科学. 上海：上海科学技术出版社，1984.

［7］李佩文. 恶性肿瘤并发症实用疗法. 北京：中国中医药出版社，1990.

［8］史宇广. 当代名医临证精华. 肿瘤专辑. 北京：中医古籍出版社，1992.

［9］庞国明. 实用专病专方临床大全. 北京：中国中医药出版社，1997.

［10］中华人民共和国卫生部医政司. 中国常见恶性肿瘤诊治规范. 北京：北京医科大学中国协和医科大学联合出版社，2014.

［11］郭岳峰. 肿瘤病诊疗全书. 北京：中国医药科技出版社，2001.

［12］王永炎. 实用中医内科学. 2 版. 上海：上海科学技术出版社. 2009.

［13］周岱翰. 中医肿瘤学. 北京：中国中医药出版社，2011.

［14］孙桂芝. 实用中医肿瘤学. 北京：中国中医药出版社，2009.

［15］王居祥. 中医肿瘤治疗学. 北京：中国中医药出版社，2014.

［16］许玲. 中医肿瘤学概论. 上海：上海交通大学出版社，2017.

［17］陈锐深. 现代中医肿瘤学. 北京：人民卫生出版社，2003.

［18］董新军. 肿瘤科新医师手册. 北京：化学工业出版社出版，2009.

［19］孙丽. 乳腺癌靶向药物的研究及临床应用新进展. 中国医药科学，2020，10（24）：5.

第十四章　食管癌

食管癌是一种常见的恶性肿瘤。发生于食管黏膜交界部，90%以上属于鳞癌。是严重威胁人民生命健康的肿瘤之一。临床上常有进行性吞咽困难、咽下胸骨后疼痛、食物反流、呕吐、消瘦、恶病质、淋巴结肿大等表现。相当于中医学的"噎膈""反胃""翻胃"等。

一、病因病机

（一）西医学认识

到目前为止，食管癌的致病原因尚不明确，与食管癌发病有关的因素主要有饮食习惯、长期慢性食管病变、亚硝胺类及其前体物质、地理环境因素，微量元素及遗传因素等。

（1）饮食习惯　长期食用过烫、过辣粗糙食物，喜食辣椒、蒜、醋等刺激性食物均可造成食管黏膜长期慢性刺激与损害，导致黏膜上皮反复损伤与增生修复，利于食管癌的发生。同时缺乏营养，营养不均衡，动物蛋白质、脂肪、维生素类摄入不足也不利于食管黏膜的正常修复，利于食道癌的发生。

（2）长期吸烟和饮用浓茶及酒也可造成食管黏膜的损伤刺激。

（3）亚硝胺类及其前体物质　亚硝胺是目前已被公认的一种化学致癌物质，其前体物质有硝酸盐、亚硝酸盐、二级或三级胺等。这些物质普遍存在于食管癌高发区的食物及饮水中。这些物质在胃内酸性条件下，合成亚硝基化合物，成为体内亚硝胺的主要来源。此外，酸菜、干菜、柿干、玉米面等霉变食物，其中富含真菌可使亚硝胺前体增加并使其转变为亚硝胺。上述食物本身就富含亚硝胺及其前体物。同时霉变食物中多含有苯并芘、多环芳香烃等致癌物。

（4）食管病变　慢性食管炎、食管良性狭窄、食管贲门失弛缓症、食管白斑病、食管憩室、食管裂孔疝等均可造成食管黏膜的长期慢性刺激与损害。

（5）食物中缺乏微量元素　食管癌高发区水土中钼、硒、锌、镁、钴等含量偏低。钼是硝酸盐还原酶及一些氧化酶的结构成分，缺钼时植物中硝酸盐积聚，导致食物中的亚硝胺前体增加。硒是某些酶生成不可缺少的元素，能催化致癌物代谢，从而有致癌作用，硒缺乏可为食管癌发病的条件之一。缺锌可引起食管上皮角化，增加亚硝胺致癌的发生率。

（6）遗传因素　人群的易感性与遗传和环境条件有关。食管癌具有比较显著的家族聚集现象。抗癌基因的丢失和细胞原癌基因的激活与遗传有关。

总之，食管癌的发病机制复杂，可能是多种因素共同作用的结果，也可能存在主导因素。

（二）中医学认识

1. 病因

食管癌在中医学中大致属于"噎膈"范畴。明代王肯堂将本病分为"噎"和"膈"两类，"噎者，咽喉噎塞不通，饮易入食难入也；膈者，胃口膈塞不通，饮食暂下稍倾即吐也。"在对"噎膈"病因的研究方面《内经》率先提出了与人身津液和精神因素有关。《素问·阴阳别论篇》

说:"三阳结谓之膈。"《素问·通评虚实论篇》说:"膈塞闭绝,上下不通、则暴忧之病也。"

(1)七情致病 七情致病中以忧思郁怒为多。忧思伤脾,脾伤气结,气结则津液不得输布,遂结为痰,郁怒伤肝,肝主血,肝郁则血流不畅而致瘀。痰瘀互结,阻塞食道,食不得下。故《医宗必读·噎膈》说:"大抵气血亏损,复因悲思忧患则脾胃受伤,血液渐耗,郁气生痰,痰则塞而不通,气则上而不下,防碍道路,饮食难进,噎膈所由成也。"

(2)饮食所伤 分为饮食不节和不洁两个方面。多进肥甘之人,内湿过盛,易酿痰浊,恣食辛辣香燥热物者,津伤血燥,易生内热。痰浊使食道狭隘,内热使咽管干涩,均妨碍了咽食而发生噎膈。不洁的食物入于内,有害物质停滞食道,气血壅滞而生噎膈。

(3)嗜好烟酒 烟酒之品,耗津助热。烟熏蒸食道,缩津为痰,阻碍饮食物顺利下咽。同时烟中含有大量的有毒物质,随食物或唾液下咽壅聚谷道,变化热毒,而噎膈不行。酒,助湿生热,若嗜酒无度,脾胃运化失健,致湿热内胜,湿聚生痰,热胜为毒,痰气交阻,热毒壅聚则食道不顺而渐生噎膈。

2.病机

食管癌的发病机制总属气郁、痰火、血瘀交结,阻隔于食管、胃脘。病位在食管,为胃所主,与肝、脾、肾三脏密切相关。基本病机是脾胃肝肾功能失调,导致津枯血燥,气郁、痰阻、血瘀互结,而致食管干涩,食管、贲门狭窄。病理因素主要为痰瘀与气结。病理性质为本虚标实,本虚指阴津损伤,渐致阴津干涸,脾肾亏虚,甚至气虚阳微。标实乃气滞、痰火、血瘀阻塞食管,食管狭窄。

二、诊断

(一)辨病诊断

1.临床表现

(1)症状

①早期症状:主要表现为吞咽时轻微梗噎感,胸骨后隐痛、胀闷不适,吞咽时食管内异物感。早期贲门表现为上腹部不适、上腹饱胀感和上腹部隐痛等。

②中期症状:(a)吞咽困难:主要是进行性吞咽困难,一般常在吃粗食或大口吞咽时感到咽下不畅,以后间断发生,且间隔时间日渐缩短,程度也随之加重。患者逐渐由普通饭到半流食,最后连稀粥或汤水也难以咽下。(b)呕吐:呕吐物多为食物、黏液或反流的胃内容物,少数患者因肿瘤溃破或侵及周围组织,偶见呕血或吐出肿瘤的溃烂组织。(c)疼痛:常发生在进食时,多为持续性钝痛,向面、颈或肩部放射,有时呈突发性疼痛。上腹部痛一般提示伴有胃小弯或腹腔转移,在贲门癌和食管下段癌时多见。(d)体重减轻:患者由于长时间进食困难伴有恶心呕吐及疼痛不适,使营养难以维持而导致不同程度的脱水、消瘦和体重下降。

③晚期症状:主要表现为癌转移所出现的相应症状,以及肿瘤侵入气管、支气管、肺及喉返神经、膈神经等所出现的相应症状。在终末期,多表现为极度虚弱、无力、高度脱水和营养不良及贫血外貌,甚至出现休克状态。

(2)体征 早期食管癌可无阳性体征,晚期发生浸润扩散后可出现颈部肿块、声音嘶哑、呛咳、高度消瘦、失水、皮肤松弛而干燥、表情淡漠等,若有肺、肝、脾等重要脏器转移可有相应体征,如呼吸困难、黄疸、腹水、昏迷等,压迫气管、支气管时引起气急和刺激性干咳。侵犯颈交感神经节，则产生颈交感神经综合征（霍纳综合征）。侵犯膈神经，引起持续性膈肌痉挛，甚至膈肌麻痹。侵犯迷走神经，可使心率变慢。压迫上腔静脉，引起上腔静脉综合征等，癌细胞坏死、溃破可导致呕血或便血，侵及大血管致大出血。食管癌病变广泛侵蚀会导致食管穿孔，形成食管-气管瘘或食管-支气管瘘等，因穿孔破入的部位及脏器的不同，可出现不同的体征。

2. 相关检查

（1）食管拉网脱落细胞学检查　阳性的准确率在 90% 以上。是高发区进行普查的主要手段。此方法简便、安全、大多数患者均能耐受。禁忌证：食管癌有出血及出血倾向者及伴有食管静脉曲张者。对 X 线片显示食管有深溃疡或合并高血压、心脏病及晚期妊娠者应慎行。常见并发症有呕血、低血糖休克、异物误入气管内、支气管痉挛、外伤性食管破裂。

（2）X 线食管钡餐检查　确诊率在 80% 以上，吞钡后进行食管 X 线气钡双重对比造影，将有利于观察食管黏膜的形态、食管舒张度改变及癌瘤形态的观察。食管癌的 X 线表现有食管黏膜增粗、中断、紊乱以至消失；龛影形成；管腔狭窄及充盈缺损，狭窄上下段食管可有不同程度的扩张；管腔僵硬，蠕动减弱直至消失；软组织肿块致密阴影；钡剂流速减慢或排空障碍等。

（3）食管镜检查　可以在直视下观察肿瘤大小、形态和部位，分辨各种病理类型，也可在病变部位做活检或镜刷检查，与脱落细胞学检查相结合，是食管癌理想的诊断方法。

（4）CT 检查　可以清晰显示食管与附近器官的关系，可观察测量食管壁的厚度、肿瘤的大小、外侵程度和范围及淋巴结转移情况。外侵在 CT 扫描上表现为食管与邻近器官间的脂肪层消失，器官间分界不清。但食管黏膜不能在 CT 扫描中显示，故不能

发现早期食管癌。

（二）辨证诊断

食管癌的早期以七情所伤引起的气滞型为多见，忧思郁怒，气机不和，患者多自诉咽中不适，而无明显的噎膈之感。随着病情进展，机体抗病力强弱不同，患者的症状出现了差异。

1. 痰气交阻证

临床证候：仅觉食道不适，或吞咽时稍有梗阻感，胸膈满闷，两胁胀痛，嗳气，情志舒畅时自觉病情减轻，口干，舌质偏红，苔薄腻，脉弦滑。

辨证要点：食道不舒或吞咽时梗阻，胸膈满闷，两胁胀痛，病情随情志变化而变化。

2. 痰湿内蕴证

临床证候：吞咽困难，或食入即吐，呕吐痰涎，或如豆汁，胸脘痞闷，大便溏薄，小便不利，头身困重，舌苔白腻或灰腻，脉象弦细而滑。

辨证要点：吞咽困难，呕吐痰涎，苔白腻，脉弦滑。

3. 瘀毒内结证

临床证候：食饮难下，呕吐赤汁，食道中疼，疼及项背，烦躁不安，口渴咽干，大便结，小便赤，面色晦暗，舌质紫黑，有瘀血点，舌苔黄或粗糙无光泽。

辨证要点：吞咽困难，疼痛难忍，舌质紫暗，苔黄糙。

4. 津亏热结证

临床证候：吞咽梗涩而痛，饮能入而食难下，形体逐渐消瘦，口干咽燥，大便干结，五心烦热，舌质红干或有裂纹，脉弦细。

辨证要点：吞咽梗涩作痛，五心烦热，大便干燥，舌红干，脉细数。

5. 阴枯阳衰证

临床证候：长期饮食难下，近于梗阻，

呕恶气逆，形体枯羸，目不识人，气短乏力，语言低微，面色晦暗或苍白，大便难下，舌质暗绛，舌体瘦小，少苔乏津或无苔，脉细数或沉细无力。

辨证要点：饮食难下，近于梗阻，形体枯瘦，气短乏力，舌质暗绛，舌体瘦小，无苔，脉细数或沉细无力。

三、鉴别诊断

（一）西医学鉴别诊断

1. 功能性吞咽困难

功能性吞咽困难是食管运动失常所致的吞咽困难，有下列几种。

（1）食管贲门弛缓症　食管贲门部呈弛缓状态。食管运动无力，食物潴留于食管内，导致咽下停滞或困难，剑突部闷胀不适、食物反流。X 线检查及食管镜均显示松弛的正常食管。

（2）功能性食管痉挛　主要表现为间歇性吞咽障碍或困难。X 线食管钡餐呈典型的螺旋状或串珠状影像。细胞学及食管镜检查无器质性病变，应用解痉药物有效。

（3）贲门失弛缓症　即贲门痉挛。吞咽困难时轻时重，病程长达十余年，与精神因素有关。X 线造影显示食管下端贲门部管腔狭窄，边缘光滑，呈漏斗状。食管镜检查可鉴别。解痉药物有效。

（4）普卢默－文森综合征　又称缺铁性吞咽困难。颈段食管痉挛性狭窄，并伴有缺铁性贫血及维生素的缺乏。X 线可显示颈段食管狭窄。

（5）食管硬皮病　是全身硬皮病导致的食管功能改变，食管蠕动无力或消失，X 线见食管扩张，食管下括约肌松弛。

2. 食管外压性吞咽困难

包括食管外肿物或食管邻近器官异常压迫食管所致吞咽困难。X 线胸片可见相应部位肿物，食管造影显示外压性缺损，食

管黏膜正常。

3. 食管其他疾病

（1）食管静脉曲张　由门静脉高压所致，有原发疾病的表现，其 X 线检查显示钡剂充盈时食管边缘凹凸不平或不规则，黏膜皱襞失去其纵行条状排列，形成肥皂泡状或蛇皮样改变，流速减慢，局部钡滞留，但食管伸缩度尚好，食管静脉曲张多发生在下 1/3 段，应与下 1/3 段早期食管癌相鉴别。

（2）食管炎　多由外伤或感染引起，主诉多为咽下不适或疼痛，常无典型吞咽困难，食物下咽不受限制，也无呕吐或食物反流现象。X 线表现为广泛的黏膜中断，溃疡形成。

（3）反流性食管炎　主要症状为较长病程的吞咽障碍，胸骨后或剑突部疼痛、烧心、嗳气、反酸和呕血等。X 线检查可见食管下 1/3 段管壁僵硬、扩张、活动受限、边缘不光整，黏膜破坏或管腔狭窄，不规则充盈缺损。食管镜见下段黏膜红斑样充血水肿，呈颗粒状，或红肿、糜烂而易出血。严重者管腔变窄，出现溃疡。细胞学检查为炎性病变。

（4）食管憩室　主要由于食管壁局部与周围组织粘连形成，多发于食管中 1/3 段。X 线表现为小幕状或小圆形突出，食管局部黏膜完整，无破坏改变。临床症状与食管癌相近，鉴别主要依靠 X 线与内镜检查。

（5）食管消化性溃疡　多并发于胃、十二指肠溃疡。根据 X 线、食管镜及细胞学检查可以鉴别。

（6）食管良性狭窄　多有化学性烧伤及反流性食管炎病史，应用食管镜检查及活检可以鉴别。

（7）食管良性肿瘤　与肿瘤向食管腔内凸出生长的食管癌较难鉴别。X 线检查良性肿瘤一般黏膜皱襞完整，无破坏、中断

改变，有时黏膜出现受挤压现象，但食管边缘光滑，舒张度及柔软度均良好。

（8）食管其他恶性肿瘤　在身体各部位软组织发生的恶性肿瘤均可在食管发生。95%以上为鳞状细胞癌，经食管镜检查可与食管癌鉴别。

此外尚须和纵隔肿瘤、延髓和假性延髓病变及重症肌无力所致吞咽异常，食管周围淋巴结肿大，胸内甲状腺肿大，左房增大，主动脉瘤，脊椎肥大性改变，食管真菌病，食管结核，梅毒等相鉴别。

（二）中医学鉴别诊断

1. 反胃

反胃古代亦名翻胃，《金匮要略》称为"胃反"，其症状是食入之后停留胃中，朝食暮吐，暮食朝吐，宿食不化，吐出均为未消化食物。其病机多为饮食不当，伤及脾阳，或忧愁郁思伤及肝脾，致饮食停留胃中，不得下行，终致呕吐而出。这与食管癌的饮食困难或梗阻，或食入即吐不难鉴别。

2. 梅核气

梅核气主症是咽中如有炙脔，咯之不出，咽之不下，或感觉咽中如有异物紧贴，与进食无关，其病机主要是气郁痰凝，与情志因素有关。而食管癌进食受阻，病情进行性加重。

四、临床治疗

（一）提高临床疗效的要素

（1）初为标实，气结、痰阻、血瘀，故应早用行气化痰、活血化瘀之品。人体以气血为用，气为血之帅，血为气之母，气行则血行，气滞则血瘀，气血为人体生命活动的动力和源泉。中医学认为，肿瘤的生长多与气滞血瘀、痰湿结聚有关。素体痰湿较重，又多忧虑之人，气机不畅，痰气交阻，气滞血瘀。食管癌早期患者辨证分析的结果多属痰气交阻或气滞血瘀型。因此，提示我们在对食管癌早期治疗中，行气化痰、活血化瘀不仅有利于食管癌的治疗，也预防了食管癌的早期转移。

（2）晚期本虚，气血双亏，阴阳枯竭，因此气血双补、滋阴壮阳势在必行。食管癌患者，因进食困难，特别是晚期食管癌患者近于梗阻，饮食不入，化源不足，则气血双亏，又由于癌毒在体内运营周身，机体无力抗邪，阴损及阳，最终阴枯阳竭。还有些接受化疗或放疗的患者，虽然癌毒得清，但正气亦损，故晚期患者虽有邪在，亦应补虚，再加上部分抗肿瘤之品，则能明显提高晚期患者的生存期。

（3）保胃气应贯穿食管癌的治疗始终。食入于胃，气血生化有源，气盛血充，津液化生，胃精旺而机体壮，抗邪有力；反之正不胜邪，癌毒很快扩充周身。胃气不衰，机体不衰，胃气衰败则机体衰败，特别是食管癌患者，食道梗阻，胃气不得食充而易伤，所见临床用药宜保胃气，过于寒凉有伤胃阳，过于温燥反伤胃阴，过于滋腻气机受阻，腐熟受纳功能停滞，故寒凉、温燥、滋腻之品均应慎用。同时有些有毒的抗癌药物，虽然对食管癌的治疗有很大帮助，但对机体的毒性及不良反应亦甚明显，应慎用之。

（4）食管癌的治疗目前多采用综合治疗，即手术治疗、放射治疗和化学治疗，无论哪种治疗对于晚期患者都很难达到满意的效果。因此提高其疗效的关键在于食管癌的早期发现、早期诊断和早期治疗。首先疗效较好的抗癌药物及联合化疗方案，足量用药、多途径给药，加强肿瘤的局部控制治疗，针对患者的具体情况施行个体化化疗，进行增效化疗、序贯性及同步化疗及巩固和维持治疗来提高化疗的临床疗效，同时加强支持疗法，提高患者的免疫能力及耐受性等是提高疗效的基本要素。

（二）辨病治疗

1. 手术治疗

目前外科治疗仍是治疗食管癌的主要方法。I期食管癌手术治疗的5年生存率达90%以上，手术死亡率在5%以下，切除率达80%~95%，在手术技术方面开展了结肠代食管术、空肠代食管术、倒置胃管颈部食管–胃吻合术等，扩大了手术范围和指征，使手术的切除率和生存率有所提高。

2. 放射治疗

放射治疗是目前肿瘤治疗中的一个重要措施。食管癌尤其是食管鳞癌属于对放射治疗敏感的肿瘤，所以放疗在食管癌的应用较为广泛，特别是颈段及上胸段食管癌因手术难度大，主要靠放疗治疗。

3. 化学治疗

目前手术和放疗仍然是食管癌治疗的主要手段，但确诊时大多已是中晚期，局部病灶广泛，可出现淋巴结转移及远处播散。因此食管癌不能靠手术和放疗等局部治疗方法全部治愈，需加用化学药物治疗。目前常用的药物有顺铂、紫杉醇、平阳霉素、甲氨蝶呤、长春新碱、丝裂霉素、优福定、阿霉素、氟尿嘧啶等。但单独化疗疗效较差。

（三）辨证治疗

1. 辨证论治

（1）痰气交阻证

治法：开郁，化痰，润燥。

方药：启膈散合逍遥散加减。丹参30g，郁金15g，砂仁10g，沙参10g，川贝15g，茯苓12g，瓜蒌15g，陈皮12g，白术12g，当归10g，柴胡9g，白芍12g，甘草6g，生姜6g。

（2）痰湿内蕴证

治法：除湿化痰，降逆止呕。

方药：二陈汤合旋覆代赭汤加减。清半夏12g，陈皮12g，茯苓12g，旋覆花10g，代赭石20g，全瓜蒌15g，薏苡仁30g，白术15g，炒山药20g，车前子20g，甘草6g，生姜6g。

（3）瘀毒内结证

治法：活血化瘀，解毒祛邪。

方药：桃红四物汤合犀角地黄汤加减。桃仁15g，红花20g，赤芍12g，川芎10g，生地黄12g，犀角10g，丹参20g，穿山甲15g。

（4）津亏热结证

治法：清热养阴。

方药：五汁安中饮加味。梨汁10ml、藕汁10ml、牛乳60ml、生姜汁10ml、韭汁10ml、沙参10g、生地黄10g。沙参、生地黄先煎兑入五汁中，频频呷服，不可操之过急。

（5）阴枯阳衰证

治法：滋阴壮阳，益气养血。

方药：大补元煎加减。山茱萸15g，炒山药20g，熟地黄12g，生晒参10g，龟胶12g，杜仲10g，枸杞12g，首乌12g。偏阴虚改熟地黄用生地黄加沙参、玉竹、石斛等；偏阳虚重用龟胶20g、杜仲15g，加淫羊藿12g、大黄12g、菟丝子15g；偏气虚加黄芪、重用人参；偏血虚重用首乌、枸杞，加女贞子等。

2. 外治疗法

（1）针刺治疗　主穴：天鼎、天突、膻中、上脘、中脘、下脘、内关、足三里等。病灶在食管上段者加配扶突、气舍、大杼；在中段者加气户、俞府、承满等，在下段者加期门、不容等。痰多便秘者加丰隆、大肠俞。胸痛引背者加心俞及胸背阿是穴。进食困难者重刺内关。胸脘痞闷加大陵。手法宜平补平泻，捻转行针（20~30分钟）每日1次，10天为一疗程。

（2）耳针　取穴肾、脾、胃、食道、神门、内分泌，留针20~30分钟，每日1

次，10天一疗程。

（3）外敷药物

①软坚散结膏：将归尾、瓜蒌、川芎、白芷、玄明粉、木鳖子、三棱、白及、白蔹、生地黄、黄芪、天花粉等20余种药物，以麻油、广丹熬制成膏药。用时摊在布上，均匀撒上散坚丹（明矾、冰片、樟脑等药物），贴于病灶对应处，也可贴于肿大的淋巴结处，一周一换，消癌肿、止痛功力甚佳。

②蟾酥膏：蟾酥、生川乌、重楼、大戟等20种中药，制成膏药，敷于患处，镇痛、消瘤，有效率为92.5%。

（4）推拿疗法　早在1959年，黑龙江省就有人采用推拿疗法治疗2例食管癌症状得到明显好转。近年来，推拿疗法作为一种新疗法在各地开展，不少医家将之作为食管癌的辅助治疗，效果得到了验证，各地有关推拿治疗癌症的报道更多。一般认为，推拿对于食管癌引起的胸背疼痛、食物梗咽难进都有一定效果。推拿背部腧穴可以减轻胸背部癌肿引起的疼痛，揉按合谷、足三里可以扶正固本、启膈降逆。

3. 成方及单验方

（1）中成药

①复方冬凌草片：冬凌草、山豆根各等份研末压片，每日3次，每次4~6片，3个月为一个疗程。两种药物均有清咽利喉、通利食道作用，长期服用，能使瘤体缩小，改善饮食情况。

②紫金锭：源于明·陈实功的《外科正宗》，由山慈菇、五倍子、千金子霜、红芽大戟、朱砂、雄黄、麝香组成。又名太乙紫金丹。因其有毒成分较多，以糯米打糊制锭。具有辟温解毒、消肿止痛、散结之功。用时研磨取汁，内服、外涂均可，多用于食管癌、贲门癌的治疗。

③复方斑蝥胶囊：斑蝥9~16个，大枣36个，当归25g，黄芪30g，沉香20g，

穿山甲20g，川贝20g，重楼20g，瓜蒌皮20g，白术30g，莪术30g，川楝子30g，杏仁5g，菟丝子30g，甘草20g。制法：将斑蝥去头、足、翅、胸甲、尾，放入去核大枣内用线缠住置锅内，用炭火焙至枣内变红黄为度，凉干，碾细末，混于其他中药细面内，装胶囊，每日2次，每次1粒，早晚各1次。

④噎膈饼：药物组成有白果仁、核桃仁、蜂蜜、小茴香、黑芝麻、白糖、柿饼，诸药合用，具有滋肾阴、健脾胃、化痰生涎、润燥结之作用，对于阴亏燥结证的食管癌，表现为吞咽困难、食后呕吐、日渐消瘦、大便干结、舌质暗红、苔薄白而干、脉涩者颇为适宜。本药为蜜饼，每块125g，在口中噙化，不拘时日。

（2）单方验方

①壁虎10条，浸泡白酒中一周，每日4次，每次饮1ml，1周为一疗程，可以消除肿瘤。

②代赭石30g，生半夏9g，苍术10g，水煎服，能疗食入即吐者。

③香油25g，鱼鳔120g。香油滚开，炸鱼鳔至黄色捞出研细末，成人5g，每日3次，主治食管癌，效果明显。

④薏仁粥：生薏苡仁50g洗净同粳米100g，功能健脾和胃、利水抗癌。

（四）医家经验

1. 史兰陵

史教授在对食管癌病机阐述上有独到见解，他认为本病多系老年体弱，气血双亏兼因精神刺激或饮食不当，热灼胃腑等形成三阳气结之证。针对"三阳结谓之膈"，史教授认为"三阳结"意指三阳郁结、气结，并非指大小肠及膀胱热结，他进一步解释道天热则流通，寒则凝滞。盖热结者，必有烦渴发热之症，洪大洪实之脉。而噎膈之证虽有闭结而无热证，老年

人多发此病，显系真阳日衰，中土失运，气结而津不布也。气不能行制节之权，则痰浊必上壅而吐涎，津不能濡润大肠则粪如羊屎。在分型上，他执简驭繁，简明扼要地分为气滞型、火盛型、痰凝型、血瘀型。治法上以先后天之本脾、肾为主。因为脾之大络布于胸膈，肾主津液而肾之气化主司二便，故上窍之噎膈由脾陷胃逆责在中土；下窍之闭结，系津液失滋，其责在肝肾。他明确指出，治中土宜温中燥土、转逆枢轴，治肝肾宜养津润燥、疏木清风，切忌大攻大毒、辛温助火香燥之品。他提出治癌三法为治标、开关救急、扶正。治标即控制癌毒发展，常用方为硇砂散、将军散（药用硼砂、硇砂、朱砂、砂仁、大黄、蜈蚣、全蝎等）。开关救急，即食管癌在发展过程中，出现食管梗阻、气管受阻、呼吸困难等急重症状，他用二红液配用针灸、输液。扶正即治本，是提高机体免疫力的关键。气虚功能减退频吐黏涎者，酌加补养心脾、舒气利膈之品；气滞者，胸背痛甚，游走不定，应先理气机，温中燥土，用杭菊、柴胡、鳖甲、郁金之品。有火郁之象以清风疏木为主。用丁香、郁金之味。

2. 王瑞林

王教授在对食管癌的治疗上，提倡"辨证"应合"辨病"，既要看到食管癌患者的整体情况，也要知道其病变实质。要知道食管癌在每一种证型中所出现的症状，均与恶病质有着密切关系。他把食管癌分为六型，即气滞型、梗噎型、血瘀型、痰湿型、阴枯阳衰型、壅阻型。然而每一型的辨证方药都不能解决其实际的病理根本，只有在每一证型的辨证上加一个基本的抗癌定方才组成了一个完美的抗癌方。抗癌定方的药物组成：山豆根30g、全瓜蒌20~30g、夏枯草20g、龙葵20~30g、丹参15~20g、香橼皮15g（或冬凌草30g）。

同时，王瑞林教授以大量的临床资料表明，在食管癌的临床治疗中，活血化瘀、扶正固本、清热解毒是最基本的三大治疗要素。他认为活血化瘀药物的应用既有抗癌瘤、镇痛作用，又能提高化疗、放疗效果，减少放疗、化疗过程中引起的纤维样变。扶正固本药物能提高机体免疫功能，保护和改善造血功能，增强激素的调节作用。清热解毒药物能消炎、杀菌、消肿、排毒、退热，临床应用清热解毒药物不但能消除癌毒素，又能明显提高化疗作用。临床中，一定要合理、及时地应用活血化瘀、扶正固本、清热解毒三大治疗要略。

3. 张代钊

张代钊教授在对食管癌治疗上和王瑞林教授不谋而合，他在认真求因辨证的同时，积极探求对食管癌的主要兼证治疗，他虽然没有像王瑞林教授一样提出一个抗癌定方，但在对兼证的治疗上则有其鲜明特色，如食管癌"噎"症较显著者，用全瓜蒌30g、薤白50g、丝瓜络10g、檀香5g、急性子10g、败酱草30g、硇砂15g（另包冲服）、清半夏10g、南星10g、焦神曲30g。每日1剂水煎服。"吐"症较明显者，甩代赭石30g、生半夏9g、苍术15g，每日1剂水煎服。"痛"症较明显者，五灵脂90g、没药60g、蒲黄炭60g、沉香30g、白芷15g、细辛9g、当归15g、川楝子30g、血竭30g、延胡索30g，共研细末每日3次，每次1~1.5g。"梗"症较显著者，用苍术15g、黄连3g、麻黄3g，每日1剂水煎服。

4. 徐伯平

明·赵献可曾在《医贯》中记载道："痰也，血也，水也，一物也"，这是对痰瘀同源的最早认识，徐伯平教授便是用赵献可的痰瘀同源的理论来认识食管癌的病因病机及辨证用药的。

他认为肿瘤的病因很多，常可见先痰后瘀、痰瘀互结的征象，食管癌初见为吞咽困难，或进食梗阻之痰气交阻之证，在辨证用药上采用痰瘀同源理论之法则有立竿见影之效。以痰蕴为主的证型除了应用化痰散结的药物外，要酌加活血化瘀的药物；以血瘀为主的证型，除了应用活血化瘀药物外，要加祛痰散结之品。对淋巴结肿大，体内肿块疼痛，淋巴转移这种病证，中医习惯称之为"流痰"，若采用痰瘀同源的理论治疗上给予活血化瘀、祛痰散结的药物，比单纯应用其中一种见效更快，疗效更好。临床实践中，有一些食管癌患者，虽然经过手术、化疗、放疗等多项治疗，仍有半数在 5 年内复发或转移，原因是这些患者经以上治疗后，体内仍存在着转移灶，徐教授称之为"流痰未清"或"痰瘀未清"，这类"流痰"或"痰瘀"就是肿瘤复发或转移的根本，因此在食管癌的治疗上，化瘀祛痰是一项长期的治则。

五、预后转归

（一）预后

随着食管癌早期诊断水平的提高和联合治疗的开展，我国早期食管癌患者的术后 5 年生存率已达 90.3%，而Ⅲ期患者术后 5 年生存率仅为 10%，因此食管癌的预后虽与患者的一般情况、病理分型分期及综合治疗情况密切相关，但关键在于早期发现、早期诊断及早期治疗。

（二）转归

少数早期食管癌患者可达到完全缓解、生存期较长，但大多数食管癌患者发现时已属中、晚期，虽经治疗大多数仍将死于肿瘤的转移、浸润及并发症。症状出现后未经治疗的患者多在 1 年内死亡。

六、预防调护

（一）预防

食管癌的预防首先应进行消除病因的一级预防。在病因尚未研究清楚之前，应用预防药物，治疗食管癌前病变，阻断癌变的发生，同时应用简便可靠的筛检和诊断方法，在高危人群中进行筛选，提高早期诊断及早期治疗水平，从而提高治愈率，降低死亡率。

1. 一级预防

一级预防即是病因学预防。通过改造有害的生活环境，改变人们不良的生活习惯，来消除或减少致癌、促癌因素的暴露水平，增加保护性因素。具体措施如下：

（1）改良饮水　其水源可用河水或深井水，弃除旱井水、浅井水和池溏水，将水源过滤消毒去胺，以减少亚硝胺及其前体物的摄入。

（2）防霉去毒　粮食和食物的霉菌污染不仅可促进亚硝胺的形成，而且某些霉菌毒素本身就具有明显的致突变作用。粮食要选择优良品种，抗虫抗倒伏；收获时要快收、快打、快晒、快入仓，加强仓库管理，注意干燥通风，防止霉变。已经霉变的粮食要经过除霉去毒处理或改作他用，改善饮食条件，杜绝霉变食物入口。

（3）改变不良饮食生活习惯　改善饮食营养结构，改进烹调方法和贮藏技术，建立良好的卫生饮食习惯，多吃新鲜的蔬菜水果，不进热食及粗糙刺激性食物，勿进食过快，戒烟酒等不良嗜好。

（4）给予高危人群及食管上皮细胞中度或重度增生者粗制核黄素，并纠正维生素类、微量元素等的缺乏。

2. 二级预防

二级预防指预防致癌物的代谢或抑制致癌物与细胞 DNA 的结合。应用预防药物治疗食管癌前病变，阻断癌的发生，即发病学预防。预防药物有以下几类：

（1）部分中草药如山豆根、败酱草、白鲜皮、黄药子、夏枯草、紫河车、冬虫夏草、柿叶茶、苦参、木棉等。

（2）许多天然产物和食物，如茶叶、可食用的海草、大蒜、刺参以及它们的提取物等。

（3）人体生理所需的物质，包括维生素A、β-胡萝卜素、维生素B（主要为B_2和B_6）、维生素C、维生素E、维生素K、维生素D、叶酸、矿物质及微量元素等。

3.三级预防

三级预防即临床预防，指应用食管细胞学检查方法，对高危人群进行预防性普查，进行早期检查、早期诊断、早期治疗，进一步提高治愈率，阻断癌的发展，降低死亡率。

（1）普查人群的选择　高危人群包括年龄在35岁以上65岁以下的人群、有家族病史的遗传易感人群、长期接触致癌物的人群、患有食管癌前期病变与癌前疾患的人群、食管癌术后患者。

（2）普查方法　目前公认的敏感性和特异性较高的方法仍是食管拉网脱落细胞学检查，其次是纤维内镜活检，但其漏诊率较高。

（二）调护

食管癌是常见的消化系统恶性肿瘤，易发生转移，进行性的吞咽梗阻和胸骨后疼痛常造成患者严重的营养不良、恶病质和沉重的心理负担，因此在常规治疗的同时，还要注意患者的心理活动，做好整体护理。

1.营养及饮食调护

食管癌晚期患者均存在不同程度的营养不良，严重者出现恶病质状况。改善其营养状况，提高患者的身体素质，给予全面的、人道主义的护理是晚期患者姑息治疗的重要内容。营养不良一般由下列因素引起：食欲不振、食管梗阻、吸收消化不良、医源性因素、情绪因素、疾病的消耗等。适时高质饮食，刺激食欲，减少放、化疗的毒性及不良反应，劝说患者自愿进食，保持乐观的情绪

可部分改善患者的营养状况。

对中度以上的营养不良者，应给予营养支持治疗。保证患者每天热量在209.2J/kg左右。对丧失吞咽功能而消化功能正常者，可经鼻饲，或经胃、肠造口供给营养，包括高营养的流质和要素饮食。丧失消化吸收功能的给予静脉高营养治疗。

2.心理调适

食管癌患者病程长，加之疾病本身给患者造成的恐惧、愤怒、焦虑、抑郁、孤独等心理障碍，需要医护人员给予心理上、感情上和精神上的支持和疏导。根据患者各阶段的特点，经常与患者交谈，及时掌握患者的情绪变化，让患者了解各项治疗的必要性和注意事项，增强患者战胜疾病的信心。取得患者对治疗的配合与支持。对于晚期患者要多加关心，加强姑息疗法，减轻疾病所造成的痛苦，使患者尽可能以较高的生活质量度过余生。

3.吞咽困难的护理

食管癌患者主要临床表现为吞咽困难。护理工作中要注意观察患者的吞咽困难发生情况，有无炎症（口腔），有无食管通过障碍及疼痛，有无误咽异物及颈部肿胀和压迫。护理时要尽可能给患者易咽食物，少量多餐，抬高患者的上半身，使食物易进入胃内而不宜取压迫胃和胸部的体位。患者进食时要多鼓励患者，增加其勇气，保持其心情舒畅、呼吸平稳。喉返神经受损或有食管气管或支气管瘘时，易发生误咽误吸呛咳或喘鸣，可轻叩患者后背或做体位引流、气管内吸引等，防止发生吸入性肺炎。患者经胃管给予营养时，要注意胃肠症状和大便性状，经胃管给食后，要用开水冲胃管，防止食物残渣堵塞胃管。加强患者的口腔护理，定时含漱、刷牙等。

4.呕血、便血的护理

食管癌患者的出血是由于癌组织坏死、

溃破而出现呕血或便血，应注意观察患者的一般情况、生命体征，呕血及便血的量和速度，有无持续出血等。让患者保持安静，消除其紧张情绪，迅速建立液体通道，做好输血准备。呕血时让患者采取易呕出的体位，防止误吸发生。便血频繁时可在患者肛周垫上纸垫，每次排便后应擦试干净，保持肛周清洁。及时向医生报告患者情况。

七、专方选要

1. 八角金盘汤

主要药物：八角金盘（又名一把伞，独叶一枝花、独脚莲，含有鬼臼素及脱氧鬼臼素等抗癌物）10g，八月札 30g，石见穿、川楝子、半枝莲各 15g，丹参、青木香、生山楂各 12g。水煎服，每日 1 剂，适用于邪毒热盛，气滞血瘀的噎膈。

2. 南星参斛汤

生南星、金银花各 30g，党参、石斛、枇杷叶、生麦芽、枳实各 10g，代赭石（先煎）15g，青黛、生甘草各 3g。临证加减：痰涎壅盛者，加白芥子、姜半夏各 10g，瘀血内阻者，加牡丹皮 10g，广郁金 12g；疼痛剧烈者加延胡索、地鳖虫各 12g。用法：每日 1 剂，水煎服，15 剂为一疗程。初治时可慢慢呷饮，如有呕吐，吐后再喝，治疗期间单纯用中药治疗。主治：食管癌全梗阻，晚期食管癌。

3. 加味硇砂散

硼砂 10g，硇砂、朱砂各 6g，砂仁18g，大黄 7g，人参 10g，青黛 15g，蛤粉30g，紫菀 6g，共研细末，每日 3 次，每次2g，主治食管癌胸闷气结，便秘，如有腹泻去大黄。

4. 通道散

主要成分：象牙屑、人工牛黄各 3g，玉枢丹 9g，生半夏 15g，生姜 30g，浓煎吞服，一日服完，主治食管癌各期，特别对晚期进食困难者、呕吐痰涎者有效。

八、研究进展

1. 靶向治疗

靶向治疗是利用有一定特异性的载体，把药物或其他杀伤肿瘤细胞的物质选择性地运送到肿瘤部位，以提高疗效的一种方法。由于现有抗肿瘤药物的选择性不高，在杀伤肿瘤的同时，也损害体内繁殖旺盛的细胞（如造血细胞）或某些特定类型的正常细胞，出现明显的毒性反应。导向治疗药物有两部分，一是对肿瘤细胞有杀伤力的"弹头"；二是有导向能力的"载体"，它与肿瘤细胞有亲和力，可把"弹头"直接导向靶部位。既能提高抗肿瘤药物的疗效又能降低其毒性。目前常用的载体为单克隆抗体，具有高度特异性。常用的"弹头"物质多为放射性核素、抗癌药物、毒素、酶、生物反应修饰剂及分化诱导剂。

近年来，分子靶向药物治疗逐渐成为恶性肿瘤治疗的重要手段。分子靶向药物的进步也为食管癌的治疗提供了新的治疗途径。就目前靶向药物治疗晚期食管癌，国内外均有一定的临床研究，但是通常因实验样本量较小，所得出的实验数据偏倚较大，所以需要更多临床研究或大样本实验来支持。虽然靶向药物具有特异性强、不良反应小、不易产生耐药等优点，但并不是所有食管癌患者均适合，且昂贵的治疗费用会加重患者负担。

2. 食管癌的内镜治疗

随着纤维内镜及其辅助器械的不断更新和操作技术的进步，内镜从单纯诊断发展到诊断与治疗并重。有些内镜的治疗与外科治疗相当，但对患者造成的负担却小得多。目前，内镜下食管扩张术，内留置术，内镜激光、微波和局部注射抗癌药物已广泛用于食管癌中、晚期的姑息治疗。早期食管癌可通过内镜激光、剥脱活检和局部注射抗癌药物等获得治愈。内镜食管黏膜切除术用于病变不超过 3cm 的黏膜癌，所有上皮癌没有黏膜内淋巴结侵蚀及淋巴结转移者均可达到根治目的。此外，近年来纵隔镜及显微外科解剖的食管切除术以其手术时间短、安全度大、无大的术后并发症及手术死亡而备受注意，用于姑息性手术治疗更为优越。

3. 免疫治疗

免疫治疗正在改变着肿瘤治疗的格局，随着国内外免疫抑制剂应用在各种癌种中，发现其在食管癌的治疗中，无论在新辅助治疗中发挥其增效降期的作用，还是在晚期食管癌患者联合化疗控制肿瘤延长患者生存期方面，都发挥其独特优势，特别是近年来，免疫联合靶向药物临床试验的探索亦看到不错前景。

参考文献

[1] 孙燕. 临床肿瘤内科手册. 5版. 北京：人民卫生出版社，2003.

[2] 周际昌. 实用肿瘤内科治疗. 北京：北京科学技术出版社，2010.

[3] 汤钊猷. 现代肿瘤学. 2版. 上海：复旦大学出版社，2003.

[4] 邝贺龄. 内科疾病鉴别诊断学. 北京：人民卫生出版社，2009.

[5] 郭启勇. 介入放射学. 3版. 北京：人民卫生出版社，2011.

[6] 郁仁存. 中医肿瘤学. 北京：科学出版社，1983.

[7] 方药中. 实用中医内科学. 上海：上海科学技术出版社，1984.

[8] 李佩文. 恶性肿瘤并发症实用疗法. 北京：中国中医药出版社，1990.

[9] 史宇广. 当代名医临证精华·肿瘤专辑. 北京：中医古籍出版社，1992.

[10] 庞国明. 实用专病专方临床大全. 北京：中国中医药出版社，1997.

[11] 中华人民共和国卫生部医政司. 中国常见恶性肿瘤诊治规范. 北京：北京医科大学中国协和医科大学联合出版社，2014

[12] 郭岳峰. 肿瘤病诊疗全书：北京：中国医药科技出版社，2001.

[13] 王永炎. 实用中医内科学. 2版. 上海：上海科学技术出版社，2009.

第十五章　胃癌

胃癌已经成为当今社会的公共健康负担之一。在全球常见癌症中居第四位，在癌症相关死因中居第二位，每年因胃癌死亡者约 70 万例。在亚太地区，胃癌风险因国家和人群而异。高危地区包括东亚国家如中国大陆、日本、韩国，其年龄标化发生率（ASR）> 20/10 万，中等危险地区（ASR：11~19/10 万）包括马来西亚、新加坡和中国台湾，低危地区（ASR < 10/10 万）包括澳大利亚、新西兰、印度和泰国。在我国胃癌死亡率在男女性别分别为 314/10 万和 15.9/10 万，而高发区比较集中在辽东半岛、山东半岛、华东沿海、江苏、浙江、上海和福建以及内陆地区宁夏、甘肃、山西和陕西，而南方各省为低发区。

近 30 年来，胃癌的发病率在世界范围内有明显下降的趋势，在我国除局部地区近年来有下降迹象外，就总体而言，尚无明显的下降趋势，因此仍为严重威胁我国人民生命健康的恶性肿瘤之一。

中医学并无胃癌之病名，据后人推测，胃癌属于"胃脘痛""胃反""翻胃""心腹痛""伏梁""积聚"等病证范畴。本病多分为早、中、晚期，早期多由外邪或情志所伤，肝郁气滞损及脾胃，临床表现为胃脘痛、心腹痛等；中期脾胃气机失常，滞血阻络而成瘀，临床可见"胃反""翻胃"等症；晚期中阳耗损，脉络受伤，可见呕血、便血，新血无化生之源，气血双亏，大肉尽脱，故应属"伏梁""癥瘕""积聚"的证候。

一、病因病机

（一）西医学认识

1. 饮食因素

胃癌是慢性疾病，发病过程较长且复杂，其发生与多种因素有关，已有比较充足的证据说明胃癌与高盐饮食及盐渍食品摄入量多有关。食盐本身无致癌作用，由食盐造成胃黏膜损伤，使其易感性增加或协同致癌可能为增加胃癌危险性的原因，而多吃新鲜的蔬菜、水果和牛奶，可保护胃黏膜免受致癌物质的作用，进而减少胃癌的发生。

新鲜蔬菜、水果中含有许多人体所需的各种营养素，特别是维生素一类，具有抗癌作用。在我国胃癌高发区的调查显示，胃癌患者饮食中维生素，特别是维生素 C、β- 胡萝卜素明显缺乏，而这两类维生素很可能通过阻断致癌和增加细胞修复能力达到降低胃癌发生的作用。一些前瞻性研究报道，摄入新鲜水果和蔬菜可显著降低胃癌发生危险。在癌症预防研究 II 中，高植物性食物摄入量与男性胃癌危险降低有关（RR：0.79；95%CI：0.67~0.93），女性则否（RR：1.18；95%CI：0.93~1.50）。日本一项前瞻性队列研究中，每周摄入黄色蔬菜 ≥ 1 天与 < 1 天的 RR 值为 0.64（95%CI：0.45~0.92），白色蔬菜为 0.48（95%CI：0.25~0.89），水果为 0.70（95%CI：0.49~1.00）。瑞典最近一项队列研究显示胃癌风险与蔬菜摄入呈负相关，与水果摄入无显著关系。在欧洲一项多中心研究中，肠型非贲门癌与总蔬菜、洋葱和大蒜的摄入呈负相关。马来西亚一项病例对照研究亦

显示大量摄入新鲜水果和蔬菜可预防胃癌。一项队列研究的荟萃分析显示，水果摄入与胃癌发生率呈负相关（RR：0.82；95%CI：0.73~0.93），在随访期 ≥ 10 年的患者中更为明显（RR：0.66；95%CI：0.52~0.83）。综合所有发生率的研究，蔬菜的 RR 值为 0.88（95%CI：0.69~1.13），而在长随访期的研究中，其 RR 值为 0.71（95%CI：0.53~0.94）。然而，这些流行病学相关关系尚不能确定饮食干预能降低胃癌发生率。

2. 亚硝基化合物

亚硝基化合物是一大类致癌物质，动物实验证实能在 30 多个动物种属中诱发不同肿瘤发生，天然存在的亚硝基化合物是极微量的，人类通过食品摄入亚硝基化合物并非是主要来源。它们的潜在危险在于人类可以在体内内源性合成，而胃则是主要合成场所。自然界存在大量的亚硝基化合物的前体物，如硝酸盐，食物中的二级、三级胺，这类前体物质可在胃内而且在胃黏膜内发生亚硝化反应，合成亚硝基化合物，细菌直接参与亚硝胺类化合物的合成，它既可将硝酸盐还原为亚硝酸盐后间接参与亚硝胺类化合物的合成，又可直接催化硝酸盐与胺类合成亚硝酸胺类化合物。在酸性条件下，这些细菌不易生长繁殖。当胃黏膜病变发生如胃腺体萎缩、壁细胞减少、胃液 pH 升高时，胃内细菌繁殖增多，胃内微环境发生改变，可加速催化亚硝化反应，生成亚硝基化台物。

3. 多环芳香烃化合物

多环芳香烃化合物为一类致癌物，可通过污染食品或在加工过程中形成。如冰岛等高发国家的居民有食用熏鱼、熏羊肉的习惯，分析这些食品中有较严重的包括苯并芘在内的多环芳香烃化合物，每千克含有高达 2mg 的多环芳香烃化合物，相当吸 200 支香烟所具有的含量。而近年来，由于冰箱的普及，食用新鲜食品增加，这些国家胃癌发病率呈下降的趋势。

4. 幽门螺杆菌

幽门螺杆菌（Hp）感染与人类慢性萎缩性胃炎、胃溃疡的关系极为密切，而这些病变是胃的癌前病变，是促使病变发展的条件因素，使发生胃癌的危险性增高。幽门螺杆菌可产生氨、脂多糖、尿素、毒素等细胞毒和炎症因子并参与局部免疫反应，通过影响胃泌素分泌和壁细胞功能而起作用，故目前认为幽门螺杆菌并非胃癌直接致癌物，而是通过对胃黏膜的损伤间接起作用。

在亚太地区，Hp 感染的发生率因国家而异。总体而言，与年龄、社会经济环境和种族有关一致性水平，Hp 感染的发生率在不同亚洲国家有很大差异。发展中国家如孟加拉、印度、泰国和越南的发生率特别高，分别为 92%、81%、74% 和 75%，而在工业化和发达国家如日本、韩国和新加坡的发生率较低，分别为 39%、54% 和 31%。澳大利亚的益格鲁 – 凯尔特人群 Hp 感染的发生率约为 38%。同一国家不同地区间的血清阳性率不同。中国大陆地区城市发生率为 52%，农村为 39%，台湾地区为 54%。Hp 感染发生率亦有时间和年龄相关的改变。日本血清阳性率从 1974 年的 73% 降至 1984 年的 55% 和 1994 年的 39%。新加坡 Hp 感染血清阳性率从 5 岁以下儿童的 3% 升至 65 岁以上成年人的 71%。同一国家不同种族的发生率亦可不同。在新加坡，华人、马来人和印度人的发生率分别为 46%、28% 和 48%，而在马来西亚三者分别为 27%~57.5%、12%~29% 和 49%~52%。

5. 癌前状态与癌前病变

癌前状态是一种临床概念，而癌前病变是一病理概念。

（1）癌前状态　是指某些疾病发生胃癌的机会较多。

①慢性萎缩性胃炎：由于胃固有腺体减少，胃分泌功能障碍，患者常有胃酸分泌低下或缺乏，使胃液 pH 升高，有利细菌生长，细菌总数和硝酸盐还原酶阳性菌增高，促进了胃内亚硝胺类化合物的合成，从而增加了胃内致癌物质的浓度。此外，慢性萎缩性胃炎患者的胃排空时间延长，增加了胃黏膜与致癌物质的接触时间。胃癌与萎缩性胃炎均好发于胃窦部，并常伴随存在，萎缩性胃炎常伴发肠上皮化生，肠化生可区分为小肠型化生和大肠型化生，前者见于良性胃疾患。而大肠型化生多见于肠型胃癌，认为大肠型化生与肠型胃癌关系密切，其发生胃癌的危险性很大，应视为癌前病变，注意密切随访。

②慢性胃溃疡：关于胃溃疡癌变一直是有争议的，据报道胃溃疡的癌变率为 1%~5%。动物实验证明，溃疡周围的黏膜上皮在反复炎性刺激和修复过程中，再生上皮易遭致癌因素的作用而发生癌变。

③胃息肉：胃息肉是指大体形态上胃黏膜上皮异常增殖向胃腔内隆起的良性病变，一般可分为增生性息肉（炎性息肉）及腺瘤性息肉（息肉样腺瘤）两类。胃息肉癌变率的报道悬殊颇大（1%~50%），息肉直径大于 2cm 广基、无蒂者易于恶变，应积极予以手术切除。

④胃大部切除术后残胃：是指因胃或十二指肠良性疾患而行胃大部切除术后，发生的胃癌。由于丧失了幽门括约肌收缩的功能，使十二指肠内容物反流入胃而引起碱性反流性胃炎，降低了胃黏膜的屏障作用，另外胃窦切除后胃酸分泌减少，有利于硝酸盐还原酶阳性菌的生长繁殖，促进亚硝胺类化合物的合成。由于 Billroth Ⅱ式手术导致十二指肠液反流的几率远较 Billroth Ⅰ式严重，故其术后残胃癌的发生率比Ⅰ式高 2~12 倍。

其他有胃巨皱襞症（Menetrier 病）、恶性贫血与胃癌的发生亦有关。

（2）癌前病变

1）异型增生 可分为轻、中、重三级，重度的异型增生常与分化较高的早期癌混淆，有人称为临界癌。纤维内镜观察所见，既有隆起性病变，也有凹陷性和平坦性病变，病变可以是孤立的，也可发生于溃疡或糜烂的边缘。在组织形成上，必须具备以下 3 个条件方可诊断为异型增长：①细胞的不典型性：表现为核异型性包括核染色质增多及核浆比例增大、胞浆嗜碱性增强以及细胞极向的紊乱等。②分化异常：表现为上皮细胞分泌功能消失或分泌物性质发生改变，病灶内黏液细胞与主细胞、壁细胞之间在形态上的差别消失，肠上皮化生区域杯状细胞减少或消失；③黏膜结构紊乱：包括腺体的大小、形状及排列不规则，可见腺体背靠背，腺体分枝、出芽。它的组织结构分型，可分为 5 种亚型：腺瘤型、隐窝型、再生型、球样型及囊状型（黏膜内异型腺体囊状扩张）。轻度异型增生与炎症性增生不易区别，而中、重度应定期复查、积极治疗。需注意重度异型增生与高分化腺癌的鉴别。

2）肠化生 可分为两类，一类固有表现为小肠上皮特征的颗粒，分泌中性黏液及唾液酸黏液，为小肠型化生；另一种是结肠上皮特征，由产硫酸黏液的杯状细胞组成，细胞分化不成熟，为大肠型化生，与胃癌的关系更密切。

6. 遗传因素

癌是由各种环境因素和宿主的内在因素相互作用而发生的。胃癌有家族性聚集的倾向，而且对孪生子女的研究结果表明，单卵孪生两人都发生胃癌的频率大于双卵孪生，而且单卵孪生的肿瘤生长部位和类型比双卵孪生者彼此更为相似。另一方面，对配偶的研究表明，发现如果丈夫或妻子任何一方有胃癌，另一方发生胃癌的机会并不比预期发病率高，这些研究结果均表明，虽然同样的生活条件和饮食习惯可使共同生活的家人产生对某一疾患的易罹性，但这些易罹性常发生于有直接血缘关系的父母子女之中，很少见于共同生活的夫妻之间。这表明除饮食习惯等外在致癌因素的作用外，确实还存在着遗传因素。

Hp 感染和胃癌阳性家族史都是胃癌的危险因素。胃癌的家族相关性可能与家族中 Hp 感染集簇部分有关。Elomar 等研究了胃癌患者的直系亲属萎缩和低酸分泌的发生率及其与 Hp 感染间的关系，发现在胃癌患者的亲属中，Hp 感染者的萎缩和低酸分泌的发生率增加。根除 Hp 可使个体的炎症消退，并使 50% 个体的低酸分泌和萎缩缓解。与此相反，Brenner 等在德国萨尔进行的一项以人群为基础的病例对照研究中，评估了家族史和 Hp 感染两者单独或联合对胃癌危险性的影响。发现 Hp 感染与家族史呈正相关，两者均独立与胃癌危险性增加强烈相关。与无家族史的 Hp 阴性的个体相比，阳性家族史且具有 ca9A 阳性株 Hp 感染的个体发生胃癌的总 OR 值为 8.2（95%CI：2.2~30.4），非贲门胃癌的 OR 值为 16（95%CI：3.9~66.4）。

7. 其他

近年来逐渐重视微量元素与肿瘤发生的关系，一般认为铬、镍、砷、铅、锌等微量元素有致癌或促癌作用，硒却能抑制某些致癌物质的致癌作用。硒的缺乏，能降低机体的免疫功能，使细胞的杀伤能力下降。血清硒的降低，饮食中镍、锌含量增高，与胃癌的发病率呈正相关。

霉菌感染与胃癌的发生亦有关，我国胃癌高发区居民常食用久储霉变的食物，且在居民胃液中检出杂色曲菌、黄曲霉菌、构巢曲菌等，由其产生的杂色曲霉毒素、黄曲霉毒等可诱发大鼠胃癌。

但最新研究表明虽然流行病学证据提示大量摄入新鲜水果和蔬菜的饮食是预防胃癌发生的保护性因素，但涉及的确切因素可能不仅仅是维生素和抗氧化剂。Correa 等的研究显示饮食补充维生素 C 和 β- 胡萝卜素能使胃癌前病变的消退率显著增加。在其他 3 项化学预防研究中，饮食干预对预防胃癌前病变没有作用。Plummer 等研究了饮食补充维生素 C、维生素 E 和 β- 胡萝卜素对胃癌前病变进展和逆转的作用，结果显示维生素组和安慰剂组间的进展率和消退率无显著差异。You 等的一项随机试验中，比较了一次性 Hp 根除疗法和长期补充维生素或大蒜对降低进展中的胃癌前病变发生率的作用，补充大蒜或维生素的有益作用无统计学意义。Jacobs 等研究了胃癌死亡率与规则补充（≥ 15 次 / 月）维生素 C、维生素 E 和多种维生素之间的关系，无论应用时间长短，胃癌死亡率与规则应用维生素 E 或多种维生素无相关性。芬兰一项超过 29000 人的研究显示，较年长的男性吸烟者每天补充维生素 E 和（或）β- 胡萝卜素不能预防任何呼吸、消化道癌。

（二）中医学认识

古人对胃癌有关的认识，最早见于《内经》。《素问·阴阳别论》曰："三阳结谓之隔。"《素问·至真要大论》记载："胃脘当心而痛，上支两胁，膈咽不通。"《素问·通评虚实论》则曰："隔塞闭绝，上下不通，则暴忧之病也。"《诸病源候论》在论其病因及转归时曰："阴阳不和则三焦隔绝，三焦隔绝则津液不利，故令气塞不调，是以成噎。此由忧患所致，忧患气结，气结则不宣流，而使噎塞不通也。"《金匮要略方论》提出"胃反"病名，曰："跌阳脉浮而涩，浮则为虚，涩则伤脾，脾伤则不磨，朝食暮吐，暮食朝吐，宿谷不化，名曰胃反。"点明了脾与本病的内在联系。后人也多以脾胃失调而立论。《景岳全书·反胃》中进一步提出："虚在下焦，而朝食暮吐，或食入久而反出者，其责在阴，非补命门以扶脾土之母，则火无以化……终无济也。"从脏腑阴阳虚实立论，指出本证与肾阳虚衰的密切关系。在《内经》《难经》等书中记载的"伏梁"一词，有学者认为亦似胃癌之描述，如《难经》曰："心之积名曰伏梁，起脐上大如臂。上至心下，久不愈，令人烦心。"《灵枢·邪气脏腑病形》曰："心脉……微缓为伏梁，在心下，上下行，时唾血……"与胃癌晚期的梗阻，以及癌肿侵及血管引起胃出血的症状相似。

30年来，随着对胃癌研究的进展，许多学者对本病的病因病机、辨证分型及论治方法进行了更加深入的研究，并参照现代医学对本病的生理、病理、免疫、生化、循环状态等方面，进行了广泛的探讨，取得了一定的成绩。多数学者认为，胃癌是涉及整体的全身疾病的局部表现，其外在因素为饮食不节、情志失调、劳倦内伤或感受邪毒，引起机体阴阳平衡失调、脏腑功能失常，进而形成胃癌的内因，气滞、血瘀、痰结、邪毒内蕴等病理性改变，最终导致癥瘕积聚，即形成癌肿。

二、临床诊断

（一）辨病诊断

1.临床表现

（1）症状

1）早期　早期胃癌多无明显的症状。随着病情的发展，可逐渐出现非特异性的、酷似胃炎或胃溃疡的症状，包括上腹部饱胀不适或隐痛、反酸、嗳气、恶心、偶有呕吐、食欲减退、黑便等。

2）进展期　①梗阻：好发于膨胀型及浸润型胃癌，如病灶位于贲门部，可出现进行性吞咽困难；病灶位于幽门部，则表现为食后腹部饱胀、呕吐宿食。②消化

道出血：发生率约为30%，多数为小量出血，表现为黑便或呕血。大出血的发生率为7%~9%，可出现大量呕血或黑便。但有大出血者并不意味着肿瘤已属晚期。早期胃癌黏膜下层血管受到广泛浸润破坏时亦可发大出血。③上腹部疼痛：当肿瘤侵及胰腺或后腹壁腹腔神经丛时，上腹部呈持续性剧痛，并放射至腰背部。

多数进展期胃癌伴有消瘦、乏力、食欲减退、体重减轻等全身症状，病情严重者常伴有贫血、下肢浮肿、发热、恶病质等。

（2）体征　绝大多数胃癌患者无明显体征，部分患者有上腹部轻度压痛。位于幽门窦或胃体的进展期胃癌有时可扪及肿块，肿块呈结节状、质硬。当肿瘤增大引起幽门梗阻时可见扩张之胃型，并可闻及震水声。转移灶体征以左锁骨上淋巴结肿大最为常见。女性患者于中下腹扪及可推动的肿块时，常提示为Krukenberg癌；当胃癌发生肝转移时，可触及肿大的肝脏，呈结节状；当肝十二指肠韧带、胰十二指肠后淋巴结转移或原发灶直接浸润压迫胆总管时，可发生梗阻性黄疸。进展期胃癌有盆腔种植时，直肠指检于膀胱（子宫）直肠窝内可扪及结节。腹水为胃癌的晚期征象且多呈血性。

2.相关检查

（1）纤维胃镜检查　纤维胃镜对胃癌的诊断具有很重要的意义。它可以发现早期胃癌，确定胃癌的类型和病灶浸润的范围，对良恶性溃疡进行鉴别，对癌前期病变进行随访检查。其内镜下多表现为：病灶高出黏膜表面，中央呈凹陷，表面有溃疡坏死物覆盖；或胃腔扩张差，胃壁黏膜消失，呈粗糙、僵硬改变，有浸润感，典型病例呈"革袋胃"。

（2）病理活检　早期胃癌，尤其是一点癌或微小胃癌，在内镜下单凭肉眼很难

确诊为癌，因此应重视胃黏膜的活组织检查，这有利于提高早期胃癌的诊断率，内镜下活检的方法尤其重要。①黏膜剥取活检法：黏膜下注入生理盐水，局部黏膜组织隆起，用圈套器套住病灶基底部，包括部分正常黏膜，收紧圈套器后接通高频电流，将病灶切除，切除病变组织行病理检查。术后当日及次日禁食，静脉给予 H_2 受体拮抗剂。②活检咬取法：其咬取的部位视病变形态的不同有所区别。黏膜粗糙增生，应取增生隆起部位；如为凹陷性病变伴有浅表糜烂，应取正常与糜烂交界处偏糜烂处；对浸润性病变，应在同一部位连续向下取 3~4 块，有利于取到黏膜下浸润的癌组织。

（3）胃双重对比造影　胃癌起源于胃黏膜，癌发生后，作为黏膜状态主要标志的胃小区最早出现异常。良好的胃双重对比造影使观察胃小区、胃小沟成为可能。当胃小沟破坏胃小区不易辨别，显示糜烂时，应考虑恶性病变之可能。胃双重对比造影奠定了早期胃癌的 X 线诊断基础。而造影前黏液溶解剂的应用、良好的钡剂、造影检查时多次转动患者的体位和压迫法技术的应用、适量的气体达到适度的胃壁扩展等均为胃双重对比造影成功的关键。

（4）血管造影（DSA）检查　胃癌的术前诊断，主要依靠 X 线双重对比造影及胃镜检查。两者都是从胃的黏膜来观察、发现病灶，就其定性诊断有较高的敏感性，但做定量诊断则是粗略的，可靠性不大。利用 DSA 进行胃癌的定量诊断技术可清楚地显示肿瘤浸润范围、深度、病灶数量，周围有无侵犯，病灶周围淋巴结及远隔脏器有无转移等情况，可为能否手术、切除范围做出影像学依据。

（5）放免导向检查　胃癌根治术成败的关键在于能否在术时确定胃癌的胃壁的浸润及淋巴结转移的范围，发现可能存在的临床转移灶，从而彻底合理地切除，放免导向检查使之成为可能。

（6）CT 检查　CT 可显示胃癌累及胃壁向腔内和腔外生长的范围、邻近的解剖关系和有无转移等，胃癌的 CT 表现大多为局限性胃壁增厚（>1cm）。各型胃癌的 CT 上均可见胃内外缘轮廓不规则，胃和邻近器官之间脂肪层面消失。当观察到小网膜、大网膜、脾门、幽门下区淋巴结肿大，多提示淋巴道转移。如有肝、肾上腺、肾、卵巢、肺等转移，均可在 CT 上清楚显示。

（二）辨证诊断

根据本病的病因、病机和临床表现，辨证可分为肝气犯胃、气滞血瘀、脾胃阳虚、脾胃气虚、痰湿中阻、胃阴缺乏、气血亏涸 7 型，以供临床参考。

1. 肝气犯胃证

临床证候：情志不舒，肝郁胃弱失于疏泄，胃失和降，肝气横逆犯胃而出现一系列病变。胃脘胀满甚则疼痛，两胁窜痛，呃逆嗳气，吞酸嘈杂，反胃噎膈不通。可伴口苦、烦躁易怒等症状。舌质淡红或暗红或有瘀斑，舌苔薄白或薄黄，脉弦。

辨证要点：胃脘胀满，痛窜于胁，嗳气泛酸，呃逆纳呆或见胸胁苦满，舌质淡红或暗红，苔薄白或薄黄，脉弦。

2. 气滞血瘀证

临床证候：素有肝胃不和之病变，日久则气郁于胃，中焦气机不畅，血不能随气而行，反滞于脉络，久成积聚，阻于胃中。呕血、便血，胃中刺痛而拒按，痛有定处，腹满食不能入或食入反出，呕吐宿食或如赤豆汁，脘腹可扪及肿块。可有午后或晚间发热，咽干而渴不欲饮。舌质紫暗有瘀斑，脉细涩。

辨证要点：胃脘刺痛拒按，痛有定处，上腹可扪及肿块，腹满不欲食，呕吐宿食或如赤豆汁，吐血或黑便，舌质暗有瘀斑，脉细涩。

3. 脾胃气虚证

临床证候：本证多因先天禀赋不足，或暴饮暴食损伤脾胃，或年老体衰脾胃功能减退、运化无力，食物瘀积于胃中难以下行，动扰胃气则反胃。临床可见面色萎黄或苍白无华，乏力神疲，食欲不振，食后胃脘饱胀上逆不舒，阵阵挛急，恶心呕吐，吐后胃中畅快，或见腹胀而虚、大便溏薄，可见呕血、便血等出血症状；久病则形体消瘦。舌质暗淡，舌体胖大可见齿痕，苔白或腻腐无根，脉沉细无力。

辨证要点：面色萎黄或苍白无华，乏力神疲，纳呆腹胀满，恶心呕吐，舌质暗淡，舌边有齿痕，苔润白或腻腐无根，脉沉细无力。

4. 脾胃阳虚证

临床证候：因中焦阳虚、纳运无权而出现的水谷不化，阳气不能温煦脏腑所发生的临床病变。具体表现为宿食不化、胃脘冷痛、喜温喜按、朝食暮吐或暮食朝吐，可泛吐清水；如见脾肾二阳俱虚者则形寒肢冷、畏寒蜷卧、大便稀溏或见晨泄、小便清长。舌质暗淡，舌边有齿痕，苔白滑或白腐，脉沉细或缓。

辨证要点：胃脘冷痛，喜温喜按，呕吐宿谷不化或泛吐清水，大便溏薄，小便清长，舌质暗淡边有齿痕，苔白滑或白腐，脉沉细缓。

5. 痰湿中阻证

临床证候：因素体湿盛、嗜食肥甘厚味而蕴湿生痰；或因病理因素使津液输布失调聚而为痰；痰湿中阻损伤胃气、阻困于脾。主要表现为胸脘胀满、食后腹胀、咽下不利、头重如裹、肢体困倦、尿频便溏、胀满而呕，甚则呕吐痰涎、口淡无味、纳呆食少。舌质暗淡，苔白腻而滑，脉滑细或濡。

辨证要点：胸脘胀闷，心下痞满，咽下不利，甚则呕吐痰涎，舌暗淡，苔白腻而滑，脉象滑细而濡。

6. 胃阴缺乏证

临床证候：素喜豪饮，湿热内伤，或过食辛辣厚味，积热于胃，热久伤阴；或情志所伤，肝郁化火伤阴；或因化疗放疗，热毒内蕴，耗伤阴液，液损阴亏，津枯血燥，脉络受损，胃脘干涸发为本病。症见：胃脘灼痛而热，时有隐痛或刺痛，嘈杂不适，饥不欲食，或食后痛甚呕血吐血；五心烦热，大便干结或黑便。舌红无苔，可见裂纹舌，脉细数或虚数。

辨证要点：胃脘灼痛，嘈杂口干，食后痛甚，五心烦热，可有呕吐或黑便，大便干结，舌红无苔，脉细数或虚数。

7. 气血亏涸证

临床证候：以上各型病久失治，贻误时机，使病情进一步发展，脾胃弱而不纳，水谷精微化生无源；气血双亏，瘀血结于内，耗津伤气，更加重了气血的亏损。此时已成正虚邪实之危象。症见：面目失华而虚肿，畏寒身冷，唇甲色淡，全身乏力，心悸气短，头晕目眩，低热心烦，脘腹肿块硬结，饮食不下，呕血反胃，形体消瘦。舌质淡胖或暗淡，脉虚细无力或虚大无根。

辨证要点：晚期胃癌，面色无华，乏力虚肿，畏寒身冷，心悸气短，头晕目眩，虚烦不寐，自汗盗汗，形体消瘦，上腹包块明显，舌淡胖，脉细无力或虚大无力。

三、鉴别诊断

（一）西医学鉴别诊断

1. 与胃良性疾患的鉴别

（1）胃溃疡　由于胃癌无特征性的症状和体征，其临床表现酷似胃溃疡，特别是青年人胃癌常被误诊为胃溃疡或慢性胃炎，故应注意它们的 X 线和胃镜检查的不同。

胃良性溃疡的 X 线表现一般来说，龛影边缘规则周围环堤比较整齐，黏膜向龛影集中，胃蠕动可达龛影周围，可与胃癌相鉴别。

（2）胃息肉　胃息肉是来源于胃黏膜上皮的良性肿瘤，确切的名称应称为胃腺或腺瘤样息肉，可发生于任何年龄。临床表现酷似胃癌，可通过 X 线段胃镜与隆起型胃癌相鉴别。X 线表现上良性息肉的充盈缺损常有蒂或基底窄小，表面光滑，周围黏膜正常，此点可与隆起型胃癌的无蒂、基底较宽、表面有结节状或菜花样改变、周围黏膜有中段破坏的 X 线像征相区别。

（3）胃平滑肌瘤　多见于 50 岁以上，肿瘤多单发 2~4cm 大小，好发于胃窦及胃体部，约有 2% 恶变成平滑肌肉瘤。因为呈黏膜下肿瘤，因而 X 线上充盈缺损边缘规则，上方可见黏膜桥通过，胃小区正常，蠕动良好。

（4）胃巨皱襞症（Menetrier 病）　好发于胃大弯，增粗之胃黏膜皱襞呈脑回状折曲，但胃腔仍具伸展性，而浸润型胃癌黏膜及胃腔变形常固定不变。

2. 与其他恶性肿瘤的鉴别

（1）原发性胃恶性淋巴瘤　是病变起源于黏膜下层淋巴组织的恶性肿瘤，占胃恶性肿瘤的 5%~11%，临床上凡遇上腹痛伴发热、消瘦明显，尤其是中老年男性，应疑本病之可能，应行 X 线钡餐检查及纤维胃镜检查，并进行多部位适当深度的活检以明确诊断。

本病 X 线的特征改变为弥漫性胃黏膜皱襞不规则增厚、单发或多发的充盈缺损、多发性地图形溃疡。胃镜检查见巨大的胃黏膜皱襞、单发或多发之息肉样结节和肿瘤表面黏膜有糜烂或溃疡。有时活检阴性，

需手术病理证实。

（2）胃平滑肌肉瘤　多见于中老年人。肿瘤好发于胃底、胃体，表面可有颗粒、结节及溃疡，可分胃内型、胃外型、浸润型，由于病灶深在有时活检不易确诊。

（二）中医学鉴别诊断

1. 呕吐

从广义而言，呕吐可以包括反胃，因为反胃亦以呕吐为主要表现，但一般呕吐多是食已即吐，或不食亦吐，呕吐物为食物、痰涎、酸水等，常常数量不多。而反胃之呕吐则主要是朝食暮吐、暮食朝吐，患者一般进食后不至立即呕吐，但因食物滞于胃腑不能下行，因此至一定时间则尽吐而出，吐后稍感舒畅，所吐出的多为未经消化的饮食，且数量较多。另外，疼痛与吐血也是胃癌的主要临床特征；呕吐患者心下痞满上涌作呕，但多不疼痛，而且呕吐物亦多不带血液，故应加以鉴别。

2. 噎膈

噎膈是指吞咽时哽噎不顺，饮食在胸膈部阻塞不下，和反胃不同。胃癌仅反胃一般无吞咽哽噎；食物不下是饮食不能下通幽门，在食管则无障碍。噎膈则主要表现为吞咽困难，饮食不能进入贲门；噎膈虽然也会出现呕吐，但都是食入即吐，呕吐物量不多，经常呕吐痰涎，据此亦不难作出鉴别。

四、临床治疗

（一）提高临床疗效的要素

1. 祛邪勿忘扶正，固本方可培元

"正气存内，邪不可干""邪之所凑其气必虚"。在患胃癌的患者中，大多数一经发现即已到了本虚标实的重症阶段，故治疗中当以扶正固本、抗癌祛邪为务，扶正

与祛邪又当辨证使用。通常胃癌早期肿瘤尚小，机体正气正盛，多属邪实已现、正尚不虚之候，治当以攻为主，或攻补兼施，或先攻后补，即祛邪以扶正之法。胃癌中期，正气多已受损，但还有一定抗邪能力，治当攻补兼施，但只可在补中寓以攻治。胃癌晚期，脾胃运化失职，后天之本已竭，邪盛而正虚已极，治当扶正培元为主，或在补中略施少量攻药，正复则抗邪有力，扶正即是祛邪。

扶正固本培元之法包括补气养血、健脾益胃、补肾益精等。其目的在于增强机体抵抗能力和适应能力（适应药物、适应病理反应）。扶正固本培元之法即补法，常用药物包括，补气药：人参、黄芪、党参、黄精、白术、山药等；补血药：当归、地黄、鸡血藤、紫河车、阿胶、龙眼肉等；养阴药：天冬、麦冬、沙参、知母、天花粉、龟甲、鳖甲、女贞子等。在胃癌的治疗中养一分胃阴，就有一线生机；补一分胃气，就有一分抵抗力。

2. 通滞须理气，化瘀应活血

肿瘤的发病原因多与气滞和血瘀有关，胃癌也不例外。《医林改错》曰："肚腹结块，必有形之血。"《金匮要略·五脏风寒积聚病脉证治》记叙："积者脏病也，终不移。"现代研究认为肿瘤实质多为血瘀，这就说明，胃癌的发生与发展和脏器本身的气滞血瘀有密切关系。癌肿的疼痛多因气血不通所致，故疼痛亦为胃癌中、晚期常见证候之一。按中医学认识，活血则瘀结自解、化瘀则积聚不生，痛则不通、通则不痛，故临床多用理气活血的方法治疗胃癌。常用的活血化瘀药物有丹参、五灵脂、桃仁、红花、赤芍、三棱、莪术、水蛭、地鳖虫、当归尾、血竭等；常用的理气药有柴胡、木香、青皮、枳壳、枳实、厚朴、川楝子、延胡索、沉香、紫苏梗、丁香等。理气活血治疗后，气滞得以缓解，胃气则能下行，胃反之呕吐可减轻，瘀血部位血流加强，疼痛亦可减轻。在胃癌的治疗中，为了减轻并发症，改善患者生存质量，运用理气活血方法，常可收到良好的效果，而活血化瘀法又常常应用于全病的治疗中。

3. 普及防癌知识，做到"三早"

要做到早期诊断、早期发现和早期治疗。基层医疗单位应熟悉和掌握胃癌危险人群，有癌前期病变的患者，尤其是胃癌家族史、40岁以上胃病久治不愈者，均应定期进行X线、纤维胃镜和胃黏膜活检，可获早期诊断。医务人员应熟悉和掌握早期胃癌的影像学及内镜检查表现，使早期胃癌检出率增加，一经确认，应及早争取手术治疗，术后根据病情进行恰当的综合治疗，以提高生存率，促进康复。

（二）辨病治疗

外科手术是治疗胃癌的主要手段，凡无明确远处转移、全身状况许可的患者，均应争取开腹探查。开腹探查如无腹膜广泛转移、无肝转移或腹腔内其他远位转移，均应进行根治性切除术。此外根据不同情况，在不同时期尚可选用抗癌化疗、放疗、中医中药治疗。近年来已开始对早期胃癌，特别是黏膜内癌进行内镜下切除，也取得较好疗效。

1. 手术治疗

（1）根治性切除手术　即彻底切除原发灶，连同部分胃组织及其相应区域的淋巴结一并切除，在临床上不残留任何癌组织。

（2）姑息性手术　包括不能切除原发病灶的各种短路手术及切除原发病灶的姑息性切除术。

2. 化学治疗

化学治疗目前仍是一种有一定效果的

治疗手段，主要用于术前、术中及术后和晚期胃癌不能手术，根治术后复发或姑息切除改道，探查的晚期患者。化疗是综合治疗的主要方法之一，对于早期胃癌，病变仅限于黏膜的早期胃癌即使有第一站淋巴结转移，在R1根治手术后其生存率为100%；息肉状黏膜内癌（Ⅰ和Ⅱa），均无淋巴结转移，R1手术后全部存活，故不需进行化疗。但病变已超过黏膜层者，即使在黏膜下层以上，手术后应进行适当化疗，因为此种患者往往都有淋巴或直接蔓延转移。而对于进展期胃癌，应视为根治切除术后的重要辅助治疗，做姑息切除、改道、探查或不能手术的病例，均应采取化学疗法做为主要治疗手段，以下着重介绍非根治手术进展期胃癌的化学疗法。

（1）病例选择　进展期胃癌中非根治手术；不能手术或术后复发的患者；一般状态好，估计可存活两年以上者；心、肝、肾和骨髓功能无异常，无其他严重合并症。有可测量的客观观察指标。

（2）化疗方案实施原则　对一般状况好的患者首选联合化疗方案，我们主张不宜过多化疗药联合，一般以联用三种或两种为主。对一般状况较差，不能耐受联合化疗者，可考虑用单一药物。

（3）胃癌常用化疗药物

①烷化剂：属细胞周期非特异性药物。环磷酰胺、氮烯咪胺、顺氯氨铂、卡铂、卡氮芥、甲环亚硝脲。

②抗癌抗生素：属周期非特异性药物。丝裂霉素、阿霉素、表阿霉素。

③抗代谢药：属细胞周期特异性药物。甲氨蝶呤、氟尿嘧啶、尿嘧啶替加氟、阿糖胞苷、替加氟、替吉奥。

④植物类：属细胞周期特异性药物。长春新碱、喜树碱、羟喜树碱、足叶乙苷、紫杉醇类。

（4）化疗方案

1）联合化疗方案

①PF方案

顺铂：75~100mg/m² 静脉滴注，第1天。

5-Fu：750~1000mg/（m²·d），24小时持续输注，第1~4天。

每21天重复。

每14天重复。

②XELOX方案

奥沙利铂：130mg/m² 静脉滴注，第1天。

卡培他滨：1000mg/（m²·d），口服，1天2次，第1~14天。

每21天重复。

③SOX方案

奥沙利铂：135mg/m²，静脉滴注，第1日。

替吉奥：体表面积＜1.25m²，40mg/次；1.25m²＜体表面积＜1.5m²，50mg/次；体表面积＞1.5m²，60mg/次。口服，1天2次，第1~14天。

每21天重复。

④TEP方案

TXT：50mg/m²，静脉滴注，第1、7、14天。

DDP：15mg/m²，静脉滴注，第1、7、14天。

VP-16：40mg/m²，静脉滴注，第1、7、14天。

每28天重复。

⑤ECF方案

表阿霉素：50mg/m² 静脉注射，第1天。

顺铂：60mg/m² 静脉滴注，第1天。

5-Fu：200mg/（m²·d），24小时持续输注，第1~5天。

每21天重复。

⑥DCF方案

多西他赛：75mg/m² 静脉滴注，第1天。

顺铂：75mg/m² 静脉滴注，第 1 天。

5-Fu：1000mg/（m²·d），24 小时持续输注，第 1~5 天。

每 21 天重复。

2）单药方案

①替吉奥（S-1）：按照体表面积给药。BSA < 1.25m²，40mg/ 次；1.25 ≤ BSA < 1.5m²，50mg/ 次；BSA ≥ 1.5m²，60mg/ 次。口服，1 天 2 次。

连续给药 14 天，休息 7 天；或连续给药 21 天，休息 14 天。

②多西他赛单药：75~100mg/m² 静脉滴注，第 1 天，每 21 天重复。

③紫杉醇单药：80mg/m² 静脉滴注，第 1、8、15 天，每 28 天重复。

或 135~175mg/m² 静脉滴注，第 1 天，每 21 天重复。

④伊立替康单药：150~180mg/m² 静脉滴注，第 1 天，每 14 天重复。

或 125mg/m² 静脉滴注，第 1、8 天，每 21 天重复。

3. 放射治疗

胃癌的治疗至今仍以手术为首选，但对中、晚期病例，手术的疗效难以提高，放射治疗作为综合治疗的手段之一，配合手术提高根治率，在消化系统脏器癌症的治疗中发挥一定的作用。凡未分化癌、低分化癌、管状腺癌、乳头状腺癌均对放疗有一定敏感性，癌灶浅在、无溃疡者效果最好，可使肿瘤全部消失。黏液腺癌及印戒细胞癌对放疗无效，禁忌做放射治疗。

4. 免疫治疗

胃癌免疫治疗的适应证包括：①早期胃癌根治术后适合全身应用免疫刺激剂；②不能切除的或姑息切除的病例可在残留癌内直接注射免疫刺激剂；③晚期患者伴有腹水者适于腹腔内注射免疫增强药物。

（1）非特异性免疫增强剂 BCG（卡介苗）、OK432（Picibanil）、香菇多糖（Lentinan）等。

（2）淋巴因子及淋巴因子激活杀伤细胞的抗瘤作用 体内多种细胞能分泌一些物质，调节机体的免疫状态，通过自身的生物反应而对肿瘤产生杀伤作用，称细胞因子或淋巴因子，如白介素 -2（IL-2）、干扰素（IFN）。具体的用法可全身用药、局部用药。有胸腹水的患者，可行胸、腹腔内注射治疗癌性渗出液。

免疫治疗一般在 Ⅱ、Ⅲ 期胃癌术后与化疗合用，取得较对照组 5 年生存率提高的疗效，成为继手术、化疗、放疗之后的第 4 种治疗胃癌的方法。

对于失去手术根治机会或复发转移的胃癌患者，目前公认应采取以全身药物治疗为主的综合治疗。诸如姑息手术、放射治疗、射频消融、腹腔灌注及动脉介入栓塞灌注等局部治疗手段，选择得当，也有助于延长生存期和提高生活质量，因此在治疗过程中，仍需要强调多学科综合治疗的理念。

目前胃癌药物治疗主要包括化学药物和分子靶向药物，已经有比较充分的循证医学证据以及丰富的临床实践经验。免疫治疗药物 PD-1 单抗单药已被 FDA 和日本各自批准为晚期胃癌的三线治疗，我国的国产药物也在积极申请上市中，目前在我国应鼓励患者积极参加临床研究。转移性胃癌治疗棘手，特别是二线和三线的药物选择有限、疗效欠佳，HER2 阴性的晚期胃癌患者尚缺乏有效的分子靶向药物，因此应积极鼓励这些患者参与临床研究。对于不能耐受化疗的三线胃癌患者可尝试应用阿帕替尼等靶向治疗。常用分子靶向及免疫治疗用药见表 15-1。

表 15-1　靶向及免疫治疗用药

药物	用法
曲妥珠单抗（＋化疗）	建议采用每 3 周 1 次的给药方案。初始负荷剂量为 8mg/kg，随后 6mg/kg，每 3 周给药 1 次。首次输注时间约为 90 分钟。如果患者在首次输注时耐受性良好，后续输注可改为 30~60 分钟。治疗过程中若出现延迟或中断，延迟时间≤1 周，可直接使用维持剂量；延迟时间＞1 周，应重新导入负荷剂量
甲磺酸阿帕替尼	850mg，口服，餐后半小时以温开水送服，1 天 1 次，28 天为 1 个周期。处理不良反应：①NC1 分级在 1~2 级者，可维持原剂量水平。②NC1 分级在 3~4 级者，暂停用药，待不良反应恢复≤1 级，下调一个剂量后（第 1 次剂量调整为 750mg 1 天 1 次，第 2 次剂量调整为 500mg 1 天 1 次）再继续用药，若下调至 250mg 仍不能耐受，则应暂停终止用药。③对于体力状态评分 ECOG ≥ 2、四线化疗以后、胃部原发癌灶没有切除、骨髓功能储备差、年老体弱或瘦小的女性患者，可适当降低起始剂量。先从 500mg 1 天 1 次开始服药，服用 1~2 周后再酌情增加剂量
帕博利珠单抗	2mg/kg，静脉滴注，每 3 周 1 次，每次 30 分钟
纳武利尤单抗	3mg/kg，静脉滴注，每 2 周 1 次，每次 60 分钟

（三）辨证治疗

1. 辨证论治

（1）肝气犯胃证

治法：疏肝理气，和胃降逆。

方法：柴胡舒肝散加减。柴胡、枳壳、郁金、半夏、川芎各 10g，丹参 20g，白芍 15g，甘草 6g。胸闷苔腻恶心者，可加藿香、陈皮各 10g；反酸者加黄连 12g、吴茱萸 6g；胁痛或胃脘痛者，可酌加金铃子 10g、延胡索 6g、木香或砂仁 6g；见舌瘀斑隐隐或舌暗者，可冲服三七粉 5g。每日 1 剂，水煎服。

（2）气滞血瘀证

治法：疏肝理气，活血化瘀。

方药：膈下逐瘀汤加减。当归、川芎、桃仁、红花、延胡索、香附、枳壳、郁金各 10g，牡丹皮 15g，赤芍 20g，炙甘草 6g。腹中积块明显者，去川芎、牡丹皮，加三棱、莪术各 10g；呕吐宿食者，去香附、郁金，加厚朴、莱菔子各 10g，山楂 20g；有痰湿郁阻而致气滞血瘀者，需加入健脾理气、祛痰化湿药物，半夏、陈皮、薏苡仁、白术、贝母、茯苓各 10g，木香 6g，桃仁、红花各 12g；若见吐血及柏油便，加白及、侧柏炭、血余炭各 10g，藕节、仙鹤草各 20g，另外可加入大黄粉 6g、三七粉 6g 冲服。每日 1 剂，水煎服。

（3）脾胃气虚证

治法：健脾益气养胃，兼消食化瘀。

方药：香砂六君子汤加减。党参、黄芪各 20g，陈皮、半夏、枳壳、香橼各 10g，白术、茯苓、焦山楂各 15g，木香、砂仁、鸡内金、炙甘草各 6g。若见食滞难下、腹中挛急、呕吐反胃，则加莱菔子、台乌药、白芍各 10g，去枳壳、木香；舌质紫暗者，应加三七粉 6g（冲服）、赤芍 20g 以活血化瘀，预防因气虚而致血瘀；若水湿不化、痰湿郁阻于内，可酌加薏苡仁 20g，白豆蔻、藿香各 10g。每日 1 剂，水煎服。

（4）脾胃阳虚证

治法：温中散寒，兼温肾助阳。

方药：附子理中汤加减。党参 20g，白术、半夏、制附子、陈皮各 10g，草豆蔻、干姜各 6g，猪苓、补骨脂各 15g。寒凝血瘀者加鸡血藤 15g，桃仁、红花各 10g，桂枝

6g，或三七粉 6g 冲服；寒凝气滞者加木香、乌药各 10g；肾阳虚甚者，去干姜，加肉桂 3~5g、肉苁蓉 10g、杜仲 15g；有明显水湿内停者，可加茯苓、泽泻、车前子各 15g，桂枝 6g。每日 1 剂，水煎服。

（5）痰湿中阻证

治法：健脾理气化湿，豁痰宽中散结。

方药：二陈汤合海藻玉壶汤加减。陈皮、半夏、郁金、海藻、昆布、贝母各 10g，全瓜蒌 30g，茯苓 15g，甘草 6g。恶心欲呕者加代赭石 15g，旋覆花 10g；痰盛者加白芥子、莱菔子各 10g；食滞者加鸡内金 10g、生山楂 15g；气滞者加厚朴、枳壳各 10g；内有郁热者加黄芩 10g、板蓝根 20g、土茯苓 15g。每日 1 剂，水煎服。

（6）胃阴缺乏证

治法：益胃养阴，清热解毒。

方药：麦冬汤合一贯煎加减。南北沙参各 15g，麦冬 18g，生地黄、白芍、半夏、石斛、牡丹皮各 10g，白扁豆、谷芽各 15g，炙甘草 6g。兼气虚者加西洋参 6g 或太子参 15g、生黄芪 20g；津少口渴者加天花粉 20g、知母 10g；热毒内蕴者加金银花 20g、玄参 15g，竹茹、黄连各 6g；热灼胃络出血者去白扁豆，加仙鹤草 20g、生石膏 15g、侧柏叶或生地榆 10g。每日 1 剂，水煎服。

（7）气血亏润证

治法：气血双补，兼活血化瘀解毒。

方药：十全大补汤加减。人参、黄芪各 30g，白术、茯苓、当归各 15g，熟地黄、川芎、白芍、枳壳各 10g，肉桂 6g，枸杞子、菟丝子各 12g。血瘀者加三棱、莪术各 10g，陈皮 12g；瘀毒内结、积聚成形者，可酌加山慈菇、半枝莲、生山楂各 15g，全蝎、土元、蜈蚣、水蛭等动物类药也可酌情应用；气滞者可加木香、郁金、大腹皮各 10g。

在临床上患者会有二三个证型的症状同时出现的情况，治疗中亦当灵活加减，

原则上应在扶正的前提下，各有侧重地运用活血化瘀、软坚散结、祛瘀解毒等攻破之法。对于中晚期患者的扶正和化瘀应贯穿于治疗的全过程。同时对放疗或化疗伤阴的患者，应着重用清热解毒之法，常用清热解毒药物有：重楼、金银花、山豆根、半枝莲、败酱草、白英、山慈菇、土茯苓、白花蛇舌草、石见穿、石上柏、八月札、龙葵等。临床可酌情运用。

2. 外治疗法

用于胃脘胀痛、呃逆呕吐、泛酸、消化不良等脾胃失调、肝气犯胃者。

（1）针灸及穴位封闭

①针刺止痛：主穴：中脘、下脘、章门、胃俞、膈俞、足三里；配穴：丰隆、公孙、肾俞、脾俞、内关、三阴交。根据病情运用穴位及补泻手法治疗。

②艾灸止痛：穴位：中脘、下脘、章门、胃俞、脾俞、关元、神阙、足三里、三阴交。

③针刺止呃：针刺双侧内关穴、足三里穴，平补平泻，留针 40 分钟，每日 1 次。

④耳针止呃：主穴：膈、胃、肝、脾、交感；配穴：神门、皮质下、肾上腺。

⑤穴位封闭止呃法：用维生素 B₆ 2mg，取双侧内关穴做穴位封闭，有效率在 95% 以上。

（2）推拿按摩疗法 目的为改善胃的功能、缓解疼痛、降逆止呕，用于胃脘疼痛、呕吐呃逆者。

①按摩止痛：患者仰卧，医者站其身旁，一手点内关，另一手点足三里，同时进行，先点左侧，再点右侧。医者双手用拇指滑向两侧做分推法数次，取穴中脘、梁门。患者俯卧，医者站其身旁，用双手掌揉腰脊背部数次，取穴：至阳、脾俞、三焦俞。医者用手掌揉搓小腿后侧（承山穴一带）数次，使局部有发热的感觉，此法有生热祛寒、温暖脾胃的功能，适用于

寒性疼痛。按压二三掌骨缝的"落零五"穴，局部有酸痛感者，治疗效果好。

②推拿止呕：捏拿脊部胃俞穴处肌肉15~20次。或按揉足三里、内关穴各1分钟。

（3）贴敷疗法　用于胃癌气滞血瘀、肝气犯胃所致疼痛不舒者。

①蟾酥膏：以蟾酥、生川乌、两面针、公丁香、肉桂、细辛、重楼、红花等药制成橡皮膏，外贴癌性疼痛处，24小时换药1次，7天为1个疗程。[刘嘉湘. 蟾酥膏缓解癌性疼痛的临床疗效观察. 中医杂志，1993（5）：281-282]

②金仙膏（《理瀹骈文》）：由苍术、白术、川乌、生半夏、生大黄、生五灵脂、生延胡索、枳实、当归、黄芩、巴豆仁、莪术、三棱、连翘、防风、芫花、大戟等百余种中药制成的药膏，摊于膏纸上，按病情外敷病痛处或选穴外贴。可用于反胃等多种病证。

③镇痛灵：由峻烈、渗透性强的辛温药物组成。生草乌、蟾酥、生南星、生半夏、细辛、花椒各20g等研末，醋或黄酒调敷，外用治疗晚期癌痛，有效率92.7%。[王劲，史奎钧，程兆明. 镇痛灵外用治疗癌症疼痛32例疗效观察. 浙江中医杂志，1991，26（5）：201]

（4）涂擦疗法　复方荆芥液：荆芥、川乌、草乌各20g，细辛50g，川芎、荜茇各30g，马钱子15g。研细，浸泡于75%乙醇400mg内密闭7日，滤渣取液再放入冰片粉15g备用。用棉球蘸药液涂抹痛处，每日1次或数次，用药后一般10~20分钟可获止痛效果。[李德益. 复方荆芥液止癌痛效佳. 浙江中医杂志，1993，28（2）：89]

3. 成药及单验方

（1）成药

①健脾益肾颗粒：药用枸杞子、女贞子、补骨脂、党参等。每次10~20g（1~2袋），每日2次。健脾补肾，用于治疗脾肾亏虚。

②扶正防癌口服液：药用生黄芪、党参、枸杞子、生何首乌、藤梨根、重楼等。每次20ml，每日2次。健脾补肾、清热解毒抗癌，用于脾肾亏虚所致胃癌。

③养胃抗癌冲剂：药用生黄芪、白术、补骨脂、苏木、金荞麦等。每次10~20g，每日2次。益气健脾、活血解毒，用于气虚血瘀所致胃癌。

④抗癌平丸：药用珍珠菜、藤梨根、香茶菜、肿节风、蛇莓、半枝莲、兰香草、白花蛇舌草、石上柏、蟾酥。每次0.5~1g（1/2~1袋），每日3次，饭后半小时服，或遵医嘱。清热解毒抗癌、散瘀止痛。部分患者可有荨麻疹或胃部不适等不良反应。

⑤消癌平：为乌骨藤提取液。每次8~10片，每日3次。具有抗癌、消炎、平喘的功效。

⑥平消片：药用制马钱子、郁金、白矾、火硝、五灵脂、干漆、仙鹤草等。每次6~8粒，每日3次，1~3个月为1个疗程。具有活血化瘀、止痛散结、清热解毒抗癌、扶正祛邪的功效。

（2）单验方　依据辨病辨证，用于不同证型胃癌，具有补中益气、健脾和胃、补益肝肾、活血化瘀等功效。

①胃癌术后方（用于胃癌术后气血亏虚）：生黄芪30g，当归6g，太子参15g，炒白术15g，清半夏10g，鸡内金15g，生麦芽15g，生蒲黄（包煎）10g，蜂房3g，血余炭10g。水煎服。具有健脾益气、祛瘀生新、和胃降逆的作用。

②化疗中后期方（用于化疗中期脾胃失调）：以橘皮竹茹汤加味，药用橘皮10g，竹茹10g，清半夏10g，枸杞子15g，女贞子10g，补骨脂10g，鸡血藤20g，生黄芪30g，代赭石（先煎）30g，鸡内金30g，吴茱萸5g，黄连12g，生麦芽30g。功能和胃降逆、健脾补肾。

③藤虎汤：药用藤梨根 15g、虎杖 10g、香茶菜 10g、七叶莲 10g。功能清热解毒、通幽散结。

④二术玉灵丹：莪术 6g，炒白术 15g，威灵仙 15g，石见穿 15g，急性子 3g。功能通幽散结。

⑤复方狼毒汤：黄芪 30g，狼毒（先煎）5g，蜂房 3g，鸡血藤 15g，重楼 15g。功能益气解毒、活血止痛。

⑥反突复疡汤：生蒲黄（包煎）10g，白屈菜 10g，血余炭 10g，白芷、补骨脂各 6g。功能活血生肌。

⑦加味西黄散：药用麝香、牛黄、制乳香、制没药、山慈菇、三七等。功能软坚散结、清热解毒抗癌。

⑧软坚消瘤丸：药用生黄芪、生薏苡仁、三七、夏枯草、山豆根、重楼等。功能软坚散结。

（四）医家经验

1. 钱伯文

钱氏经验方由党参、佛手、茯苓、陈皮、莪术等组成，功能健脾益气、化瘀消肿，适用于胃癌辨证属脾胃气虚兼内有瘀滞者。钱老治本病注重辨证施治，临床分为四型。脾胃气虚型选用香砂六君子汤、黄芪建中汤；痰气凝滞型选用五膈宽中散、海藻玉壶汤加减；瘀毒内阻型以普济消毒饮、仙方活命饮、四生丸等加减；胃阴不足型选用麦门冬汤、沙参麦冬汤加减。治疗中强调理气活血化瘀、解毒软坚散结应始终贯彻。处方中常用清热解毒药为土茯苓、半枝莲、蒲公英、白花蛇舌草；软坚散结药为海藻、昆布、瓦楞子、浙贝母、山慈菇、鳖甲、煅牡蛎、天龙、冰球子；活血化瘀有川芎、丹参、桃仁、红花、生山楂、五灵脂、莪术、当归；养阴益胃药为北沙参、麦冬、玄参、川石斛、太子参、白芍、乌梅、西洋参。钱老还强调用药时

不可滥用有毒之品，如马钱子、斑蝥之类，常用天龙、露蜂房等药性缓和之品。[金岚. 钱伯文治疗胃癌学术思想探析. 上海中医杂志, 1990（10）：7]

2. 刘嘉湘

刘教授主张用扶正之大法治疗肿瘤，刘氏认为：正气虚损不仅是肿瘤发生的根本原因，而且也是肿瘤发展与变化的关键。临床上注重健脾补肾、治病求本，同时审证求因、调整阴阳，调理脾胃、重视后天；根据肿瘤的不同阶段和病理变化配合祛邪药物，方可获得满意疗效。正如《内经》所云"邪之所凑，其气必虚"。肿瘤患者一经发现多为本虚标实之体，晚期患者更是脾肾两虚。中医学认为"脾肾不足及虚弱失调的人多有积聚之病""养正积自除"。现代药理研究证实，健脾益肾的中药有提高机体免疫力的作用。但扶正绝不是简单地加入黄芪、当归、党参、补骨脂、菟丝子、山茱萸等滋补药物，要分别结合清热解毒、软坚散结、活血化瘀等祛邪药，更要四诊合参，辨明机体阴阳气血之盛衰，明察其失衡之机，适当地进行调整，以平为期。对于接受放疗、化疗或手术治疗的患者以及晚期患者，机体邪毒未净正气已衰，以益气健脾法佐以解毒祛邪，可缓解症状，减轻放、化疗的毒性及不良反应，提高机体生存质量，预防肿瘤的复发和转移，延长存活时间。消化道肿瘤常用六君子汤、补中益气汤加减。祛邪药物常用绿萼梅、野葡萄藤、藤梨根、夏枯草、半枝莲、八月札、红藤等。[赵丽红. 刘嘉湘教授扶正法治疗肿瘤经验. 辽宁中医杂志, 1995, 22（2）：64]

3. 张代钊

张氏认为我国临床胃癌患者，以晚期患者为多见，单纯手术、化疗效果较差，故此胃癌在术后应与中药及化疗联合才能取得好的疗效。其作用在于近期可调理术

后患者的气血失调、脾胃不和，减少放、化疗中的毒性及不良反应，从而增强胃癌患者的体质和抗病能力。常用治疗原则为清热解毒、止渴生津、养血润燥、滋补肝肾。临床放、化疗患者，由于体内热毒过盛，补气血切忌燥烈之品，当选用生黄芪、西洋参、生地黄等药为宜；滋补肝肾常用枸杞子、女贞子、何首乌、山茱萸、菟丝子、补骨脂等。［张代钊．中医药对肿瘤放化疗的增敏减毒作用．中国中西医结合杂志，1992，12（3）：135］

4. 段凤舞

段氏认为胃癌患者临床常有升降失常、虚实夹杂、旁及四脏的三大特点，因其脾胃虚弱应以和法治之，在用药上多以升降、补泻、寒温并用，但切忌用药过分苦寒滋腻，禁恣意攻伐。初期治以辛开苦降、寒温并用，选用小陷胸汤加味，若病及肝，可与逍遥散、左金丸合用。中期治疗以涤痰化饮、补虚降逆为主，方用旋覆代赭汤加减，若体虚纳少用香砂六君子汤加减。晚期以补虚升提为主，方用补中益气汤、理中汤加味，并以辨证与辨病相结合，选用1~3味抗癌中草药，如半枝莲、白花蛇舌草、山慈菇、白英、龙葵、白屈菜、蛇莓等。［赵建成．段凤舞肿瘤积验方．合肥：安徽科学技术出版社，1991：261-302］

5. 储水鑫

储水鑫根据胃癌治疗不同阶段不同情况，分四大证型进行中药调理。对术后机体衰弱者用益气养血法。药用吉林参3g，生黄芪、白花蛇舌草、红枣各30g，白术、生地黄、白英、丹参各15g，当归、鸡内金各10g，土茯苓20g。如癌肿未能切除或部分切除，加王不留行、穿山甲、石见穿、海藻等。本病放疗后热毒伤阴用清热养阴法。方用西洋参3g，麦冬、天冬、沙参各15g，生地黄、肥玉竹、天花粉、金银花、白花蛇舌草各30g，女贞子、玄参各10g。

头痛目赤加野菊花30g；对放疗不敏感者加三七、丹参、赤芍、桃仁、当归；对放疗敏感而腹痛腹泻者加川黄连、茯苓、炒白芍、薏苡仁。本病化疗后脾胃不和、肝肾阴亏证用健脾补肾法。药用佛手、姜半夏、莱菔子各10g，党参15g，白术12g，土茯苓、薏苡仁、补骨脂、鸡血藤、桑寄生各30g，太子参、黄精各20g，砂仁3g（后下），吴茱萸6g。不宜手术、放疗、化疗的体虚邪实证治以扶正解毒法，药用党参、土茯苓、丹参、焦三仙、金银花、白英各30g，白术12g，黄芪20g，当归、生地黄各15g，穿山甲10g，牡蛎60g（先煎），猫人参50g。［李佩文．中西医临床肿瘤学．北京：中国中医药出版社，1996：723］

6. 周岱翰

周岱翰主张治胃癌重在温补脾肾，辨病注重局部癌瘤，选择有效的抗癌中药。常用四君子汤合黄芪、鸡内金、砂仁、淫羊藿、菟丝子、枸杞子等辨病治疗。或用猪肚内装胡椒、砂仁炖汁调服，收到健脾安胃之功，临床效果可靠，治验病例颇多。北庭砂主要成分为氯化铵，功能祛痰磨积消瘤，宜研末冲服，每次1g。［李佩文．中西医临床肿瘤学．北京：中国中医药出版社，1996：723］

7. 丁汀

丁汀等报道治疗胃癌，治疗组62例，脾胃虚弱型用下方：党参、黄芪、甘草各15g，白术、茯苓、重楼各10g，血竭5g，牡蛎、白花蛇舌草、藤梨根各30g，紫草20g，半枝莲50g。痰凝气滞型加姜半夏、陈皮、青皮、昆布、海藻；肝胃不和型加香附、八月札、厚朴花、绿萼梅花、佛手。随症加减，日1剂，水煎分3次服，3个月为1个疗程。对照组30例，均化疗。结果：两组分别显效（主症消失或基本消失）13、1例，有效14、5例，无效5、24例，总有效率84.38%、20%（$P < 0.05$）。［丁汀、杨

耀斌，吴益仙．健脾消癥生肌汤合化疗治疗胃癌62例．四川中医，1999，17（8）：21-22］

8. 花宝金

花宝金等报道治疗中晚期胃癌，治疗组61例，用人参、天花粉各20g，黄芪、白术、莪术各15g，制乳香、制没药各10g，白花蛇舌草、仙鹤草各30g，蟾酥0.3g，粉碎过筛，装胶囊，每粒胶囊含生药0.37g。4~6粒/次，每日3次口服，用3个月。对照组30例，均用顺铂120~150mg，静脉滴注，第1周用1次；丝裂霉素6mg，静脉推注，第2、3周各1次；5-氟尿嘧啶500mg，静脉滴注，第2、3周各2次；用21日、间隔7日为1个疗程，共用3个疗程。结果：两组分别部分缓解20例、4例（$P < 0.05$），稳定32例、19例，恶化9例、7例。生存质量、体重改善本组均优于对照组（$P < 0.05$）。见毒性及不良反应35例（$P < 0.01$）。CD_8、CD_4/CD_8本组明显改善（$P < 0.01$）。［花宝金，王爱平，侯炜．复方仙酥胶囊联合化疗治疗中晚期胃癌的临床研究．中国中西医结合杂志，1999，19（8）：470-472］

9. 曹羽

曹羽报道中西医结合治疗60例胃癌术后患者。两组各30例，手术后1周，胃肠功能恢复后，用MFV方案化疗。本组并用黄芪30g，党参15~20g，茯苓、当归各20g，白术、怀山药、薏苡仁、白扁豆、女贞子、白芍、生甘草各15g，陈皮、半夏各10g。随症加减，日1剂，水煎分2~3次服。对照组酌用鲨肝醇、利血生、胃复安等减轻化疗毒性及不良反应以及免疫药物。均5周为1个疗程。结果：消化道反应、白细胞减少、体重减轻及化疗完成率本组与对照组比较均有显著性差异（$P < 0.01$）。［曹羽．胃癌术后中西医结合治疗的疗效观察．中国临床医生，1999，27（5）：45-46］

10. 朱秀山

朱秀山等报道治疗胃癌，本组42例，用昭黄散（含三七4份，壁虎、大黄各3份，炮制后研末，过120目筛）10g，合剂（含藤梨根、莪术、太子参、白术等）150ml（含生药130g），日分3次口服，2个月为1个疗程。对照组30例，用阿霉素30mg/m²，丝裂霉素6~8mg/m²，每周1次；第1~5日用氟尿嘧啶500mg/m²；均静脉滴注，4周1次。结果：两组分别完全缓解1、2例，部分缓解13、9例，稳定23、11例，进展5、8例（$P < 0.05$）。生存>1年、>3年分别12、8和3、0例。见毒性及不良反应12、29例（$P < 0.01$）。动物实验结果表明，本品可显著抑制肿瘤生长，提高免疫功能。［朱秀山，许继平，黄德辉，等．壁虎、藤梨根治疗胃癌临床及实验研究．中国民间疗法，1999，7（3）：43-44］

11. 顾奎兴

顾奎兴等报道治疗晚期胃癌36例。用血竭、三七、大黄、乌贼骨等，粉碎过筛。消化道出血甚，三七、大黄增量；便干、腹胀，乌贼骨减量，大黄增量。2~4g/次，日3次空腹服（或米汤少量调成糊状服）。服后不宜即饮大量水。1个月为1个疗程。未再用化疗。部分病例加服汤剂、外敷消瘤止痛膏及用支持疗法。用3个疗程，结果：1年、2年、3年生存率分别44.4%、28%、16.7%；瘤体缩小18例。［顾奎兴，朱国先．"龙血散"治疗晚期胃癌36例临床观察．江苏中医，1999，20（3）：24-25］

12. 邵建民

邵建民等报道用补气降逆汤治疗胃癌术后胆汁反流患者16例。本品含党参、白术、海螵蛸、鸡内金各15g，黄芪、焦神曲、焦山楂、焦麦芽各12g，熟地黄20g，当归、白芍、柴胡各10g，炙甘草6g，肉桂3g，蒲公英30g。日1剂，水煎服。本组

16例，结果：显效（内镜示胆汁反流消失，反流性胃炎、食管炎明显好转，症状基本消失或明显好转）9例，好转6例，无效1例。[邵建民，江秀敏，祝春香. 补气降逆汤治疗胃癌术后胆汁返流. 山东中医杂志，1999，18（6）：258-259]

五、预防调护

目前对胃癌病因的了解，是多种因素复合作用的结果，从预防措施来讲，应重视胃癌的一、二、三级预防。一级预防是设法控制和排除已知的可疑致癌因素，消除病因以降低其发病率。二级预防是在自然人群中通过普查，或对易感个体的定期随访检查以期做到早期发现、早期诊断、早期治疗。三级预防指对已确诊的胃癌患者采取综合治疗，以提高患者生存时间，改善生活质量。

胃癌的预防必须从以下8个方面着手：

（1）注意饮食卫生。

（2）冷冻保鲜食品。

（3）避免高盐饮食。

（4）经常食用富含维生素C的新鲜蔬菜和水果。

（5）多食牛奶及奶制品。

（6）增加食物中肉类、鱼类、豆类等蛋白质含量。

（7）戒烟。

（8）积极治疗胃溃疡及萎缩性胃炎。

在健康人群中进行胃癌普查，从而早期发现胃癌，对年龄大于35岁以上人群中的高危个体，尤其对患有胃溃疡、胃息肉、不典型增生、萎缩性胃炎伴肠上皮化生，特别是不完全性大肠性化生者，均应列为临床定期追踪检查的对象。

六、专方选要

1.三宝功德丹

组成：半枝莲、白花蛇舌草、黄芪、威灵仙、羚羊骨各100g，广木香、大黄各60g，金石斛、砂仁、山豆根、露蜂房、马鞭草、核桃树枝、地骨皮各50g。

用法：上药共为细末，过100目筛，制成丸如梧桐子大。每日10g，分3次口服，用地骨皮、枸杞子各10g煎汤冲服，连续用至症状缓解。

可对症兼用营养药或针灸治疗，也可配合气功导引。共治疗182例中晚期胃癌中，基本治愈（症状消失，胃镜检查癌变消失，存活了3年以上）46例，显效52例，无效39例。[陈长义. 三宝功德丹治疗中晚期胃癌182例. 湖南中医杂志，1992（3）：39]

2.王冠庭方

组成：黄芪、党参各15g，白术10g，薏苡仁、白花蛇舌草、仙鹤草、白英各30g，石见穿、重楼各18g。

王冠庭等临床用本方随症加减、配合5-Fu等化疗，治疗晚期胃癌158例，每日1剂，长期持续服用1~2年，2年以上可间歇服用。3年生存率超过50%，以中药加5-Fu为最佳。动物实验证实，本方有较好的抗癌及调整免疫功能的作用。[王冠庭，周玉琴，鲍邵芳，等. 扶正抗癌方为主结合化疗对158例术后晚期胃癌的治疗及实验研究. 中西医结合杂志，1990，12（12）：2]

3.刘少翔方

组成：黄芪15~30g，绞股蓝30~60g，白术、茯苓各15g，炙甘草10g，龙葵、菝葜、石见穿各30g。

刘少翔等临床运用本方随症加减，每日1剂，水煎服。通过对比观察，疗效有明显优势。如化疗引起恶心呕吐者，加磁片贴敷内关穴可以止之。[李佩文. 中西医临床肿瘤学. 北京：中国中医药出版社，1996：722]

4.胃癌止痛散

组成：蜈蚣10条，全蝎、水蛭各15g，白芥子、血竭各10g，蟾酥2g，白花蛇2

条。共研细末过 100 目筛，装瓶备用。

用法：每次服用 1.5~3g，每日 2 次，饭前半小时冲服。

李发杰用胃癌止痛散治疗胃部疼痛 100 例。临床观察显效 72 例，有效 26 例，无效 2 例。[李发杰，侯维琪，董玉江．胃癌止痛散治疗胃癌疼痛 100 例．山东中医杂志，1994，13（10）：4433]

5. 喜神消痛膏

本方主要由刺猬皮、血竭、生乳香、生没药、川芎、地鳖虫、冰片等组成。采用中医传统制膏药方法制作，熬成后将其分摊在 15cm×13cm 的白布上。

郑玉玲等以本方外用治疗癌痛 50 例，其中胃癌 11 例。使用时先清洗患者局部，干净后将膏药烘软贴于患处，并以手轻按 3~5 分钟，48 小时换药 1 次，8 次为 1 个疗程，连用 2 次无效者停用。止痛时间多在用药后 20 分钟，疼痛缓解或消失，少数在 30 分钟后见效。诸药合用具有通达经络、行气活血、消瘀散结、排毒外出的综合作用，临床观察发现，喜神消痛膏不仅具有较好的止痛作用，而且在一定程度上缩小病灶。使用过程中，多数患者未出现毒性及不良反应，少数患者可见敷贴局部发红、发痒，但揭去膏药 12 小时后上述症状可自行消失，不需特殊处理。[郑玉玲，杨亚琴，刘维艳．喜神消痛膏外用治疗癌痛 50 例．中医杂志，1996，37（2）：78]

6. 孟照华止痛抗癌丸（膏）

组成：三七、重楼、延胡索、黄药子、芦根、川乌、冰片、紫皮大蒜、麝香。

用法：大蒜取汁，余药共研细末，用大蒜汁将药物调成膏剂或制成丸剂，单位剂量为 3g。膏剂可贴敷于痛点或经络压痛部位；口服丸剂，每日 2 丸。

孟照华等拟上方共治疗晚期癌症 58 例，其中胃、肠癌 32 例，药后 30 分钟止痛 17 例，并可延长生存期。[李佩文．中西

医临床肿瘤学．北京：中国中医药出版社，1996：72]

7. 扶正抗癌Ⅱ号

组成：黄芪、茯苓、牡蛎各 60g，党参、白术各 45g，海藻、三七、壁虎各 30g，蟾蜍皮 20g。

用法：共为细面，水蜜为丸如梧桐子大，每次 20 丸，每日 3 次口服。

陈斌等拟上方治疗晚期胃癌 32 例，临床观察，完全缓解 1 例，部分缓解 6 例，稳定 20 例，恶化 5 例。从巨噬细胞吞噬能力及血液流变指标观察，本品有提高机体免疫功能、降低血液黏度的作用。[李佩文．中西医临床肿瘤学．北京：中国中医药出版社，1996：721-722]

8. 胃宝汤

组成：薏苡仁、黄芩、枳实、枳壳、白术、蒲公英、莪术、茵陈、鸡内金、香附、麦芽、生大黄。

由马汴梁等组方，治疗胃癌癌前病变（湿热型）36 例。每日 1 剂，早晚空腹时服，3 个月为 1 个疗程。疗程结束后 1 周内做胃镜复查，并与治疗前同一部位（或病变明显处）钳取胃黏膜做活检对照。结果：所治 36 例癌前病变中，痊愈 29 例，显效 4 例，好转 3 例。[马汴梁．"胃宝"治疗胃黏膜癌前病变（湿热型）36 例．上海中医杂志，1993（4）：9]

七、研究进展

胃癌患者病情发展快，如出现症状后不进行手术治疗，90% 以上患者均在 1 年内死亡。故仍是威胁我国人民生命健康最严重的恶性肿瘤之一。近年来胃癌的治愈率有所提高，主要是早期胃癌发现率的提高、手术方法的改进和综合治疗的应用，但大多数报道的 5 年生存率仍徘徊于 20%~30%。在诸多影响预后的因素中，病灶浸润深度是最重要的影响预后因素，其他依次为淋

巴结转移、肿瘤部位及病理类型、生物学行为等，患者的年龄性别及机体免疫状态对预后亦有一定的影响，治疗方面影响预后的因素包括手术类型、淋巴结清除范围、综合治疗措施等。

总的说来，切除术后的 5 年生存率：Ⅰ期 85%~95%、Ⅱ期：70%~80%、Ⅲ期 20%~50%、Ⅳ期 10%~15%。可以看出，欲改变胃癌的预后，最根本的就是提高早期发现、早期诊断率，同时选择合理的治疗方法，包括手术类型、淋巴结清除范围、综合治疗措施等。这将是今后胃癌防治工作的重要课题。

近年来早期胃癌的发现率已远远超过了 20 世纪 60~70 年代水平，但仍不超过治疗患者的 10%。为了指导临床医生对有癌前情况的患者以合理的处理，很多研究人员试图从生化、免疫组织等领域寻找一些能提示有恶变倾向的指标，虽然在这方面已取得不少成绩，但迄今尚缺乏一种恒定、可靠、特异性强的检测方法。我国目前条件尚难开展胃癌普查工作，但对因上腹部不适而来医院就诊的患者，应放宽胃镜检查的指征，非但能提高早期胃癌的发现率，而且能及时发现一些癌前期病变。

在治疗方面需强调的是，了解肿瘤的生物学特性，其目的在于对恶性程度高的肿瘤加强治疗措施，并强调合理选择手术的方式及淋巴结清除的范围，加强综合治疗措施，特别是术后的辅助化疗，应探索更加有效的抗癌药物，使治疗的疗效得以提高。

第十六章　原发性肝癌

原发性肝癌是目前最凶险的恶性肿瘤之一，属中医学的"肝积""鼓胀""癖黄""肥气""黄疸""积聚"等病证范畴。起病隐匿，恶性程度高，发展迅速，死亡率高，严重危害人类的生命和健康。

原发性肝癌的发病率在亚洲、非洲地区明显高于欧洲、大洋洲，有色人种明显高于非有色人种。世界发病率最高的地区莫桑比克15~44岁年龄组标化年发病率高达164.6/10万人口，而欧洲、意大利等15个国家与地区同年龄组标化发病率均低于1.0/10万人口。我国是原发性肝癌高发区之一，年发病率5~10/10万人口，每年约有10万人死于原发性肝癌，占全部恶性肿瘤的第3位。东南沿海地区发病率高于内地，广西、江苏某些高发区死亡率达40/10万人口以上。在各省市中上海死亡率最高，男性为2662/10万人口，女性为9.7/10万人口；云南、贵州最低，男性6/10万人口，女性3/10万人口。发病年龄30~60岁，越是高发区发病年龄越早，越是低发区则越晚。男性多于女性，男女之比为（2~5）：1。

一、病因病机

（一）西医学认识

肝癌的病因可能是由多种内因和外因多种途径综合作用的结果，乙型肝炎病毒引起乙型肝炎，造成肝细胞反复损害、再生、增生、间变，导致癌变；慢性肝病、饮用水污染、黄曲霉毒素、亚硝胺类化合物、有机氯农药等与肝癌的发生有密切的关系；微量元素、营养、饮酒、遗传因素、寄生虫等与肝癌的发生有关。

1. 病毒性肝炎

病毒性肝炎与肝癌发生相关，涉及到乙型（HBV）、丙型（HCV）与丁型（HDV）3种。我国肝癌患者中约90%有HBV背景，非洲黑人肝癌患者中HBV阳性率（184/380）较HCV（110/380）高，提示HBV比HCV更重要。意大利HBsAg阴性肝癌其HCV-Ab阳性率71.9%，法国肝癌中HCV-Ab阳性率58.2%，西班牙肝癌HCV-Ab阳性率75%，均提示在肝癌发病中HCV的重要性不容忽视。

2. 黄曲霉毒素与其他因素

自从60年代发现黄曲霉毒素以来，已在动物实验中证实黄曲霉毒素可诱发肝癌，但黄曲霉毒素与人类肝癌的关系主要来自流行病学的证据。我国资料一再提示肝癌高发于湿温地带，尤其是食用玉米、花生多的地区，这些都间接支持黄曲霉毒素为肝癌的病因之一。从食物的调查亦说明，进食大米、水果、蔬菜、蛋白质、纤维等与肝癌死亡率无关，而进食玉米、花生、花生油则与之密切相关。值得重视的是不少资料提示黄曲霉毒素与HBV有协同作用。其他因素也有报道，如澳大利亚的肝癌患者与铁代谢紊乱密切相关；在血色病患者中，肝癌的危险性为正常人的200倍，常先引起肝硬化再导致肝癌。

3. 饮水污染

我国通过大量流行病学调查已一再发现饮水污染与肝癌的发生密切相关。至于水中的致癌物质，目前尚未完全弄清。近年来由于水质分析技术的进步，已发现水中有百余种有机物为致癌、促癌和致突变物。饮水中的有机致癌物有六氯苯、苯并芘、多氯联苯、氯仿、二溴乙烷、氯乙烯、苊并芘等。近年来还发现一些淡水藻毒素，如蓝绿藻等，有明显的促肝癌作用。

（二）中医学认识

1. 正气虚衰，癌毒蓄积

任何疾病的发生，无不与人的体质有关，亦无不以人体正气盛衰为依据。《黄帝内经》云："正气存内，邪不可干""邪之所凑，其气必虚"。引起正气虚衰的原因主要有以下几种：

（1）过度劳累 包括过度劳心和劳力，在临床中，询问肝癌患者的病史时，发现十有六七有过度劳心或劳力史，一般持续2~3年之久，这在中年知识分子为多见。

（2）情志抑郁 肝脏疾患与情志变化较其他脏腑疾病更为密切。抑郁过久，暗耗精血，致肝虚血瘀，久成积聚。

（3）脏腑虚损 肝癌患者中30%~50%的患者有乙肝或肝硬化病史，故肝藏血功能受损，日久气血失调、肝失血养以致虚损。

（4）饮食不节 饮水污染，食物中黄曲霉毒素的含量以及乙肝病毒的感染，过饮酒精或过食生冷厚味食物都可致脾胃虚弱、气血化源亏乏，邪气易于侵入，停蓄体内，发为积块。

2. 七情怫郁，气滞血瘀

肝为刚脏，性喜条达而恶抑郁，主疏泄而调畅情志，疏泄正常，气机畅达，血运无阻。气行则血行，气滞则血瘀；若情志不畅，肝气郁结，日久不散则气滞，尤其是长期郁怒不解，气滞日久导致血瘀。气滞血瘀长期蕴积不散，为癌毒提供附着或潜伏的场所，待机体的抗癌毒力量不足以对抗癌毒时便会发生肝癌。

3. 脏腑失调，气血亏虚

脏腑失调，气血亏虚，抗癌能力低下，不能抵御外邪的侵袭，就会导致疾病的发生。明代张景岳说，脾肾不足及虚弱失调的人，多有积聚之病。说明脾肾功能失调能引起肿瘤。由于病邪日久，耗精伤血，损伤元气，气血双亏；或肝癌患者经手术、放射治疗、化学药物治疗之后，大伤气阴，正气不支，亦表现为气阴两伤。正衰邪盛，机体抗癌能力的降低，往往使癌瘤进一步播散，这是晚期癌瘤治疗中的一大问题。

4. 疫毒侵袭，经络瘀阻

经络是人体组织结构的重要组成部分，它是沟通体表与体内、上部与下部、联络脏腑组织与气血运行的一个独特系统。在生理上，经络具有运行气血、沟通表里、抵御病邪、保卫机体的功能。在病理变化时，经络既可由于外感疫毒的侵袭而受损，又可被痰、食、毒、血瘀滞而不通，使病邪瘀毒在体内，日久成积，形成肿瘤。

二、临床诊断

（一）辨病诊断

1. 临床表现

（1）症状

①肝区疼痛：右上腹疼痛多呈间歇性或持续性胀痛、钝痛、刺痛，有时向右肩、右背、右腰放射，钝痛为癌肿迅速生长肝包膜绷紧所引起。

②食欲减退，消化不良，腹胀，腹泻，恶心，呕吐。

③上腹肿块，常为无痛性进行性肿大。

④乏力，消瘦，全身衰竭，少数呈恶病质。

⑤发热：一般呈持续性低热或弛张型高热，多在37.5~38.0℃，偶尔达39℃以上，乃癌性发热或并发感染所致。

⑥鼻衄、牙龈出血、全身瘀斑等出血现象。

⑦全身症状：部分患者出现低血糖症、

高钙血症、红细胞增多症、高脂血症、类癌综合征、性早熟和促性腺激素分泌综合征、卟啉症、异常纤维蛋白原血症、黑棘皮症等。可能与肝癌组化细胞的异常蛋白合成，异位内分泌有关。

（2）体征

①肝肿大：占94%，1~3个月内肝脏进行性迅速增大，质地坚硬，表面边缘不规则，有大小不等的结节或巨块状肿物，部分伴有明显压痛。

②脾肿大：多见于合并肝硬化及门脉高压者。

③腹水：晚期体征，约半数为血性腹水，可因合并肝硬化、门静脉高压、肝静脉及门静脉癌栓所致。

④黄疸：晚期体征，1/3的患者有阻塞性黄疸，并进行性加重。

⑤肝区血管杂音、肝区摩擦音等肝硬化的体征。

2. 相关检查

（1）实验室检查

①肝功能及乙肝5项：白球蛋白比例倒置是肝功能失代偿的重要指标；SGPT的异常提示肝病活动或肿瘤坏死；胆红素升高提示已届晚期；凝血酶原时间低于正常值的50%，提示肝功能已难耐受手术；GGT明显升高，提示肿瘤巨大或肝内静脉癌栓，预后较差。乙肝5项中HBsAgb阳性者达90%，抗HB-e阳性者可高达97%。

②甲胎蛋白（AFP）：血清甲胎蛋白是当前诊断肝癌常用而又重要的方法。诊断标准：AFP ≥ 400μg/L，排除慢性或活动性肝炎、肝硬化、睾丸或卵巢胚胎源性肿瘤以及怀孕等。AFP低度升高者，应做动态观察，并与肝功能变化对比分析，有助于诊断。约30%的肝癌患者AFP水平正常，检测甲胎蛋白异质体，有助于提高诊断率。其他常用的肝癌诊断分子标志物包括α-L-岩藻苷酶、异常凝血酶原等。

③血清铁蛋白（SF）：正常值为10~200μg/L。约90%的肝癌病例含量增高。但在转移性肝癌、肝炎、肝硬化、心脏病、白血病、乳腺癌及各种感染性疾病等皆有增高。目前主张做AFP及SF联合检测，以提高对肝癌的诊断率。血清中酸性铁蛋白（SAF）对肝癌的诊断特异性更好，对小肝癌和AFP阴性者，联合检测AFP-SAF其阳性率可提高到93.24%~95.77%。故SF和SAF对肝癌的诊断有重要的临床意义。

④血清酶学测定：肝癌患者血清碱性磷酸酶（AKP）、谷氨酰转肽酶（7-GT）、谷氨酰转肽酶同功酶Ⅱ（GGTⅡ）、岩藻糖苷酶（AFU）、M2型丙酮酸激酶同功酶（M2-PyK）、胎盘型谷胱甘肽S-转移酶（GPT）等不同程度出现异常，如有条件则适当联合检测多个标记物，以提高诊断水平。

（2）实时超声显像　目前实时超声显像仅是肝癌普查的初筛手段。

（3）CT检查　可显示肝癌全貌和邻近组织侵犯情况，肿瘤区还可显示低密度区，造影剂增强后可使肿瘤区与周围正常肝组织密度差增大，有助于肝脏恶性肿瘤的诊断。可测出直径为2cm的肿瘤。

（4）选择性肿瘤动脉造影　小肝癌动脉像示血管扭曲和扩张，伴管径不规则和突然中断。实质像结节状肿瘤染色是鉴别肝癌和其他肝脏肿瘤的重要征象，有时小肝癌仅有局部毛细血管像显影，或显影＜2cm直径的肿瘤。

（5）数字减影肝动脉造影（DSA）　为80年代国内外用于临床的血管造影新方法。通过电子计算机进行一系列图像数据处理，能对1.5cm的小肝癌病灶清楚显示肿瘤血管，＜1cm肝癌术后复发灶显示肿瘤染色，符合率90%，是目前小肝癌定位的最好方法。

（6）核磁共振影像（MRI）　应用MRI

能清楚显示肝细胞癌内部结构特征，对发现子瘤和瘤栓有一定诊断意义。

（7）核素扫描　闪烁照相对 < 5cm 的小肝癌阳性率 43%，< 3cm 肿瘤难以显示。核素扫描可了解肝脏全貌及病理变化范围。

（8）导向检查　是近年来对早期肿瘤诊断的研究热点。对直径 ≤ 2cm 的肝癌就可以显示诊断。

（9）细胞学检查　在超声或 CT 导向下做细针穿刺，进行细胞学检查，可获得病理证实，最小可查出 15~17mm 的肝癌。诊断符合率可达 83.1%。

二、辨证诊断

1. 肝郁脾虚证

临床证候：胸腹胀满，食后更甚，胁下痛疼，恶心纳差，乏力，下肢浮肿，舌苔腻或黄腻，脉弦细或濡细。

辨证要点：胸胁胀满，食后更甚，舌苔腻，脉弦细或濡细。

2. 气滞血瘀证

临床证候：胁下积块，胀痛不适，肢倦乏力，面色黎黑，形体消瘦，舌苔厚腻，舌质紫暗，脉细涩或弦细。

辨证要点：胁下积块，胀痛不适，面色黧黑，舌质紫暗，脉细涩或弦细。

3. 热毒蕴积证

临床证候：高热烦渴，口苦口干，胁下剧痛，黄疸加深，嗜睡，甚则神志不清，大便秘结，小便短赤，腹水，时或齿龈出血，甚至大便出血，舌质红绛，舌苔黄腻或干，脉弦数或洪大而数。

辨证要点：高热烦渴，胁下剧痛，舌质红绛，舌黄腻或干，脉弦数或洪大而数。

4. 肝胆湿热证

临床证候：右胁剧痛，身热不畅，腹胀，口苦口干，恶心呕吐，黄疸，大便秘结或不爽，尿深黄，舌红苔黄厚腻，脉滑数。

辨证要点：尿黄而赤，苔黄腻，舌质偏红，脉滑数。

5. 肝肾阴虚证

临床证候：右胁胀痛，纳差乏力，五心烦热，腰酸腿软，形体消瘦，腹水，舌红苔少或剥苔，脉细数。

辨证要点：五心烦热，腰酸腿软，舌红苔少或剥苔，脉细数。

6. 气阴两虚证

临床证候：胸胁隐痛，低热不退，精神疲倦，四肢乏力，动辄汗出，口干欲饮，舌黄苔少，脉细无力。

辨证要点：胸胁隐痛，动辄汗出，口干欲饮，舌黄苔少，脉细无力。

三、鉴别诊断

（一）西医学鉴别诊断

1. 继发性肝癌

继发性肝癌多由其他部位癌肿转移到肝脏，如胃癌、胰腺癌等，临床上以原发癌表现为主，少数可有继发性肝癌的征象，呈多发结节型、肝区疼痛、黄疸等继发性肝癌的表现，症状一般较轻，发展较缓慢，AFP 多呈阴性，必要时可做病理检查确诊。

2. 肝硬化

肝硬化多数有肝炎、慢性肝病史，病情发展较缓慢而且有反复，肝功能损害较显著，常有蜘蛛痣、肝掌、脾大、腹水等表现。由于肝癌多在肝硬化基础上发展而来，故二者鉴别有时困难，常需把临床与实验检查结果结合起来全面分析，才能作出判断。

3. 肝炎

本病有肝炎患者接触史，急性肝炎病程短，转为慢性肝炎病程长。肝炎活动期有肝肿大、肝区疼痛、发热、黄疸，肝功能谷丙转氨酶升高，少数 AFP 一过性升高，乙型肝炎抗原阳性。

4. 肝脓肿

肝脓肿临床表现为发热、肝区疼痛和压痛明显，反复多次超声检查可发现脓肿的液性暗区。超声引导下诊断性肝穿刺，有助于确诊。

（二）中医学鉴别诊断

肝癌病因病机复杂，临床上常见症状有肝脾肿大、疼痛、腹水、黄疸等，应注意鉴别。

1. 水肿

腹水相当于中医学的"臌胀"，应与水肿相鉴别。本病的腹水以腹部胀大如臌为特点，可兼有四肢面目轻度浮肿，或仅伴下肢轻度浮肿。而水肿则以全身四肢面目浮肿为主症，少有腹部胀大如鼓。

2. 黄疸

黄疸有阴黄和阳黄之分。阳黄以肤黄色鲜明如橘为特点，伴有口渴口干、大便干结、脉弦数有力等。阴黄除肤黄晦暗如烟熏外，尚有口不渴、便溏喜温、脉虚无力。

四、临床治疗

（一）提高临床疗效的要素

1. 异病同治、因人因时治宜

同样患肝癌，即使是同一患者，在不同阶段，反映出的疾病性质不同，出现不同的证型，也要用不同的方法治疗。一般肝癌初起都有肝气郁结化火，或湿热内蕴化火，使血脉壅滞不通，渐成气血瘀阻。若肝火积盛，乘克脾胃，运化失常，湿停热郁。腹水黄疸，病至晚期，波及于肾；死血不去，新血不生，肝不藏血，肾阴枯竭，脾虚土败。此三个阶段的治疗是不相同的。并且，在肝癌的放化疗过程中也应根据不同的证型，施以不同的治法。

2. 虚则补之，实则泻之

"虚则补之，实则泻之"，这是中医治疗的基本原则。在肝癌治疗中，当肝血不足时，一方面可直接用养血补益之品补肝脏，另一方面，还可以从整体出发，补益与肝关系密切的脏腑，这种治疗方法中医学称"虚则补其母"。如肝虚补肾，通过补肾阳达到养肝阴的目的。当肝气过盛、肝火妄动时，除平肝泻火外，还可通过泻心火，以降肝火，所谓"实则泻其子"。同时，还可以根据生克关系的脏腑进行治疗，如肝脾是相克关系，肝病克脾，于是先治脾，所谓"见肝之病，知肝传脾，当先实脾"。这对预防肝癌的发展有一定的益处。

3. 顾护"先后天"

中医学认为脾主运化，胃主受纳，为气血化生之源，为后天之本。通常肝癌随着病情发展，肿瘤内毒的作用或放化疗的应用，每每使脾胃受到损伤，从而出现消化不良的症状。于是后天气血化源就不足，加上肿瘤的消耗，常常易引起恶病质。脾胃功能的减退为进一步治疗带来了更多困难。因为若再继续用苦寒、攻伐药物，会使脾胃更伤。因此，保护脾胃对治疗肝癌很重要，只有脾胃好、气血化源充足，才能提高机体的免疫功能。其次，肾为先天之本，内藏元阴元阳，是人体生命的源泉。老年人之所以易患癌症，其原因之一，就是肾气逐渐减弱，肾气亏损，各脏腑功能、气血阴阳容易失调，引起疾病或病情进一步恶化。研究表明，补肾药物可以增强肿瘤患者的细胞免疫功能和免疫监视作用，并提高和调节内分泌功能，所以顾护"先天之本"亦是治疗肝癌的重要方面。

4. 扶正祛邪，攻补兼施

扶正即补法，适用于以正虚为主患者；祛邪即攻法，适用于邪实为主的患者。正确处理两者的关系在治疗肝癌中起着主要意义。一般来说，早期肝癌正盛邪实，应采取以攻为主、以补为辅的原则，可用清热解毒、化瘀软坚等法；中期因机体受到显著消耗，应采取攻补兼施的原则；晚期因肿瘤已发展到严重阶段，气血不足、阴阳失调、脾胃不和明显，此时必须补益气血、调整机体、增强抗病能力，故应以补为主、攻伐为次。正确处理攻与补的关系就应把中西医治疗结合起来，取长补短，这是提高治疗效果的重要前提。

5. 综合治疗，消除顽疾

由于肝癌是全身性疾病，症状复杂，变化多端，所以治疗时应从整体着手，综合治疗，千方百计消灭痼疾。

首先，应把中西医治疗相结合。这种结合在临床上方法很多，例如肝癌的术前、术后的中药治疗，放疗前后的中药治疗，化疗前后的中药治疗，以及这些治疗告一段落后的中药治疗等，均明显优于单纯中医或单纯西医的治疗。通过中西医结合治疗，使患者术后恢复较快，不易复发，放、化疗后的毒性及不良反应迅速减轻，并可延长生存期。中医与西医相结合发挥了自己扶正的优势，而补其祛邪之不足；西医与中医相结合，则发挥了自己祛邪的特长，补其扶正之不足，同时又可克服毒性及不良反应。所以只有两者相互结合、取长补短，才能在肝癌的治疗中做到攻补兼施，充分发挥各自的巨大潜力。

其次，应将传统的辨证论治与民间单方、偏方、验方治疗相结合。辨证论治是中医治疗原则，对肝癌的治疗也不例外。在民间流传了不少单方、偏方和验方，它们有不少在治疗肝癌上确实有效，例如斑蝥烧鸡蛋、鲜猕猴桃根炖猪肉等治疗肝癌。这些方法简单易行，但必须辨证论治，不能不分寒热虚实、以偏概全。应认真总结，这些方法究竟对哪种肝癌的患者适宜、哪些不适宜。因为这些方法有它们自身的局限性。只有辨证地把单方、偏方和验方应用于患者才能起到应有的效果。

再次，应把内治与外治相结合。内治一般指内用药物，外治多指外用膏药、手术切除、放射治疗等方法。肝癌往往出现一些如胁痛、食欲不振、乏力、黄疸、腹水等毒邪内侵、湿热内结以及气血、阴阳失调的证候，这都需要予以内治方可达到解除疾患的目的，尤其中药在这一方面起到了重要作用。但有些肝癌患者以某些症状较为突出，单靠内服药是解决不了问题的，如肝癌的剧痛，往往通过外用膏药，每每收到良好的效果。

总之，我们应把中西医结合起来，辨证论治，发挥民间单、偏、验方的作用，使内外治法相结合，以提高肝癌的临床疗效。

（二）辨病治疗

1. 全身化疗

（1）单药化疗　目前有效的单一用药有亚砷酸（AS203）。用法：亚砷酸 10mg/10ml，加入 5% 葡萄糖注射液 250ml 或 0.9% 氧化钠溶液 250ml 中，静脉滴注，每日 1 次，连续 4~6 周为 1 个疗程。应注意检测肝肾功能。此外，也可选用 MMC、5-Fu、FT-207、UFT、TSPA、ADM、DDP、CCNU、CPT 等。

（2）联合化疗

① MFA 方案

MMC：8mg/m^2 静脉注射，第 1 日。

5-Fu：500mg/m^2 静脉滴注，第 1~8 日。

ADM：30mg/m^2 静脉注射，第 7 日。

每 3 周为 1 个周期，每 3 个周期为 1 个疗程。

② AFD 方案

ADM、5-Fu：用法同上。

DDP：30mg/m^2 静脉滴注，第 1~5 日、29~33 日。

③ MFV 方案

MMC、5-Fu：用法同上。

VCR：2mg/m² 静脉注射，每周 1 次。

④ CMF 方案

CCNU：80~100mg/m²，口服 1 次。

MMC：3~4mg/m² 静脉注射，每周 1 次，共 6 周。

FT-207：100~150mg/m²，口服，每日 3 次。

连用 6 周为 1 个疗程。

根据 EACH 研究后期随访的数据，含奥沙利铂的 FOLFOX4 方案在整体反应率、疾病控制率、无进展生存期、总生存期方面，均优于传统化疗药物阿霉素，且耐受性和安全性较好（证据等级 2）。因此，奥沙利铂在我国被批准用于治疗不适合手术切除或局部治疗的局部晚期转移性肝癌。

全身治疗适应证：①合并有肝外转移的晚期患者；②虽为局部病变，但不适合手术治疗和 TACE 者，如肝脏弥漫性病变或肝血管变异；③合并门静脉主干或下腔静脉瘤栓者；④多次 TACE 后肝血管阻塞和（或）TACE 治疗后复发的患者。

全身化疗禁忌证：① ECOG PS 评分＞2，Child-Pugh 评分＞7 分；②白细胞计数＜3.0×10^9/L 或中性粒细胞计数＜1.5×10^9/L，血小板计数＜60×10^9/L，血红蛋白＜90g/L；③肝、肾功能明显异常，氨基转移酶（AST 或 ALT）＞5 倍正常值和（或）胆红素显著升高＞2 倍正常值，血清白蛋白＜28g/L，肌酐（Cr）≥正常值上限，肌酐清除率（CCr）＜50ml/min；④具有感染发热、出血倾向、中大量腹腔积液和肝性脑病。

2. 肝动脉灌注化疗

根据原发性肝癌的肿瘤细胞供血 90% 来自肝动脉，而正常肝细胞则主要由门静脉供给的机制，通过肝动脉插管灌注化疗药物，使肿瘤内抗癌药物达到高浓度，大大提高杀伤癌细胞的作用，使肿瘤缩小、症状缓解，有的还可以获得手术治疗的机会，而对全身的毒性及不良反应较小。

（1）肝动脉灌注化疗适应证 ①病变侵及左右两叶，无肝外转移，不能手术切除者；②无高度非代偿期肝硬化肝功能正常；③无黄疸、腹水。

（2）给药方法 ①一次性灌注：经血管造影明确诊断同时由动脉导管一次性注入化疗药物。间歇 4~6 周可进行第 2 次灌注。可用亚砷酸 30~50mg，或 MMC 20~30mg，或 ADM60~80mg，或 DDP 100~150mg，单药一次灌注。也可联合用药灌注。AF 方案：ADM 30~40mg 一次注入，5-Fu 250mg/d 持续注入；FD 方案：5-Fu 500mg/d，DDP 30mg/d，交替运用，10 日为 1 个疗程；MAD 方案：MMC 10~20mg、ADM 60~80mg 一次动脉灌注，配以 5-Fu 500mg，静脉滴注，每周 1 次，4~6 周为 1 个疗程。②持续性动脉灌注：肝动脉内留置导管，持续注入化疗药物。③分次注药、定时注药：用连续灌注泵进行脉冲式加压注药。

3. 肝动脉栓塞并用化疗

本法适用于合并肝硬化、肿瘤范围不适合手术切除的患者，但门静脉主干内有癌栓及门静脉广泛浸润则禁忌使用。一般用经导管明胶海绵及碘化油与抗癌药物一起进行肝动脉栓塞，使抗癌药物通过肿瘤的营养血管进入瘤区，药物浓度高，持续时间长，同时将通往肿瘤的血流阻断，使肿瘤缩小或消失。

4. 手术治疗

手术切除肿瘤是治疗早期肝癌最好的方法，尤其是 AFP 普查为早期诊断、早期治疗创造了有利条件，提高了手术毁除率。其适应证为：①全身一般状况好，心、肺、肾功能正常；②估计病变局限于一叶或半叶；③无明显黄疸、腹水或远处转移；④肝功能代偿良好，凝血酶原时间基本正常。手术方式取决于肿瘤大小、部位、数目、有无肝硬化及轻重程度、肝功能代偿及全身状况。不能切除的患者可做肝动脉插管药物灌注、肝动脉结扎、门静脉分支结扎、肝动脉栓塞、液氮冷冻治疗，可缓解症状、延长存活期。

5. 放射治疗

对体质尚好、肝功能正常、肝硬化不严重、病变局限、无远处转移者可行局部照射，有黄疸、腹水、肝功能严重损伤、恶病质者不宜放疗，放疗不是治疗肝癌的有效手段，但可以作为综合治疗的方法之一。一般每日照射 50~150rad，一疗程总量 4000~6000rad，肿块巨大者可采用多照射野或移动条方法照射。目前常用 131 碘标记的抗铁蛋白静脉注射以进行选择性内照射。

6. 生物免疫反应调节剂

肝癌免疫治疗主要包括免疫调节剂（干扰素 α、胸腺肽 α1 等）、肿瘤疫苗（树突细胞疫苗等）、细胞免疫治疗（细胞因子诱导的杀伤细胞，即 CIK）等。这些治疗手段均有一定的抗肿瘤作用，但尚待大规模的临床研究加以验证。

7. 靶向治疗

迄今为止，索拉非尼、乐伐替尼是获得批准治疗晚期肝癌的分子靶向药物。两项大型国际多中心 Ⅲ 期临床试验均充分证明了索拉非尼对于不同国家地区、不同肝病背景的晚期肝癌都具有一定的生存获益（证据等级 1）。索拉非尼常规推荐用法为 400mg，口服，1 天 2 次。应用时需注意对肝功能的影响。最常见的不良反应为腹泻、体重下降、手足综合征、皮疹、心肌缺血以及高血压等（证据等级 1），一般发生在治疗开始后的 2~6 周内。可用于肝功能 Child A、B 级的患者（证据等级 1）。而相对于肝功能 Child B 级、Child A 级的患者生存获益更明显。

8. 并发症的处理

（1）疼痛　按三级止痛法用药，即按阶梯用药，在止痛药选用时应由弱到强，逐级增加。一级止痛应用非阿片类药物（代表药物是复方阿司匹林）；二级止痛药是使用非阿片类药物，一级止痛药物不能解除疼痛时可加入弱阿片类药物（代表药物是可待因）；三级止痛药物是一、二级联合用药仍不能解除疼痛时，使用的强阿片类药物（代表药物为吗啡）。

（2）黄疸　可采用 10% 门冬氨酸钾镁针 10~20ml 加入 10% 葡萄糖溶液 250ml 中静脉滴注，也可用强力宁注射液静脉滴注，每日 1 次。

（3）腹水　若腹水量大，可用利尿剂、保钾类和排钾类联合用药，代表药氢氯噻嗪和螺内酯，要求间断用药，并注意补钾。若腹水再严重者可采用抽放腹水办法，每次适量，抽后可在腹腔中注射化疗药物来控制腹水。

（4）上消化道出血　大量呕血时应禁食。如呕血稍止或势稍缓，可用生理盐水 100ml 加入肾上腺素 1mg 冷冻后口服，每次 10~20ml，每日 3~4 次，并注意监测血压及心率。如大出血不止，可用三腔管止血。

（三）辨证治疗

1. 辨证论治

（1）肝郁脾虚证

治法：疏肝理气，健脾化湿。

方药：柴胡疏肝散合参苓白术散加减。柴胡 10g，佛手 10g，川楝子 10g，郁金 15g，香附 10g，太子参 10g，茯苓 15g，白术 15g。

（2）气滞血瘀证

治法：活血化瘀，理气散结。

方药：血府逐瘀汤加减。桃仁 12g，红花 9g，当归 12g，生地黄 15g，川芎 10g，赤芍 10g，牛膝 30g，柴胡 10g，八月札 15g，鳖甲 10g，石见穿 15g，牡蛎 15g。

（3）热毒蕴积证

治法：泻火解毒，清热利湿。

方药：黄连解毒汤、当归龙荟丸加减。

水牛角 30g，牡丹皮 30g，生地黄 30g，赤芍 20g，茯苓 15g，紫草 30g，茵陈 12g，黄连 10g，生大黄 10g，半边莲 30g，白花蛇草 30g，青蒿 30g。

（4）肝胆湿热证

治法：清热利湿，化瘀解毒。

方药：茵陈蒿汤合龙胆泻肝汤加减。茵陈 30g，生大黄 10g，栀子 10g，龙胆草 10g，黄连 6g，生薏苡仁 15g，泽泻 15g，佩兰 10g，山豆根 15g，白花蛇舌草 30g，半枝莲 30g。

（5）肝肾阴虚证

治法：滋补肝肾。

方药：一贯煎合知柏地黄丸加减。生熟地黄各 15g，牡丹皮 15g，赤白芍各 15g，麦冬 15g，枸杞子 12g，青蒿 15g，鳖甲 10g，何首乌 15g，半枝莲 30g，白花蛇舌草 30g。

（6）气阴两虚证

治法：益气养阴。

方药：生脉散合大补阴丸。太子参 10g，五味子 10g，天冬 15g，麦冬 15g，川楝子 10g，当归 12g，枸杞子 10g，生黄芪 15g，玉竹 15g，鳖甲 10g，知母 10g。

2. 外治疗法

（1）针灸疗法　肝癌患者可选章门、期门、肝俞、内关、公孙穴。若疼痛加外关、足三里、支沟、阳陵泉；若呃逆加膈俞、内关；若腹水加气海、三阴交、水道、阳陵泉、阴陵泉；若上消化道出血加尺泽、列缺、曲泽、合谷；若肝昏迷加少商、涌泉、人中、十宣、太溪。肝炎点、足三里配阳陵泉、期门、章门、三阴交，亦适用于肝癌疼痛。

（2）穴位注射

①肝癌患者选肝俞、内关、外关、公孙、足三里，用鸭胆子，或龙葵、肿节枫注射液，每次 1~2 穴，每穴 0.5ml，隔日 1 次，穴位注射；若上消化道出血，用仙鹤草注射液穴位注射，每次 1~2 穴，每穴

0.5ml，隔日 1 次；若疼痛用当归注射液，每次 1~2 穴，每穴 0.5ml，隔日 1 次。

②用维生素 K$_3$ 注入双侧曲池、下巨虚穴，每穴 1ml，以得气为度，注意避免伤及血管。适用肝癌上消化道出血者。

（3）贴敷疗法　用于肝癌所致疼痛患者。

①肝外 1 号方：雄黄、明矾、青黛、皮硝、乳药各 60g，冰片 10g，血竭 30g。研成细末，和匀，分成 60g 或 30g 一包，用米醋或猪胆汁各半，将药包调成糊状，外敷痛处，每日 1 次。

②肝癌膏药：蟾酥、白英、丹参、蜈蚣、全蝎、五倍子、马钱子各 100g，大黄 180g，石膏 250g，明矾 120g，青黛、黄丹、冰片、夏枯草各 200g。黑矾、水蛭各 60g，紫草、黑白牵牛子、甘遂各 300g，乳香、没药各 150g。共研细末，制成膏药，外敷肝区，1 周一换。

③雷击液：以丙酮 2kg 倒入小口玻璃瓶内，然后放入雷公藤根皮 90g，五灵脂、皂角刺各 20g，白芥子、生大黄、穿山甲各 30g，7 天后，将药渣滤出，加入乒乓球 30 只、阿魏 90g，待药完全溶化后，即可应用。用时取药棉一块蘸药液搽肝癌肿块部位，每日 3 次，切勿内服。

④消肿止痛膏：制乳香、制没药、密陀僧、干蟾皮各 30g，龙胆草、铅丹、冰片、公丁香、雄黄、细辛各 15g，煅寒水石 60g，生南星 20g，大黄、姜黄各 50g。各为细末，和匀，用时取酌量药粉调入凡士林内，贴敷肿块部位，隔日 1 次。

3. 成药

（1）金龙胶囊　由鲜金钱白花蛇、鲜守宫、鲜蕲蛇组成。具有破瘀散结、解郁通络之功效，用于治疗原发性肝癌的血瘀结证。口服，每次 4 粒，每日 3 次。

（2）复方斑蝥胶囊　由斑蝥、人参、黄芪、刺五加、三棱、半枝莲、莪术、山茱萸、

女贞子、熊胆、甘草组成。具有破血散瘀、益气养血的作用，用于治疗原发性肝癌等。口服，每次3粒，每日2次，30天为1个疗程。

（3）金槐耳冲剂 该冲剂是由槐耳子实体中分离出来的槐栓菌经固体发酵制成槐耳菌质，具有祛风破血、益气力之功效。每次1包（20g），每日3次。

（4）若出现肝昏迷，在辨证基础上加安宫牛黄丸1粒或紫雪丹1粒或至宝丹1粒，亦可用醒脑静脉注射射液4ml，静脉推注。

（四）医家经验

李素领

李素领认为肝癌治疗以破瘀消癥、散结通络为要。瘀去络亦通，通则不痛；瘀去气血行，行则脏腑功能活动正常。常运用炮穿山甲、水蛭、莪术、郁金、三七粉、地鳖虫、牡蛎、鳖甲等化瘀通络、软坚散结、破血行气、消积止痛。其中，炮穿山甲能活血化瘀、消癥积、通经脉；水蛭具有逐血散结、祛瘀肿、通经血之功；莪术破血行气、消积止痛；郁金活血行气止痛；三七粉可化瘀止血、活血定痛；地鳖虫、牡蛎、醋鳖甲软坚散结、化瘀通络。［李素领. 运用中医药治疗原发性肝癌的体会. 中医研究，2008，21（12）：44-46］

五、预后转归

早期肝癌体积小，包膜完整，瘤栓少或无，远处转移少，机体免疫状态较好，这些均是进行根治手术的有利条件。中晚期患者，目前虽多种治疗综合措施，但根治机会少，易有并发症或远处转移，预后较差。

一般认为，癌肿小者，生存率高。癌的面积＞10cm，1年生存率为37.5%；癌的面积＜10cm，1年生存率为63.2%。癌的分化程度低者，恶性程度高，容易发生转移

现象，导致短期内死亡。单一小肝癌较多发癌结节者5年存活率高10倍。生长速度快，门静脉内已有癌栓形成者，5年存活率为4.8%，无癌栓形成者存活率为50%。肿瘤生长不规则、外无包膜者均提示预后不良，即使手术效果也不会很好。病理上肿瘤为透明细胞癌、纤维板层型癌生长较慢，癌包膜完整，或癌纤维组织量多，在一定程度上限制了癌转移和扩散的，预后好。

六、预防调护

（一）预防

（1）改善饮食条件，注意饮水卫生，勿饮用塘水、沟水，定期对饮水进行消毒。加强对饮水卫生的宣传，使人们都能认识到饮水污染的危害性。

（2）改进食物加工保存方法，特别是对玉米、大米、花生等易霉变的食物应注意干燥存放、定期清仓，对已发霉的食品要及时清理，不能再食用。少食油炸及辛辣食物，戒烟禁酒。

（3）积极治疗可导致肝癌的疾病，如病毒性肝炎、肝硬化等。特别注意对乙型肝炎的治疗。

（二）调护

（1）肝癌患者要注意多卧床休息，避免过度劳累，适当体育锻炼，谨防感受湿邪，加重病情。

（2）注意心理调护，多数肝癌患者都有恐惧、悲观、绝望、焦虑、急躁等情绪，这些都会加重病情。所以作为医护人员及家属要了解患者的心理活动，并及时与患者交流思想，开导患者，鼓励其树立信心，积极治疗。

（3）肝癌患者的饮食应以高蛋白、多维生素食物为主，不食油炸、辛辣食品，戒烟酒。对伴有腹水者要限制钠盐的摄入。

（4）对晚期患者，尤其有其他并发症，并在短期内有恶化的患者，要绝对卧床休息，不能随便搬动。密切观察血压、脉搏、呼吸、瞳孔等变化，并予以及时处理措施。

七、专方选要

1. 肝癌饮

组成：黄芪、党参、牡蛎各30g，白术、穿山甲各12g，茯苓20g。

功效：清热化痰，消瘀散结，益气养阴。

水煎分2次服，主治本病瘀结兼气阴已虚者。［王伯祥．中医肝胆病学．北京：中国医药科技出版社，1993：315］

2. 莲花片

组成：半枝莲、重楼、山慈菇各10g，蜈蚣1条，三七、牛黄、仙鹤草、莪术各10g等。

功效：活血化瘀，清肝健脾。

每日3次，每次6~8片，可连续服用数月至1年。适用于肝癌肝热血瘀、肝盛脾虚而正气未全虚者。［周宜强．实用中西医肿瘤内科治疗手册．北京：中国医药科技出版社，1994：102］

3. 柴胡鳖甲参术汤

组成：柴胡、鳖甲、白芍、半夏、䗪虫、黄芩、桃仁、党参、焦白术、茯苓、砂仁、半枝莲、龙葵、鸡内金、焦三仙、甘草、山核桃各10g。

功效：滋阴潜阳，软坚散结。

加减，适用于肝癌手术不能切除者。［王伯祥．中医肝胆病学．北京：中国医药科技出版社，1993：46］

4. 肝宁胶囊

组成：人参、黄芪、鳖甲、龟甲、三棱、莪术、半枝莲、水蛭、土元、板蓝根、山豆根、白芍、白术、延胡索等。

功效：软坚散结，解毒抗癌，扶正祛邪。

本药为胶囊剂。每次4粒，每日3次，连用60天为1个疗程。用肝宁胶囊治疗晚期肝癌60例，结果生存率＞6个月45例75%，1年以上20例。［郑玉玲．中西医肿瘤诊疗大全．北京：中国中医药出版社，1996：456］

第十七章　胆囊癌

胆囊为胆系原发性恶性肿瘤的最常见的位置。胆囊癌占全部胃肠道腺癌中的20%，占所有恶性肿瘤的2%~6%，据临床观察，近年来胆囊癌有上升的趋势。本病女性发病率高，男女之比为1：（3~4），多发于50~70岁的人群。胆囊恶性肿瘤可分为胆囊肉瘤、胆囊继发性癌及原发性癌。胆囊肉瘤又可分为淋巴肉瘤、肌肉瘤、血管肉瘤等。本病属中医学的"黄疸""胁痛""积聚""虚劳""痞块"等范畴。

胆囊癌的病理组织学类型为腺癌占75%~90%，鳞状上皮癌占5%~10%，其他未分化癌、肉瘤占5.4%。这表明腺癌发病率最高。从病理形态学上分有硬癌、髓癌、乳头状癌、胶样癌。

胆囊癌发病生长迅速，易早期扩散，其转移途径有3种：①经淋巴道转移；②血行播散；③沿神经鞘播散。

一、病因病机

（一）西医学认识

胆囊癌在整个肿瘤中，发病率较低，据有关资料显示，它占尸检肿瘤的4%~5%，在消化道恶性肿瘤中占第五位。但近年来有所增加。本病的真正原因尚未十分阐明，但一般认为与以下因素有关：

1.胆囊结石长期存在

国内有关资料表明，30个胆囊癌患者中约有25个并发有胆结石患者，而国外资料报道，胆囊癌与胆结石并存高达75%~100%，可以推断胆结石是本病的高危因素。胆囊结石较大的患者相对于结石＜1cm的患者更易进展为胆囊癌。由于

胆囊切除术的广泛应用，胆囊癌的发病率在全世界呈下降趋势。

2.胆囊炎的存在

有关资料也报道胆囊癌与胆囊炎并存占33.3%。胆囊良性肿瘤、息肉、主胰管和总胆管下端汇合连接畸形使胰液进入胆管内，使胆汁内的胰液浓度增高，引起胆囊炎症，黏膜变性化生而发生癌变。此外，胆汁淤积也与本病的发生有一定关系。

（二）中医学认识

中医学认为本病多因情志不畅、饮食不节、劳倦内伤，肝气郁结，郁久化火，灼津为痰而成；或湿热瘀阻中焦，清阳不升，疏利失权，脾失健运所致。

二、临床诊断

（一）辨病诊断

1.临床表现

本病早期症状不明显，有的仅有慢性胆囊炎症状，早期诊断比较困难；当患者出现腹痛加剧、右上腹包块、黄疸、消瘦等症状时，已属中晚期。故早期诊断对治疗本病很重要，临床上对于胆囊区不适或有疼痛的患者，特别是50岁以上的中老年人并伴有胆囊结石、炎症、息肉者应及时检查，以便早期确诊。

（1）症状

①右上腹疼痛：此症状约占84%。因胆囊癌多与胆囊炎、胆结石并存，故疼痛性质多与结石性胆囊炎相似，开始为右上腹不适，继之出现持续性隐痛或钝痛，有时伴阵发性剧痛并向右肩放射。

②消化道症状：绝大多数患者出现消化不良、厌油腻、嗳气、胃纳减少，这是由于胆囊功能减退、丧失，不能对脂肪物质进行消化所致。

③黄疸：黄疸往往在病程晚期出现，约36.5%的患者由于癌组织侵犯胆管，引起恶性梗阻所致。

④发热：25.9%的患者出现发热。

⑤右上腹肿块：病变发展到晚期，右上腹部或上腹部出现肿块，占54.5%。一是肿瘤迅速增长，阻塞胆管，使胆囊肿大；二是侵犯十二指肠引起梗阻，并同时出现梗阻症状。另外侵及肝、胃、胰等，也可出现相应部位包块。

（2）体征

①黄疸：患者多在皮肤、黏膜黄染，黄染较重，多为阻塞性，一旦黄疸出现，病变多已到晚期。

②右上腹包块：右上腹可触及较为光滑肿大的胆囊，与周围组织无粘连时，移动度大；与周围组织有粘连时，可触到几个肿块。

2. 相关检查

（1）实验室检查　对胆囊癌的诊断意义不大，无特异表现。

①血常规：可呈白细胞增高，中性粒细胞增高，有的患者红细胞和血红蛋白下降。

②血沉：增快。

③肝功能：部分患者胆红素增高，胆固醇、碱性磷酸酶增高。

④腹水：常呈血性。

（2）超声检查

①B超检查：可在胆囊区探及实质性肿块或出现异常波形。早期胆囊癌表现为小结节性，病变一般较小，10~25mm，占90%，显示为隆起性病变。

②彩色多普勒超声检查：胆囊癌肿瘤内及胆囊壁可探测到动脉血流，且流速很快，与良性肿瘤有显著区别，具有一定的鉴别意义。

③内镜超声（Eus）：Eus能清晰显示胆囊壁3层图像。胆囊癌常呈乳头状生长，癌组织浸润胆囊壁，使其正常结构遭到破坏。Eus也可探测肿瘤侵犯的深度，有利于早期诊断和提供手术方式。

（3）CT检查　CT检查能够清晰地显示胆囊、胆道局部的解剖关系，对判断胆囊大小、形态、位置，尤其是胆囊壁的显示准确率可达90.9%，显然优于B超。胆囊癌时，常呈局限性，不对称、不规则，腔内面不光滑，可与胆囊炎相鉴别。

（4）磁共振检查（MRI）　MRI检测较B超、CT更为准确。①形态上：实块型胆囊癌可见胆囊内有不规则包块。胆囊癌呈浸润型生长时，胆囊壁可呈局限性或弥漫性增厚，胆囊腔缩小；当侵及浆膜腔时，可见胆囊肝脏组织界面不规则或消失。此征象强烈支持肿瘤的诊断。②信号：肿瘤在EW中轴稍高于肝脏的MR信号。③胆囊与相邻的肝脏间组织界面消失提示为肝脏受侵；肿瘤与十二指肠间脂肪层消失，提示十二指肠受侵；肝、十二指肠韧带及主动脉受侵，MRI出现该区的实性肿块，其信号特征同原发灶。

（5）内镜下行逆胆管造影（ERCP）　该方法显示胆囊癌变，诊断率可达70%~90%。造影后显示胆囊内阴影缺损，胆囊颈管阻塞，胆囊不显影，总胆管或总肝管狭窄、梗阻。但ERCP检查约有半数以上胆囊不显影。该检查能了解胆管情况，有助于鉴别诊断。

（6）血管造影　通过超选插管法，行胆囊动脉造影，如见到特异的肿瘤血管即可确诊；若胆囊动脉伸曲应高度怀疑本病。但早期不敏感，一旦发现肿瘤血管多属晚期。

（7）细胞学检查

①活检：有3种方法：B超引导下行胆

囊病灶部位穿刺，该方法简单易行；胆道子母镜经皮经胆囊镜检查（PTCCS）；经腹腔镜取活检。后两种方法需一定设备技术才能完成。

②采取胆汁查脱落细胞：在 B 超指引下行胆囊穿刺、PTC 引流或经 PTCCS 采集等，采取胆汁查癌细胞。对半数以上的胆囊癌可做出诊断，也是对胆囊癌定性诊断的一种可靠方法。

（二）辨证诊断

1. 肝郁气滞证

临床证候：右胁隐痛、钝痛及胃脘胀痛，嗳气，恶心，腹胀，纳差，或口干，或目黄、身黄、小便黄赤，舌苔薄，脉弦。

辨证要点：右胁隐痛、钝痛及胃脘胀痛，嗳气，苔薄，脉弦。

2. 痰瘀互结证

临床证候：右胁胀痛或刺痛，胸闷纳呆，恶心呕吐，腹胀乏力，胁肋下或见积块，或身目俱黄，舌苔白腻，舌有瘀斑，脉弦滑。

辨证要点：胸闷纳呆，恶心呕吐，腹胀乏力，舌有瘀斑，苔白腻，脉弦滑。

3. 肝胆湿热证

临床证候：右胁胀痛，或由右肩胛放射痛，胸闷且痛，恶心呕吐，口苦，身目发黄，小便黄赤，大便不畅，舌苔腻，脉弦滑。

辨证要点：右胁胀痛，胸闷且痛，恶心呕吐，舌红，苔黄腻，脉弦滑。

4. 肝胆实热证

临床证候：黄疸胁痛，高热烦躁，口苦口干，胃纳呆滞，腹部胀满，恶心呕吐，大便秘结，小便黄赤，舌苔黄糙，脉弦滑数。

辨证要点：黄疸胁痛，高热烦躁，舌苔黄糙，脉弦滑数。

5. 脾虚湿阻证

临床证候：面目及肌肤发黄，黄色较淡，右胁隐痛或胀痛绵绵，脘闷腹胀，纳差肢软，大便溏薄，舌苔白腻，舌淡体胖，脉沉细或濡细。

辨证要点：面目及肌肤发黄，黄色较淡，右胁隐痛或胀痛绵绵，舌苔白腻，舌淡体胖，脉沉细或濡细。

6. 气滞血瘀证

临床证候：右上腹持续性胀痛，有时疼痛剧烈难忍，右上腹可触及肿块、拒按，面色黧黑或黄疸，食欲不振，大便不调，舌质略红，苔薄黄，舌底脉络迂曲，脉弦涩。

辨证要点：右上腹持续性胀痛，有时疼痛难忍，右上腹可触及肿块、拒按，舌底脉络迂曲，脉弦涩。

三、鉴别诊断

胆囊癌主要与胆囊息肉样病变、胆囊结石、慢性胆囊炎、肝癌及胃肠道恶性肿瘤相鉴别。

1. 胆囊息肉样病变

早期的胆囊癌主要与胆囊息肉样病变相鉴别。胆囊癌的直径均大于 1.0cm，蒂宽，胆囊壁增厚。至于胆囊的腺瘤性息肉恶变与良性腺瘤的鉴别则很困难，因考虑胆囊腺瘤是癌前病变，需结合病理活检，一旦确诊，均应手术切除，故不影响外科治疗决策。

2. 胆囊结石

国内的胆囊癌患者，约有 57% 合并胆囊结石，患者常有较长时间的胆道疾病症状，此类患者最容易被忽略，或将胆囊癌所引起的症状用胆囊结石来解释。在鉴别诊断上主要是对老年、女性、长期患有胆囊结石、胆囊萎缩或充满型结石、腹痛症状加重和变得持续时，均应考虑有胆囊癌的可能，上腹部彩超为常用检查手段。

3. 原发性肝癌侵犯至胆囊

晚期胆囊癌需要鉴别的尚有原发性肝癌侵犯至胆囊，在胆囊部位形成肿块和胆囊出口的阻塞，侵犯胆囊的肝细胞癌可在肝门部和肝十二指肠韧带上发生大块的淋巴结转移，类似晚期胆囊癌时的淋巴结转移。胆囊颈部癌可直接侵犯或通过淋巴转移发生高位胆道梗阻，临床表现类似肝门部胆管癌。有时原患有癌的胆囊已行手术切除，但因各种原因未能取得病理诊断，术后由于肿瘤局部复发和引起肝门部胆管梗阻，会使鉴别诊断发生困难。

胆囊癌侵犯肝脏与肝癌侵犯胆囊的鉴别：

（1）胆囊癌伴有胆管扩张的几率高于肝癌。

（2）胆囊癌在 CT 增强扫描后显示明显，且持续时间长。

（3）如软组织肿块内见到结石影，支持胆囊癌诊断。

（4）胆囊癌侵犯门静脉形成癌栓的几率明显低于肝癌。

（5）临床资料如肝炎、肝硬化病史，AFP 检测等也有助于两者鉴别。

4. 萎缩性胆囊炎

当超声发现胆囊较小、囊腔狭窄、黏膜粗糙，不应急于诊断为萎缩性胆囊炎，尚需考虑有浸润型胆囊癌的可能。如注意到囊壁增厚、不规则，黏膜线破坏、中断，胆囊壁外有肿瘤浸润的低回声区，即可诊断为胆囊癌，反之，应考虑萎缩性胆囊炎的诊断。

四、临床治疗

（一）提高临床疗效的要素

1. 辨清病因病机

本病的发生与肝胆的疏泄功能失调有密切的关系。肝与胆相表里，胆附于肝，二者经脉相连；胆汁来源于肝，受肝之余气而成，注入于小肠，为消化不可缺少的物质。同时贮藏于胆囊内的胆汁也能适时疏泄而下，注之于肠道，以助消化吸收，人体就能气血冲和、健康无恙。若某些因素，如情志不调、饮食不节、感受毒邪及虫积和地理水土等因素，可致肝胆疏泄失职，胆汁的分泌和排泄发生障碍，以致胆汁郁滞、气血受阻，毒邪乘虚而蕴结胆腑，即可发而为病。只有弄清病因病机，才能准确、全面地提出治疗方法。

2. 细究辨证施治

临床上在治疗胆囊癌时，首先要辨清初、中、末三期的虚实不同情况。初期，病邪初起，正气尚强，邪气浅至，适应于攻法；中期，病渐日久，邪气较深，正气相对减弱，适应攻补兼施；末期，病邪已久，邪气凌盛，正气消残，适应补法。通常根据病程长短、邪盛正衰，以及伴有症状等分清虚实主次。若气滞血瘀者，当理气活血；血瘀为主者，当活血化瘀散结；正虚瘀结者，应采用补正祛瘀；若患者正气大虚，则又当补益气血，培本为主。另外，还应辨清标本缓急，急则治其标，缓则治其本。如剧痛、黄疸加重、剧烈呕吐等，这些症状对胆囊癌来说属标证，急需加以控制，待标缓解后，再治疗胆囊癌本证。

3. 中西医结合，加强疗效

中西医结合治疗能提高胆囊癌的疗效，尤其是对于晚期胆囊癌姑息者，手术效果不理想、化疗敏感性不高者，若合并中医中药治疗，可改善患者一般状况，延长生存期。

中晚期手术后，可辅以中药治疗，通过扶正祛邪、益气养血、调和脾胃，使患者体质得以恢复。辨证施治，化疗与中药合用，可减少化疗药物的毒性及不良反应，提高机体免疫功能，使患者耐受治疗，取得疗效相加之功效。放疗时配合中药，可减轻放疗的损伤，帮助机体正常功能恢复，增强体质，提高疗效。

（二）辨病治疗

1. 手术治疗

胆囊癌以手术切除为主，放化疗几乎无效。临床上所见的胆囊癌大多为晚期患者，所以手术切除率低，切后疗效差。因此早期发现胆囊癌，继而施行正确的外科手术是治愈本病的关键。

2. 化学药物治疗

采用全身性化学药物治疗法。本病对各种化疗药物均不敏感，难以观察疗效，但近年来随着化疗药物不断开发及临床大量研究，对根治术后化疗和不能手术者，或术后复发的患者，化疗都有一定的疗效。

适应证：不宜手术或放疗的各期患者；晚期及广泛转移的患者，骨髓、肝、脾、肺、肾功能正常，行化疗及支持疗法；手术或放疗后的巩固治疗，或手术、放疗后复发或转移的患者。

（1）单药化疗

吉西他滨（GEM）：$1000mg/m^2$，静脉滴注，每3周1次。

5- 氟尿嘧啶（5-Fu）：可静脉注射和静脉滴注。用量 $10\sim15mg/kg$，每周1次，每疗程总量 $5\sim7g$。

阿霉素（ADM）：静脉注射 $50mg/m^2$，每3周1次，总量为 $300\sim450mg$。主要毒性为骨髓抑制、心脏毒性、脱发等。尤其是心脏毒性应引起重视，及时给予维生素 B，辅酶 Q_{10} 或强心苷等，可降低该药对心脏的毒性作用。

丝裂霉素（MMC）：本品可静脉注射，每次 $4\sim6mg$，用注射用水或生理盐水 $10\sim20ml$ 溶解，每周 $1\sim2$ 次，以 $40\sim60mg$ 为1个疗程。主要毒性为骨髓抑制、胃肠道反应、肝肾功能障碍、脱发等，尤其是血小板下降较为显著，有的患者可有出血现象，恢复也较慢。所以，在用丝裂霉素过程中要密切观察血小板的变化，及时纠正其毒性反应。

替吉奥胶囊：体表面积 $<1.25m^2$ 每次 40mg；$1.25\sim1.5m^2$ 每次 50mg；$\geq1.5m^2$ 每次 60mg。每日2次，共服用28天，休息1周行下一周期治疗。

（2）联合化疗

① GEMOX 方案

吉西他滨：$1000mg/m^2$，于疗程的第1、8日静脉滴注。

奥沙利铂：$130mg/m^2$，于疗程的第2日静脉滴注。

3周为1个疗程，休息1周，行第2个疗程。

② FMA 方案

5- 氟尿嘧啶：$600mg/m^2$，于疗程的第1、8、29、36日静脉滴注。

阿霉素：$30mg/m^2$，于疗程第1、29日静脉注射。

丝裂霉素：$6mg/m^2$，于疗程第10日静脉注射。

6周为1个疗程，休息 $4\sim6$ 周，行第2个疗程。25% 有效。

③ FAB 方案

5- 氟尿嘧啶：$400\sim600mg/m^2$，于治疗第1、22日静脉注射；$200\sim400mg/m^2$，于第4、26日静脉注射。

阿霉素：$60mg/m^2$，于第1日静脉注射；$45mg/m^2$，于第22日静脉注射。

卡氯芥：$150mg/m^2$，于第1日静脉注射。

4周为1个疗程。治疗有效率40%左右，平均生存11个月。

④ FM 方案

5- 氟尿嘧啶：$500mg/m^2$，静脉滴注，第 $1\sim3$ 日。

丝裂霉素：6mg/m²，静脉注射，第1~3日。

用药3日为1个周期，休息4~5周可重复1次。4~6个周期为1个疗程。

3. 并发症的治疗

（1）合并感染的治疗

①诊断要点：病程中突然出现发热；黄疸较前严重；右上腹持续疼痛，莫非征阳性；白细胞明显升高；B超检查有急性炎症表现。

②治疗方法：抗生素的选择应以抗革兰阴性杆菌为主兼顾球菌和厌氧菌的药物联合应用。一般首选庆大霉素40~60万单位/日，加入1000ml液体内静脉滴注；若肾功能不好，选用氨苄青霉素（6~12g/d）加盐水分次静脉滴注；或头孢噻肟钠2g/d加入50~100ml液体内静脉滴注；或选用先锋霉素Ⅴ4~6g/d分次静脉滴注。

（2）合并疼痛的治疗

①诊断要点：右上腹间歇性或持续性疼痛，性质为钝痛或绞痛，进食油腻食品时疼痛加重，疼痛可向右肩、背部和右胸部放射，疼痛常影响患者的进食和睡眠。因此，积极有效地治疗，可以改善患者的生存质量。

②治疗方法：复方止痛胶囊，其成分为安定5mg，颅痛定60mg，谷氨酸片0.6g，维生素B₆20mg，共研末装入胶囊内，1次服1~2粒，每日3~4次。上述药物应用无效时，应及早应用可待因片、吗啡片等。

（3）合并胆道梗阻的治疗

①诊断要点：患者高度黄染，黄疸呈进行性加重，伴有药物治疗不佳的皮肤瘙痒；血中总胆红素持续明显升高；尿呈茶色，尿中胆红素增多；纳差、消瘦、恶心、呕吐、大便呈陶土色；B超提示梗阻以上胆管扩张，CT扫描可清晰提示梗阻部位。

②治疗方法：经皮经肝穿刺胆管引流；在B超引导下插管引流，减轻或消除黄疸；经十二指肠镜下插管胆道内引流；外科手术放置T型引流管。

（4）合并肝脓疡的治疗

①诊断要点：患者在病程中出现发冷发热，体温持续不退，用退热药效果不佳；肝区持续性疼痛，隐痛、钝痛或跳痛；伴有消化道症状，纳差、厌食或恶心、呕吐、厌油腻；精神差，衰竭快；白细胞增高；B超检查可提示脓疡前期或脓疡的改变。

②治疗方法：大量抗生素的应用。选用广谱足量抗生素，如氨苄青霉素3g加盐水20ml，4~6小时静脉注射1次；或用先锋霉素Ⅴ等。一般要两种抗生素联合应用。或B超引导下肝穿刺引流，将脓液引出，可局部应用抗生素。

（三）辨证治疗

1. 辨证论治

（1）肝郁气滞证

治法：疏肝利胆，化痰导滞。

方药：大柴胡汤合大黄䗪虫丸。柴胡10g，枳实10g，厚朴10g，法半夏10g，鸡内金10g，赤芍15g，虎杖15g，瓜蒌皮10g，茵陈30g，半枝莲3g。

（2）肝胆湿热证

治法：清化湿热，利胆退黄。

方药：五苓散合茵陈蒿汤加减。白术10g，泽泻10g，猪苓10g，茯苓15g，车前子15g，茵陈30g，大黄10g，栀子10g，金钱草30g，白花蛇舌草30g，藿香10g，虎杖15g。

（3）肝胆实热证

治法：清肝解毒，凉血退黄。

方药：龙胆泻肝汤合黄连解毒汤加减。龙胆草10g，黄芩10g，栀子10g，柴胡10g，黄连10g，车前子15g，泽泻10g，木通10g，牡丹皮10g，当归10g，茵陈30g，赤芍30g。

（4）痰热互结证

治法：健脾化湿，祛痰活血。

方药：温胆汤合四物汤加减。法半夏10g，陈皮10g，茯苓15g，菖蒲10g，当归10g，川芎10g，桃仁10g，红花10g，白术15g，郁金10g，柴胡10g，白花蛇舌草30g。

（5）脾虚湿阻证

治法：健脾和胃，利湿退黄。

方药：参苓白术散加减。党参10g，茯苓15g，白术15g，薏苡仁15g，山药15g，茵陈30g，桂枝10g，泽泻10g，白扁豆10g，陈皮10g，砂仁5g。

（6）气滞血瘀证

治疗：疏肝利胆，理气活血。

方药：大柴胡汤加减。柴胡15g，枳实15g，黄芩16g，赤芍12g，生大黄10g，郁金30g，龙胆草、金钱草各30g，生山楂15g，延胡索10g，牡丹皮30g。

2. 外治疗法

（1）贴敷疗法

①如意金黄散：大黄、雄黄各30g，天花粉100g，冰片、生南星、乳香、没药各20g，黄柏、姜黄、皮硝、芙蓉叶各50g。共研细末备用。用时将药末加饴糖调成糊状，摊于油纸上，厚3~5mm，敷贴疼痛处，隔日换1次，2次为1个疗程。

②消肿止痛膏：制乳香、制没药、密陀僧、干蟾皮各30g，龙胆草、铅丹、冰片、公丁香、雄黄、细辛各15g，煅寒水石60g，生南星20g，大黄、姜黄各50g。各为细末，和匀。用时取酌量药粉调入凡士林内，贴敷肿块部位，隔日一换。

（2）针灸疗法　取足三里、三阴交、胆囊等穴。

（3）耳针疗法　取胆、腹、神门、交感等。

3. 成药

（1）胆乐胶囊　药物组成有猪胆汁、郁金、山楂、陈皮、车前草等。该药具有清热利胆、行气止痛的功能。胆囊癌患者每次4粒，每日3次。

（2）胆舒胶囊　本品具有疏肝理气、解郁和消痰的功能。每次2粒，每日3次口服，1~3个月为1个疗程。

（3）清开灵注射液　药物组成为牛黄、郁金、栀子、黄芩、麝香、珍珠等。具有清热解毒、醒脑开窍之功效，用于肝胆实热证。每次40~100mg，加入10%葡萄糖液内静脉滴注，每日1次，30天为1个疗程。

（4）苦黄注射液　主要成分苦参、大黄、大青叶、茵陈，功能清热利湿、疏肝退黄。静脉滴注，用500ml5%或10%葡萄糖注射液稀释后使用，1次10~60ml，1日1次，15天为1个疗程。

（5）甜瓜蒂片　本品具有激发细胞免疫力和逆转细胞免疫缺陷的作用。用法：口服，每次1~2片（每片含生药25mg），1日3次，每次剂量可增至5~6片。无毒性及不良反应。

（四）新疗法选粹

1. 保尔佳

保尔佳是一种多肽，它不直接损伤癌细胞，而是通过干扰细胞能量代谢引起细胞变性坏死，具有抑制肿瘤细胞生长和激活免疫系统的双重作用。

用法：①一般疗法：每次1ml，每日1次，肌内注射。②维持疗法：1ml肌内注射，每周1次。无任何不良反应。

2. 干扰素（IFN）

干扰素是一类细胞受到病毒感染后而释放出来的免疫物质，是一种蛋白。该药具有直接抑制肿瘤细胞增生繁殖的作用，并能激活增强NK细胞杀伤肿瘤的活性；干扰素还可以抑制肿瘤细胞基因的表达能力，使肿瘤细胞生长停滞。

用法：肌内注射，每次3×10^6单位，1~3日1次，总剂量根据疗效和不良反应而定。

疗效：可做为一种支持疗法，对瘤体有一定缩小作用。

不良反应：可有发热、皮疹、注射部位疼痛等。

3. 免疫核糖核酸（IRNA）

用人肿瘤细胞或其他抗免疫动物，从其脾脏、淋巴结或肝分离淋巴细胞中提取核糖核酸，该核糖核酸可使机体正常的淋巴细胞转化成致敏状态和介导淋巴细胞对肿瘤的特异性细胞免疫作用。

用法：每次1~4mg肌内注射，3次/周，10次为1个疗程，可增加机体免疫功能。无任何毒性及不良反应。

五、预后转归

胆囊癌5年生存率很低，2%~5%，80%以上的患者可在1年内死亡。若能早期诊断，在癌组织仅侵及黏膜或黏膜下层时，做胆囊切除，5年生存率可提高到40%~64%。胆囊癌患者总体中位生存期是6个月。疾病分期是最主要的影响预后的因素。本病恶性程度高，生长速度快，转移发生早。因胆囊与肝脏及肝外胆管紧密相连，胆囊壁有丰富的淋巴管，所以，胆囊癌较易侵犯肝脏。晚期则可发生远处转移，可转移至骨和肺等组织和器官。

六、预防调护

（一）预防

（1）保持愉快的心理状态，养成良好的饮食习惯，禁食辛辣，少食厚腻食品，不要饮烈性酒。

（2）对40岁以上的人，特别是妇女，要定期作彩超检查，发现有胆囊炎、胆结石或息肉等，更应追踪检查，发现病情有变化应及早进行治疗。

（3）积极治疗癌前病变，尽早祛除可能引起癌变的诱因。

（二）调护

（1）注意饮食调节　本病患者多因胆汁排泄不畅影响食物的消化和吸收，特别是对脂肪性食物更难消化，患者常表现为纳呆、食少、腹胀、大便不调。选择易消化吸收并富有营养的食物，如新鲜水果和蔬菜，少吃或不吃高脂肪食物，禁烟酒，多饮开水。

（2）心理护理　情绪对疾病的发生、发展及治疗预后有重要关系。所以，医护人员应鼓励患者保持愉快的心态，树立战胜疾病的信心，充分发挥机体的潜在能力，使患者能够积极配合治疗，提高治疗效果。

（3）静卧休息　应保持舒适的卧位，一般以左侧卧位、仰卧位为佳，以防胆囊部位受压。

（4）鼓励患者做些力所能及的事，如气功、散步、听音乐等，转移不良情绪，自我调理心态。

（5）密切观察生命体征的变化，防止并发症的发生。

七、专方选要

1. 鳖甲煎丸《金匮要略》

组成：鳖甲、射干、黄芩、柴胡、鼠妇、干姜、大黄、芍药、桂枝、葶苈子、石韦、厚朴、牡丹皮、瞿麦、半夏、䗪虫、蜣螂等。

功效：软坚散结，活血行气，解毒抗癌。

主治：适用于右上腹包块、胁肋疼痛、舌质暗、苔腻、脉弦细。

用法：水丸，每次3g，每日3次，口服。

2. 利胆止痛片

组成：茵陈、板蓝根、蒲公英、柴胡、川楝子、枳壳、苍术等。

功效：清热解毒，利胆。

主治：对胆囊癌患者出现右上腹疼痛、黄疸、口苦、咽干、纳差、舌质红、苔黄腻、脉滑数者有效。

用法：每片含生药 1g，每次 6 片，每日 3 次。[傅悦，陈庆党，董汛. 利胆止痛片质量标准的研究. 中成药，2005，27（4）：411-413]

第十八章　胰腺癌

胰腺癌是常见消化系统恶性肿瘤之一，2005 年全世界死亡 22.7 万人，国内死亡 7.5 万人。多发生于 40~70 岁，男性比女性多 10 倍。据临床报道，近年来发病率有不断增高趋势。胰腺癌多发生在胰头部，约占 80%。仅少数发生在胰体和胰尾。

胰腺癌的常见症状有上腹痛、黄疸和消化道症状。胰腺癌属于中医学"伏梁"的范畴，与古人所说的"瘤""积聚""痞块""黄疸""腹痛"等病证颇为相似。

一、病因病机

（一）西医学认识

胰腺癌的病因与发病机制迄今尚未阐明，一般认为可能是由于多种因素长期共同作用的结果。

1. 吸烟因素

（1）吸烟时烟草中某些有害成分或其代谢活性物质吸收后经胆道排泌，在某种情况下反流进入胰管，刺激胰管上皮，最终导致癌变。

（2）烟草中某些致癌物质如烃化物、亚硝胺等可迅速地从口腔、上呼吸道黏膜及肺组织吸收，入血后经胰腺排泌。纸烟中的少量亚硝胺成分在体内经代谢活化为二异丙醇亚硝胺活性型致癌物质。

（3）人体吸入烟草中的尼古丁后促进体内儿茶酚胺释放，导致血液中胆固醇水平明显升高。在某种方式下，高脂血症可诱发胰腺癌。

2. 饮酒因素

酒精摄入后可持续刺激胰腺腺泡分泌活性，引起胰腺慢性炎症，导致胰腺损害；或由于酒精饮料中含有其他致癌物质如亚硝胺等。

3. 饮食因素

流行病学调查显示胰腺癌的发生与饮食中动物脂肪有关，高甘油三酯和（或）高胆固醇、低纤维素饮食可促进或影响胰腺癌的发生。当人体摄入高胆固醇食物后，部分胆固醇在体内转变为胆固醇环氧化物，后者可诱发胰腺癌。此外，摄入高脂肪饮食后可促进胃泌素、胰泌素、胆囊收缩素、胰酶泌素等大量释放，这些胃肠道激素为强烈的胰腺增殖性刺激剂，可使胰管上皮增生、间变和促进细胞更新，并增加胰腺组织对致癌物质的易感性。摄入由于食物加工及烹调过程中的污染形成的致癌物质是胰腺癌形成的重要因素，某些亚硝胺类化合物可能具有胰腺器官致癌特异性。另外，咖啡饮料中有一种或数种成分有促进胰腺癌的作用。

4. 环境因素

多数学者认为职业性接触某些化学物质可能对胰腺有致癌作用。

5. 内分泌代谢因素

在遗传性、胰岛素依赖型尤其是女性糖尿病患者中，胰腺癌发病率大大增高。多次流产后、卵巢切除术后或子宫内膜增生等情况时可引起内分泌功能紊乱伴胰腺癌发病率增高。

6. 遗传因素

动物实验证明，某些化学致癌物质可直接或经药物代谢酶系统引起 DNA 损害，导致遗传突变或使基因表达发生改变，这种遗传基因可能在促使胰腺癌的发生、发展过程中起重要作用。

（二）中医学认识

胰腺癌的形成与肝胆的疏泄条达功能

失常有密切关系。若肝胆疏泄条达失职，气机不畅，升降失常，阴阳失调，即可出现脏腑器官的病理改变，胰液就不能正常分泌和排泄，而致胰液瘀滞。在脏腑器官出现病理改变（胰液瘀滞）的情况下，胰腺癌的癌毒之邪即可乘虚侵入人体，或即可萌发孳生。而影响肝胆疏泄功能的因素，多见于情志不调、饮食不节、感受毒邪以及感染虫积等。

1. 情志不调

肝胆之性喜疏泄条达而恶抑郁，人体的情志变化，肝胆最受影响。若情志不调，暴怒伤肝，或悲哀气结等，使肝胆疏泄失常，气机郁滞，胰液不能正常分泌和排泄，胰液壅滞，若再加饮食不节或感染虫积，癌毒之邪即可侵入人体。

2. 饮食不节

恣食肥甘厚味或过食辛辣之品，脾胃受伤，运化失常，湿浊内生，郁而化热，湿热熏蒸肝胆，肝胆疏泄失职，胰液瘀滞，也利于癌毒之邪的孳生和发展。

3. 感染湿热毒邪

外感湿热或暑湿之邪，或寒湿之邪郁久化热，湿热不解，内阻中焦，脾胃运化失常，湿热不得泄越，肝胆受其熏蒸以致疏泄条达失职，胰液瘀滞，癌毒之邪即可乘虚侵入人体，或萌发孳生。

4. 感染虫积

饮食不洁或脾胃不健，以致肠道寄生虫侵入人体，虫积可助生热，而浊热又利于虫体寄生。虫性喜钻孔乱窜，可由肠窜入胆道，并带入不洁之物，扰乱气机使肝胆疏泄失职，致使胰液瘀滞，癌毒之邪亦易乘机侵入萌发孳生。

总之，胰腺癌的病因虽有以上数种，但其形成往往是多种因素综合作用。总的病机系肝胆失于疏泄、肝气郁结、脾胃虚损，以致气滞、血瘀、湿热为患，久而结成坚块，并致疼痛。

二、临床诊断

（一）辨病诊断

1. 临床表现

（1）症状　腹痛、进行性消瘦、黄疸、消化道症状如恶心、呕吐、便秘、腹泻等。

（2）体征　左上腹触及腹块。脐周或左上腹听到吹风样血管杂音。典型胰腺癌可见消瘦、上腹压痛与黄疸、肝大、胆囊肿大、腹水。

（3）并发症　症状性糖尿病、血栓性静脉炎、精神症状、癌性发热、小关节炎等。

2. 相关检查

（1）实验室检查　①血清胆红素升高，以结合胆红素为主；②血清碱性磷酸酶、β氨酰转肽酶、乳酸脱氢酶、核苷酸酶、亮氨酸氨肽酶及脂蛋白X等均可升高；③深度黄疸者尿胆红素阳性、尿胆原阴性；④粪便可呈灰白色，粪胆原含量减少或消失；⑤胰癌胚胎抗原阳性；⑥糖类抗原CA19-9值显著升高。

（2）B型超声波扫描　为本病最理想的自选检查方法。声像图可见局限性胰腺肿大、边缘不光整，呈不均匀低回声或弱回声或强弱不一的回声及胰管扩张等，胰头癌尚可见胆囊大及胆总管、肝内胆管扩张。胰头癌的诊断符合率可高达94%，体尾癌为70%，但尚不能检出 < 2cm的肿瘤，有时难以与慢性胰腺炎区别。在超声引导下做经皮细针穿刺活检和细胞学检查，诊断正确率可提高至100%。

（3）X线钡餐造影　可间接反映肿瘤位置、大小及胃肠受压情况。胰头癌可见十二指肠曲扩大或十二指肠降低段内侧呈反"弓"形等征象。应用十二指肠低张造影则观察更满意。

（4）内镜逆行胰胆管造影　可观察十二指肠壁及壶腹有无癌肿浸润，插管造影可发现胰胆管受压、狭窄、中断、突然变细的部位和范围或胰管移位、不显影等，诊断正确率可达 85%~90% 以上。

（5）选择性动脉造影 经腹腔动脉或肠系膜上支流造影可显示胰腺肿块和血管推压移位情况，有助于判断病变范围和手术切除的可能性。

（6）CT 检查 可见胰腺开口变异、局限性肿大、胰周脂肪消失、大血管受压、淋巴结转移等图像，其诊断价值与 B 超相似。

（7）MRI 显像 根据质子密度显像，对鉴别良恶性肿瘤有意义。胰腺癌的 MRI 显示 T 值更高，如同时有胆管阻塞，则认为是胰腺癌的特异性表现。

（8）腹腔镜检查 在腹腔镜直视下，切开小网膜或大网膜后可将腹腔镜插入网膜腔直接观察胰腺。胰头癌的征象为胆囊明显增大、绿色肝、胃窦部大弯侧有不整齐的块状隆起及变形、右胃网膜动静脉及胰十二指肠上动脉曲张和肝脏及腹腔转移等改变。胰腺体、尾部癌的直接征象为胰腺肿块、表面有不整齐的小血管增生伴血管中断、狭窄和质地坚硬等方面改变，间接征象如胃冠状静脉和胃大网膜静脉曲张、网膜血管走行紊乱、绿色肝及胆囊增大等。

（二）辨证诊断

1. 湿热毒盛证

临床证候：食欲不振，上腹部胀满，胁部刺痛，黄疸呈黄绿色，皮肤瘙痒，恶心呕吐，大便秘结或呈灰白色，小便短赤，舌苔黄腻，脉弦数或弦滑。

辨证要点：食欲不振，上腹胀满，胁痛，黄疸，舌苔黄腻，脉弦数。

2. 气滞血瘀证

临床证候：上腹或左上腹部痛，夜晚痛甚，或伴恶心呕吐、纳食减少，或触及癌肿包块，面色黧黑，消瘦乏力，舌苔厚腻，舌质紫暗，脉细涩或弦细。

辨证要点：上腹或左上腹部痛，夜晚痛甚，或触及癌肿包块，面色黧黑，消瘦乏力，舌质紫暗，脉细涩。

3. 脾虚湿阻证

临床证候：神疲乏力，胸脘胀满，纳差，便溏，舌苔白腻，脉缓或濡。

辨证要点：神疲乏力，胸脘胀满，纳差便溏，舌苔白腻。

4. 阴虚内热证

临床证候：低热不退，精神疲惫，上腹隐痛，咽干口燥，舌红少津，脉细弱或细数。

辨证要点：低热不退，上腹隐痛，咽干口燥，舌红少津，脉细弱或细数。

三、鉴别诊断

1. 慢性胰腺炎

慢性胰腺炎以缓起的上腹部胀满不适、消化不良、腹泻、纳差、消瘦等为主要临床表现。常呈慢性病程，有反复的急性发作史，脂肪泻较著，而黄疸少见，病情亦不是进行性加重及恶化。X 线腹部平片或 B 超和 CT 检查发现胰腺部位的钙化点，有助于慢性胰腺炎的诊断。

2. Vater 壶腹癌和胆总管癌

胆总管、Vater 壶腹和胰头三者的解剖位置邻近，三者发生的癌肿临床表现彼此十分相似，但在外科手术疗效和预后方面，胆总管和壶腹癌远比胰头癌为好，故鉴别诊断仍十分必要。前两种癌肿属十二指肠降部癌肿，远比胰头癌少见，仅短期内有上腹饱胀、腹痛等症状，可有绞痛，但极少反复发作，肿块少见，多见上消化道出血，转移较晚。X 线、B 超、逆行胰胆管造影等检查可作鉴别。

四、临床治疗

（一）提高临床疗效的要素

1. 同病异治，分期进行治疗

胰腺癌的治疗必须分清初、中、末三期，初期虽属邪实，但正气尚未大虚，治宜祛邪为主；中期邪气盛而正气渐弱，邪盛正虚，治宜攻补兼施；后期属正虚邪恋，以扶正培本为主。

2. 辨清标本缓急，及时处理

在胰腺癌的病程中，常出现危急证候，如：癌肿的压迫或阻塞，胆汁和胰液分泌排泄障碍，出现急黄；毒邪蕴结，气血阻滞不通，出现持续绞痛；癌毒灼伤脉络而出现胃肠道出血等危急症状。应按急则治标或标本兼治的原则，及时处理。

3. 分型论治与抗癌治疗相结合

胰腺癌临床常见有湿热毒盛、气血瘀滞、脾虚湿阻和阴虚内热等四型，治疗以清热利湿、理气活血为主。由于胰腺癌的发展较快、病情重、症状复杂，临床上要时刻注意病情的发展，根据症状的变化认真细致地辨证论治，才能收到好的效果。另外，不论各型，在治疗时均加入常用的抗癌中药以提高疗效。常用的治疗胰腺癌的抗癌中药有莪术、三棱、半边莲、龙葵、鳖甲、全蝎、蜂房、料姜石、瓦楞子、蒲公英、金银花、连翘、昆布、海藻、白花蛇舌草、大黄等。

（二）辨病治疗

胰腺癌的治疗仍以争取手术根治为主，对不能手术根治者常做姑息手术或放射治疗、化学治疗和对症治疗。

1. 手术治疗

早期手术切除是治疗胰腺癌最有效措施。但已有临床症状、经过检查确诊者多属晚期胰腺癌，手术切除率只有10%~20%。

手术方式有下列几种：

（1）胰、十二指肠切除。

（2）扩大根治术。

（3）姑息性手术。

2. 放射治疗

随着放疗技术不断改进，胰腺癌放射治疗的疗效有明显提高，常可使症状明显改善，存活期延长。可进行术中、术后放疗，佐以化疗。对无手术条件的患者可做高剂量局部照射及放射性同位素局部植入照射等。

3. 化学治疗

对不能切除的胰腺癌患者，在姑息疗法基础上争取给以适当化疗。可选用下列单一或联合化疗方案。

（1）吉西他滨（GEM）+白蛋白结合型紫杉醇方案

白蛋白结合型紫杉醇：$125mg/m^2$ 静脉输注，第1、8、15天。

GEM：$1000mg/m^2$ 静脉输注大于30分钟，第1、8、15天。

每4周重复1次。

（2）可调整GEM+白蛋白结合型紫杉醇方案

白蛋白结合型紫杉醇：$125mg/m^2$ 静脉输注，第1、8天。

GEM：$1000mg/m^2$ 静脉输注大于30分钟，第1、8天。

每3周重复1次。

（3）FOLFIRINOX方案

奥沙利铂：$85mg/m^2$ 静脉输注2小时，第1天。

伊立替康：$180mg/m^2$ 静脉输注大于30~90分钟，第1天。

亚叶酸钙（LV）：$400mg/m^2$ 静脉输注2小时，第1天。

5-Fu：$400mg/m^2$ 静脉冲入，第1天；然后$2400mg/m^2$，持续静脉输注46小时。

每2周重复。

（4）GEM 联合替吉奥方案

GEM：1000mg/m^2，静脉输注超过 30 分钟，第 1、8 天。

替吉奥：60~100mg/d，口服，1 日 2 次，第 1~14 天。

每 3 周重复。

（5）可调整 GEM 联合替吉奥方案

GEM：1000mg/m^2，静脉输注超过 30 分钟，第 1、8 天。

替吉奥：40~60mg/d，口服，1 日 2 次，第 1~14 天。

每 3 周重复。

（6）GEM 联合厄洛替尼方案

GEM：1000mg/m^2，静脉输注超过 30 分钟，第 1 天，每周 1 次，共 7 周。

厄洛替尼：100mg/d 或 150mg/d，口服。休 1 周，每 3 周重复。

（7）可调整 GEM 联合厄洛替尼方案

GEM：1000mg/m^2，静脉输注超过 30 分钟，第 1、8 天。

厄洛替尼：100mg/d，口服。

每 3 周重复。

4. 靶向治疗

目前临床研究厄洛替尼、尼妥珠单抗对胰腺癌治疗均有一定疗效。

5. 最佳支持治疗

提高胰腺癌患者的生活质量是最佳支持治疗的首要目标。最佳支持治疗应贯穿胰腺癌治疗的始终，尤以终末期患者为主，其目的是减轻临床症状和提高患者生活质量。终末期肿瘤患者的症状可以大致归为两类，一类是疼痛，包括肿瘤引起的癌痛和器官累及引起的其他疼痛，如消化道中胆道梗阻引起的痉挛痛等；另一类是乏力相关症状，主要是由于营养摄入不足或代谢异常引起的营养不良。疼痛是胰腺癌最常见的症状之一，疼痛控制良好也是患者体能状况较好的标志之一。在明确疼痛的原因和排除外科急症后，要明确是否为癌痛。考虑癌痛者，根据 WHO 三阶梯镇痛的五大原则予以足量镇痛。营养不良甚至恶病质在胰腺癌终末期患者中极为多见。应首先对患者进行恶病质的诊断与分期：①恶病质前期，即体重下降 ≤ 5% 并存在厌食或糖耐量下降等；②恶病质期，即 6 个月内体重下降 > 5%，或基础 BMI < 20，体重下降 > 2%，或有肌肉减少症者体重下降 > 2%；③难治期，即预计生存 < 3 个月，PS 评分低，对抗肿瘤治疗无反应的终末状态。在判定全身营养状况和患者胃肠道功能状况基础上制订营养治疗计划。生命体征平稳而自主进食障碍者，如患者有意愿时应予营养治疗，其中存在胃肠道功能者以肠内营养为主。无胃肠道功能者可选择胃肠外营养，一旦肠道功能恢复，或肠内营养治疗能满足患者能量及营养素需要量，即停止胃肠外营养治疗。营养治疗同时应监测 24 小时出入量、水肿或脱水、血电解质等。生命体征不稳和多脏器衰竭者原则上不考虑系统性的营养治疗。

（三）辨证治疗

1. 辨证论治

（1）湿热毒盛证

治法：清热解毒利湿。

方药：茵陈蒿汤合黄连解毒汤。茵陈 30~60g，栀子 15g，大黄 10g，黄连 3g，黄芩 10g，黄柏 10g。毒热炽盛加山豆根、蜀羊泉、紫花地丁；癌肿坚硬可加莪术、瓦楞子、料姜石；疼痛明显者加五灵脂、延胡索、三七。

（2）气滞血瘀证

治法：活血化瘀，软坚消癌。

方药：膈下逐瘀汤合鳖甲煎丸。五灵脂 10g，当归 20g，川芎 10g，桃仁 10g，牡丹皮 10g，赤芍 10g，延胡索 3g，甘草 9g，香附 10g，红花 10g，枳壳 10g，炙鳖甲 30g，射干、黄芩、熬鼠妇、干姜、大黄、桂枝、石韦、厚朴、瞿麦、凌霄花、阿胶各10g，柴胡、蜣螂各20g，白芍、牡丹、䗪虫各15g，人参3g，半夏、葶苈子各10g，蜂窠15g，赤硝30g。癌肿坚硬，可酌加三棱、莪术、硇砂、白矾等软坚散结、消坚硬之积；正气虚弱者可加黄芪、党参、白术等益气健脾之品；食欲不振加鸡内金、神曲、山楂、麦芽等以助消化。

（3）脾虚湿阻证

治法：健脾化湿和中。

方药：香砂六君子汤加减。木香10g，砂仁10g，人参10g，白术、茯苓各20g，炙甘草6g。面白、肢冷阳气虚衰者加炮附子、肉桂；疼痛明显者加川楝子、延胡索。

（4）阴虚内热证

治法：滋阴清热。

方药：一贯煎加减。北沙参10g，麦冬10g，当归20g，生地黄25g，枸杞子30g，川楝子5g。舌红而干加石斛；肿块胀痛、按之坚硬加鳖甲、龟甲、牡蛎、瓦楞子；口渴加天花粉、生石膏、知母；疼痛加生白芍、甘草。

2. 外治疗法

（1）针刺治疗　取三阴交、太冲、公孙穴（均双侧），常规皮肤消毒，快速进针，有明显的酸、麻、胀感后，留针10分钟。5~7天为1个疗程。用于胰腺癌患者止痛治疗。

（2）耳针治疗　取交感、神门、三焦、脾穴（均双侧），用耳穴针中度刺激，每日1次，5天为1个疗程。用于胰腺癌患者止痛治疗。

（3）贴敷疗法

①黛竭消瘤散：雄黄60g，明矾60g，冰片10g，青黛60g，皮硝60g，乳香60g，没药60g，血竭30g。研细末和匀，分成每包60g或30g。每次1包，用米醋和猪胆汁各半调成糊状，外敷患处，干后再蘸醋和胆汁，保持药面湿润，每日1次，每次敷8

小时。用于胰腺癌患者止痛治疗。

②止痛抗癌膏：三七10g，重楼10g，延胡索10g，芦根20g，黄药子10g，川乌6g，冰片8g，紫皮大蒜100g，麝香少许。将上药共研细粉混匀，过100目筛，用大蒜汁将药物调成膏剂，外敷疼痛处。每24小时换1次药。用于胰腺癌患者散结止痛治疗。

③镇痛灵：蟾酥2g，细辛3g，生草乌6g，生半夏15g，生南星10g。将上药研末，过100目筛，和匀。每次25g，撒布于癌痛部位，外用阿魏消痞膏敷贴，隔日换药。外用7次为1个疗程。用于胰腺癌患者散结止痛治疗。

（4）艾灸治疗　药方组成：沉香、乳香、羌活、干姜、冰片、没药各5g，麝香0.5g。共研细末，加艾绒150g制成艾条。先针后灸。所取穴位：天突、章门、中脘、涌泉。此乃安徽一民间方，有化瘀止痛之功，对胰腺癌扶正止痛有疗效。

3. 成药及单验方

（1）成药

①胰宝康泰胶囊：由生薏苡仁、冬凌草、白术、三棱、莪术、黄芪等20多味药组成，具有健脾、活血化瘀、软坚散结的作用，用于治疗晚期胰腺癌。

②抗癌宝口服液：由生黄芪120g，生白术、天冬、枸杞子、莪术、姜半夏、无花果、八月札、生大黄、炙甘草各10g，白花蛇舌草、半枝莲各30g组成，具有益气养阴、活血化瘀、化痰软坚、清热解毒的作用，用于中晚期胰腺癌。

（2）单验方

①胰腺癌术后方：当归6g，熟地黄12g，川芎6g，赤芍10g，生黄芪30g，大枣2枚，生姜3片，生蒲黄（包煎）10g，白芷10g，生薏苡仁15g，藤梨根12g。水煎服，每日1剂，早晚服。用于胰腺癌术后气血亏虚者。

②胰腺癌放疗后方：生黄芪 30g，沙参 15g，麦冬 15g，石斛 10g，代赭石 30g，陈皮 10g，焦槟榔 10g，绿萼梅 10g，八月札 10g，生甘草 5g。水煎服，每日 1 剂，早晚服。用于胰腺癌放疗致热毒阴虚者。

③胰腺癌化疗期间和化疗后用方：在辨证基础上加和胃降逆、益髓生血方。陈皮 10g，竹茹 10g，姜半夏 10g，吴茱萸 10g，黄连 6g，八月札 10g，绿萼梅 10g，补骨脂 10g，女贞子 10g，枸杞子 15g，生麦芽 30g，佛手 10g。用于胰腺癌化疗后胃失和降者。

（四）新疗法选粹

双介入并中药治疗胰腺癌

解放军第 211 医院消化内科应用双介入并中药治疗胰腺癌，疗效满意。具体方法如下：在超声引导下，局部注射纯乙醇顺铂溶液，由肿瘤远端边退针边注射。并给予"胰宝康泰"口服。一般 7~10 天注射 1 次，至活检组织中癌细胞转阴为止。

五、预后转归

迄今，胰腺癌的预后仍然不能令人满意，根治手术后的 5 年存活率很低。Baylor 等报道 5000 例胰腺癌患者，确诊后的平均存活时间仅为 6 个月，存活 1 年的不到 10%。其中手术时见胰腺癌肿仍限于胰腺内者仅约占 10%，这些病例在确诊后仅有 40% 存活 6 个月，20% 存活 1 年，全部在 26 个月内死亡。Shapiro（1975）收集 1962 年以来的 17 篇报道内，做了 Whipple 手术治疗的有 496 例，其手术死亡率为 21%，5 年存活率仅 4%，并不优于姑息短路手术的病例。美国癌肿研究所报道 1940—1969 年的胰腺癌病例，5 年存活率为 3.1%。上海医科大学中山医院报道有 3 例胰腺癌手术后存活 5 年以上，但均分别在术后的 6 年、7 年及 10 年时死于癌肿复发。因此，如何及

早地发现与确诊早期胰腺癌病例，加强研究其治疗方法以提高治愈率，仍然是十分迫切的课题。

中医学治疗胰腺癌疗效是肯定的，一般应用清热利湿、理气活血类药物，辅以抗癌解毒药物。抗胰腺癌的单味药及复方的研究已取得了较为满意的效果。据临床观察统计，中医药治疗中晚期胰腺癌、5 年生存率为 4.8%，1 年生存率为 90.5%。在第 15 届国际癌症大会上，中医中药与手术、放化疗和免疫疗法一样，被公认为当前防治癌症的五大手段之一。

六、预防调护

（一）预防

由于胰腺癌的病因尚无定论，目前只能从以下几方面注意预防：

（1）彻底治疗慢性胰腺疾病，如胰腺炎、糖尿病等。

（2）饮食清淡，多吃青菜，尽量控制脂肪摄入。

（3）戒烟，尽量少饮咖啡。

（4）积极开展防癌普查，有利于早期发现、早期诊断、早期治疗。

（二）调护

（1）心理与精神调护　注意精神心理调整，使患者正确对待疾病，树立战胜疾病的信心，克服悲观情绪，积极配合各项治疗。

（2）饮食　胰腺癌患者的饮食宜供给足够的热量、蛋白、维生素等，少食辛辣之物，忌食咖啡及油炸食物。

（3）胰腺癌患者多伴有持续性的、难以忍受的疼痛，注意协助患者调整体位。做好压疮护理。

（4）食疗

①猪、牛、羊等胰脏，每日 1 具，常服。

②柿饼2个，每日1次，常服。

③山楂制剂如鲜山楂果、山楂膏、山楂罐头等，常服。

④皂角60g，鸡1只，二味共煮（不加调料），吃肉喝汤。

⑤玉米200g，以水2000ml煮20分钟，呈赤褐色液，每天4~5碗饮服。

七、专方选要

1. 青黄金菊散

组成：青黛12g，人工牛黄12g，紫金锭6g，野菊花60g。

功效：清热解毒。

主治：胰腺癌。

用法：研末，每日3次冲服。

辨证加减：热甚加紫草根15g，蒲公英30g，鸡内金9g，水煎服。若腹疼加厚朴、广木香、延胡索各9g，三七3g，水煎服。黄疸加茵陈、金钱草各15g，半枝莲30g，广郁金9g，水煎服。纳差加谷麦芽、神曲各15g，水煎服。恶心加法半夏、陈皮各9g。

安徽省人民医院肿瘤科单纯用本方治疗4例胰腺癌，其中剖腹探查2例，1例存活9个月，1例存活1年余，临床诊断2例治后各存活3年6个月和5年以上。［郭岳峰．癌症独特秘方绝招．北京：中国医药科技出版社，1996：3］

2. 柴胡龙胆汤

组成：龙胆草6g，栀子9g，黄芩9g，黄连3g，茵陈15g，生地黄12g，柴胡12g，丹参12g，大黄9g，蒲公英15g，白花蛇舌草30g，土茯苓30g，薏苡仁30g，茯苓12g，郁金12g。

功效：清热解毒，活血化瘀。

主治：胰腺癌。

用法：水煎服，日1剂。

临床以本方辨证治疗中晚期胰腺癌42例，治疗后生存5年以上者2例，4~5年3例，3~4年6例，2~3年10例，1~2年17例；5年生存率为4.8%，2年生存率为50%，1年生存率为90.5%。治疗后患者临床症状均有不同程度减轻、好转或消失，黄疸消退。［郭岳峰．癌症独特秘方绝招．北京：中国医药科技出版社，1996：3］

3. 铁树牡蛎汤

组成：煅牡蛎30g，夏枯草15g，海藻15g，海带12g，漏芦12g，白花蛇舌草30g，铁树叶30g，当归12g，赤芍12g，丹参18g，党参15g，白术12g，茯苓15g，川楝子9g，郁金9g。

功效：活血化瘀，软坚消癥。

主治：晚期胰腺癌。

用法：水煎服，日1剂。

临床以本方为主治疗17例胰腺癌，存活2年以上4例，占23.53%；3年以上2例，占11.76%。［郭岳峰．癌症独特秘方绝招．北京：中国医药科技出版社，1996：3］

4. 祛瘀散结汤

组成：八月札12g，干蟾皮12g，香附12g，枸杞子30g，红藤30g，龙葵30g，白术30g，夏枯草30g，蒲公英30g，石见穿30g，丹参15g，郁金9g，川楝子9g，广术香9g。

功效：理气祛瘀散结。

主治：胰腺癌。

用法：水煎服，日1剂。

上海中医药大学附属龙华医院以本方为主，用理气祛瘀散结之法，治疗胰腺癌3例，显效2例，有效1例。

第十九章 大肠癌

大肠癌是我国常见的恶性肿瘤之一，包括结肠癌与直肠癌。

大肠癌初期症状不明显，随着病情发展会出现排便习惯（次数增多）及粪便性质（大便带血、黏液）、形状（便形变细）等的改变，肛门坠痛、里急后重和腹痛、腹泻、腹部肿块、肠梗阻以及乏力、消瘦、贫血等全身性症状。中医学虽无大肠癌的病名，但按其不同的临床表现，可分别归入"肠积""积聚""癥瘕""脏毒便血""下痢""锁肛痔"等范畴。

我国大肠癌发病年龄明显提前，国内文献中大肠癌患者的年龄中位数在45岁左右，较欧美报道的提前12~18年。欧美大肠癌患者中年龄30岁以下者仅占0.005%~7%，但国内文献中年龄30岁以下者占11.6%~14.3%。

以低位大肠癌多见，目前美国大肠癌中，直肠癌只占23%。Berg发现目前美国的大肠癌中，仅12%可被直肠指检发现（距肛门6cm以下）。国内大肠癌中，直肠癌占的比例在43%~65%，而直肠癌中81%~98%可用直肠指检发现。

一、病因病机

（一）西医学认识

大肠癌的发病原因尚未完全阐明，据分析可能与下列因素有关：

1.饮食与环境

大肠癌具有明显的区域分布差异，在北美、澳大利亚、新西兰以及西欧的大部分地区高发，在中美洲、加勒比海、非洲的撒哈拉沙漠地带、东地中海、南亚及日本则较低发。但移民的第二代即与当地居民的发病率相似。高脂肪低纤维素饮食及亚硝胺类化合物可能与大肠癌的发病有关。高脂肪饮食后肠内胆酸、胆固醇量增加，代谢产物在肠道细菌的作用下，可能成为诱发大肠癌的物质。食物中的过量不饱和脂肪酸可能是引起大肠癌的因素之一。

2.大肠腺瘤

大肠腺瘤是最重要的癌前病变，已经从临床和组织病理学上证实结肠腺瘤可发生癌变，特别是乳头状腺瘤的癌变率高达40%~50%，家族性多发性结肠息肉恶变率高达100%。

3.慢性大肠炎症

慢性非特异性溃疡性结肠炎的大肠癌发生率比正常人群高出5~10倍。慢性结肠炎症可能通过肉芽肿、炎性或假性息肉而发生癌变。血吸虫病与大肠癌二者关系密切。

4.其他因素

盆腔接受放疗后，结、直肠癌发病率增加4倍，癌灶位于原放射野内。合并血吸虫病患者多见，从已有的流行病等研究资料说明，血吸虫病与大肠癌二者关系密切。国内血吸虫流行区，大肠癌经常合并血吸虫病为其特点。此外，大肠癌的发病与家族、遗传因素、职业（石棉工人）等也有关系。

（二）中医学认识

中医学比较重视病因，认为本病是由于下述原因形成：忧思郁怒、饮食不节、久痢久泻、脾失健运、气机不畅、毒邪侵入、湿热蕴结、下注大肠、滞留积聚、凝结成积。如《灵枢·水胀》中所说："寒气客于肠外，与卫气相搏，气不得荣，因有所系，癖而内著，恶气乃起，息肉乃生"，指机体失调，再加上外因，是诱发大肠癌的原因之一。然邪毒侵入主因是正气虚弱，即"邪之所凑，其气必虚"。《医宗必读》中说："积之成也，正气不足，而后邪踞之。"这说明人体正气不足，机体阴阳失调，引起气滞、血瘀、痰凝、热毒、湿聚等互相交结，再加外来因素，以致形成肿瘤。

二、临床诊断

（一）辨病诊断

1. 临床表现

（1）症状　早期大肠癌常无明显症状，随着癌肿的增大与并发症的发生才出现症状。

①排便习惯与粪便性状改变：常有腹泻，粪便糊状或黏液便，或有便秘、腹泻与便秘交替，常有便血或有痢疾样脓血便，里急后重，粪便变细。

②腹痛：由于癌肿糜烂，继发感染可致肠痉挛，或继发肠梗阻，或晚期有腹膜后转移，浸润腰骶神经丛时常有腰骶尾部持续性疼痛。

③肿块：大肠癌腹部肿块以右腹多见，肿块质硬。

④全身症状：乏力，发热，体重减轻。

（2）体征　我国下段直肠癌远比国外多见，绝大部分直肠癌可在直肠指诊时触及，是早期发现直肠癌的重要检查方法。直肠指诊可扪及肠腔内菜花状硬块，或边缘隆起中心凹陷的溃疡，或肠腔环状狭窄，指套常染有黏液或血。

2. 相关检查

（1）大便潜血试验　此项试验无特异性，但可用于对高危人群的定期检查。多次做大便常规及隐血试验，若发现脓细胞、红细胞及隐血试验阳性，则必须进一步检查确诊。

（2）血清癌胚抗原（CEA）及大肠癌相关抗原　国外学者对CEA理化特性、分子结构进行了大量研究，CEA虽非结肠癌所特有，但多次检测观察其动态变化，对大肠癌的预后估计及监测术后复发有一定意义。1995年国内报道一组食管、胃、肠、肝恶性肿瘤500例中，CEA总阳性率为36.6%，其中结肠癌CEA阳性率为40.0%，直肠癌为28.3%。

（3）乙状结肠镜检查　国内77.7%的大肠癌发生在直肠和乙状结肠，常用的乙状结肠镜管长30cm，可直接见到直肠和乙状结肠中段以下的肿瘤。

（4）纤维结肠镜检查　可观察全部结肠，直达回盲部，直视下钳取可疑病变，或收集冲洗液或擦刷下来的脱落细胞进行细胞学检查，有利于早期及微小结肠癌的发现。

（5）钡灌肠X线检查　是检查结肠癌有效的常规方法之一，但普通钡灌肠X线检查对较小的大肠癌易漏诊。应用气钡双重造影技术，可清楚显示黏膜破坏、肠壁僵硬、结肠充盈缺损、肠腔狭窄等病变，提高诊断正确率。

（6）超声检查　直肠内超声扫描可清晰显示直肠肿块范围大小、深度及周围组织情况，可分辨直肠壁各层的微细结构。检查方法简单，可迅速提供图像，对选择手术方式、术后随访有否复发有一定帮助。

（7）CT检查　CT检查对了解肿瘤肠管外浸润程度以及有无淋巴结或肝脏转移有重要意义，对直肠癌复发的诊断较为准确。

（二）辨证诊断

中医学认为肿瘤是全身性疾病的局部表现，是一类病而不是一个病。中医学对大肠癌的记述散见于"肠积""脏毒便血""癥瘕""下痢""锁肛痔""积聚""肠

"蕈""肠风"等病证的范围。

1. 湿热下注证

临床证候：腹部阵痛，下痢赤白，里急后重，肛门灼热下坠，腹部包块，或有发热恶寒、口干发渴、全身违和，舌质红，苔黄腻，脉滑数。

辨证要点：腹部阵痛，下痢赤白，里急后重，肛门灼热下坠，舌质红，苔黄腻，脉滑数。

2. 毒邪壅盛证

临床证候：食欲不振，烦热口渴，腹胀腹痛，泻下脓血色紫暗量多，舌质红，苔黄或黄燥，脉洪数。

辨证要点：烦热口渴，腹胀腹痛，泻下脓血紫暗量多，苔黄燥，脉洪数。

3. 瘀血内阻证

临床证候：腹部肿块，疼痛持续而固定，面色晦暗，消瘦，便血呈暗红色，舌质暗紫有瘀斑、瘀点，脉涩或弦、结代。

辨证要点：疼痛位置固定不移，面色晦暗，舌质暗紫有瘀点，脉涩或结代。

4. 气血两虚证

临床证候：面色不荣，唇甲无华，少气无力，口淡无味，纳差脘满，脱肛下坠，消瘦或恶病质，舌质淡，苔薄白，脉沉细无力。

辨证要点：面色不荣，唇甲无华，少气无力，舌淡脉细。

5. 脾肾阳虚证

临床证候：面色苍白，倦怠乏力，形寒肢玲，纳差，腹胀腹痛，五更泄泻，舌体胖，苔薄白，脉沉细无力。

辨证要点：面色苍白，五更泄泻，形寒肢冷，舌体胖，脉沉细无力。

6. 肝肾阴虚证

临床证候：形体消瘦，头晕耳鸣，五心烦热，失眠多梦，腰酸腿软，便秘或有腹痛，舌质红绛少苔，脉弦细或细数。

辨证要点：形体消瘦，头晕耳鸣，五心烦热，便秘，舌质红绛少苔，脉弦细或细数。

三、鉴别诊断

1. 克罗恩病

克罗恩病又称为局限性肠炎。病因不明，好发于末端回肠和右半结肠，以腹痛、腹泻、肠梗阻为主要症状，粪便常无鲜血。X线和纤维内镜检查可予以鉴别。

2. 溃疡性结肠炎

本病又称为慢性非特异性溃疡性结肠炎，是一种原因不明的直肠和结肠慢性炎性疾病。主要临床表现为腹泻、黏液脓血便、腹痛和里急后重等。X线钡剂灌肠与结肠镜检查对鉴别诊断有价值。

3. 直肠结肠息肉

大肠息肉多位于乙状结肠或直肠，男性多于女性，发病率随年龄而增长，单发多见。多数患者无症状，少数有腹部不适、腹胀或大便习惯改变，可出现黑便或便血。大的息肉可引起肠套叠、肠梗阻或严重腹泻。依靠X线钡剂检查、内镜检查和直视下活组织检查可确诊。

4. 慢性肠阿米巴病

慢性肠阿米巴病病变以近端结肠为主，以腹痛、腹泻、果酱样便为主要症状，粪便中可找到溶组织内阿米巴包囊或滋养体，用抗阿米巴药物治疗有效。

5. 肠结核

肠结核病变部位主要涉及回盲部，有时累及临近结肠。常见临床表现为发热、盗汗、消瘦、腹痛、腹部肿块等，腹块常固定于右下腹，有压痛。结核菌素试验阳性，抗结核药物治疗有效。组织学检查发现干酪性肉芽肿，可见到结核杆菌，依此获得确诊。

6. 血吸虫病

血吸虫病有腹痛、腹泻等症状，有肝、脾肿大等体征，血中嗜酸性粒细胞增多。

有与流行区疫水接触史，粪便中可检出血吸虫卵或孵化毛蚴阳性。内镜下见到内膜下黄色颗粒等典型病变，直肠黏膜活组织压片低倍镜检可找到虫卵。有效的抗血吸虫病治疗症状好转。

7. 慢性细菌性痢疾

慢性细菌性痢疾有腹痛、腹泻、黏液脓血便等症状。常有急性细菌性痢疾史，从粪便、直肠拭子或内镜检查时所得的渗出物进行培养，可分离出痢疾杆菌。抗菌治疗有效。

8. 阑尾脓肿

阑尾脓肿有右下腹疼痛、发热、麦氏点压痛、白细胞计数升高显著，腹泻少见，与大肠癌不难鉴别。但有时仍需剖腹探查。

四、临床治疗

（一）提高临床疗效的要素

1. 同病异治，辨证与辨病相结合

癌是一类常见病、多发病，西医学认为无论哪种癌症都有其一定的生物特性，大致相同的发生、发展规律，有其形态学变化的共同基础及病理生理、生化改变的共同规律，这些都是辨病的基础。我们在辨病的同时一定要结合中医的证来进一步分清该病属于哪一个证型，这个证型随时有可能变化，只有做到这些才能更好地辨证施治，以取得更好的疗效。大肠癌患者因个体差异和病理不同，可以表现多个不同的类型，如湿热型、瘀毒型、脾肾阳虚型、气血两虚型、肝肾阴虚型等。只有很好地把辨病与辨证结合起来，不但可以从宏观到微观、从局部到整体，诊断清楚是哪种癌症，而且还可进一步分清是哪种类型，气血、脏腑损伤的程度，正邪胜负进退变化，对于治疗与预后非常重要。

2. 扶正祛邪，因人因时治宜

扶正即补法，适用于以正虚为主的患者。祛邪即攻法，适用于以邪实为主的患者。正确处理两者的关系在治疗大肠癌中起着重要意义。一般来说，早期大肠癌，正盛邪实，应采取以攻为主、补为辅的治疗原则，可用清热利湿解毒、化瘀软坚散结等法；中期因机体受到显著消耗，应采取攻补兼施的原则；晚期因肿瘤已发展到严重阶段，气血不足、阴阳失调、机体明显衰弱，此时必须补益气血阴阳、调整机体、增强抗病能力，故应以补为主。正确处理攻补关系，因时而治，是提高治疗大肠癌效果的重要手段。

3. 顾护"先后天"，治病要求本

中医学认为脾主运化，胃主受纳，为气血化生之源，是后天之本。通常大肠癌随着病情发展，肿瘤内毒素的作用或放疗、化疗的作用，每每使脾胃受损，从而出现消化道症状，于是气血来源不足，加上肿瘤的消耗，常常易引起恶病质。脾胃功能的减退为进一步治疗带来了更多困难，再继续使用攻伐药物，会使脾胃更加受损，因此保护脾胃对治疗大肠癌很重要。只有脾胃功能正常、气血来源充足，才能提高机体抗肿瘤及耐攻伐之品的能力。肾为先天之本，内藏元阴元阳，是人体生命的源泉。老年人之所以易患癌症，其原因之一，就是肾气逐渐减弱。肾气亏损，各脏腑功能、气血阴阳容易失调，引起疾病或病情进一步恶化。研究表明，补肾药物可以增强肿瘤患者的细胞免疫功能和免疫监视作用并提高和调节内分泌功能，所以固先天之本，也是治疗大肠癌的一个重要方面。

4. 综合治疗，消除顽疾

由于肿瘤是全身性疾病，症状复杂，所以治疗时应以整体着手，综合治疗，千方百计消灭痼疾。

首先，应把中西医治疗相结合。这种结合在临床上应用方法很多，例如大肠癌术前术后的中药治疗，放、化疗前后的中

药治疗，以及这些治疗告一段落后的中药治疗等，其效果均明显优于单中医或单西医的治疗方法。通过中西医相结合，可以使患者术后恢复较快，不易复发，可以迅速减轻放、化疗后的毒性及不良反应，并可延长生存期。中医与西医相结合，发挥了自己扶正的优势，而补其祛邪之不足；西医与中医相结合，则发挥了自己祛邪的特长，补其扶正之不足，同时又克服西药的毒性及不良反应。所以，只有中西医治疗相结合才能做到攻补兼施，充分发挥各自的巨大潜力。

其次，应将传统的辨证论治与民间单方、偏方、验方治疗相结合。中医辨证论治是传统的治疗方法，治疗大肠癌自然也不例外，但是在民间流传着不少行之有效的治疗大肠癌的单方、偏方、验方及中草药，这些方药确有一定的效果，而且简便易行。例如蟾蜍酒口服或灌肠治疗大肠癌、青根饮口服治疗大肠癌等。但是这些单偏验方和单味中草药有它自身的局限性，治疗时不能单靠一方一药，必须与辨证论治的其他方药相结合。另外，这些药物本身具有不同的性、味和功能、主治，也应根据患者的不同辨证，即寒、热、虚、实等证型加以选用。所以，只有把辨证论治原则与单、偏、验方的运用有机地结合起来，才能达到互相补充、取长补短的目的。

再次，应把内治与外治相结合。内治一般指内用药物，外治多指外用膏药、手术切除、放射治疗等方法。大肠癌最常见的症状就是便血、腹痛和腹块，晚期往往出现恶病质，这些证候的解除往往需要内用药物的治疗，尤其中药清热利湿、化瘀和营解毒、益气养血、调和阴阳，在这一方面起到了重要作用。但有时单靠内用药物是解决不了问题的，这时通过外敷膏药或肛门熏蒸往往收到较好的效果。

另外，中医治疗肿瘤的方法还有针灸、气功疗法等，这些也可以作为借鉴。

总之，我们应把中西医治疗相结合、辨证论治与民间单偏验方相结合、内治外治相结合，以期提高大肠癌的临床治疗效果。

（二）辨病治疗

1. 手术治疗

大肠癌的根治方法迄今为止仍然是外科手术。可根据肿瘤生长的部位、病理及临床分期采用不同的手术方法。早期发现、早期诊断、早期手术是提高生存期的有效方法。广泛地开展根治术，注重功能的保留与重建，严格遵守无菌技术原则，各项综合治疗方法的应用和术后严密的随访，对提高大肠癌的生存期和生存质量均有积极作用。

（1）早期大肠癌的手术治疗适应证 ①早期隆起型黏膜内癌无淋巴结转移；②早期平坦型黏膜内癌；③早期黏膜内或黏膜下直肠癌拒绝做人工肛门的患者的姑息性切除。

（2）结肠癌手术治疗 根据结肠癌部位不同，选用不同的根治手术，总的要求是：切除范围必须包括癌肿所在的足够长的肠袢及其系膜和区域淋巴结。常用的根治手术有以下几种：①右半结肠切除术；②横结肠切除术；③左半结肠切除术；④乙状结肠切除术；⑤全结肠或次全结肠切除术；⑥伴有梗阻但仍可根治切除的结肠癌的手术。

不能根治的结肠癌的手术治疗适应于肿瘤与邻近脏器有广泛粘连、浸润、固定，或已有广泛转移不能行根治手术而原发灶可勉强切除者。

（3）直肠、肛管癌的手术治疗 直肠、肛管癌的手术方式根据肿瘤的部位分为直肠、肛管完全切除并行永久性人工肛门和保留肛门括约肌功能的直肠部分切除术。

直肠、乙状结肠交界部肿瘤即直肠上端癌，其手术治疗原则与直肠、肛管癌相同。包括：①非保肛手术；②保肛手术；③保留植物神经的直肠癌根治术。

（4）大肠癌合并肝转移的手术治疗适应证　①转移灶少于4个；②无肝外转移；③切缘至少距离癌肿1cm；④病灶虽多于4个，但位于一叶，肝功能良好者。

（5）复发癌的手术治疗　适用于直肠癌根治术后出现局部复发而无远处转移（伴有孤立性肝转移者除外）能耐受手术者。

2. 化学药物治疗

（1）单药化疗方案　5-氟尿嘧啶（5-Fu）为首选药物。一般用静脉注射，每日1次，共5天，以后剂量减半隔日1次，直至明显的毒性症状如呕吐、腹泻等出现，一般总量达100mg/kg为1个疗程。其他如MMC、FT-207、BCNU等均可酌情选用。由于单药化疗有效率很少超过25%，所以现在多采用联合化疗。

（2）联合化疗方案及抗血管生成治疗

① mFOLFOX6方案

奥沙利铂：$85mg/m^2$ 静脉输注2小时，第1天。

LV：$400mg/m^2$ 静脉输注2小时，第1天。

5-Fu：$400mg/m^2$ 静脉推注，第1天，然后 $1200mg/(m^2 \cdot d) \times 2$ 天持续静脉输注（总量 $2400mg/m^2$，输注46~48小时）。

每2周重复。

② mFOLFOX6+贝伐珠单抗方案

奥沙利铂：$85mg/m^2$ 静脉输注2小时，第1天。

LV：$400mg/m^2$ 静脉输注2小时，第1天。

5-Fu：$400mg/m^2$ 静脉推注，第1天，然后 $1200mg/(m^2 \cdot d) \times 2$ 天持续静脉输注（总量 $2400mg/m^2$，输注46~48小时）。

贝伐珠单抗：5mg/kg 静脉注射，第1天。

每2周重复。

③ mFoLFOX6+西妥昔单抗方案

奥沙利铂：$85mg/m^2$ 静脉输注2小时，第1天。

LV：$400mg/m^2$ 静脉输注2小时，第1天。

5-Fu：$400mg/m^2$ 静脉推注，第1天，然后 $1200mg/(m^2 \cdot d) \times 2$ 天持续静脉输注（总量 $2400mg/m^2$，输注46~48小时）。

西妥昔单抗：$400mg/m^2$ 静脉注射，第1次静脉注射大于2小时，然后 $250mg/m^2$ 静脉注射，注射超过60分钟。每周重复1次。

或西妥昔单抗 $500mg/m^2$ 静脉注射，第1天，注射超过2小时。每2周重复1次。

④ CapeOx方案

奥沙利铂：$130mg/m^2$ 静脉注射大于2小时，第1天。

卡培他滨：每次 $1000mg/m^2$，每天2次，口服，第1~14天，随后休息7天。

每3周重复。

⑤ CapeOx+贝伐珠单抗方案

奥沙利铂：$130mg/m^2$ 静脉注射大于2小时，第1天。

卡培他滨：每次 $1000mg/m^2$，每天2次，口服，第1~14天，随后休息7天。

贝伐珠单抗：7.5mg/kg 静脉注射，第1天。

每3周重复。

⑥ FOLFIRI方案

伊立替康：$180mg/m^2$ 静脉输注大于30~90分钟，第1天。

LV：$400mg/m^2$ 静脉输注2小时，配合伊立替康注射时间，第1天。

5-Fu：$400mg/m^2$ 静脉推注，第1天。然后 $1200mg/(m^2 \cdot d) \times 2$ 天持续静脉输注（总量 $2400mg/m^2$，输注46~48小时）。

每 2 周重复。

⑦ FOLFIRI + 贝伐珠单抗方案

伊立替康：180mg/m² 静脉输注大于 30~90 分钟，第 1 天。

LV：400mg/m² 静脉输注 2 小时，配合伊立替康注射时间，第 1 天。

5-Fu：400mg/m² 静脉推注，第 1 天。然后 1200mg/（m²·d）×2 天持续静脉输注（总量 2400mg/m²，输注 46~48 小时）。

贝伐珠单抗：5mg/kg 静脉注射，第 1 天。

每 2 周重复。

⑧ FOLFIRI + 西妥昔单抗方案

伊立替康：180mg/m² 静脉输注大于 30~90 分钟，第 1 天。

LV：400mg/m² 静脉输注 2 小时，配合伊立替康注射时间，第 1 天。

5-Fu：400mg/m² 静脉推注，第 1 天，然后 1200mg/（m²·d）×2 天持续静脉输注（总量 2400mg/m²，输注 46~48 小时）。

每 2 周重复。

西妥昔单抗：400mg/m² 静脉注射，第 1 次静脉注射大于 2 小时，然后 250mg/m² 注射，注射超过 60 分钟，每周重复 1 次。

或西妥昔单抗 500mg/m² 静脉注射，第 1 天，注射超过 2 小时。每 2 周重复 1 次。

⑨ CapIRI 方案

伊立替康：180mg/m² 静脉输注大于 30~90 分钟，第 1 天。

卡培他滨：每次 1000mg/m²，口服，每日 2 次，第 1~7 天。

每 2 周重复。

⑩ CapIRI + 贝伐珠单抗方案

伊立替康：180mg/m² 静脉输注大于 30~90 分钟，第 1 天。

卡培他滨：每次 1000mg/m²，口服，每日 2 次，第 1~7 天。

贝伐珠单抗：5mg/kg 静脉注射，第 1 天。

每 2 周重复。

⑪ mXELIRI 方案

伊立替康：200mg/m² 静脉输注大于 30~90 分钟，第 1 天。

卡培他滨：每次 800mg/m²，口服，每日 2 次，第 1~14 天。

每 3 周重复。

⑫ mXELIRI + 贝伐珠单抗方案

伊立替康：200mg/m² 静脉输注大于 30~90 分钟，第 1 天。

卡培他滨：每次 800mg/m²，口服，每日 2 次，第 1~14 天。

贝伐珠单抗：5mg/kg，静脉注射，第 1 天。每 2 周重复。

⑬ 雷替曲塞：3mg/m²，静脉输注，给药时间 15 分钟。每 3 周重复。

3. 放射治疗

放射治疗效果不满意。有人主张在术前与术后采用放射治疗，可能在一定程度上提高手术切除率、减少术后复发、改善 5 年存活率。晚期患者小剂量放疗，有时能起到暂时止血、止痛的效果。

4. 免疫治疗

免疫治疗常在术后，放、化疗以及各种治疗的间歇期进行，可提高机体免疫功能，增强治疗效果。推荐这种治疗方式仅用于临床试验。

（1）干扰素（IFN）每次（1~3）×10⁶U，每日 1 次，或每周 3 次，皮下注射或肌内注射，达 2.4×10⁸U。

（2）肿瘤坏死因子（TNF）每次注射 100 万 U，连续 3 日、停 4 日为 1 个疗程。视患者情况可连续使用 3~5 个疗程。若与 IL-2 或干扰素配合应用，有更好的疗效。

（3）白细胞介素 2（IL-2）本药与其他细胞因子（IFN、TNF）局部注射。一般每次剂量为 10⁴~10⁶U，2~3 天注射 1 次。据病情及不良反应情况可用 3~20 次为 1 个疗程。

5. 分子靶向治疗

近期有较多回顾性研究数据表明原发瘤位于右侧（回盲部到脾曲）的转移性结肠癌预后明显差于左侧者（脾曲至直肠）。RAS 及 BRAF 基因均为野生型患者可考虑行抗 EGFR 单抗（西妥昔单抗）治疗，且对于左半结肠癌病变患者比右半效果好。暂未观察到抗 VEGF 单抗（贝伐珠单抗）的疗效与部位存在明显关联。比较化疗联合贝伐珠单抗或西妥昔单抗的头对头随机对照研究的回顾性亚组分析数据显示：在左侧结直肠癌，西妥昔单抗在客观有效率和总生存上均优于贝伐珠单抗，而在右侧结肠癌，西妥昔单抗虽然在客观有效率上可能存在一定优势，但在总生存上不如贝伐珠单抗。

6. 对症与支持疗法

晚期肿瘤患者常出现恶病质，可补充电解质、维生素、葡萄糖、氨基酸等营养物质，并输血、输白蛋白以提高机体抵抗力、补充有效循环血容量。便血可应用有效的止血剂。疼痛者可按三阶梯给药法予以止痛，一级止痛药为非阿片类，代表药是复方阿司匹林；二级止痛药为弱阿片类，代表药是可待因；三级止痛药是强阿片类，具有显著的成瘾性，代表药为吗啡。

7. 并发症的治疗

治疗肠梗阻、肠穿孔、腹膜炎、肠出血等并发症有利于延长患者生命。

（三）辨证治疗

1. 辨证论治

（1）湿热下注证

治法：清热利湿。

方药：槐花地榆汤或清肠饮或白头翁汤加减。

①基础方加败酱草 10~30g、生地榆 15~30g、土茯苓 30g、槐花 30g、土贝母 50g、白毛藤 30g。

②槐花 30g，地榆 30g，白头翁 30g，败酱草 30g，马齿苋 30g，黄柏 10g，薏苡仁 30g。

③白头翁 30g，秦皮 10g，黄柏 10g，大黄 10g，败酱草 30g，薏苡仁 30g。

（2）毒邪壅盛证

治法：清热凉血，化瘀解毒。

方药：五味消毒饮或黄连解毒汤加减。

①金银花 15~30g，野菊花 15~30g，紫花地丁 15~30g，蒲公英 30g，天葵 15g，白花蛇舌草 30g。

②黄连 10g，黄芩 10g，黄柏 10g，栀子 10g，蒲公英 30g，白头翁 30g，牡丹皮 12g。

（3）瘀血内阻证

治法：活血化瘀。

方药：血府逐瘀汤加减。

①基础方加桃仁 10g、红花 10g、䗪虫 30g、赤芍 15g。

②当归 15g，赤芍 12g，桃仁 12g，红花 10g，牛膝 10g，枳壳 10g，丹参 30g，延胡索 15g。

（4）气血两虚证

治法：补气养血。

方药：归脾汤或八珍汤加减。

①基础方加黄芪 15~30g、当归 15~24g、党参 10g、白术 10g、鸡血藤 30g。

②黄芪 10g，白术 10g，党参 10g，龙眼肉 30g，当归 30g，木香 10g，甘草 6g。

③当归 10g，川芎 10g，白芍 15g，熟地 15g，党参 15g，白术 15g，茯苓 15g，甘草 6g。

（5）脾肾阳虚证

治法：温补脾肾。

方药：参苓白术散合四神丸加减。

①基础方加淫羊藿 10g、肉苁蓉 15~24g、巴戟天 10~15g、肉桂 6g、附子 6~9g。

②党参 10g，黄芪 10g，白术 10g，茯苓 24g，薏苡仁 30g，补骨脂 10g，肉豆蔻

10g，吴茱萸 10g，诃子 10g，木香 9g，厚朴 9g。

（6）肝肾阴虚证

治法：滋补肝肾。

方药：知柏地黄丸加减。

①基础方加黄精 30g、枸杞子 15~30g、女贞子 15~30g、墨旱莲 30g、白芍 15g。

②知母 10g，黄柏 10g，生地黄 15g，枸杞子 30g，女贞子 30g，茯苓 20g，泽泻 15g。

2. 外治疗法

（1）针刺治疗　取足三里、天枢、合谷、下巨虚、内关、大肠俞等穴，有止痛止呕作用。用于大肠癌合并不全梗阻呕吐的治疗。

（2）艾灸治疗　取天枢、中脘、下脘、关元、神阙等穴，每穴艾灸 10 分钟，每日 2~3 次。用于大肠癌合并腹水的治疗。

（3）贴敷疗法

①镇痛灵：由生草乌、蟾酥、生半夏、生南星、细辛等组成，研末过 100 目筛，和匀。每次 2.5g，撒布于癌痛部位，外用阿魏消痞膏敷贴，隔日换药 1 次。外用 7 次为 1 个疗程。用于大肠癌合并癌痛的治疗。

②蟾酥膏：由蟾酥、生川乌、重楼、红花、莪术、冰片等 20 余味中药组成，橡胶、氧化锌为基质，加工制成中药橡皮膏。用药前先将疼痛部位洗净，然后把蟾酥膏外敷于疼痛处，24 小时换药 1 次，7 日为 1 个疗程。用于大肠癌合并癌痛的治疗。

（4）灌肠　黄柏 60g，黄芩 60g，紫草 60g，虎杖 120g，藤梨根 250g，苦参 60g，乌梅 15g。浓煎成 500ml，每日 1 次 30~50ml，睡前做保留灌肠。用于大肠癌便血的治疗。

3. 成药

消癌片：每次 4~6 片，每日 3 次，口服。用于晚期大肠癌的治疗。

（四）医家经验

1. 孙桂芝

孙桂芝教授认为肠癌是本虚标实的疾病。久居湿地、寒温失调、情志失调、饮食劳倦、正气不足、脾肾两虚为肠癌病机的主轴。正如宋代窦汉卿《疮疡经验》所言："多由饮食不洁、醉饱无时、恣食肥腻……任情醉饱、耽色，不避严寒酷暑，或久坐湿地，恣己耽着，久不大便，遂致阴阳不和、关格壅塞、风热下冲乃生五痔。"其中又以脾肾亏虚为肠癌发生的关键病机。局部湿、毒、瘀互结是其发生和发展的病理基础。湿邪困脾，饮食伤脾，肝郁克脾，均可导致脾虚不运，湿邪内停，着留不去，日久蕴化，生热化毒。同时局部经脉气血运行不畅，瘀血阻滞，湿热毒邪胶着，或加大便不畅、恶秽久滞，内毒愈盛，终成癌肿。孙老师认为，肠癌的治疗需要坚持辨证为先、辨病结合的诊疗思路。早期肠癌患者以湿热毒瘀互结为多见，对应治疗当采用清热、祛湿、解毒、化瘀为主。晚期及术后、放疗、化疗的患者，多以阴阳气血亏虚为多见，分别予滋阴、温阳、益气、养血等治法，以扶正固本。方证对应是肠癌辨证论治的核心。同时针对肠癌不同的疾病时期和疾病特点有侧重点地给予治疗。

2. 章永红

章永红教授认为，晚期大肠癌，多由长期的饮食不节，或劳倦过度，或忧思抑郁，或久病失养，从而损伤脾胃，导致气血生化乏源，正气虚损，邪气乘袭，蕴结于脏腑，气机受阻，痰湿内生，瘀毒蕴结，形成肿瘤。病性总属正虚邪实，正虚以脾胃气虚为主，邪实以湿热瘀毒多见。患者先天脾胃亏虚，后天饮食失养，且病久正气已虚，加之手术、放化疗均为攻邪之法，正气更伤，脾胃功能减退和失调，不能正常运化，以致湿从中生，久蕴化热，湿热困阻脾胃，阻滞气机通降，日久血滞毒瘀，阻碍脾胃运化，形成恶性循环。大肠癌患者临床常见消瘦、乏力、神疲、虚弱、食少纳呆等症状，甚至出现大肉陷下的表现，中医学将这些症状和体征辨证归为"脾虚证"。而腹胀、腹痛、便秘等症状，多因湿热瘀毒阻滞气血运行所致。

五、预后转归

本病的预后取决于早期诊断与手术根治。影响预后的因素有：

（1）癌细胞分化级别　分化程度差者预后不良。

（2）发病年龄　青年大肠癌的预后一般较差。

（3）肠壁浸润深度与淋巴结转移　早期大肠癌、无淋巴结转移者经及时手术预后良好，进展癌而有淋巴结转移者预后差。

（4）其他　大肠癌广泛受累已有肠梗阻者，5年存活率一般只有无肠梗阻者的一半；出现肠出血、穿孔、化脓性腹膜炎等并发症者，预后恶劣。

六、预防调护

（一）预防

（1）积极防治大肠癌的前期病变。对结肠腺瘤性息肉，特别是家族性多发性结肠息肉病，须及早切除病灶。

（2）合理饮食，适当降低膳食的脂肪和肉类含量，增加新鲜蔬菜、纤维素食物和水果。注意保持排便通畅。

（3）积极防治结肠慢性炎性疾病，对慢性溃疡性结肠炎、大肠炎、大肠克罗恩病要定期进行纤维结肠镜检查。积极防治与消灭血吸虫病。

（4）对大肠癌高发人群和地区定期进行普查。

（5）开展大肠癌致病因子抑制的研究。

（6）对50岁以上的患者，定期复查大便潜血检查。

（二）调护

1.心理疏导和休息

建立战胜疾病的信心，解除精神负担和心理压力。充分休息，适当活动避免劳累。讲究卫生，预防感染。注意保暖，避免受凉。要尽量保证睡眠充足。

2.饮食

宜少食多餐，摄入易消化食物。制订合理的饮食计划，保证营养和热量。饮食中增加新鲜蔬菜、纤维素食物的含量，多吃水果。食物要新鲜、干净。化疗期间可摄入不引起呕吐、恶心的食物，如干面包、脆饼干、新鲜水果或蒸土豆等。

3.食疗

（1）菱粥　带壳菱角10~20个，蜂蜜1匙，糯米适量。菱角洗净捣碎，放瓦罐内加水先煮成半糊状，放入糯米适量煮粥，粥熟时加蜂蜜调味后服食。此粥益胃润肠。

（2）升麻芝麻煲猪大肠　升麻10g，黑芝麻60g，猪大肠一段约30cm。大肠洗净后将升麻及芝麻装入大肠内，两头扎紧，加清水适时煮熟，去升麻和黑芝麻，调味后吃肠喝汤。此药膳升提中气。下腹坠胀、大便频者可选用。

（3）薏苡仁粥、菱粥、芡实粥、莲子粥，可在平时佐餐。或香菇、白菇、黑木耳、银耳等常食。有防治肠癌、提高机体免疫功能及强壮作用。

（4）黄花菜30g，木耳15g，血余炭6g。先将黄花菜和木耳煮成一碗水后，冲血余炭服。对肠癌便血者效佳。

七、专方选要

1.清肠消肿汤（刘嘉湘）

组成：八月札、木香、红藤、白花蛇

舌草、野葡萄根、苦参、生薏苡仁、丹参、地鳖虫、乌梅肉、瓜蒌仁、白毛藤、凤尾草、贯众炭、半枝莲各15g，守宫（研末冲服）。

用法：水煎服，每日1剂。并将煎剂中的1/3（约200ml）保留灌肠。

临床观察50例大肠癌患者，生存率5年为20%，10年为9.1%。其中5例治疗后病灶消失而痊愈。[张钢纲．专科专病独特秘方绝招丛书·癌症独特秘方绝招．北京：中国医药科技出版社，1996：181]

2. 通幽消坚汤

组成：白花蛇舌草、槐角、槐花各35g，龙葵、仙鹤草、地榆各20g，当归、生黄芪、败酱草各10g，穿山甲、昆布15g，三七、生大黄各5g，黄药子30g。

用法：每剂煎取400ml，每日早、中、晚3次分服。

加减：便血不止加茜草、阿胶各10g；大便不爽加炒莱菔子30g、麻仁15g；肿块不消加皂角刺10g、蒺藜15g；小腹坠胀加生黄芪30g、木香6g；肛脱不收加莲子30g、刺猬皮10g；小便涩滞加猪苓30g、海金沙10g；淋巴转移加黄药子、石上柏各10g；子宫转移加蒺藜、半枝莲各20g；肺转移加鱼腥草、全瓜蒌各30g；肝转移加铁树叶30g，刘寄奴10g。[张书林．通幽消坚汤合外治法治疗直肠癌22例．浙江中医杂志，1990，25（6）：271]

第二十章　子宫颈癌

子宫颈癌是女性最常见的恶性肿瘤，常见于 40~50 岁的妇女。子宫颈癌以鳞状上皮细胞癌为主，占 90%~95%，腺癌仅占 5% 左右。病变多发生于鳞状上皮与柱状上皮的移行带。子宫颈癌临床以不规则阴道出血、分泌物增多、腰骶或股部疼痛等为主要症状，较晚期可出现泌尿系及直肠刺激症状，晚期可出现恶病质。

子宫颈癌在世界各国发病率有明显差异。据统计，哥伦比亚发病率最高，为 180/10 万，以色列发病率最低，为 12/10 万。我国近年来其发病率占妇女恶性肿瘤首位，占女性生殖器肿瘤的 72.4%~93.1%。据世界卫生组织统计，80 年代全世界子宫颈癌每年新发病例为 45.94 万，我国为 13.15 万，约占总数的 1/3。我国宫颈癌的发生，在地理分布上的特点是高发区连结成片，从内蒙、山西、陕西、湖北、湖南到江西，形成一个高发地带。总的发病情况是农村高于城市，山区高于平原，农业人口高于非农业人口。

宫颈癌的发病年龄在 35 岁以后，55~65 岁为发病高峰。据 1973—1975 年死亡调查，宫颈癌死亡率为 9.98/10 万，死亡率最高的是山西省为 24.47/10 万，超过全国水平一倍，最低的是西藏自治区，为 2.97/10 万。我国宫颈癌患者平均死亡年龄为 58 岁。

在中医学中虽无子宫颈癌的病名，但根据症状可分别归入"带下病""崩漏""癥瘕"等病证范畴。

一、病因病机

（一）西医学认识

迄今为止宫颈癌的病因尚无定论。多数认为与以下因素有关：

1. 早婚、早育与孕产频多

子宫颈癌的发生与性生活有密切关系，绝大多数宫颈癌患者为早婚妇女，未婚患者极少见。过早性生活或早婚妇女子宫颈癌发病率显著增高。

2. 病毒因素

近年来已肯定某些病毒能诱发动物肿瘤，不断有人证实子宫颈癌的发生与下列 3 种病毒有关。

（1）单纯疱疹Ⅱ型病毒（HSV-2）感染　HSV-2 是首先被认为与子宫颈癌的发生有关系的一种病毒。国内许多单位用多种方法进行了 HSV-2 与子宫颈癌关系的血清流行病学观察，发现宫颈癌患者中 HSV-2 抗体阳性率高达 80% 以上，而正常对照组仅为 14.14%~57.14%。目前已证实男子是 HSV-2 储存器，许多试验从男子的生殖－泌尿标本（尿道、输精管、前列腺等）中分离出 HSV-2，所以从理论上推测 HSV-2 可传给性生活对方。但未能证实 HSV-2 是直接的致癌病毒，故还有待进一步证实。

（2）人乳头状瘤病毒（HPV）感染　亦属于性传播疾病。现已发现此种病毒 60 余种，其中感染男女下生殖道 23 种。引起宫颈癌的以 16、18、31 型为多见，而引起宫颈腺癌的 55% 为 16、18 型。并非感染了 HPV 的妇女都将发展为癌，而只是具有 CIN（宫颈上皮内瘤样病变）的妇女才可能发展成子宫颈癌。

（3）人巨细胞病毒（HCMV）感染　这种病毒属于致瘤性 DNA 病毒，它可转变细胞并有致癌的潜在能力。感染以后患者临床表现并不明显，但病毒可以长期存在以及隐性感染，导致许多疾病。HCMV 最常见存在于精液、孕妇的阴道及宫颈分泌物中。HCMV 具有肿瘤 DNA 病毒的性能，可以刺激感染的宿主细胞的 DNA 及 RNA 合成。有学者证实，HCMV 可以引起各种癌症，如前列腺癌、结肠癌及宫颈癌等。

3. 真菌感染

宫颈癌多发生于宫颈糜烂区及撕裂部分。因宫颈癌的好发部位是宫颈鳞柱交界区，即糜烂面的边界，这充分说明宫颈炎、宫颈糜烂与宫颈癌的发生、发展有密切关系。现已知真菌是宫颈炎、宫颈糜烂的诱发因素之一，真菌除了可直接具有致癌作用外，还可产生致癌性毒素，其可与二组胺、亚硝酸盐等合成致癌性亚硝胺。据北京等四大城市统计，有宫颈糜烂者较无宫颈糜烂者宫颈癌患病率高 10 倍。

4. 内分泌因素

性激素是否会促进宫颈癌的发生也是多年来研究的问题。动物实验用雌激素诱导小鼠发生鳞癌已获得成功，但在人体用外源性雌激素诱发宫颈癌尚未获得确实证据。关于使用避孕药是否会增加宫颈癌发生的问题研究很多，归纳起来有两种不同意见：①增加宫颈癌的发生。服避孕药的妇女，宫颈防癌涂片异常者较对照组为高；注射避孕针者，宫颈原位癌发生率为 0.98%，高于对照组 0.50%。②不增加宫颈癌的发生。Cardy Taylor 提出长期服避孕药使颈管内膜发生生理性增生，增生过长的程度与使用的孕激素剂量成正比，停药后迅速恢复正常，并未见发生宫颈癌者。

5. 外源影响

有人从男子的包皮垢中游离出 HSV-2，与宫颈癌的发生有关。凡配偶有阴茎癌、前列腺癌或其以前的配偶曾患宫颈癌者，这些妇女患宫颈癌的机会较多。

6. 吸烟

流行病学研究提示，吸烟是诱发宫颈癌的危险因素，并已证明吸烟者宫颈黏液中有尼古丁存在，吸烟量和发生宫颈癌的危险性呈正相关关系。

7. 其他因素

文献报道宫颈癌多发生于社会经济地位低下的妇女，其主要因素是营养不良而影响宫颈黏液的防御能力。此外，不同的地区、不同的生活习惯、不良的精神因素等都会影响宫颈癌的发病率。一般认为遗传因素与宫颈癌之间并无联系。

（二）中医学认识

子宫颈癌的发生，是多种原因综合作用的结果。中医学对其病因病机的认识主要是以发病过程及临床表现为依据的。本病的主要原因为湿热蕴毒侵犯子宫胞门所致。病理机制为脏腑失调、冲任失约，湿热毒邪浸淫宫颈，血脉瘀阻、阴络受损而致。

本病的发生与肝、脾、肾的功能失调密切相关。七情所扰，暴怒伤肝，肝失疏泄，气滞血瘀；或肝旺侮土，脾失运化，水湿内留，蕴而化热，壅滞胞脉，积而成癥；若素体亏损，或多产多育、房劳过度，或年老肾亏，阴虚内热，精血不足，以致冲任失养；外阴不洁、交合污染，或因手术所伤，湿毒之邪直接伤及宫口，流注胞脉，遂成带下。

二、临床诊断

（一）辨病诊断

1. 临床表现

（1）症状　早期宫颈癌常无明显症状，偶于性交、妇检后产生接触性出血。一旦出现症状，多已达到中晚期。常见症状如下：

①阴道不规则出血：出血量时多时少，反复发生或持续少量出血，可以引起贫血，大量出血者可造成死亡。

②白带增多：此为早期常有的表现，据统计占患者人数的80%。其白带初起可为白色水样或黏液样，以后可混有血液，晚期因癌组织坏死、感染可出现大量稀脓性恶臭液体。

③疼痛：当癌肿浸润盆壁、闭孔神经、骶神经丛等可引起严重持续的骶尾部或坐骨神经疼痛。

④恶病质：于癌症晚期出现，如消瘦、低热、贫血等。

（2）体征　晚期可见体表淋巴结肿大。此外，妇科检查可见如下体征：

①阴道窥器检查：可见如下四型阳性体征。

糜烂型：宫颈表面粗糙不平、充血，呈乳头状或小颗粒状，触之易出血。多见于早期。

菜花型：又称外生型。肿瘤向外突出呈大小不等的乳头状，形似菜花，质脆，易出血。

结节型：又称内生型。肿瘤向组织内生长，彼此融合成结节状，质硬，表面光滑或有深浅不同的溃疡。

溃疡型：上述各型肿瘤继续发展，癌组织坏死脱落，形成溃疡，严重时形成空洞，边缘不规则，质脆，中心部有坏死、出血。

②内诊检查：双合诊、三合诊可触及宫颈局部变硬、粗大，或突起块状物，宫旁可有不同程度增厚，弹性消失或呈团块状。

2. 相关检查

（1）子宫颈刮片　是发现宫颈癌前期病变和早期宫颈癌的主要方法，阳性率达90%以上。巴氏染色法的结果可分为5级。Ⅰ级：为正常的阴道涂片，良性；Ⅱ级：细胞有异型性但非恶性；Ⅲ级：可疑癌但证据不足，多见于不典型增生；Ⅳ级：高度可疑癌，但涂片中癌细胞量较少，有原位癌的可能；Ⅴ级：癌症，具有典型癌细胞的特征且量多，有浸润癌的可能。

（2）阴道镜检查　阴道镜检查易发现早期微小病灶，在镜下定位做活检可提高阳性率。

（3）碘试验　用复方碘溶液涂在宫颈和阴道壁上，着棕褐色或黑色区为阴性区，不着色区为可疑病变区，须进一步做活体组织检查以明确诊断。

（4）宫颈活组织检查　活组织检查应作为最后确诊的依据，注意采集标本时除在病变或可疑部位取材外，应在颈口鳞状与柱状上皮交界处作多点取材，以提高阳性率。

（5）宫颈管搔刮检查　将刮出的组织做病理检查，以确定宫颈中有无病变。

（6）宫颈锥形切除　对宫颈刮片阳性而活组织检查和颈管搔刮检查阴性者，做宫颈锥形切除检查。切除的标本应做连续切片，以避免漏诊。

（7）其他检查　包括X线检查和胸透、静脉肾盂造影、淋巴造影及直肠、膀胱镜检查等。视患者情况及诊断需要选择进行，必要时可做CT检查。

3. 分型

宫颈癌一般发自颈口鳞状上皮与宫内膜柱状上皮的交界处，绝大多数宫颈癌是逐渐的而不是突然发生的，其发生和发展有一个缓慢的过程：正常上皮→单纯性增生→不典型增生→原位癌→浸润癌。但亦有少数患者不经过原位癌阶段即发生浸润癌。

（1）子宫颈鳞状上皮不典型增生　在性质上已不同于正常细胞，为良性上皮向癌方向发展的一个中间过渡阶段，是一种癌前病变。镜检：底层细胞增生，即从正常仅1~2层底层细胞增至多层，甚至可占据上皮的大部分，且有细胞排列紊乱及细胞核增大、浓染、染色质分布不匀等核异质改变。根据细胞形态和所累及整个上皮层的范围或厚度，分为轻、中、重三度。轻度为异型上皮占据上皮层内 1/3，异型性较轻，细胞排列稍紊乱；中度为异型上皮占据上皮层的 2/3，异型性明显，细胞排列紊乱；重度为异型细胞超过上皮层的 2/3，但部分表层细胞分化尚正常，由于细胞显著异型，且极性接近完全消失，故不易与原位癌相鉴别。

（2）宫颈原位癌　上皮全层被异常细胞所代替，但基底膜保持完整，病变只限于上皮内，无间质浸润。病变部位多发生于鳞柱上皮交界处和移行带，且宫颈后唇较前唇稍多，病变的宽度多数在半周以内，长度 0.4~2.7mm 不等，深度一般不超过 1.5mm。镜检：上皮全层极性消失，细胞显著异型性，核大、深染、染色质分布不匀，有核分裂象。异型细胞还可沿宫颈腺腔开口进入移行带区的宫颈腺体，致使腺体的原有柱状细胞为多层异型鳞状细胞所替代，但腺体基底膜仍保持完整，这种情况称为宫颈原位癌累及腺体，仍属宫颈原位癌的范畴。

（3）早期浸润癌　在原位癌基础上，如在镜检发现有癌细胞小团似泪滴状，甚至锯齿状穿破基底膜，或进而出血膨胀性间质浸润，但侵入深度不超过 5mm，且无癌灶互相融合现象，也无侵犯间质内脉管迹象时，为镜下早期浸润癌。

（4）鳞状上皮浸润癌　癌细胞向间质内浸润已超过基底膜下 5mm，或有脉管侵犯。局部大体观可分 3 型。①外生型：肿瘤向表面生长，呈乳头状或菜花状突起，高低不平，质脆易出血。②内生型：又称结节浸润型。癌肿向颈管管壁内浸润，使整个宫颈增粗或胀大，而宫颈外口和宫颈唇常较光滑。③溃疡型：亦称空洞型。不论外生或内生型，进一步发展后组织可发生坏死脱落，局部形成溃疡甚至空洞，如火

山喷口状，容易发生继发感染和大量出血。镜检特点是：癌瘤较深，较广泛地侵入间质；癌细胞的多形性更加明显，细胞分化不良，大小、形态不一，核大、不规则，染色质浓染、分布极不均匀，核分裂象多见；在间质内可出现树枝状、条索状、弥漫状或团块状癌巢。根据癌细胞分化程度，在病理上可分为 3 级。Ⅰ级：分化较好，癌巢中有相当数量的角化现象，可见明显癌珠，每高倍视野分裂象在 2 个以下；Ⅱ级：中度分化，达宫颈上皮中层细胞的分化程度，细胞大小不一，癌巢中无明显角化现象，每高倍视野分裂相在 2~4 个；Ⅲ级：多为未分化的小细胞（相当于宫颈上皮底层的未分化细胞），每高倍视野分裂象在 4 个以上。

（5）子宫颈腺癌　来源于被覆盖宫颈管表面和颈管内腺体的柱状上皮。镜检可见到腺体结构，甚至腺腔内有乳头状突起。腺上皮质增生为多层，细胞低矮，异型性明显，可见核分裂象。如癌细胞充满腺腔，以致找不到原有腺体结构时，往往很难将腺癌与分化不良的鳞癌相区别。如腺癌合并有鳞状上皮细胞癌成分时称为宫颈腺角化癌，如腺癌与鳞癌并存时称为宫颈腺-鳞癌。其恶性程度高、转移早，预后多不佳。

（二）辨证诊断

1. 湿热瘀毒证

临床证候：白带量多，色如米泔或黄赤相兼，质黏稠，臭秽难闻，有时夹有瘀血及腐肉，少腹胀痛，胸闷纳呆，舌质暗红，苔黄腻，脉滑数。

辨证要点：带下量多、色如米泔、秽臭难闻，苔黄腻，脉滑数。

2. 肝郁气滞证

临床证候：带下量多，阴道不规则出血、时多时少，或夹有血块，胸胁胀满，

舌质暗红，苔薄白，脉弦。

辨证要点：带下量多或阴道不规则出血，胸胁胀满，脉弦。

3. 肝肾阴虚证

临床证候：时有阴道出血，带下较多、黄白相兼，腰膝酸痛，头晕耳鸣，五心烦热，口燥咽干，舌质红少苔，脉弦细。

辨证要点：时有阴道出血，带下黄白相兼，头晕耳鸣，五心烦热，舌红少苔，脉弦细。

4. 脾肾阳虚证

临床证候：白带清稀量多，时有阴道出血，神疲乏力，腰膝冷痛，小腹坠痛，面色㿠白，大便溏泄，舌体胖，苔白润，脉沉细。

辨证要点：带下清稀量多，腰膝冷痛，舌体胖，苔白润，脉沉细。

三、鉴别诊断

（一）西医学鉴别诊断

子宫颈的很多疾病在外观上与子宫颈癌相似，要注意鉴别。

1. 子宫颈糜烂

子宫颈糜烂见炎症性宫颈糜烂、色红、边缘较整齐，触之不易出血。早期宫颈癌糜烂型边缘有时不整齐，凹陷或突出，组织较脆，易出血。病史有接触出血、白带多，或近绝经期患者，必须提高警惕，详细检查，应以细胞检查或切片检查来鉴别。

2. 宫颈结核

宫颈结核表现多样，宫颈外观正常或肥大、糜烂、溃疡或息肉样表现，乳头状结核病灶也有呈菜花样外观，但不像癌组织那样脆易出血。有月经异常、不育及结核病史。活检可鉴别。

3. 宫颈息肉

宫颈息肉起源于颈管黏膜，自颈口脱出，圆形、色红、质软，多有蒂。宫颈息

肉偶有癌变，应尽早摘除并做病理检查。

4. 宫颈黏膜下肌瘤

宫颈黏膜下肌瘤的肿物呈圆形，质硬而不脆，来自宫颈口内或颈管，光滑的宫颈包绕肌瘤，宫颈是完整的。必要时可做切片检查。

5. 宫颈肥大

长期炎性病变，可致宫颈肥大，表现光滑或有糜烂。细胞学检查有助于诊断。

6. 子宫体癌累及宫颈

子宫体癌大都为腺癌。宫体癌累及宫颈时，常在颈管内见到有癌组织堵塞，宫颈本身的病变并不明显。诊断须做分段刮宫切片检查。

7. 子宫颈乳头瘤

本病较少见，常发生在妊娠期，产后自行消退。肿瘤呈乳头状，如疣，质软、不脆，多无症状。应做病理检查鉴别。

（二）中医学鉴别诊断

见"子宫体癌"。

四、临床治疗

（一）提高临床疗效的要素

1. 治本病，重在早期诊断与治疗

早期诊断及治疗，是临床提高子宫颈癌完全缓解率的重要因素，对未病者（指癌前病变）要积极治疗，防止子宫颈癌的发生。对已病者积极采用中、西医措施，如手术、放化疗、中药祛邪解毒等，防止病情恶化、扩散。此即谓善治病者治未病，即病防变之意。

2. 内外结合，采取多种途径

辨证施治是中医学之精华，根据患者的具体情况，因时、因地、个体化治疗，具有很好的治疗效果。但由于汤药口服很难直达病所，而外用药则直达病处、直接作用于患处，故尔，临床应采取多种途径

治疗，内外结合，协同发挥药物作用，以提高临床疗效。

3. 顾护脾胃，提高患者抗病能力

目前放化疗仍是治疗子宫颈癌的主要治疗手段，但在放化疗过程中，患者常出现胃肠道反应，如恶心、呕吐等脾胃受损症状。而脾为后天之本、气血生化之源。脾胃虚弱，气血亏虚，机体抗病能力下降，影响放化疗方案的进一步实施。因此，在治疗过程中要时时顾护胃气，根据具体情况，适当选用健脾化痰、化湿降浊、醒脾和胃之品，使脾胃健、气血盛、机体免疫能力提高，邪祛而正不伤，患者方能早日康复。

4. 中西合璧，增添效应

目前单纯中医或西医治疗子宫颈癌虽取得了一定疗效，但仍有许多不足之处，如放化疗的毒性及不良反应。而中西医结合治疗该病，临床取得了满意效果，二者取长补短，协同发挥作用，使子宫颈癌的完全缓解率有了明显的提高。临床遇该病应中西医结合综合治疗，提高临床效果。

（二）辨病治疗

目前，子宫颈癌的治疗早期仍以手术为主要方法，中晚期采用放射治疗或放疗与手术相结合的综合治疗。

1. 手术治疗

手术适应证原则上限于Ⅰ~Ⅱa期患者，特殊情况另作考虑。年轻而无卵巢病变者，卵巢可以保留。65岁以上患者，体弱或伴有心、肝、肾等器官疾病者，不宜手术。宫颈癌的典型术式有：

（1）宫颈锥形切除术。

（2）扩大的筋膜外全子宫切除术。

（3）次广泛全子宫切除术。

（4）广泛性全子宫切除术。

（5）超广泛性全子宫切除术。

（6）盆腔脏器切除术。

2. 放射治疗

放疗也是宫颈癌的主要治疗手段，其适应范围广泛，各期均可使用，且疗效好。宫颈癌的放射治疗以腔内照射配合体外照射的方法应用最广泛。可以分为：①腔内放疗；②体外照射。

3. 化学疗法

化学药物治疗宫颈癌为有效的辅助治疗，化疗药物既能直接作用于肿瘤又能间接增强放射治疗的生物效应。

（1）增敏化疗（在放疗期间增敏化疗）

DDP+5-Fu：DDP 50~70mg/m^2，5-FU 4g/m^2（96小时持续静脉滴注），放疗第1和29天。

DDP周疗：30~40mg/m^2，放疗第1、8、15、22、29和36天。

（2）新辅助化疗（NAC） 指患者在术前行2~3个疗程的化疗，目的在于缩小肿瘤体积、消灭微转移灶和亚临床病灶，使原来不能手术的患者获得手术机会。一些非随机研究表明，新辅助化疗减少了术中播散及术后转移的几率。目前，主要用于局部肿瘤大的早期患者。NAC化疗方案常是以铂类为基础的联合方案，如PVB方案（顺铂+长春新碱+博来霉素）、顺铂+紫杉醇方案、BIP方案（顺铂+博来霉素+异环磷酰胺+美司钠）等。给药途径包括静脉全身化疗或动脉插管介入化疗。由于几种方案疗效相近，NAC的最佳方案及给药途径尚未统一。FIGO（2006）推荐NAC方案：顺铂50mg/m^2，静脉注射，第1天；VCR 1mg/m^2，静脉注射，第1天；BLM 15mg，静脉注射，第1~3天。每10天重复，共3次。

（3）姑息化疗 主要用于既不能手术也不能放疗的复发或转移的宫颈癌患者。2009年NCCN宫颈癌治疗指南推荐的用于复发或转移癌的一线化疗方案有卡铂+紫杉醇、顺铂+紫杉醇、顺铂+拓扑替康和顺铂+吉西他滨。可供选择的一线单药化疗

药物有卡铂、顺铂、紫杉醇、吉西他滨和拓扑替康。二线化疗药物有多西紫杉醇、表阿霉素、5-氟尿嘧啶、异环磷酰胺、伊立替康、丝裂霉素等。

（4）联合化疗方案

① FAP方案

5-氟尿嘧啶：500~800mg/m²，静脉滴注，第1~3日。

阿霉素：40~50mg/m²，静脉滴注，第1日。

顺铂：50~60mg/m²，静脉滴注，第1~3日。

3日为1个疗程，每35~42日重复1次。

② CAP方案

顺铂：50mg/m²，静脉滴注，第1日。

阿霉素：50mg/m²，静脉滴注，第1日。

环磷酰胺：50mg/m²，静脉滴注，第1日。

每21~28日重复1次。

③ PBM方案

顺铂：100mg/m²，静脉滴注，第1日。

博来霉素：15mg/m²，静脉滴注，第1~8日。

甲氨蝶呤：300mg/m²，静脉滴注，第8日。

8日为1个疗程，14日重复1次，共用3个疗程。

④ PVB方案

顺铂：50mg/m²，静脉滴注，第1日。

博来霉素：10mg/d，皮下注射，第3~7日。

长春新碱：1mg/m²，静脉滴注，第3日。

7日为1个疗程，14日重复1次，共用2~3个疗程。

⑤ TP方案

紫杉醇：150~175mg/m²，静脉滴注，第1日。

顺铂：50~75mg/m²，静脉滴注，第2日。

每3~4周重复1次。

⑥ TC方案

紫杉醇：150~175mg/m²，静脉滴注，第1日。

卡铂：AUC 4~5，静脉滴注，第2日。

每3~4周重复1次。

⑦ BIP方案

顺铂：50mg/m²，静脉滴注，第1日。

博来霉素：15mg，静脉滴注，第1~3日。

异环磷酰胺：1g/m²，静脉滴注，第1~3日。

每3~4周重复1次。

（三）辨证治疗

1. 辨证论治

（1）湿热瘀毒证

治法：清热利湿，解毒化瘀。

方药：八正散加减。土茯苓30g，败酱草30g，蒲公英15g，萹蓄15g，瞿麦20g，薏苡仁20g，半枝莲30g，龙葵30g，苍术10g，厚朴10g，车前草30g，赤芍10g。

（2）肝郁气滞证

治法：疏肝理气，解毒散结。

方药：逍遥散加减。当归10g，柴胡10g，青陈皮各10g，郁金10g，白芍15g，茯苓15g，川楝子10g，黄芩15g，半枝莲30g，败酱草20g，白花蛇舌草30g。

（3）肝肾阴虚证

治法：滋补肝肾，清热解毒。

方药：知柏地黄汤加减。生地黄20g，知母10g，黄柏10g，女贞子15g，枸杞子15g，山茱萸15g，紫河车10g，半枝莲30g，墨旱莲30g，山药10g，焦三仙30g，大、小蓟各30g。

（4）脾肾阳虚证

治法：健脾温肾，补中益气。

方药：参苓白术散合桂附八味汤加减。黄芪30g，党参15g，白术10g，茯苓15g，吴茱萸10g，补骨脂10g，附子6g，桑寄生

15g，生龙骨30g，生牡蛎30g，山药15g。

2. 外治疗法

（1）针刺治疗

①宫颈癌辅助治疗选穴：三阴交、肾俞、中极、关元。

②放疗白细胞降低的治疗选穴：足三里、血海、大椎、关元。

③手术后尿潴留的治疗选穴：阴陵泉、三阴交、归来、气海、水道、太溪、关元。

（2）贴敷疗法

①三品一条枪：白砒45g，明矾60g，雄黄7.2g，没药3.6g。白砒及明矾研成粗粉，混合后煅制成白色块状，研细加雄黄、没药，混合压制成一分硬币大小（厚约2mm，重0.2g）的三品饼及三品杆（长10~20mm，直径3mm，重0.25g），紫外线消毒。第一次取三品饼1枚贴敷于子宫颈口，7~9天后发生局部组织坏死、脱落。1~2天后再上三品杆于宫颈管内。如此使用5~12次。

②治癌散（中国医科大学附属第一医院肿瘤科）：砒石10g，硇砂10g，枯矾20g，碘仿40g，冰片适量。共为细末，用甘油明胶为基质做成含药15%~20%的治癌散，供局部用，每日1次。

③子宫丸：乳香、没药、血竭、硇砂、章丹、钟乳石、蛇床子、硼砂等。共为细末制为锭剂，分为两种：阴道部子宫丸，每锭1.2g；宫颈口子宫丸，每锭1.5g。将药锭放置宫颈糜烂处，次日由患者自取。每周1~2次，每次1枚，4次为1个疗程。

3. 成药及单验方

（1）成药

①征癌片：木鳖子9g，煅龙骨9g，海螵蛸9g，赤石脂6g，炒贯众15g，丝瓜络9g，炒僵蚕9g，炒茜草9g，乌梅3g，雄黄1g。共为细末，制成水丸。口服，每次6g，每日3次。适用于湿热型宫颈癌。

②愈带丸：熟地黄、当归、白芍、艾炭、棕榈炭、百草霜、蒲黄、官桂、白鸡冠花等。共为细末，制成水丸，100粒重6g。口服，每次3g，每日2次。本药适用于湿热下注的宫颈癌。

③复方斑蝥胶囊：由斑蝥、人参、黄芪、刺五加、三棱、半枝莲、莪术、山茱萸、女贞子、熊胆粉、甘草组成。具有破血消瘀、攻毒蚀疮的功效，用于妇科肿瘤、肝癌、肺癌等。口服，每日2次，每次3粒。

（2）单验方

①败酱草、夏枯草、半枝莲、生薏苡仁各30g，土贝母、炒槐花、川楝子炭、青陈皮各15g，土茯苓、金银花各20g，五灵脂炭10g，甘草3g。水煎服，日1剂，适用于早期宫颈癌。

②槐耳灵芝茶：槐耳15g，灵芝30g。将槐耳、灵芝洗净，切片，入锅，加水适量，煎煮40分钟即可。上、下午分服，饮汤吃槐耳、灵芝。具有健脾益气、扶正抗癌之功效，通治各种宫颈癌。

③白花蛇蜜饮：白花蛇1条，炙蜈蚣2条，露蜂房10g，蜂蜜50g。将白花蛇宰杀，去内脏后洗净，与拣杂的炙蜈蚣、露蜂房一起晒干或烘干，共研成细末，瓶装，防潮，备用。每日2次，每次10g，用少许蜂蜜调服。具有清热解毒、散结抗癌之功效。治疗各种宫颈癌。

④掌叶半夏：以掌叶半夏制成片剂内服，制成栓剂和棒剂外用。口服每天生药60g，外用每栓含生药50g，棒剂含生药5~7.5g。栓剂贴敷宫颈，棒剂塞颈管，每日1次。

（四）新疗法选粹

1. 免疫治疗

免疫治疗常与手术、放化疗和中药配合使用。目前常用的免疫制剂有以下几种。

（1）转移因子　成人每周 1 支（2ml），皮下注射，1 个月后改为每 2 周 1 支。无不良反应，但不主张过大剂量应用。本品需保存在 0℃以下。

（2）肿瘤坏死因子　每次 100 万单位，静脉注射，用 3 日停 4 日为 1 个疗程。本药与化疗同用，可产生理想的抗癌作用。也可与干扰素、白细胞介素 –2 合用，适用于晚期宫颈癌及广泛转移者。有严重低血压及中重度肝肾功能损害者慎用。少数患者用药后出现高热，可在用药前口服吲哚美辛 25mg。孕妇忌用。

（3）植物血凝素　成人每次 20~40mg，肌内注射或静脉注射（溶于 5% 葡萄糖盐水 250~500ml 中），连用 5~10 日为 1 个疗程。少数患者出现过敏性皮炎，甚至过敏性休克、喉头水肿。

2. 介入治疗

（1）选择性动脉灌注化疗　本法适应证为中、晚期即Ⅱ～Ⅳ期子宫颈癌，无论手术与否、手术方式如何，都应积极进行术前和术后的选择性动脉灌注化疗。对于Ⅱ期宫颈癌可提高远期存活率，对于Ⅲ期宫颈癌可创造手术机会而获得手术切除，这是近年来治疗恶性肿瘤所取得的成功经验。对于Ⅳ期宫颈癌来说，癌肿已扩散到邻近器官甚至远处转移，手术已无意义。此时动脉灌注治疗，可起到杀死盆腔区域的广泛肿瘤，同时化疗药物弥散全身起到半全身化疗作用，对于控制肿瘤发展、减少痛苦、延长生命是一种有效的姑息性治疗措施。常选择髂内动脉、直肠上动脉、骶中动脉灌注化疗。

（2）选择性动脉栓塞治疗　动脉栓塞要与动脉灌注化疗配合进行。本法适应于中晚期子宫颈癌范围广泛，行动脉灌注化疗的同时进行栓塞治疗，这将加速肿瘤缺血坏死和萎缩局限化，创造手术机会或提高姑息性治疗效果。肿瘤合并出血时栓塞可发挥急救作用。

（3）直接穿刺注药治疗　本法适用于腹膜转移或髂腰淋巴结转移时向腹腔内穿刺注药，腹股沟表浅淋巴结转移可直接穿刺淋巴结注药治疗。

3. 电化学治疗

电化学治疗是一种利用直流电场及脉动电流，强制性改变肿瘤组织细胞的微循环，从而使肿瘤细胞丧失生存环境的肿瘤治疗方法。本法操作方便、安全性强、疗效好，在临床上有广阔的前景。适用于宫颈癌阴道大出血患者。

4. 激光治疗

激光治疗是利用其热效应，迅速使肿瘤汽化、缩小，并迅速封闭肿瘤的血管、淋巴管，以达到止血的目的。本法适用于宫颈癌大出血，经止血药及纱布阴道填塞无效者。

5. 冷冻治疗

冷冻疗法是利用低温对活组织进行快冻致融，使冷冻区内的组织细胞冻结，而使其发生坏死变性，以达到治疗目的。本法适应于宫颈原位癌年轻需要保留生育能力者。

6. 内分泌疗法

目前雌激素拮抗剂已广泛应用于乳腺癌、子宫体癌和卵巢癌的治疗。丘仑兴研究观察了三苯氧胺对 3 种宫颈癌细胞系在无血清培养基中的作用，发现低浓度三苯氧胺对细胞系有增殖抑制作用，高浓度有直接杀伤作用。从实验结果推测，宫颈癌的治疗剂量可能与乳腺癌相同或较大剂量。目前，尚未见到雌激素拮抗剂应用于宫颈癌的报道。

（五）医家经验

1. 何任

何任教授认为"正虚邪实"是本病的主要病机，治疗强调扶正、祛邪及止血。

扶正着重从肾着手,善用枸杞子、生熟地黄、山茱萸、补骨脂等补肾之品;祛邪强调清热解毒抗癌之品,如半枝莲、白毛藤等;止血多用紫草、莲房炭、血余炭、藕节、炒阿胶等。

2. 史兰陵

史兰陵教授认为湿热蕴结与瘀血内阻为本病的主要病机,治疗擅长健脾清热利湿与活血化瘀并举,尤其注意应用苦寒之品,如土茯苓、龙胆草、凤眼草等;活血则用丹参、王不留行、刘寄奴等。

3. 许步仙

许步仙教授(镇江市名老中医)认为子宫颈癌的发生发展都是正虚邪实的过程,治疗应以攻邪为主,佐以扶正。攻邪善用阿魏、昆布、海藻、金银花;扶正强调重视脾胃,认为脾胃不仅为气血生化之源、后天之本,又是人体转输之枢纽,药物必须通过脾气的运输达到病所,善用山药、茯苓、白术、黄芪之品。[郭岳峰. 癌症独特秘方绝招. 北京:中国医药科技出版社,1996]

五、预后转归

子宫颈癌未能适当治疗者仅能存活 2~5 年,主要死于尿毒症、大出血、感染及恶病质。经过适当治疗,早期患者 5 年生存率可达 95%~100%,中晚期患者生存率可达 40%~73%。影响本病预后的因素有肿瘤范围大小、细胞类型、有无淋巴结转移、治疗反应等。早期较晚期预后好,有盆腔淋巴结转移较无转移者差。

六、预防调护

(一)预防

(1)积极宣传妇女卫生保健知识,加强防癌知识宣传,提高妇女对本病的认识。提倡晚婚、晚育,加强计划生育和性卫生的指导。推广科学接生,正确处理难产,预防宫颈糜烂的发生。

(2)对育龄妇女定期进行妇科检查,对绝经后妇女出现阴道分泌物增多、血性白带时,要高度重视,立即进行必要的有关检查。

(3)积极治疗宫颈糜烂、宫颈炎、息肉、白斑、鳞状上皮不典型增生等疾病,以防止癌变的发生。

(二)调护

1. 心理护理

癌症患者大多心理恐惧、紧张,思想负担重,要及时做好患者的思想工作,减轻患者的精神负担,树立战胜疾病的信心,积极配合治疗,争取早日康复。

2. 饮食护理

多食富含维生素及高蛋白低脂肪的食品,适当补充一些微量元素,如动物肝脏、胡萝卜、海鱼、蛋类等。忌烟酒,少吃韭菜、生葱。

3. 二便护理

对于宫颈癌患者,要注意外阴、阴道、宫颈清洁卫生,防止感染。放疗后的患者应进行阴道冲洗,治疗放射性炎症,以免阴道粘连。同时注意保持大便通畅。

七、专方选要

1. 二虫昆藻汤

组成:蜈蚣 3 条,全蝎 6g,昆布、海藻、当归、续断、半枝莲、白花蛇舌草各 24g,白芍、香附、茯苓各 15g,柴胡 9g。

用法:日 1 剂,水煎服。佐服云南白药 2g。

陈名信报道以上方治疗宫颈癌 13 例,疗效较为满意,1 例存活 20 年,3 例存活 13 年,4 例存活 8 年,3 例存活 2 年,2 例存活半年。[李佩文. 中西医临床肿瘤学. 北京:中国医药科技出版社,1996]

2. 龙胆泻肝汤

基本方：龙胆草 5g，黄芩、炒栀子各 10g，生地黄 15g，泽泻 10g，车前子 20g，甘草 5g，半枝莲 20g，白花蛇舌草 15g，椿根白皮 10g，白头翁、贯众各 10g，地榆炭 20g。

用法：水煎服，每日 1 剂。

郭红梅报道以龙胆泻肝汤为基本方治疗 50 例宫颈癌出血患者。气虚加黄芪、党参各 20g；便秘加川大黄 10g；尿频加琥珀粉 3g 冲服。10 天为 1 个疗程。经 2~4 个疗程治愈 6 例，显效 37 例，总有效率为 86%。[郭红梅．龙胆泻肝汤化裁治疗宫颈癌出血 50 例临床观察．吉林医药，1998（2）：23]

3. 宫颈癌钉（散）

组成：①山慈菇 18g，制砒霜 9g，雄黄 12g，枯矾 18g，硼砂 3g，蛇床子 3g，麝香 0.9g，冰片 3g；②蜈蚣 3 条，轻粉 9g，雄黄 9g，黄柏 30g，冰片 15g，麝香 0.9g。

用法：①方共研细末，用面糊调制成钉，干燥备用。②方共研细末，制成外用散剂。

天津市中心妇产科医院用上方治疗宫颈癌，结节型、糜烂型每次用药钉 2~3 支，插入宫颈管内，再于宫颈内撒药粉，隔日 1 次。菜花型用药钉插入癌体，每次 7~8 支，隔日 1 次，癌块脱落后可插入颈管内，插药后敷上药粉。治疗 55 例，总有效率 80%。[王冰．抗癌中药方选．北京：人民军医出版社，1992：2]

4. 龙蛇消瘤丸

组成：海龙 1 条，白花蛇 2 条，水蛭 6g，虻虫 6g，人指甲 6g，全蝎 9g，蜂房 9g，没药 6g，黄连 9g，黄柏 6g，龙胆草 15g，雄黄 30g。

用法：研末，金银花煎水泛丸，雄黄作衣。每次 3g，每日 2 次，连服 3~5 剂为 1 个疗程。

湖北医学院附属第二医院用上方治疗宫颈癌 31 例，总有效率 87.1%，对糜烂型疗效好。[王冰．抗癌中药方选．北京：人民军医出版社，1992：2]

5. 治癌散、抑癌片

组成：①治癌散：砒砂 10g，硇砂 10g，枯矾 20g，碘仿 40g，冰片适量。②抑癌片：生马钱子 500g，天花粉 500g，重楼 500g，甘草 500g。

用法：①方共研末，过 120 目筛。②方中先将生马钱子去皮，麻油炒至焦黄，再与其他药研末制片，每片重 0.3g。散剂外用，以带线棉球蘸取药粉，上于癌灶外，每日或隔日 1 次。片剂内服，每次 3~5 片，每日 3 次。

沈阳医学院附属医院用上方治疗宫颈癌 71 例，近期治愈 36 例，显效 5 例，有效 11 例，无效 19 例，总有效率 73%。[王冰．抗癌中药方选．北京：人民军医出版社，1992：2]

第二十一章　子宫体癌

子宫体癌发生于子宫内膜，故又称子宫内膜癌。子宫体癌包括三个类型，即子宫内膜腺癌、子宫内膜棘腺癌和子宫内膜鳞腺癌。临床上所指的子宫体癌通常是指子宫内膜腺癌，是女性生殖器常见的恶性肿瘤之一。临床常见症状有阴道不规则出血、阴道分泌物增多、下腹部及腰腿疼痛。子宫体癌在中医文献中虽无专门病名，但按其不同的病理阶段和临床表现，可归属于"崩漏""五色带""断经后再经"和"癥瘕"等范畴。

子宫体癌好发于更年期和绝经后妇女。约75%的病例发生在50岁以后，高发年龄在58~60岁，5%发生于40岁以下，极少数病例发生在20岁左右，基本上属于一种老年妇女肿瘤，与子宫颈癌比较，子宫体癌发病年龄被推迟约10年。本病的发病情况随世界不同地区、不同种族而有显著差异。就世界范围内发病情况比较，北美、北欧最高，为15~23/10万。亚洲地区较低，在我国平均每年新发病例为1.59万。上海某居民区普查为0.85/10万。在子宫肿瘤中子宫颈癌由30年前的75.4%下降到40%，而子宫体癌则由20.3%上升到46.3%，子宫颈癌与子宫体癌发生率已由3.6：1变为1：1.5。

一、病因病机

（一）西医学认识

子宫体癌发病率有明显上升的趋势。关于子宫体癌发病率上升倾向的解释，目前最受重视的是妇女平均寿命延长、高龄妇女增多，使易感人群增多。另外，与高卡路里、高脂肪饮食以及60年代、70年代风行女性激素疗法又无孕激素校正用药有关系。

子宫体癌虽然未发现有遗传标志，但12%~28%病例发生在家族中，就这一点与乳腺癌颇相似。此病常见于孪生姐妹且发生于相似年龄。

到目前为止，子宫体癌发病原因尚未明了，但已确认决非单一因素所引起，现已发现与雌激素的长期刺激、体质因素及社会、经济等因素有关。

1. 雌激素的长期刺激

多年来无论从实验研究或大量临床观察已得到证明，子宫体癌的发生与雌激素的不断刺激有关。

（1）外源性雌激素　通常是指用雌激素药物作替代疗法。更年期妇女服用雌激素，而且随着用药量的增加及服药时间的延长，子宫体癌的发生相对危险性增加。妇女服用雌激素2年以上者比同龄对照组，患子宫体癌的危险性增加4~14倍。目前这一情况已被广大学者所重视。

（2）内源性雌激素　主要是指来自卵巢分泌的雌激素的刺激。子宫内膜长期受雌激素刺激而无孕酮对抗，可导致子宫体癌的发生。故未孕、未产、不孕的妇女易患子宫体癌比有5个孩子的妇女高3倍。据统计，患多囊卵巢综合征的妇女，子宫体癌发病率较高，可占19%~25%。绝经后妇女，卵巢功能减退，但体内仍有雌激素，主要是由肾上腺分泌的雌烯二酮，经芳香化产生雌酮，雌酮的增加易导致子宫体癌的产生。

2. 体质因素

子宫体癌常伴有肥胖、高血压、糖尿病、未婚、不孕、少产等。有的学者认识到子宫体癌与肥胖、高血压、糖尿病同时存在，称为"子宫体癌三联征"。

（1）肥胖　患子宫体癌者肥胖型居多，这可能与雌激素有关，是雌激素蓄积在多量的脂肪内所致。

（2）糖尿病　子宫体癌患者常有合并糖尿病的报道，糖尿病妇女的子宫体癌发病率较无糖尿病者发病率高2~3倍。

（3）高血压　子宫体癌一般同时伴有高血压病。但是目前现有资料尚不能说明高血压病对子宫体癌的发病有何影响。因为老年肥胖者中，高血压是很普遍的。所以，高血压病本身并不能成为明显的高危因素。

3. 放射因素

放射线对子宫体癌是否为诱发因素，目前尚无一致看法。有的学者认为发生率较预想的高，可能是放射线破坏了子宫内膜所致。也有人认为可能是体内有某些易产生肿瘤因素存在，经放射线激发而致癌。

4. 其他因素

子宫体癌患者多属于经济状况高薪阶层，发达国家中发病率高于发展中国家。如此随社会经济地位和国家不同发病率不同，归因于不同的饮食，子宫体癌高发是与饮食中高脂肪摄入量多少密切相关。

无论上述何种因素最终均导致子宫内膜的变化，而子宫内膜的变化是受卵巢等内分泌器官的控制，卵巢内分泌功能失调或大量分泌雌激素的肿瘤（卵泡膜细胞瘤、颗粒细胞瘤），大量雌激素长期刺激子宫内膜，这时若又缺少孕激素的对抗和调节，子宫内膜就会发生不同程度的增生，则有癌变的可能。另外子宫体癌患者多伴有高血压、糖尿病及肥胖，说明垂体功能紊乱，或因垂体功能紊乱致使卵巢内分泌紊乱而致癌。

（二）中医学认识

中医学无"子宫体癌"一名，但从其临床表现及文献资料报道，该病属中医学"崩漏""五色带""断经后再经""癥瘕"等范畴。病位在胞宫，涉及肝、脾、肾诸脏。病因多为六淫邪气、七情过度、劳力伤神、房劳过度以及痰饮瘀血。病机为冲任虚损、脏腑功能失调，蕴湿生热，毒邪凝结，气滞血瘀阻于胞宫，致气血功能失调。

肾为先天之本、冲任之根基，凡劳力过度或房劳过度皆可损及于肾，致肾气亏虚、冲任二脉虚损，则诸色带下、崩漏变生。脾为后天之本、气血生化之源，既能生血，又能统血。脾虚一则气血化源不足，临床可见虚损之证；二则脾虚易生湿生痰，湿邪下注则见白带，蕴湿化热则带下赤白；脾不统血则阴道不规则出血。若七情过度常致肝的疏泄功能失常，肝郁气滞，日久有碍血液的正常运行，瘀血内生，瘀血与痰浊郁结而见癥瘕痞块，化毒则恶血自阴道而下。由此可见，"子宫体癌"的发生发展过程，正虚邪实贯穿始终。早期以邪实为主，后期邪愈实、正愈虚，疾病缠绵难愈。

二、临床诊断

（一）辨病诊断

子宫体癌是以大体形态和显微镜下形态进行分类：①大体形态：按子宫体癌的生长方式可分为局限型和弥漫型两种。前者癌灶局限在子宫内膜的某一部位，易侵犯肌层。而后者子宫内膜大部分或全部为癌组织侵犯，一般侵犯肌层较少。②显微镜下形态：腺型，占80%~90%；腺角化癌，又称腺棘皮癌；腺鳞癌；透明细胞癌。

1. 临床表现

（1）症状　阴道不规则出血、阴道分泌物异常、下腹部及腰腿疼痛。

（2）体征　早期患者妇科检查无明显异常，随着疾病的发展子宫增大、质稍软。偶尔在晚期病例可见癌组织自宫颈口内脱出，质脆，触之易出血。晚期患者可见下腹部肿块、腹股沟淋巴结肿大或肺、肝等转移体征。

2.相关检查

（1）细胞学检查　从阴道后穹窿、子宫颈管及子宫腔取标本做涂片检查，以宫腔吸取物准确率最高，可达90%，后穹窿分泌物涂片的准确率亦高达60%~70%。细胞涂片检查方法简单，患者无痛苦，是门诊子宫体癌早期诊断方法之一。

（2）子宫内膜喷洗液单克隆抗体相应抗原（CA125）值检查　正常子宫内膜喷洗液CA125均值，分泌期为917U/ml，增生期为265U/ml。子宫体癌患者的喷洗液CA125均值为713U/ml，而绝经后妇女由于子宫内膜萎缩，细胞失去活性，故从细胞释放的CA125抗原亦减少，其均值为126U/ml。本法可作为绝经后妇女子宫体癌的辅助诊断方法。

（3）宫腔镜检查　是目前确诊子宫体癌最重要的检查方法，可直接观察子宫内膜的变化。能较早发现子宫内膜的癌变，准确确定病灶部位，可弥补诊刮及子宫造影对诊断的不足，有助于子宫体癌的定位和分期。

（4）刮宫病理学检查　病理检查是确诊子宫体癌的依据，也可明确癌的分化程度。刮宫方法以分段刮取子宫颈管黏膜和子宫内膜最为实用，将颈管和子宫内膜分别检查，以明确组织来源和宫颈是否受侵犯。刮宫病理检查准确率可达94%，对临床分期和手术方式的选择起重要作用。

（5）子宫造影术　可了解子宫体癌的浸润程度、肿瘤的周围状况、肿瘤的体积，以及比较治疗前后病变的变化。在子宫造影前，要有病理检查确诊为子宫体癌。子宫造影前有严重出血者及有阴道转移、子

宫下部或宫颈阻塞者，禁用此术。

（6）盆腔淋巴管造影　子宫体癌怀疑有淋巴转移者可用此方法。由于盆腔及腹主动脉淋巴结转移直接关系到子宫体癌的病理分期，并且与复发及预后有密切关系，所以在术前或对非手术治疗病例，用本方法以了解淋巴结受累情况及病变侵犯范围，对制订治疗方案有一定参考价值。

（7）经阴道B超检查法　阴道B超是近年来先进的检查手段在妇产科的又一应用。由于阴道内探头与被检查的子宫附件只相隔很薄的阴道穹窿组织，故显示的病变较经腹部B超更为清晰、准确。对子宫体癌患者，有经验的阴道B超医师可以诊断其肌层有无浸润和浸润的深度，有助于术前对临床期别的判断。

（8）CT检查　可显示肿瘤的部位、大小、形状、质地以及肿瘤对周围组织的侵犯，以协助诊断临床分期以及制订放射治疗方案。

（9）磁共振成像（MRI）　MRI可以得到子宫矢状面、冠状面、横断面等多方面的成像，以显示其内部结构。MRI在治疗前可协助判断肿瘤期别，明确肌层侵犯程度以及受累的淋巴结，有助于制订治疗计划。

（10）子宫体癌雌、孕激素受体的定位检测　对子宫体癌雌激素（ER）受体及孕激素（PR）受体进行定位检查，可了解肿瘤的生物学行为，为临床估计预后、指导治疗提供可靠的依据。

（二）辨证诊断

子宫体癌属中医学"崩漏""五色带""断经后再经""癥瘕"等范畴。辨证为肝郁血热证、瘀血内结证、湿热下注证、脾肾亏虚证、肝肾阴虚证和正虚邪陷证。

1.肝郁血热证

临床证候：阴道不规则出血，量较多，或出血淋漓不尽，胸胁胀满，心烦易怒，

口苦口干，小便黄赤，舌质红，苔薄黄，脉弦数。

辨证要点：胁胀心烦，口干溲赤，舌质红，舌苔黄，脉弦数。

2. 瘀血内结证

临床证候：阴道出血，色紫黑，有血块，小腹可触及肿块，腹痛如针刺刀割，疼痛部位固定，入夜加重，舌质暗、有瘀点，脉涩。

辨证要点：出血色黑有血块，腹痛固定不移，舌质暗、有瘀点，脉涩。

3. 湿热下注证

临床证候：阴道不规则出血，带下色黄赤，臭秽难闻，小腹坠痛，口黏口苦，纳呆腹胀，小便黄浊，大便不畅，舌质红，苔黄腻，脉滑数。

辨证要点：带下色黄，臭秽难闻，舌质红，苔黄腻，脉滑数。

4. 脾肾亏虚证

临床证候：阴道下血，色淡质清，淋漓不尽，少腹冷痛，神疲乏力，面色萎黄，纳少气短，舌质淡，或舌边尖有齿痕，苔薄白，脉沉细无力。

辨证要点：出血色淡质清，纳少气短，少腹冷痛，舌质淡，苔薄白，脉沉细无力。

5. 肝肾阴虚证

临床证候：阴道不规则出血，量多少不一，漏下不止，白带增多，形体消瘦，头晕目眩，耳鸣心悸，五心烦热，两颧红赤，腰膝酸软，舌质红少苔，脉细数。

辨证要点：头晕耳鸣，五心烦热，舌红少苔，脉细数。

6. 正虚邪陷证

临床证候：阴道出血不止，流出瘀血块或腐肉，排出物臭秽难闻，腹痛难忍，身体消瘦，面色萎黄，神疲乏力，食少纳呆，舌质暗淡，苔薄白，脉沉细无力。

辨证要点：神疲乏力，阴道排出物臭秽难闻，舌质暗淡，脉沉细无力。

三、鉴别诊断

（一）西医学鉴别诊断

子宫体癌的临床表现为阴道出血，但是阴道出血也是女性生殖器官许多疾病共有的症状。须和以下疾病相鉴别。

1. 功能性子宫出血

功能性子宫出血与子宫体癌患者在体质上有相似之处，检查无特殊发现，尤其是在更年期的功能性子宫出血不易与子宫内膜腺癌的出血相鉴别。虽然功能性子宫出血的出血量和间断时间可能有一定的规律，但是仅凭病史难与子宫体癌鉴别。经治疗和观察，阴道出血不能控制，宜刮宫取内膜做病理检查。

2. 子宫内膜炎

子宫内膜炎见阴道出血淋漓不断、量不多，或有其他炎症表现和局部疼痛。

3. 老年性阴道炎

老年性阴道炎可与子宫体癌并存。老年性阴道炎主要为血性分泌物，阴道有炎性病变，阴道壁充血或黏膜下散在出血点，而子宫体癌排液来自颈管内，阴道壁正常。老年性阴道炎抗感染治疗可治愈。

4. 子宫肌瘤

子宫肌瘤临床主要表现月经量过多或经期过长。妇科检查可见子宫增大、质硬，并可扪及结节。该病可通过 B 超、宫内膜活检、子宫碘油造影和子宫体癌相鉴别。

5. 子宫内膜增生和息肉

子宫内膜增生和息肉临床亦主要表现为月经量过多或经期延长，子宫不大或稍大，多见于育龄妇女，可通过做子宫内膜活检来鉴别。

6. 子宫颈癌

一般鉴别容易，但是子宫体癌累及子宫颈，应和原发性宫颈管癌相鉴别。如病理检查为鳞癌则来自宫颈较多；如为腺癌来源鉴别有一定困难；若同时发现黏液腺体，可能为原发性宫颈管癌。

7. 原发性输卵管癌

本病临床表现与子宫体癌相似，均有阴道出血、阴道分泌物多、下腹部疼痛。但子宫体癌诊刮阳性，宫旁一般触及不到肿物，而原发性输卵管癌宫内膜诊刮阴性，宫旁可触及肿块。

（二）中医学鉴别诊断

子宫体癌中医学无此病名，但据其临床表现可归于"带下""崩漏""断经后再经"等范畴。临床应从以下方面鉴别。

（1）表现为"带下"者当与"赤白浊""白淫"相鉴别。"赤白浊"指尿窍时流秽浊如脓之物的一种疾病，白色者为白浊，色赤者为赤浊。赤白浊初起，小便时溺管涩痛，浊液下流，淋漓不断。而带下则是从阴道流出的黏腻之物绵绵不断，与赤白浊从尿道随溲而下有明显的区别。"白淫"指欲念过度时，骤然从阴道流出的白液，仅偶然发作，与带下病白物绵绵而下、无有休止不同。

（2）"漏下"是非经血时而下，量少淋漓不断，易与"赤带"相混。赤带，月经正常，经停后阴道内流出一种赤色黏液，似血非血，绵绵不断。

（3）表现为"崩漏"者当与"胎漏""异位妊娠""产后病"相鉴别。"胎漏""异位妊娠"均为妊娠后出血，通过病史及有关妊娠检查，可以明确诊断。产后病出血是胎儿娩出后产褥期发生阴道出血，在病史及发病时期上可资鉴别。

四、临床治疗

（一）提高临床疗效的要素

1. 辨病因，正虚为本，痰瘀为标

子宫体癌的形成，多因痰浊瘀血等有形实邪结聚而成，临床可见阴道不规则出血或伴有血块、小腹可触及肿块、疼如刀割、固定不移等，此为该病之标。细审之因，痰瘀之形成，无不与肝、脾、肾诸脏虚损有关。肝郁气滞而血瘀；脾虚生痰，痰阻气滞或气虚血瘀；肾虚不固，湿浊下泄，诸带丛生。可见"子宫体癌"的形成，以正气虚损为本、痰瘀交阻为标。

2. 论治法，祛邪为主，勿忘扶正

正虚邪实贯穿该病之始终，因此，扶正祛邪为该病治疗之准则。由于正虚与邪实在疾病演变过程中之轻重程度不一，在治疗过程中亦有偏重。早期正虚较轻，痰浊瘀血等病理产物较为显著，此时应以祛邪为主，选方用药以清热解毒、化痰祛瘀之品为重点，可少佐扶正之品。后期患者正气虚损较为明显，而瘀血痰浊等邪更加胶结难祛，若仍以祛邪为主，恐欲速则不达，徒伤正气，此时急当扶正为主，迅速改善患者的功能状况、提高抗病能力，待正气恢复，再祛其邪，以期缓图收功。总之，该病治疗重点不忘祛邪，又时时顾其正气。祛邪勿忘扶正、扶正勿忘祛邪为其准则。

3. 看效果，中西结合，疗效较彰

子宫体癌单纯西医药治疗，其有效率仅30%左右，而单纯中药治疗时间长、疗效差，故应以中西结合为主，取长补短，相得益彰。

临床一般根据患者患病时间长短、身体状况及手术指征，采取手术前后加化疗，配合中医辨证施治，手术后中医以扶正为主，兼清余邪；若患者不能手术，可采用化疗加中药进行治疗，此时中药以扶正为主。化疗期以调理脾胃为主，顾护胃气，同时对抗化疗所出现的各种毒性及不良反应；化疗后仍以扶正为原则，或益气养阴，或健脾补肾，或益气生血，以提高患者的抵抗能力、延长缓解期，同时为下一次化疗打下基础。

（二）辨病治疗

1. 手术治疗

子宫体癌首先考虑的治疗方法是手术治疗。目前国内外手术治疗该病取得较为一致的意见：Ⅰ、Ⅱ期以手术根治为主，Ⅲ、Ⅳ期手术配合放、化疗，以提高5年生存率。临床常见的手术类型有全子宫附件切除术及次广泛子宫附件切除术。

2. 放射治疗

单纯放疗仅限于晚期无手术指征的患者，但目前，临床亦常把放疗做为手术前后的辅助治疗手段。根据具体情况分手术前放射治疗和手术后放射治疗，以及腔内照射和体外照射。剂量根据患者体质、病变部位而定。

3. 化学治疗

该病采用化疗效果不甚理想。目前临床上常用的5-Fu、CTX、ADM、DDP的有效率仅在30%左右，且易复发，故该疗法仅适应于晚期或失去手术指征的患者，亦可作为综合治疗的手段之一。现介绍常用的几种化疗方案。

（1）方案1

DDP：60mg/m²，第1天，静脉滴注。

ADM：50mg/m²，第1天，静脉注射。

CTX：600mg/m²，第1天，静脉注射。

上述方案可3~4周重复1次，连用3次。

（2）方案2

ADM：40mg/m²，第1天，静脉注射。

5-Fu：500mg/m²，第2~3天，静脉滴注。

CTX：500mg/m²，第1天，静脉注射。

VCR：1mg/m²，第1天，静脉注射。

上述方案可3周重复1次，2~3次为1个疗程。

（3）国际抗癌联盟肿瘤内科手册推荐的晚期子宫体癌的化疗方案

首选：孕激素2个月（甲羟孕酮200~600mg/d，口服；或己酸羟孕酮1000mg，肌内注射，每周1次）。无效或病情进展时：

次选：CTX 100mg，口服，第1~14天；5-Fu 600mg/m²静脉滴注，第1、8天。

三选：ADM 60~75mg/m²，静脉注射，每3周1次。

4. 孕激素治疗

孕激素治疗该病临床有一定疗效，尤其是对转移灶治疗效果尤为明显，但缺点是疗程长、剂量大。常用药物如下：

（1）己酸羟孕酮　每日500mg，1~2个月后改为每日250mg或500mg，每周2次，肌内注射。

（2）醋酸甲羟孕酮　每次400mg，肌内注射，每周3次，连用12周。

（3）甲孕酮　每日100mg，连用10天后改为200mg，每周3次，连用10周，改为100~200mg，每周1次，肌内注射。

（4）甲地孕酮　每日40~80mg，顿服。

（5）氯地孕酮　每日20~40mg，顿服。

（6）三苯氧胺　每次20mg，口服，每日2次。

（三）辨证治疗

1. 辨证论治

（1）肝郁血热证

治法：疏肝解郁，清热凉血。

方药：丹栀逍遥散加味。柴胡12g，牡丹皮12g，赤芍12g，茯苓10g，栀子12g，生地黄12g，仙鹤草30g，白花蛇舌草30g，茜草10g，半枝莲15g，甘草6g。

（2）瘀血内结证

治法：活血化瘀，散结止痛。

方药：少腹逐瘀汤加味。当归15g，赤芍15g，小茴香15g，延胡索9g，没药12g，川芎9g，肉桂6g，五灵脂12g，蒲黄9g，炒九香虫1.5g，三七粉（冲服）4.5g，水蛭6g，甘草6g。

（3）湿热下注证

治法：清热利湿解毒。

方药：龙胆泻肝汤合黄连解毒汤加减。龙胆草15g，柴胡10g，栀子、黄芩、黄连、黄柏各9g，土茯苓、白花蛇舌草、车前草、苦参、仙鹤草各30g。

（4）脾肾亏虚证

治法：温肾健脾。

方药：金匮肾气丸合四君子汤加减。附子10g，山茱萸10g，山药15g，茯苓10g，泽泻15g，党参15g，白术10g，黄芪30g，狗脊15g，杜仲15g，益母草30g，仙鹤草30g。

（5）肝肾阴虚证

治法：滋补肝肾。

方药：知柏地黄丸加减。熟地黄15g，怀山药12g，山茱萸12g，牡丹皮10g，泽泻10g，茯苓12g，知母9g，黄柏9g，菟丝子12g，枸杞子15g，龟甲胶12g，女贞子9g，夏枯草20g，紫河车15g，甘草6g。

（6）正虚邪陷证

治法：扶正祛邪。

方药：扶正解毒汤加减。黄芪30g，太子参30g，当归15g，赤芍15g，土茯苓30g，天花粉15g，墓头回30g，蒲黄10g，延胡索15g，甘草6g。

2. 外治疗法

（1）针刺治疗　主穴：腰俞、命门、带脉、次髎、三阴交。中等强度刺激，留针10分钟，每日1次，5日为1个疗程，用于止痛。针刺人中、合谷，用于出血过多发生的昏厥。针刺断红穴，有止血的作用。

（2）灸法　灸百会穴，用于出血过多而发生的昏厥。灸断红穴，有止血的作用。

（3）耳针治疗　主穴：子宫、交感、神门或子宫、卵巢、内分泌、肾上腺、皮质下、肝、肾。每次选2~3个穴位交替使用。

（4）贴敷疗法

①香子酒：水红花60g，麝香1.5g，阿魏15g，急性子15g，甘遂9g，大黄15g，巴豆10粒，白酒500g。各药捣碎，纳入猪膀胱内，外敷痛处。

②雄参膏：雄黄15g，白矾15g，硇砂1g，黄柏30g，乳香15g，没药15g，麝香2g，蟾酥2g，苦参30g，冰片2g。以上各药研末，用蛋黄调膏敷患处，每日1次。

（5）穴位注射　取三阴交、肾俞两穴，每穴注入徐长卿注射液0.5~1ml，或两穴交替使用。

3. 成药及单验方

（1）成药

①三蛭丸：主要药物有鸡内金、水蛭、地鳖虫、红参、白矾、三棱、莪术、炒干漆、蛇床子。各等份，共为细末，水泛为丸。每次服3~6g，每日3次。适用于晚期子宫体癌气滞血瘀证。

②妇科四生丸：药物组成有当归、川芎、人参、白术、大黄、红花、苏木、地榆炭、乳香、没药、生蒲黄、五灵脂等。功效为益气养血、活血止痛、解毒通络。适用于晚期子宫体癌术后、放化疗后气血两伤，或邪毒未去又复发转移者。本药为蜜丸，每丸重9g，每次1丸，每日3次，口服。

③崩漏丸：主要药物组成有棕榈炭、莲房炭、贯众炭、牡丹皮炭、杏仁皮炭、血余炭、茜草炭、香附、木香、当归、栀子等。功效为固崩塞漏。适用于子宫体癌出血症状明显的患者。本药为水丸，每50粒为30g，每次服6g，每日2次。服药期间忌辛辣食物。

④化瘀丸：主要药物有香附、艾叶、当归、川芎、地黄、赤芍、桃仁、红花、三棱、莪术、干漆。功能为活血养血、祛瘀生新、散结止痛。适用于瘀血内阻的子宫癌。本药为水丸，每10粒重2.2g，每次服用10粒，每日2次口服。

⑤大黄䗪虫丸：主要药物有熟大黄、地鳖虫、水蛭、桃仁、蛴螬、虻虫、干漆、

苦杏仁、黄芩、生地黄、白芍、甘草等。适用于子宫体癌瘀血内结患者。本药为蜜丸，每丸重 6g，每次 1 丸，每日 3 次。体虚禁用。

⑥少腹逐瘀丸：主要药物有当归、川芎、赤芍、蒲黄、五灵脂、没药、小茴香、延胡索、干姜、肉桂等。适用于子宫体癌气滞血瘀患者。本药为蜜丸，每丸重 6g，每次服 1 丸，每日 2 次，温黄酒送服。气虚血崩者忌用。

（2）单验方

①仙鹤草、藕节、墨旱莲、太子参、生山药各 30g，生地黄、白芍炭、贯众炭、地榆炭各 15g，黑栀子、阿胶、黑鸡内金、黄柏炭各 12g，三七粉 4.5g（冲服）。每日 1 剂。功效为固崩塞漏，适用于子宫体癌出血症状明显的患者。

②白花蛇舌草、生薏苡仁、土茯苓、金银花、蒲公英、夏枯草、党参、山药各 20g，连翘、重楼、贯众、川贝母、山慈菇、阿胶各 12g，焦三仙 10g。上药制成蜜丸，每丸重 10g，每次 1 丸，每日 3 次。功效为益气养血、解毒通络。适用于晚期子宫体癌。

（四）新疗法选粹

子宫体癌是常见妇科肿瘤之一。Ⅱ～Ⅳ期的 5 年生存率仅为 20%~50%，如何减少术后复发率延长患者生存期是近年重点研究课题之一。介入治疗是提高子宫体癌长期疗效的一项值得推广的新技术。

1. 选择性动脉灌注化疗

子宫体癌易于淋巴转移，手术时不易切净肉眼看不到的细胞性淋巴转移和邻近组织。所以Ⅰ～Ⅱ期肿瘤手术前要积极进行动脉灌注化疗，杀死周围转移和浸润的癌细胞，使瘤体萎缩，以减少手术后复发率。Ⅲ期肿瘤通过灌注化疗，使瘤体萎缩局限，争取再行手术治疗。动脉灌注化疗是Ⅳ期肿瘤为控制病情、缓解症状有效治疗手段之一。推荐化疗药物：环磷酰胺与 5- 氟尿嘧啶联合应用。

2. 选择性动脉栓塞治疗

动脉栓塞适用于中晚期子宫体癌范围广泛者，动脉栓塞要与动脉灌注化疗配合进行，以加速肿瘤的缺血坏死和萎缩，利于再行手术治疗。肿瘤合并大出血时栓塞可发挥急救作用。

3. 直接穿刺注药化疗

腹膜转移或髂腰淋巴结转移时向腹腔内穿刺注药，并证实这种给药途经腹膜和髂腰淋巴结组织能获得比血液高得多的抗癌药物浓度。腹股沟浅表淋巴结转移也可直接穿刺淋巴结给药治疗。

4. 淋巴管灌注化疗

子宫体癌极易淋巴系转移，淋巴管灌注化疗能有效控制淋巴结转移，是治疗中的关键性措施。

五、预后转归

子宫体癌的预后与病理类型、组织学分化程度、临床期别、淋巴转移率、肌层浸润深度、患者年龄以及子宫大小、腹腔细胞学有关。一般来说鳞腺癌的预后较单纯性腺癌及腺角化癌差；肿瘤细胞分化越差、肌层浸润及淋巴转移的机会越多，其生存率越低；年轻患者比年老患者预后好；子宫增大者、腹腔细胞学阳性者预后差。一般来说，Ⅰ期子宫体癌患者的 5 年生存率可达 80%，而Ⅱ期子宫体癌患者的 5 年生存率为 46%~50%，Ⅲ期为 16.7%~30.1%，Ⅳ期仅为 10% 左右。近年来，随着手术切除率的提高，免疫治疗、介入放射以及孕激素等综合治疗，总的 5 年生存率可达 70%~80%。经治 5 年不复发者，以后复发者很少，但复发患者预后不佳。

六、预防调护

（一）预防

（1）普及防癌知识，提高妇女对该病的认识，对 40 岁以上妇女定期进行防癌普查。

（2）注意高危因素，重视高危患者，对于肥胖、高血压、糖尿病以及曾经受放射线照射的患者，尤为引起高度重视。

（3）合理应用雌激素，掌握雌激素的使用指征。目前，对于更年期妇女，常常需补充雌激素，但切勿滥用、多用，或长期使用，以免雌激素的刺激子宫体癌的相对危险性增加。

（4）对长期不孕、绝经晚，特别是更年期不规则阴道出血或绝经后阴道出血妇女，要特别注意，定期检查。

（二）调护

子宫体癌是女性生殖器常见的恶性肿瘤之一，患者患病后常难以接受，护理的好坏对本病的治疗及预后有很大影响。

1. 心理护理

本病易患于更年期的妇女，而此期患者情绪易于波动、心理素质差，患者患病后思想负担过重，因此，要及时进行心理疏导，树立战胜疾病的信心，配合医护治疗，争取早日康复。

2. 饮食宜忌

本病宜高蛋白、高热量、高铁质、高纤维素、易消化的饮食，多服养血调经、滋补肝肾之品，如石榴、罗汉果、枸杞子、香蕉、葡萄、核桃、黑芝麻、西瓜、冬瓜、黑木耳、山药粉、甲鱼、牛奶、鸡蛋、香菇、瘦肉等。

3. 局部护理

本病应注意局部清洁，经常使用低压冲洗阴道，保持宫颈管引流通畅，防止因宫腔积脓或积血加重疼痛。

4. 二便护理

保持大便通畅，可经常服用通便药物，以防止大便秘结。

七、专方选要

消癌丸（经验方）

组成：大枣 30 枚，去核，每枚加入红砒 0.1g，用火烧制存性，研粉；另以青黛 3g、冰片 2g、雄黄 3g、炉甘石 6g、枯矾 3g、制乳没各 8g、麝香 1g，共为细末，与上末合匀。炼蜜为丸，每丸重 3g。

用法：纳入阴道，每 3~4 日 1 丸。

功效：消肿止痛。

主治：用于早期子宫癌外用治疗。［李景顺. 子宫颈癌临床治验举隅. 上海中医药杂志，1984（9）：9］

第二十二章　卵巢癌

卵巢体积虽小，却是肿瘤的高发器官，肿瘤种类之多，亦居全身之首。由于卵巢深藏于盆腔，初期很少有症状，且缺乏早期诊断方法，以致确诊时60%~70%的患者已届晚期，严重危害妇女的身心健康。

卵巢癌的发病率在女性常见恶性肿瘤中占2.4%~5.6%。在女性生殖道癌症中占第3位，仅次于宫颈癌和宫体癌。近年来由于子宫体癌和宫颈癌在早期诊断预防和治疗上取得一定成效，发病率有了明显的下降，而有关卵巢癌的防治方面收效比较少，其发病率呈明显相对上升趋势。

卵巢癌，中医学虽无此名，但根据其临床表现可归属于"癥"的范畴。若淋巴结肿大，可归属于"痰核"或"瘰疬"；若腹水明显，可归属为"鼓胀"。

一、病因病机

（一）西医学认识

卵巢癌的病因至今仍不清楚。但环境和内分泌影响在卵巢癌的因素中最受重视。就地理分布和民族而言，卵巢癌的发病率（1970），一些西方国家如斯堪的纳维亚国家包括丹麦（151/10万）、瑞典（15.1/10万）、挪威（14.2/10万）、冰岛（12.V10万）、芬兰（10.4/10万），英国（11.1/10万），美国（9~10/10万），加拿大（10~12/10万）较我国（26/10万，上海）与日本（19/10万，官城）高出3~7倍，而移居美国的日本及我国妇女的卵巢癌发病率明显增加（69/10万及58/10万），几乎与当地（夏威夷）美国妇女接近（Dunn等，1975）。这种差异非遗传性因素所能解释，而最可能反映环境因素在卵巢癌病因中的作用。美国黑人的卵巢癌发病率比白人低（10.3/10万，13.3/10万），上层社会妇女的卵巢癌危险性比低层社会妇女者高，前者的死亡率为后者的1.7倍（Fathalla等，1972）。在卵巢癌发病率低的国家（日本、意大利），其发病率有相对持续增加趋势，而在发病率高的西方国家，则发病率维持不变或仅略有增加。以上可能提示环境因素或社会文化环境与病因的关系。

卵巢癌多发生于未产妇或未育妇女，国外报道卵巢癌的危险性，未产妇是经产妇的18倍（Annegen，1979），平均所生子女数与卵巢癌发病率明显成反比。可能由于妊娠或生育期间某些因素防止了卵巢癌的发生。Fathalla（1972）认为可能与每月排卵所致卵巢表面上皮的反复损伤有关。如在有周期性动情期但不经常排卵的哺乳动物极少发生卵巢癌，而频繁排卵的家禽刚经常发生卵巢癌。若将动物暴露于能引起迅速排卵的荧光灯持续照射下，能实验性地诱发与自然类型相似的卵巢癌。在儿童和性腺发育不全的妇女中普遍上皮性卵巢肿瘤罕见，而在修女和独身妇女中，其发病率增加，这也支持反复排卵在人类卵巢瘤发生中的可能作用。但妊娠是抑制了排卵还是由于其他因素而阻止卵巢癌的发生尚不清楚，也有假设致癌因素经生殖道进入腹腔，而作用于卵巢表面上皮及其包涵囊肿，并在此植入（Woodruff等，1978）。但是否存在这样的致癌物质，其性质如何均不明。亦有对能引起腹膜间皮瘤的石棉和滑石进行研究者（Graham等，1967），但迄今无结果，然这两种物质已引起实验动物（豚鼠、家兔）卵巢瘤上皮变性。

卵巢癌在更年期和绝经后年龄组发

病率增高，以及卵巢癌发生率的典型年龄分布曲线，均可说明内分泌功能与卵巢癌的发生密切关系，即或许与垂体促性腺激素水平升高有关（Siadel，1975）。这种推测虽早已在啮齿动物的实验性卵巢肿瘤中得到证实（Fat-halla，1972），但倘若如此，则对绝经妇女采用外源性雌激素治疗，以抑制垂体促性腺激素的产生，应有可能降低卵巢癌发病的危险。然而Anthonv（1976）的经验却认为雌激素替代疗法，是为绝经后妇女子宫内膜癌和卵巢癌发病率增加的原因。另外，Hoover（1977）发现，接受外源性雌激素治疗绝经综合征的妇女中卵巢癌的危险性增加，均与垂体促性腺激素在卵巢癌病因中的作用一说不符。况且，不同组织学类型的卵巢肿瘤年龄分布十分不同，如无性细胞瘤多见于20岁以下的青年和幼女，恶性畸胎瘤患者的年龄均数为14~21岁（Berg，1973）。Abell（1966）报道20岁以下的一大组卵巢肿瘤患者中，59%为生殖细胞起源者，而青春期前的患者中，生殖细胞肿瘤占90%。各种类型的囊腺癌多见于老年妇女，平均年龄为56岁；黏液性腺癌和粒层细胞瘤多见于年轻妇女，而各类低分化癌则多发生于老年。

（二）中医学认识

中医学对妇科肿瘤也早有认识，并在《内经》中就有记载。《灵枢·水胀》云："……臌胀、肠覃、石瘕……何以别之？"又曰："肠覃如何？寒气客于肠外，与卫气相搏，气不得荣，因有所系，癖而内著，恶气乃起，瘜肉乃生。其始生也，大如鸡卵，稍以益大，至其成，如怀子之状，久者离岁，按之则坚，推之则移，月事以时下，此其候也。"《素问·骨空论》曰："任脉为病……女子带下瘕聚。"这是中医学对妇科肿瘤最早的记载，描述妇科肿瘤的病因病机、临床表现以及与月经的关系，相

当于西医学的盆腔肿瘤。《素问·至真要大论》曰："坚者消之，客者除之……结者散之，留者攻之。"它提出对肿瘤的治疗法则，此法则一直为后世所遵循。《金匮要略》曰："妇人素有癥病，经断未及三月，而得漏下不止，胎动在脐上者，为癥痼害。妊娠六月动者，前三月经水利时，胎也。下血者，后断三月血下也，所以血不止者，其癥不去故也，当下其癥，桂枝茯苓丸主之。"此文提出了肿瘤与早孕的鉴别，并制定了第一个治疗的方剂，为后世作出了巨大的贡献。《诸病源候论》曰："癥痞者，由冷热不调、饮食不节，积在腹内或肠胃之间，与脏相结搏，其牢强推之不移，名曰癥，言其病形征可验也……癥痞之病其形冷结，若冷气入于子脏则使无子，若冷气入于胞络，搏于血气，血得冷则涩，亦令月水不通也。"它不仅描述了肿瘤的病因病机，并提出了患肿瘤的妇女多伴有不孕症与月经失调。这与西医学中的子宫肌瘤、卵巢肿瘤造成的不孕及月经失调是一致的。

二、临床诊断

（一）辨病诊断

卵巢癌的类型、FIGO分期与治疗、预后有密切的联系。目前国内外主要是根据体征、组织学分类、FIGO分期来诊断此病。

1. 临床表现

（1）症状　食欲不振，消化不良，少腹胀坠，尿频或排尿困难，肛门坠胀或大便不畅，腹痛，腰痛，腿痛。

（2）体征　单侧或双侧实质性不规则包块、与周围组织固定，腹水征阳性或伴胸水，浅表淋巴结增大或伴贫血、恶病质。

2. 相关检查

（1）细胞学检查　仅少数卵巢癌患者，脱落的肿瘤细胞经输卵管进入宫腔，阴道涂片可见到砂粒体和腺癌细胞。绝经后妇

女阴道涂片受雌激素持续高度影响，提示有卵巢功能性肿瘤（粒层细胞瘤）存在的可能。

子宫直肠陷凹吸液（后穹窿穿刺取标本）细胞学检查阳性者，提示癌细胞已沉入腹腔，因此并非早期病变。对Ⅰ期卵巢癌者术中应常规做腹腔液体（腹水或冲洗液）的细胞学检查，以便确定期别。

对突出于子宫直肠陷凹或贴近腹壁的肿块，可以经后穹窿或腹壁穿刺取材，行细胞学及组织病理学检查，但多属晚期病变。

（2）免疫学检查

①癌胚抗原（CEA）：是 Gold 等（1965）首先从结肠腺癌中提取。Disaia 等（1977）报道58%的Ⅲ期卵巢癌均有 CEA 滴度升高。卵巢黏液性囊腺癌患者的血清和囊液中 CEA 水平最高。电镜检查表明黏液性囊腺癌细胞超微结构与结肠癌细胞类似。但 CEA 并非特异性抗原，某些其他器官恶性肿瘤及某些良性病变也可出现 CEA 阳性。

②甲胎蛋白（AFP）：临床研究表明，卵巢内胚窦瘤患者血清 AFP 值持续升高；手术切除肿瘤后，血清 AFP 值迅速下降；肿瘤复发时，AFP 值即升高。kurrnan 等以免疫荧光染色法在卵巢内胚窦瘤的组织切片内，找到 AFP 颗粒，证明了内胚窦瘤可以合成 AFP。所以血清 AFP 的测定可以作为内胚窦瘤的特异性诊断方法。

③血清 CA125：以卵巢癌单克隆抗体 OC125 采用放射免疫或酶标测定方法对卵巢上皮癌患者进行血清 CAl25 的检测，阳性率可达82%，其敏感性较高。经大量临床应用，认为此法极有助于卵巢上皮癌的诊断及随诊。

④人绒毛膜促性腺激素（hCG）：测定患者血清中 hCG-β 亚单位可帮助诊断卵巢绒毛膜癌和伴有绒毛膜癌成分的生殖细胞肿瘤，并可精确反映瘤细胞的数量，故也

可作为观察抗癌治疗效果的指标。

⑤肿瘤相关抗原（TAA）：国外报道已发现人类卵巢癌存在肿瘤相关抗原（Order 等，1974）。这是存在于肿瘤细胞膜上的一种表面膜蛋白，特别是浆液性和黏液性囊腺癌中。而在正常卵巢组织、良性卵巢肿瘤均阴性。

（3）生物化学检查

①胎盘碱性磷酸酶：胎盘碱性磷酸酶同功酶值在卵巢癌患者的血清和腹水中升高，在腹内病变呈进行性扩散者的腹水中此酶含量尤高。Fishmen 等（1975）报道43%卵巢癌患者的血清中此酶升高。对卵巢癌细胞超微结构研究发现，此酶位于癌细胞线粒体周围间隙内。

②其他常用的生化指标：有乳酸脱氢酶、尿素氮、胆固醇、总蛋白和总胆红素等。卵巢癌患者的血清和腹水中上述指标均升高。另外，血清纤维蛋白降解产物及其他血清酶的升高，对诊断卵巢癌也有一定价值。

（4）超声检查　超声检查对测定卵巢的外形、大小、轮廓及囊实性都比较准确，特别是重复超声检查所发现卵巢体积的改变，对诊断卵巢肿物更为可靠。近年来超声仪器设备及检测技术不断进展，对实质性肿块明显的乳头状突起及邻近脏器的受累，可提示恶性肿瘤，也可区别腹水和巨大卵巢囊肿，此外还可帮助确定卵巢癌的扩散部位，如肝结节、主动脉淋巴结的肿大及输尿管积水等。

（5）电子计算机断层扫描摄影（CT）检查的顺序是从肺到盆底，能测定病变的全部范围。例如清楚可见肝、肺及膈下结节、腹部和盆腔包块及腹膜后淋巴结的受累，也可见胸骨后和肠系膜淋巴结及淋巴链。有助于对淋巴造影结果作出解释。因此，CT 检查有助于确定卵巢癌的期别及发现复发的癌灶。

（6）淋巴造影 近年来应用淋巴造影帮助确定卵巢癌的淋巴结受累率。北京协和医院郎景和等报道对30例卵巢癌患者施行淋巴造影和淋巴清除术，结果显示术前放射学发现与术后病理检查符合率为83.3%。多数淋巴结转移都可以在摄片上有所表现，充盈缺损是最有意义的阳性指征。

（7）腹腔镜检查 通过腹腔镜可以直观盆腹腔内脏器，确定病变部位；抽取腹水或冲洗液进行细胞学检查，对可疑组织取活检做病理检查以确定病变的性质。

3.卵巢肿瘤的组织学分类

（1）上皮性肿瘤。

（2）性腺间质肿瘤。

（3）生殖细胞肿瘤。

4.卵巢癌FIGO分期

（1）Ⅰ期 病变局限于卵巢。

Ⅰa：病变局限于一侧卵巢表面无肿瘤、无腹水包膜完整，或在腹水或腹腔冲洗液中无肿瘤细胞。

Ⅰb：病变局限于双侧卵巢表面无肿瘤、无腹水包膜完整，或在腹水或腹腔冲洗液中无肿瘤细胞。

Ⅰc：Ⅰa或Ⅰb期病变已穿出卵巢表面；或包膜破裂；卵巢表面有肿瘤，或在腹水或腹腔冲洗液中找到恶性细胞。

（2）Ⅱ期 病变累及一或双侧卵巢，伴盆腔转移。

Ⅱa：病变扩展或转移至子宫或输卵管，腹水或腹腔冲洗液中无肿瘤细胞。

Ⅱb：病变扩展至其他盆腔组织，腹水或腹腔冲洗液中无肿瘤细胞。

Ⅱc：Ⅱa或Ⅱb期病变肿瘤已穿出卵巢表面；或包膜破裂；或在腹水或腹腔冲洗液中找到恶性细胞。

（3）Ⅲ期 病变累及一或双侧卵巢，伴盆腔以外种植或腹膜后淋巴结或腹股沟淋巴结转移，肝浅表转移。

Ⅲa：病变大体所见局限于盆腔，淋巴结阴性，但腹腔腹膜面有镜下种植转移。

Ⅲb：腹腔腹膜种植瘤直径＜2cm，淋巴结阴性。

Ⅲc：腹腔腹膜种植瘤直径＞2cm，或伴有腹膜后或腹股沟淋巴结转移。

（4）Ⅳ期 远处转移（腹膜转移除外），胸水存在时须找到恶性细胞；肝转移须累及肝实质。

（二）辨证诊断

1.血瘀证

临床证候：胞中积块坚硬，固定不移，疼痛拒按，面色晦暗，肌肤乏润，舌边瘀点，脉涩。

辨证要点：胞中积块坚硬，固定不移，疼痛拒按，舌边瘀点，脉涩。

2.阴虚证

临床证候：胞中积块坚硬，固定不移，形体消瘦，头晕耳鸣，口干咽燥，五心烦热，失眠多梦，腰酸腿软，小便短涩，大便干燥，舌红少苔，脉弦细。

辨证要点：胞中积块坚硬，固定不移，形体消瘦，头晕耳鸣，五心烦热，舌红少苔，脉弦细。

3.湿热证

临床证候：胞中积块坚硬，固定不移，口苦咽干，胸胁胀满，脘闷纳差，午后潮热，小便短黄，大便不爽，带下黄臭，舌苔黄腻，脉弦数。

辨证要点：胞中积块坚硬，固定不移，口苦咽干，胸胁胀满，午后潮热，舌苔黄腻，脉弦细。

4.气阴两虚证

临床证候：胞中积块坚硬，固定不移，面色㿠白，心悸气短，食欲不振，头晕耳鸣，失眠多梦，舌质淡，少苔，脉沉细无力。

辨证要点：胞中积块坚硬，固定不移，

心悸气短，头晕耳鸣，舌质淡，少苔，脉沉细无力。

三、鉴别诊断

（一）西医学鉴别诊断

1. 卵巢良性肿瘤

卵巢良性肿瘤多发生在育龄妇女，临床以肿瘤逐渐增大、多为单侧、活动、无压痛为主要表现。良性肿瘤多无腹水，无淋巴结肿大，无恶病质，本病经药物、介入治疗或手术治疗可痊愈。

2. 子宫内膜异位症

子宫内膜异位症是由生长在于宫腔以外的身体其他部位（不包括子宫肌层）的子宫内膜所引起的一种病变，这种形态学上完全良性的内膜组织可像恶性肿瘤一样播散、种植与转移。除盆腔有固定包块外，临床常见经前期腹痛、腰骶部胀痛、月经失调、性交痛、不孕，若异位的内膜累及直肠或膀胱，则出现排便困难或尿频、尿急、排尿困难，但无腹水，无恶病质。经腹腔镜检查可明确诊断。

3. 盆腔炎性包块

盆腔炎性包块是由炎症引起的盆腔实质性、不规则固定性包块，或为宫旁结缔组织炎呈炎性浸润达盆腔壁的不具体包块。本病有盆腔炎病史，病程长，病情轻，触痛明显，无腹水及淋巴结肿大，无恶病质，应用抗感染治疗后包块可缩小。必要时行包块穿刺细胞学或病理学检查可确诊。

4. 附件结核或腹膜结核

该病是由人型结核杆菌引起的一类疾病，除下腹部不规则固定包块外，临床常见消瘦、低热、盗汗、月经异常、不孕等症。子宫内膜病理检查、结核菌素试验、盆腔 X 线摄片及子宫输卵管碘油造影有利于本病的诊断。

（二）中医学鉴别诊断

表现为"癥"者，应与"瘕"相鉴别。癥者，腹部包块坚硬不移，痛有定处，多属血病，预后不良；瘕者，腹部包块推之可移，痛无定处，多属气病，预后良好。

四、临床治疗

（一）提高临床疗效的要素

1. 辨证施治，分期用药

卵巢癌是妇科恶性肿瘤之最，中医药治疗是站在宏观的角度看待病情，防治特点是辨证施治，首先辨病的寒热虚实，其次辨病的标本缓急，并结合病变过程分期用药。

（1）早期　无自觉症状，肿块存在而无痛苦，舌苔脉象大多正常。此时正盛邪实，可以攻毒祛邪为主，兼以扶正。

（2）中期　肿瘤发展至一定程度，肿块增大，积瘀结气，冲、任、督、带受损，形体日渐消瘦，此为正虚邪盛之象，正邪相持，须攻补兼施。

（3）晚期　肿瘤已发生远端转移，积块坚硬如石，患者面黄肌瘦、昏然困卧或骨蒸发热。此为正不胜邪，应以扶正为主、寓攻于补。

2. 中西结合，相得益彰

手术前期，正气未衰，邪气也实，治疗上以攻邪为主；术后胃肠蕴热腑气不通，治疗上应以理气通便为主；化疗放疗后可出现一条列胃肠道症状及血象改变，治疗上分别以和胃降逆、涩肠止泻、滋阴清热、益气养血为主。

（二）辨病治疗

1. 手术治疗

手术为治疗卵巢癌的首选方法。实践证明，化学药物对于大的肿瘤也许无效或疗效甚微，但对于小的癌组织，特别是直径小于2cm的结节却可控制其发展，甚至彻底消灭。所以，无论肿瘤在何期，均宜先行手术，尽量切除癌瘤。留下无法全部摘除的直径不超过2cm的小瘤，这就是现在所谓的肿瘤细胞减灭术。同时，剖腹探查也是卵巢癌准确诊断和分期的最可靠的方法。

2. 化学治疗

（1）治疗原则　化疗是卵巢癌常用的辅助疗法，要在手术的基础上才能发挥作用，其治疗癌瘤成功的关键取决于能否彻底杀灭成克隆细胞，因成克隆细胞仅在增殖期时易被化疗药物杀伤，而在静止期不敏感，所以在制订化疗方案前，应对化疗药物的药理作用、不良反应防治、细胞动力学、肿瘤生物学特点、病理类型、临床分期、初发或再发、以往是否接受过化疗及其效果等均有所了解。并对患者的年龄、体质，心、肝、肾和骨髓功能状态，以及有无并发其他器质性病变等一并考虑，然后选定药物，拟出给药剂量、方式、途径及疗程长短。

（2）方法步骤

①全身化疗：静脉给药的化疗即是全身化疗，它是最早用于治疗恶性肿瘤的方法。全身化疗的优点：简便易行，可广泛用于基层医院。

②腹腔化疗：多数卵巢癌的扩散局限在腹腔内，又常伴腹水且横膈下表面常有较广泛的种植，但它却很少穿透腹膜，卵巢癌这种独特的生物学特点为腹腔内用药奠定了基础。腹腔化疗的优点：腹腔内药物浓度明显高于血浆内药物20~500倍；增加了肿瘤与药物的接触面积与时间，有利于杀灭癌细胞；血浆药物浓度低，毒性及不良反应轻；有效的控制腹水。

③股动脉髂内动脉插管化疗：此方法对难以手术的晚期卵巢癌是一种有效治疗方法。动脉插管化疗的优点：插管可达到最接近肿瘤的区域，药物可利用周围丰富的侧枝循环迅速进入肿瘤并分布在其周围。局部的高浓度，药物浓度的高低重要于药物作用的时间。若局部浓度提高1倍，杀灭癌细胞数量可增加10~100倍，而且药物是在短时间内推入，因此在肿瘤局部的浓度大大的高于静脉用药，对于全身则药物不良反应明显减少。OC动脉插管尚可治疗转移灶，如卵巢癌的肝转移等。

（3）卵巢上皮性癌的化疗方案　最有效的药物为紫杉醇类、铂类、阿霉素类等。常用化疗药物的剂量与疗程如下。

1）一线化疗

①紫杉醇（脂质体）+卡铂（TC方案）

紫杉醇（脂质体）：$135~175mg/m^2$，静脉滴注（3小时），第1天。

卡铂：AUC=4~7，静脉滴注（1~3小时），第2天。

每3周重复。TC方案是卵巢癌标准治疗方案。

②紫杉醇（脂质体）+顺铂（TP方案）

紫杉醇（脂质体）：$135~175mg/m^2$，静脉滴注（3小时或24小时），第1天。

顺铂：$50~70mg/m^2$，静脉滴注，第2天。

③多西紫杉醇+卡铂（DC方案）

多西紫杉醇：$60~75mg/m^2$，静脉滴注（1小时），第1天。

卡铂：AUC=4~7，静脉滴注（1~3小时），第2天。

每3周重复。TP方案和DC方案作为卵巢癌的备选。

④顺铂+环磷酰胺+吡喃阿霉素（THP）（CAP方案）

顺铂：$50~70mg/m^2$，静脉滴注，第1天。

吡喃阿霉素：$25~40mg/m^2$，静脉滴注，第1天。

环磷酰胺：$500mg/m^2$，静脉滴注，第1天。

每 3 周重复。

因价格便宜，CAP 方案应用于经济能力较差患者。

⑤紫杉醇（脂质体）和顺铂静脉腹腔化疗

紫杉醇（脂质体）：135~175mg/m²，静脉滴注（3 小时），第 1 天。

顺铂：50~70mg/m²，（腹腔灌注），第 2 天。

2006 年发表的 GOG172 临床试验结果上述静脉和腹腔化疗途径方案能提高总生存率和无进展生存时间，但不良反应较大。

⑥卡铂

卡铂：AUC=4~7，静脉滴注，第 1 天。

体弱者可采用，以减少不良反应。

⑦紫杉醇（脂质体）和奈达铂静脉化疗

紫杉醇（脂质体）：135~175mg/m²，静脉滴注（3 小时），第 1 天。

奈达铂：80~100mg/m²，静脉滴注，第 2 天。

2）二线化疗　主要用于铂类难治、耐药或复发者，可选用单药，也可联合用药，但毒性反应相对大。

①紫杉醇（脂质体）3 周疗法

紫杉醇（脂质体）：135~175mg/m²，静脉滴注（3 小时），第 1 天。

每 3 周重复。

或紫杉醇（脂质体）：60~80mg/m²，静脉滴注（1 小时），每周 1 次。

疗程持续 4~8 周。

②拓扑替康周疗

拓扑替康：3~4mg/m²，静脉滴注（10 或 30 分钟），每周 1 次。

连续 3 周，间隔 1 周。

③拓扑替康 3 周疗法

拓扑替康：0.7~0.9mg/m²，静脉滴注（10 或 30 分钟），第 1~5 天。

每 3~4 周重复。

④紫杉醇（脂质体）+拓扑替康 3 周疗法

紫杉醇（脂质体）：135~175mg/m²，静脉滴注（3 小时），第 1 天。

拓扑替康：0.7~0.9mg/m²，静脉滴注（10 或 30 分钟），第 1~5 天。

每 3~4 周重复。

⑤伊立替康

伊立替康：350mg/m²，静脉滴注（10 或 30 分钟），第 1 天。

每 3~4 周重复。

⑥脂质体阿霉素（PLD）

脂质体阿霉素：35~50mg/m²，静脉滴注（1 小时），第 1 天。

每 3~4 周重复。

⑦吉西他宾

吉西他宾：1000mg/m²，静脉滴注（30 分钟），第 1 天，第 8 天。

每 3~4 周重复。

⑧足叶乙苷

足叶乙苷：50~100mg/m²，（口服），第 1~14 天。

每 3~4 周重复（直到肿瘤进展）。

⑨多西紫杉醇+奥沙利铂

多西紫杉醇：60~75mg/m²，静脉滴注（1 小时），第 1 天。

奥沙利铂：130mg/m²，静脉滴注（1 小时以上），第 2 天。

每 3~4 周重复。

3. 放射治疗

放疗是卵巢癌的一种辅助疗法。由于多数卵巢癌对放疗敏感较差，在腹腔盆腔放疗时，往往受脏器耐受量的限制，而放射量不足，无法控制残余灶，若给予部分控制剂量，则有相当一部分患者会发生严重肠道并发症。因此放射治疗在卵巢治疗中的地位，至今尚有争议。一般认为放疗可做术前、术后的辅助治疗，以及晚期患者的姑息治疗。

4.内分泌治疗

（1）治疗原则　激素疗法的疗效与肿瘤内相应受体含量及受体的功能相关，相应受体水平是激素治疗有无效应的关键，受体含量越高、功能越完整则疗效越好，那些 ER、PR 阴性的肿瘤，激素治疗无效。

（2）方法步骤　抗雌激素及孕激素类药物皆可口服，都能与卡铂、MTX、5-Fu 等联合用药，两类激素也可联合序贯或交替应用。

（3）常用药物

①他莫昔芬：10mg，1 天 2 次，口服，观察数周，无效剂量可加倍，最大剂量可达每天 400mg，可长期服用。

②萘氧啶：30~60mg，1 天 3 次，口服，可长期服用。

③醋酸甲羟孕酮：每天 10mg，可长期服用。

④甲地孕酮：每天 80mg，可长期服用。

⑤己酸羟孕酮：每天 250~500mg，可长期服用。

（三）辨证治疗

1.辨证论治

（1）血瘀证

治法：活血散结，破瘀消癥。

方药：桂枝茯苓丸加味。桂枝 9g、茯苓、牡丹皮、赤芍、桃仁、延胡索、乳香、没药各 15g。

（2）阴虚证

治法：滋阴清热。

方药：两地汤。生地黄、地骨皮、玄参、麦冬、白芍各 10g，阿胶 5g。

（3）湿热证

治法：清热解毒。

方药：五味消毒饮加减。蒲公英、金银花、紫花地丁、天葵子、白花蛇舌草、樗根白皮各 15g。

（4）气阴两虚证

治法：益气养阴。

方药：八珍汤加减。党参、黄芪、当归、生地黄、茯苓、白芍、炒白术、枸杞子、知母各 10g，龟甲、甘草各 5g。

2.外治疗法

（1）针刺疗法　取内关、足三里穴，留针 30 分钟，每日 1~2 次。用于治疗卵巢癌化疗、放疗后恶心呕吐。

（2）穴位封闭法　①取内关、足三里穴，药物用维生素 B_{12}、维生素 B_6。用法：单侧穴位消毒后注入上述药液各 1.5ml，每日 2 次，双侧穴位交替应用。治疗化疗、放疗后恶心呕吐。②取双侧合谷穴，消毒后，各注入柴胡注射液 1ml。治疗癌症发热。

（3）涂擦法　锡类散适量，外涂于口腔溃烂处，每日 3 次，饭后涂用。治疗化疗后口腔溃疡。

3.成药与单验方

（1）成药

①清开灵注射液：由牛黄、水牛角、黄芩、金银花、栀子等药物组成，为中药复方制剂。本品具有清热解毒、醒神开窍之功能，原用于治疗热病神昏、上呼吸道感染。近年来用其治疗卵巢癌所致的发热、神志不清等，具有良好的效果。

②西黄丸：由牛黄、麝香、没药、乳香组成。每服 10g，陈酒送下。此方具有清热解毒、化瘀消癥之功效，用于治疗卵巢癌发热者。

（2）单验方

①麝香 15g，乌药、小茴香、川楝子、橘核、荔枝核、莪术各 9g，艾叶、甘草各 3g，茯苓 12g。水煎服，每日 1 剂。适用于卵巢癌少腹冷痛拒按者。

②太子参、丹参、茯神、黄芪、天冬、半枝莲各 12g，炙甘草、白术各 9g，干地黄 15g，鸡血藤、炒麦芽各 18g，猫人参 24g，

薏苡仁30g。水煎服，每日1剂。适用于卵巢无性细胞瘤。

③黄芪、山药、女贞子、土茯苓、楮实子、益母草各30g，党参、太子参、白术、黄精、枸杞子、桑寄生、急性子、茜草各15g，砂仁（后下）8g，当归、水红花子、生牡蛎、抽葫芦各15g，阿胶10g。水煎60分钟，每日1剂。适用于卵巢颗粒细胞癌，辨证属气血亏虚、肝肾不足者。

（四）新疗法选粹

1. 超选择髂内动脉插管化疗

此疗法是在股动脉髂内动脉插管化疗的基础上发展起来的，也就是将导管插入髂内动脉前支，甚至子宫动脉，使其更靠近肿瘤，使游离的药物直接作用于肿瘤细胞，增加对肿瘤的毒性作用。此法有效地提高了对肿瘤细胞的杀伤能力。

2. 肿瘤基因治疗

基因治疗是通过外源基因的导入达到治疗疾病目的的一种治疗方法。主要有四大策略，即基因修正、基因置换、基因失活和基因修饰。实验研究表明，p53基因对许多肿瘤细胞如卵巢癌、乳腺癌有抑制细胞增殖、诱导凋亡及诱导分化的作用。故提示p53基因的导入或修正将有助于妇科肿瘤的治疗。近年来应用较多的有干扰素类（IFNs）、白细胞介素类（ILs）、肿瘤坏死因子（TNF）及集落刺激因子（CSF）等。单用或与其他疗法联合应用，可不同程度的提高疗效。

3. 淋巴管内灌注化疗

淋巴结转移是卵巢癌播散的重要途径，腹膜后腹主动脉淋巴结及盆腔淋巴结的转移发生率为31%~58%。淋巴结转移病灶对化疗的敏感性很差。肿瘤细胞减灭术后，经过足量的化疗再做二探手术，可发现腹腔内残存癌已经完全消失，而淋巴结转移灶仍持续存在。故有人认为淋巴结转移是使卵巢癌预后不好的主要原因之一，并致力于淋巴结转移的化疗研究。有研究以脂质体作为抗癌药物载体以增加药效，或将药物做淋巴管内灌注，或以单克隆抗体偶联抗癌药后做皮下注射等。这些都尚处于临床前研究的阶段，有待进一步做临床试用及研究。

4. 肿瘤免疫治疗

肿瘤免疫治疗已有多年，近年有人研究使用肿瘤细胞抗体标记同位素或结合化疗药物，模拟导弹的作用，将抗癌物质集中携带到瘤细胞内，从而加大肿瘤局部药物浓度，避免和减少对局部正常组织的损伤，以达到治疗的目的。

五、预后转归

卵巢癌的预后良否与临床分期、组织类型、分级、残余瘤的有无及大小、化疗选用的药物、治疗方法、疗程多少等因素有直接关系，与年龄的大小、全身情况的好坏、机体免疫功能、社会经济水平等因素有一定关系。

（一）临床分期

临床分期是估计预后最重要的指标，任何恶性肿瘤早期患者的预后明显优于晚期患者，5年存活率与临床分期密切相关。Tohias报告Ⅰ、Ⅱ、Ⅲ及Ⅳ期分别为61%、40%、5%、3%，国内报告亦如此。

（二）病理类型与组织分级

卵巢恶性肿瘤的类型复杂，各类肿瘤的恶性程度不一致。临床证实，颗粒细胞瘤等性索间质肿瘤预后较好，生殖细胞肿瘤中，除单纯性无性细胞瘤外，预后均差。上皮性癌中，由于其中组织类型不同，预后有很大差异。宫内膜样癌及透明细胞癌5年存活率约为50%。黏液性囊腺癌5年存活率亦可达50%左右，浆液性囊腺癌预后较差，5年存活率仅25%左右，未分化癌及中胚叶混合瘤等预后极差。

肿瘤的组织学分级：组织分化越差，预后越差。组织学分级对预后的影响可能比组织类型更重要。按照WHO的组织学分级标准可分为3级：Ⅰ级（高分化）、Ⅱ级（中分化）、Ⅲ级（低分化）。Swenerton报告，高分化、中分化及低分化的5年存活率分别为73%、40%及20%，差别明显。上皮性肿瘤的交界性瘤（常见为浆液性及黏液性）虽然同样可发生卵巢外扩散，但预后均较同期的真性癌为好。

（三）残留肿瘤

卵巢癌在早期阶段不易发现，大多数诊断时病情已晚，手术切除困难。对Ⅱb期以上的患者，手术有时难免不留下残余癌组织。大量资料证明，手术是否能将癌肿基本切除，以及残留癌组织多少，对预后有明显影响。有学者报告，无残留癌者与有残留癌者的5年存活率分别为65%及7%，Ⅱ期患者分别为68%及28%，Ⅲ期则分别为35%与5%。按残留癌大小分别计划5年存活率，残留癌体积愈大预后愈差。

（四）治疗方法

手术的彻底性对预后影响较大，已如前述。其次是化疗，目前认为联合用药比单一用药疗效好，足够疗程比疗程不足效果好。

六、预防调护

（一）预防

卵巢癌的病因至今不清楚，临床无有效的预防措施，由于内分泌因素在多种病因学说中最受重视，故有学者提出"抑制排卵"的预防措施。

1. 妊娠、哺乳可降低卵巢癌发病的危险

妊娠、哺乳对卵巢癌发病的保护作用已为人们所公认，也就是说，通过提高孕产次及随后的哺乳途径可抑制排卵，降低随后发生卵巢癌的危险性。有资料表明，若将未孕者卵巢癌的RR定为1，则1~2次妊娠者RR为0.7，妊娠3次以上者的RR为0.48。

2. 口服避孕药可降低卵巢癌发病的危险性

有资料表明，若将排卵年<10年妇女相对危险性（RR）定为1，那么≥20年妇女的RR为1.55，≥30年者RR为3.43。用避孕药1年其危险性降低10%~12%，使用5年后降低约50%，经产妇与初产妇均能降低，这种保护作用在停止使用避孕药后仍可持续10~15年。未产妇服避孕药5年，其患癌危险性降低至相当于经产妇未用避孕药者水平，卵巢癌阳性家庭史妇女用避孕药10年，其患癌危险性降至低于阴性家族史未用避孕药者水平。有学者认为，此种方法只是对上皮性卵巢癌有效，对其他病理类型者尚不清楚。

（二）调护

卵巢癌是妇科恶性肿瘤，一旦发现多属晚期，患者往往难以接受这一现实，思想波动较大。所以在护理工作中，做好全方位的整体护理是非常重要的。

1. 情志护理

情志可影响疾病的转化，中医学早就提出"怒伤肝、喜伤心、恐伤肾、思伤脾、忧伤肺"等，明确阐明了情志与疾病相互影响的辨证关系。当一个人知道自己得了癌症后都会有不同程度的恐惧和悲观绝望的心理，因此，对这种患者精神支持是非常重要的。医务人员首先应向患者介绍癌症并不可怕，人类征服癌症已有重大突破，使患者从绝望中看到希望，增强治疗信心，主动配合手术和化学药物治疗，并且要充分理解患者的焦躁情绪，耐心细致地照顾患者，取得患者的信任，减轻心理负担，达到情志舒畅。

2. 术后护理

卵巢癌手术范围较大，术中出血量较多，术后保留尿管时间稍长，且患者抵抗力明显下降，容易引起感染。术后除观察血压、脉搏、体温的变化外，特别要注意保持会阴部的清洁，保证引流管和导尿管的通畅。

3. 血管护理

卵巢癌术后即开始化疗，化疗药物静脉注射时会刺激局部静脉产生静脉炎，刺激性强的化疗药若外溢至皮下则会引起局部红肿疼痛、皮肤色素沉着或溃烂。这就要求护理人员经常巡视病房，有计划地从四肢远端到近端、左右轮换穿刺，这样可使受损伤的血管有充分时间恢复；已发生外渗者，不可在该处远端再作穿刺；如渗出多、局部肿胀明显，应及时用0.25%奴夫卡因封闭处理，可防止皮肤色素沉着或组织坏死。个别严重而产生溃疡者按皮肤溃疡处理。

4. 饮食调理

卵巢癌是一种消耗性疾病，并因癌肿毒素吸收，而常常有味觉异常、食欲下降，尤其是在进行化疗的患者，食欲进一步减退，并出现恶心、呕吐，机体呈负氧状态，因此，我们要给患者加强营养，给高蛋白、高糖、高维生素、清淡易消化食物，可根据患者爱好和习惯调整食物的色香味，并结合中医中药及针灸疗法以增进食欲，保证机体必需的营养，不要忌食。

七、专方选要

加味西黄丸

孙桂芝等人选用麝香、人工牛黄、乳香、没药、三七粉、山慈菇等制成加味犀角胶囊。加味犀角胶囊所含药物共为细末，每个胶囊含药粉0.25g，每日2~3次，每次2~3粒，饭后半小时温开水送服。服药3~4个月为1个疗程，休息7~10天继续服第2个疗程。157例患者共观察252个疗程，其中1个疗程103例，2个疗程25例，3个疗程22例，4个疗程4例，5个疗程2例，7个疗程1例。共治疗中晚期恶性肿瘤157例，取得较好疗效，其中包括卵巢癌。[孙桂芝，王桂棉，唐文秀，等.加味西黄丸治疗晚期恶性肿瘤157例临床观察.中医杂志，1990（2）：44]

第二十三章　绒毛膜上皮癌

绒毛膜上皮癌（简称绒癌）是一种高度恶性的滋养细胞肿瘤（滋养细胞肿瘤还包括良性葡萄胎和恶性葡萄胎）。因其绝大部分与妊娠有关，又称妊娠性绒癌。极少数发生在未曾怀孕的妇女，且常和卵巢恶性肿瘤同时存在，又称非妊娠性绒癌。它不仅可以侵犯子宫肌层造成局部严重破坏，并可转移到其他脏器和组织，以致患者迅速死亡。

绒癌中医学无此病名，但据其临床表现，绒癌归属于中医学"癥瘕"的范畴。因其出血，归属于"崩漏"；肺转移咯血者，归属于"肺痨"；肝转移者，归属于"胁痛"；脑转移者，归属于"中风"；阴道转移溃破感染者，归属于"阴疮"。

一、病因病机

（一）西医学认识

绒癌的病因尚不明确，根据流行病学及某些动物实验提出几种学说：

1. 种族因素

绒癌在亚洲各国的发生率均高于欧美各国，特别是东南亚一带更为多见。1968年 Ccorr-ston 研究夏威夷岛上不同人种滋养细胞肿瘤发生情况时，他发现东方人（包括日本、中国、菲律宾）占该地居民的49%，而发病占总数的72%；白种人占人口的30%，发病占14%；夏威夷人占人口不到20%，而发病占9%。由于这是发生在同一地区，具有同样的气候和地理条件等，这些差异的存在，他们认为可能是由于种族上的倾向性。但也有人指出，在美国生长的日本人并不比美国居民易于发生这种疾病。看来种族上的差异即使存在，还不

是一个主要的原因。

2. 卵巢功能失调学说

根据大量资料分析，40 岁以后的妇女如果怀孕发生滋养细胞肿瘤的机会比 40 岁以下的高，而 40 岁以后是妇女卵巢功能开始衰落的时候，因此，使人想到滋养细胞肿瘤的发生可能和卵巢功能衰落有关。但这是因为卵巢内分泌紊乱或是因为产生的卵子不健全所造成的，目前尚无一致意见。

3. 营养不良学说

1959 年 Acosta sison 首先指出，在菲律宾滋养细胞肿瘤主要发生在生活水平低的居民。她认为这是由于营养不良所造成，特别是食物中缺乏高质量的动物蛋白质。其他国家作者也有同样的报道。但也有学者认为，社会经济条件和滋养细胞肿瘤的发生并无明显关系。

总之，绒癌是人体的一种非常奇特的肿瘤。绝大部分继发于妊娠之后，始发于子宫，组织来源于胚外层。这类肿瘤细胞含有男方的成分，是一种同种异体移植，具有高度的抗原性，不受宿主的排斥。病理特点为增生的滋养细胞大片地侵犯子宫肌层及血管，并常伴有远处转移。

（二）中医学认识

中医学对滋养细胞肿瘤早有认识。《金匮要略语译》云："妇人少腹满，如敦状，小便微难而不渴，后生者，此为水与血俱结在血室也，大黄甘遂汤主之。"《诸病源候论》曰："夫人脏腑调和，则血气充实，风邪鬼魅不能干之。若荣卫虚损，则精神衰弱，妖魅鬼精得入于脏，状如怀娠，故曰鬼胎也。"这是中医学对滋养细胞肿瘤较

早的描述，指出"鬼胎"不是正胎，其病因为脾肺亏损、气血虚弱、思虑无穷、七情郁结，致气血凝结不散聚而成块，发为本病，宜用清热泻下养血之法治之。陈素庵《妇科补解》云："妊娠腹内鬼胎者，由营卫虚损、精神衰耗，以致妖魅精气感入脏腑。状如怀妊，腹大如抱一瓮，按之无凹凸，不动者，是鬼胎也。间下黑血或浊水等物，不可作安胎治之。痛甚者，宜雄黄散。"《证治准绳》云："……因七情脾肺亏损，气血虚弱，行失常道，冲任乖违而致之者，乃元气不足，病气有余也。若见经候不调就行调补，庶免此证。"《产鉴注释》云："妊娠鬼胎，状如怀妊，腹内如包一瓮，如下血或肠水物，可服斩鬼丹。"他不仅描述了该病的病因、治疗用药，并详述了临床表现。间下黑血、浊水或肠水物，这与西医学所述的葡萄胎、绒癌的不规则出血、葡萄样物排出是完全一致的。治法以补元气为主，而佐以雄黄丸之类行散之。若脾经郁结气逆者，用加味归脾汤调补之；若脾虚血不足者，用六君芎归培养之；肝火血耗者，用加味逍遥散滋抑之；肝脾郁怒者，用加味归脾、逍遥二药兼服；肾肝虚弱者用六味地黄丸。"本文对鬼胎的治疗提出了进一步的见解，指出要审因论治，在治法上要攻补兼施。

以上各条提出的病因病机、临床表现与现代医学相吻合，其治疗方法一直为后世所遵循沿用。

二、临床诊断

（一）辨病诊断

1. 临床表现

（1）症状　葡萄胎、流产或足月产后阴道持续不规则出血，量多少不定，若长期反复出血可表现为贫血或感染，出现恶病质。

（2）体征　妇科检查阴道有暗红色分泌物、恶臭；子宫增大、柔软，形状不规则。有时可出现黄素囊肿，如肿瘤穿破子宫浆膜层，可引起急性腹腔内大出血，但多数为慢性穿破，在腹腔或盆腔内形成血肿。

绒癌早期即可发生转移，根据转移部位的不同，可出现不同症状。绒癌以血行转移为主，所以全身各器官均可受累。其中肺部转移的发生率占第一位。因此肺部症状出现较早，并多见。咯血是较早出现的症状，也可出现胸痛、呼吸困难，甚至胸腔积液、积血等征象。阴道转移灶的部位常见于阴道前壁，尤多见于尿道口。癌细胞经子宫静脉逆行至阴道静脉丛，局部可见紫蓝色结节。破溃后可引起大出血，易造成感染。脑转移多继发于肺转移之后，是绒癌患者最常见的死亡原因之一。

2. 相关检查

（1）测定尿或血内 hCG 含量　足月产或流产后 2 个月尿 hCG 持续阳性，或一度阴性又转为阳性。

（2）CT 检查　绒癌早期即可发生转移，以肺转移为最多见，所以 CT 检查是临床诊断本病的主要手段。

（3）超声检查　B 型超声仪诊断子宫内滋养细胞肿瘤病灶的报道尚不多见。有人认为 B 型超声探测在葡萄胎的随访中起着重要作用。在复旧不全的子宫中有回声光点出现，可作为葡萄胎后发展为恶性葡萄胎或绒癌的征象，并着重指出葡萄胎后的随访中，超声图中有下述现象应疑为恶性葡萄胎或绒癌：①子宫内有局限或弥散的回声光点，子宫复旧不全，增大或子宫不规则突起。②在附件区、子宫底或直肠窝可见卵巢囊性肿物。③子宫穿孔内出血者，在直肠窝或腹水中可见囊状疱状物。此外，在诊断时尚需注意子宫纵切面和横切面的轮廓是否对称、有否某处突起，此突起处常为病灶所在。

（4）盆腔动脉造影　有助于明确滋养细胞肿瘤病变的大小和位置，但不能区分绒癌和恶性葡萄胎。

（5）子宫腔内造影　了解肿瘤在宫内情况、确定病变范围和部位、保留子宫后宫内恢复情况，但不能区分绒癌和恶性葡萄胎。

（6）病理检查　在子宫肌层或其他切除的器官可见有大块坏死和出血，在其周围可见大片生长活跃的滋养细胞，有的并可侵入血管。

（二）辨证诊断

1.气虚血瘀证

临床证候：面色㿠白，少气无力，腹中有块，疼痛拒按，阴道出血，舌质淡或紫暗、有瘀点，脉细弱或涩。

辨证要点：面色㿠白，少气无力，腹中有块，疼痛拒按，阴道出血，舌质淡或紫暗、有瘀点，脉细弱或涩。

2.邪毒蕴肺证

临床证候：咳嗽咯血或痰中带血，胸闷作痛，口干渴或发热，舌质红，苔黄腻，脉沉数。

辨证要点：咳嗽咯血或痰中带血，舌质红，苔黄腻，脉沉数。

3.气血两虚证

临床证候：面黄体瘦，纳呆肢倦，动则汗出，或腹痛便溏，或恶心、呕吐，舌质淡，苔白，脉虚数。

辨证要点：面黄体瘦，纳呆肢倦，舌质淡，苔白，脉虚数。

三、鉴别诊断

（一）西医学鉴别诊断

1.恶性葡萄胎

一般认为恶性葡萄胎只发生于葡萄胎后而绒癌可发生于足月产后、流产后（包括宫外孕、自然流产或人工流产）。继葡萄胎后恶变者，绒癌及恶性葡萄胎均有可能，但在发生时间上有差异。根据北京协和医院的经验，葡萄胎排出后半年内恶变者，绝大部分（96.5%）为恶性葡萄胎，1年以上恶变者绝大部分（92.85%）为绒癌。6个月至1年间发生者恶性葡萄胎与绒癌各占半数。故就一般而论，间隔时间愈长，绒癌的可能性愈大。

2.合体细胞子宫内膜炎

合体细胞子宫内膜炎多见于足月产后，特别是流产或葡萄胎排出后，刮宫或切除子宫病检可在浅肌层内尤其是胎盘附着部位，见有散在的滋养细胞（以合体滋养细胞为主）及炎症细胞，乍看好像肿瘤图像，但深肌层并无浸润；血或尿内hCG测定亦多为阴性。故不属于滋养细胞疾病范畴。一般经过彻底刮宫后即可逐渐恢复正常。

3.滋养细胞假性瘤

滋养细胞假性瘤临床不具有典型绒癌现象，为胎盘附着处合体滋养细胞反应性增生，形成瘤状。在组织学上也不存在绒毛结构，但根据无核分裂象，缺乏细胞滋养细胞并没有侵犯子宫深肌层而造成破坏的倾向等，可与绒癌鉴别。

（二）中医学鉴别诊断

癥瘕与妊娠

妊娠见于育龄期妇女，有停经表现，有早孕反应嗜睡、恶心、晨起呕吐等症状，脉滑。

四、临床治疗

（一）提高临床疗效的要素

绒毛膜上皮癌恶性度极高，早期即可发生肺转移，如不进行有效的治疗病死率极高。目前绒毛膜上皮癌的治疗上采用以化疗为主的综合治疗，化疗方案的选择要依据预后评分划分的危险分层来进行。目前，我国及国际上应用的是 FIGO 2000 临床分期及预后评分系统。低危患者首选单药化疗，目前文献报道的低危患者单药治疗后的完全缓解率在 50%~90%，对于 FIGO 预后评分 5~6 分、病理诊断为绒癌以及血 β-hCG 值高的患者，因耐药几率升高可以直接考虑按照高危患者的治疗方案选择联合化疗。对于高危患者，建议初始治疗方案可以直接选用 EMA/EP 方案（依托泊苷、甲氨蝶呤、放线菌素/依托泊苷、顺铂）。对超高危患者，尤其是合并心肺功能不全者，初始建议给予 1~2 个疗程 AE 方案（放线菌素 -D 500μg+ 依托泊苷 100mg/m² 第 1~3 天，每 2 周 1 次）。

对绒毛膜上皮癌免疫治疗的研究起步较晚，对于免疫检查点抑制剂的机制并不完全清楚，目前一些可喜的个案给研究者以信心，但治疗无反应的病例很多没有报道。同时，免疫检查点抑制剂上市时间不到 10 年，长期疗效、毒性及不良反应、对生育力的远期影响尚不明确。目前对于免疫治疗疗效的有效指标尚未发现，因而在选择用药病例时要十分慎重，并充分知情告知。

分子靶向治疗同样是近些年肿瘤治疗的重大进展。在 GTN 的治疗中，对于化疗耐药的难治绒毛膜上皮癌患者，基因检查发现了一些潜在的治疗靶点。但其疗效和安全性仍然需要更多的临床与基础研究来进一步证实。

（二）辨病治疗

1. 化学治疗

应采取早期、联合、足量、间隔的治疗原则。绒癌一经确诊，应立即进行化疗。为了保证疗效、减轻各种不良反应及并发症的发生，应选择敏感性高的作用于不同期别的药物联合用药。药物的剂量在原则上必须达到患者最大耐受量，尤其是第一、二疗程更为关键。

（1）静脉给药　同一种药物，给药途径不同，所起的作用也往往不相同。静脉给药后药物即通过右心进入肺部，肺部受药量最大，因此，肺转移患者最好采用静脉给药的方法。为保证疗效，计算所得的药量必须全部输给患者，避免配药后皮管排气任意流失药液及输液时接针处渗漏以及未输完过早拔针。

（2）口服给药　药物均经肠道吸收，再经门静脉进入肝脏，然后经肝静脉进入右心，再进入肺部而转至全身。所以，口服药物适用于上消化道或肝转移的患者。

（3）动脉插管给药　药物可立即进入该动脉所灌注的脏器。肝动脉插管给药，药物直接进入肝脏，适用于治疗肝转移；颈内动脉插管给药，药物即进入脑血管，脑组织受药量最大，适用于脑转移患者；股动脉或其分支插管，可以治疗盆腔转移患者。

2. 手术治疗

在找到有效的化学药物以前，绒癌的治疗主要为手术切除子宫，效果很差。自证明化学药物治疗有较好的效果后，手术治疗逐渐退居到次要地位，很多患者可以单纯化疗而不行任何手术，效果良好。但在某些情况下，手术治疗是必需的。治疗原则：对于子宫原发灶或转移瘤发生大出血危及患者生命时，要立即手术切除出血脏器；在耐药病例中，子宫及肺内残余病变，久治不消，也需要手术切除，缩短治疗时间；手术可以探查整个腹腔，了解腹内各脏器有无转移；手术后切除标本可供病理检查，有助于明确临床期别。

3. 放射治疗

（1）治疗原则　放射治疗是治疗绒癌的一种辅助疗法。因绒癌的特点是早期即经血循环扩散，一旦扩散，就是一种全身性疾病，而放射治疗只能在少数部位发生作用，故适用范围较少。另外，放射治疗后常可引起照射野的组织纤维化，若一疗程没有将癌细胞全部杀死，残留癌细胞在纤维组织内，复发的可能性很大，为下一步治疗造成困难。所以，自从有了有效的化学药物治疗方法后，放射治疗就很少被人采用了。

（2）方法步骤　绒癌肺转移、阴道转移，做局部照射。

（三）辨证治疗

1.辨证论治

绒癌是具有高度恶性的滋养细胞肿瘤，单纯的中医药治疗疗效不确切，但中医的辨证论治却能从整体上调节患者体内的阴阳平衡、增强脏腑功能。

（1）气虚血瘀证

治法：益气健脾，活血逐瘀。

方药：棱莪消瘕汤。党参12g，白术12g，茯苓15g，益母草15g，茜草15g，桃仁9g，红花9g，牡丹皮9g，赤芍9g，三棱6g，莪术6g。

（2）邪毒蕴肺证

治法：清热化痰，润肺止咳。

方药：益肺饮。金银花9g，连翘9g，竹茹12g，全瓜蒌15g，杏仁9g，川贝母9g，半夏9g，葶苈子15g，海蛤粉6g，胆南星6g。

（3）气血两虚证

治法：益气养血，滋阴固肾。

方药：补肾固冲汤。党参12g，白术12g，黄芪15g，女贞子15g，墨旱莲15g，枸杞子12g，山茱萸12g，鳖甲6g，山药15g，五味子6g，阿胶6g。若瘀块结于肠中，症见腹痛便血者，加侧柏叶、地榆、槐花等以清热凉血；若症见抽搐、呕吐频剧、双目上视、颈项强、头痛者，加全蝎、蜈蚣、钩藤、羚羊角、天竺黄、地龙等以清热、镇惊、息风。

2.针刺疗法

处方：水道、关元、中极、长强、合谷、足三里、三阴交。

操作方法：强刺激留针20~30分钟。

适应证：绒癌脊髓转移所致大小便失禁及下肢行动障碍。

注意事项：患者应避免过饥或过饱时行针刺治疗，以防出现晕针情况。

3.成药及单验方

（1）成药

①冰硼散

组成：冰片、硼砂等。

功能：清热解毒，消肿止痛。

适应证：热毒蕴结证。

用法：适量喷洒在溃疡处，有促进溃疡愈合的作用。

注意事项：属虚寒性溃疡者禁用。用药期间，饮食宜清淡，忌食生冷、辛辣、油腻食物，戒烟酒。孕妇慎用。哺乳期妇女不宜使用。朱砂有毒，不宜长期大剂量使用，以免引起蓄积中毒。

②珍珠散

组成：珍珠、冰片等。

功能：祛腐生肌，收湿敛疮。

适应证：痈疡溃烂，流脓溢水，新肉不生，久不收口。

用法：适量喷洒于口腔及外阴溃疡处。

注意事项：外用药。切勿入口。

③云南白药

组成：三七等。

功能：化瘀止血，活血止痛，解毒消肿。

适应证：外阴、阴道转移瘤破溃的患者。

用法：取适量敷压于局部，能起到较好的止血作用。因其还有防腐药性，故还能预防感染。

注意事项：外用前务必清洁创面。用药后若出现过敏反应，应立即停用，视症状轻重给予抗过敏治疗。若外用可先清除药物。

④至灵胶囊

组成：冬虫夏草。

功能：补肺益肾。能提高免疫功能，升高白细胞，减少化疗、放疗不良反应。

适应证：可用于配合绒癌的化疗与放疗。

用法：每次 0.5~1.5g，每日 3 次，饭后口服，2~3 个月为 1 个疗程。

注意事项：忌食生冷、油腻食物。感冒时不宜服用。高血压、心脏病、肝病、糖尿病、肾病等慢性病严重者应在医师指导下服用。对本品过敏者禁用，过敏体质者慎用。

（2）单验方

①用穿心莲治疗绒癌。治疗方法是先用穿心莲水浸后，浸液再用氯仿提取。无效再加用化疗。

②向日葵盘 60g，凤尾草 60g，水杨梅 60g。每日 1 剂，水煎服，适用于治疗Ⅰ～Ⅱ期绒癌。

③黄芪、白及、败酱草各 15g，赤小豆、薏苡仁、冬瓜仁、鱼腥草各 30g，茜草、当归、党参、阿胶各 10g。每日 1 剂，水煎服。适用于治疗绒癌阴道持续性出血。

④五灵脂、蒲黄粉、茜草根各 5g，红花、当归、山慈菇、阿胶、乳香、没药各 10g，海螵蛸 30g，丹参 15g。每日 1 剂，水煎服。适用于治疗绒癌Ⅰ～Ⅱ期。

（四）医家经验

高耀洁、胡玉荃主任医师（河南中医学院一附院）认为绒癌属中医学"癥"的范畴。起病较急，临床证型随其起病方式的不同而异。①气虚血瘀型（盆腔转移）：症见：面色苍白，少气乏力，体倦懒言，腹中有块，疼痛拒按，阴道出血，舌淡，脉细弱，或舌紫暗、有瘀点瘀斑，脉涩。治以健脾益气、活血逐瘀。方用棱莪消癥

汤：党参、白术、茯苓、益母草、茜草、桃仁、红花、牡丹皮、赤芍、三棱、莪术。若瘀块堵于肠部，症见腹痛便血者，加侧柏叶、地榆、槐花等清热凉血药。方中党参、白术、茯苓益气健脾，提高机体免疫力；三棱、莪术、桃仁等活血化瘀、破瘀消癥，改善微循环。②邪毒蕴肺型（肺转移）：症见：咳嗽咯血或痰中带血，胸闷作痛，口干渴或发热，舌质红、苔黄腻，脉沉数。治以清热化痰、润肺止咳。方用益肺饮（或曰清肺化痰汤）：金银花、连翘、竹茹、全瓜蒌、杏仁、川贝母、天花粉、半夏、南星、葶苈子、海蛤粉。方中金银花、连翘清热解毒，重用天花粉以杀灭、抑制滋养细胞。如化疗后，出现咽干口燥、五心烦热、舌质红、少苔、脉细数者，属阴虚诸证，加南北沙参、石斛、麦冬等滋阴清热之品，以防止口腔溃疡。经用上方治疗或配用短疗程西药化疗，多数绒癌盆腔转移或肺转移患者可取得临床治愈、或完全治愈。

五、预后转归

绒癌是恶性程度较高的肿瘤，对年轻有生育要求的妇女，不切子宫，单纯药物治疗，70% 左右可怀孕生子，妊娠及分娩经过与一般孕产妇相比无异常，所生孩子发育和生长绝大多数均正常。

六、预防调护

（一）预防

由于绒癌的病因比较复杂，各种病因学说目前尚无充分依据，虽治疗效果满意，但无有效的预防措施。

（二）调护

绒癌是妇科恶性肿瘤，常见于生育年龄妇女，一旦发现，多有转移，患者往往

心理压力较大，所以在护理工作中，除了药物治疗外，要根据患者不同的病理心理活动做好整体护理工作。

1. 心理护理

患者一旦知道自己所患的疾病，特别是年轻未生育的妇女，往往会产生各种各样的思想顾虑和心理障碍，这在一定程度上可以影响疾病的治疗，且绒癌治疗周期较长，住院时间也久，患者急躁而不能安心治疗。这就需要我们做好心理护理，安排一些有意义的讲座、阅读活动，使她们对自己所患的疾病有所认识，树立战胜病魔的信心。

2. 饮食护理

化疗后的患者血象下降明显，机体抵抗力差，饮食稍有不慎就可能引起发热、腹泻等症，所以在护理方面应特别注意要告诫患者不吃生冷食品，水果必须经洗净开水泡后再吃，夏季不吃隔夜的饭菜，外购食物须再蒸煮后吃。如条件许可，医院营养食堂要为她们提供一些适合的食品。

3. 口腔护理

患者入院后如发现口腔卫生不好的即应加强护理，督促患者每天早晚刷牙，发给漱口药水，经常漱口。如出现溃疡，每日早晚2次用无菌生理盐水250ml加庆大霉素4万U为患者清洗口腔，把口腔内腐败物质和脱落黏膜擦拭干净，并督促患者经常漱口、多饮开水。为减少患者疼痛，可用0.25%的地卡因溶液勤喷口腔，尤在进食前喷药，有利于患者吞咽食物。食后漱口，并敷以中药锡类散等。为减少口唇干痛、出血或晚间上下唇破溃处粘连，可给上下唇贴上糯米纸，以资保护。

4. 阴道出血护理

阴道转移结节随时可因破溃而发生大出血，处理不及时，患者即可发生休克。当有阴道转移的患者入院时，护理人员即应预先准备好各种抢救用物。

七、研究进展

（一）病因病机

近年来对绒癌病因病机的认识，归纳起来有以下三方面：

1. 邪毒侵袭，久病成瘀

有人认为本病属实证，特别是在病变早期，出现某些虚象，也乃是邪实日久所致。其根据是本病多见于青壮年生育年龄妇女，以往身体强健，发病特点多急剧、病情较险恶、传变较迅速，临床症状多有腹中包块、疼痛拒按、阴道不规则出血、胸闷作痛、口干渴、发热等。故认为本病与实证的发病规律相似，因此提出了"邪气盛则实"的病因病机。

2. 邪之所凑，其气必虚

有人认为本病属虚证，即使发病多见于青壮年妇女，邪气侵袭人体，也是乘正气一时之虚而造成的，特别是病淫侵袭日久，临床症见一派虚象如面色苍白、少气乏力、体倦懒言、阴道持续出血，或长期咯血等，这是阴阳失调、正气虚弱的表现，也是"精气夺则虚"的必然结果。

3. 虚实夹杂，交替呈现

有人认为本病的发病是正邪相互斗争的过程，其表现为实中有虚、虚中有实、虚实夹杂，复感邪毒，病重且危，久难痊愈。

有学者从阴阳、气血辨证，有学者从虚实、寒热辨证，均将该病分为多种类型。但概括而论，本病不外是气虚血瘀型、邪毒蕴肺型及气血两虚型，受损的脏腑主要是肺、胞宫。

（二）治法探讨

1. 分期治疗原则

大多学者认为，该病来势急、传变快，掌握辨病辨证是至关重要的，对早期病变要辨证用药,"逐邪"为其大法;在缓解期应以"固本"为其大法,健脾固肾、重补后天、滋阴清热、固守真元、活血消癥,因症施用。在此基础上用药要结合临床分期,并针对性选择抗癌药物,如天花粉、紫草等以增疗效。

(1)初期 绒癌初期,正气未衰,邪实为主,中医辨证多属血瘀型、邪毒蕴肺型,治疗应以化瘀消癥、滋阴清肺为主。

(2)化疗期 患者在化疗期会出现各种各样的不良反应,特别是以消化道反应和骨髓抑制为多见,如恶心、呕吐、纳差、腹泻等,此应采取"急则治其标"的原则,重在调理脾胃、补益后天,如血象示白细胞、血小板低于正常,则以补肾养血为治则,促使机体康复。

(3)后期 患者经过多个疗程的综合化疗或手术治疗,无论是否痊愈,身体都受到不同程度的损伤,表现出一派虚象,此时治疗应以扶正固本为主,或益气养血,或滋阴补肾,或温肾补阳。

2.耐药复发患者的免疫治疗

免疫组化染色显示,胎盘部位的PD-L1表达上调,这可能与局部免疫微环境处于抑制状态相关。绒癌标本中,PD-L1免疫组化染色的阳性率很高。免疫检查点抑制剂在GTN中的临床试验有限。法国滋养细胞疾病中心在2017年4月发起了一项免疫检查点抑制剂治疗耐药的滋养细胞肿瘤的Ⅱ期临床研究(NCT03135769)。2018年ESMO会议上,以壁报形式报道了低危组的部分结果。经过11.7个月的随访,6例患者中3例完全缓解,另外3例对该治疗无反应,经解救性化疗后获得缓解。没有严重不良反应发生。该研究仍在招募患者阶段。

3.分子靶向治疗

PTEN和PI3K/AKT通路是GC中最相关的信号通路。进一步证实PI3K/AKT通路相关性的研究,来自随后的一篇文献。芹菜素是黄体酮类似物,之前的流行病研究和病例对照研究显示芹菜素有抗肿瘤作用。Lim等研究了芹菜素对绒癌细胞系(JAR和JEG3)的抗癌作用。结果显示芹菜素降低JAR和JEG3细胞的活性和迁移特性,增加细胞凋亡,并抑制线粒体膜电位。芹菜素的凋亡作用是通过PI3K/AKT和ERK1/2-MAPK信号通路介导的。

参考文献

[1] 李胜平,唐小丽. 胎盘部位滋养细胞肿瘤病因学进展. 四川医学,2004(1):118-119.

[2] 高耀洁,胡玉荃,司秀蕊,等. 中西医结合治疗246例恶性滋养细胞肿瘤的临床分析. 癌症,1988(5):361-363.

[3] 吴志成. 中西医结合、穿心莲治疗绒癌与恶葡(附100例疗效分析). 癌症,1984(3):197-198.

[4] Veras E, Kurman RJ, Wang TL, et al. PD-L1 Expression in human placentas and gestational trophoblastic diseases. Int J Gynecol Pathol, 2017, 36(2):146-153.

[5] Inaguma S, Wang Z, Lasota J, et al. Comprehensive immunohis-tochemical study of programmed cell death ligand 1(PD-L1)analysis in 5536 cases revealed consistent expression in tropho-blastic tumors. Am J Surg Pathol, 2016, 40(8):1133-1142.

[6] Lim W, Park S, Bazer FW, et al. Apigenin reduces survival of choriocarcinoma cells by inducing apoptosis via the PI3K/AKT and ERK1/2 MAPK Pathways. J Cellul Physiol, 2016, 231(12):2690-2699.

第二十四章　肾癌

肾癌又称肾细胞癌，是起源于肾小管上皮细胞的恶性肿瘤，可发生于肾实质的任何部位，但以上、下极为多见，少数侵及全肾；左右肾发病机会均等，双侧病变占1%~2%。在成人肾肿瘤中，肾癌占85%~90%，在泌尿系统中占第二位。50~70岁为高发年龄组，男性多于女性，男女之比（2~3）：1。临床以血尿、腰腹部疼痛和腰腹部肿块为典型表现。由于本病隐匿不易早期诊断，发现时多属晚期。

中医古籍文献中有关肾癌的记载或描述很少，但根据肾癌在临床中的表现可归属于中医学"溺血""腰痛""癥积"等范畴。

一、病因病机

（一）西医学认识

肾癌的病因迄今尚不清楚，种族及地理条件不是引起肾癌的重要因素。有报道芳香族碳氢化合物、芳香胺、黄曲霉毒素、激素、放射线和病毒可引起肾癌；某些遗传性疾病如结节性硬化症、多发性神经纤维瘤等可合并肾细胞癌。有人提出吸烟与肾癌的发生有关，吸烟者发生肾癌的危险性高于不吸烟者，认为吸烟习惯加上其他危险因素如酗酒、职业接触（例如从事镉工业职业）等，可进一步增加发生肾癌的危险性。

（二）中医学的认识

本病的发生，乃因肾气不足，水湿不化，湿毒入侵，入里蓄积，内外合邪结于水道，使机体阴阳失调、气血逆乱，引起气滞、血瘀、湿热、热毒互相胶结所致。其病理特点属本虚标实，本虚乃肝肾精血不足，标实为湿、热、瘀毒蕴结，病机关键是正气虚。

二、临床诊断

（一）辨病诊断

肾癌的临床表现变化多端，可无任何症状，但此时肿瘤已在体内有广泛进展，甚至出现肺、骨等处的转移征象。除血尿、腰痛和肿块三大典型症状外，肾癌还存在不少非泌尿系统的肾外表现，如发热、肝功能异常、贫血、高血压、红细胞增多症和高钙血症等。

1. 临床表现

（1）局部肿瘤引起的症状

①血尿：为最常见的症状，可为肉眼血尿和（或）镜下血尿。大多数病例血尿是因肿瘤侵入肾盂、肾盏而引起，为间歇性发作，不伴有疼痛。临床上常称间隙性无痛性肉眼血尿，为肾癌特有的症状。

②腰痛：是因肿瘤长大后肾包膜张力增加或侵犯周围组织而发生，表现为持续性钝痛。当肿瘤已侵入神经或腰椎可造成严重疼痛。血尿在输尿管内凝固成条索状血块，随尿排出，可引起肾绞痛。

③肿块：肾癌患者腰部或上腹部可触及肿块者约为10%，有时可为唯一症状。肿块较硬，表面高低不平或呈结节状。在消瘦患者或肿瘤位于肾下极时，体格检查可扪及块物。若肿块固定，表示肾周围有浸润，预后不佳。

血尿、腰痛和肿块三联征同时出现机会不多，有10%~15%，但若同时出现，往往是晚期的标志。

（2）全身症状

①发热：为肾癌常见的肾外表现之一，

可呈间歇热、弛张热或低热。多数学者认为发热与癌组织的致热原有关，与肿瘤的坏死和出血无直接关系。2%~3%病例的发热是肾癌最显著或唯一的表现。

②消瘦：作为唯一表现出现于肾癌者占30%~40%。

③贫血：可由失血引起，但临床上有些肾癌患者的贫血没有血尿病史，却有明显贫血，说明患者的贫血除血尿外，还有其他原因，有作者认为可能与肿瘤毒素或大量肾组织破坏抑制了造血有关。

④高血压：其原因有，肿瘤直接侵及肾动脉；肿瘤压迫肾动脉引起肾缺血；肿瘤内动、静脉瘘形成，伴心输出量增加；肿瘤本身产生肾素等。

⑤内分泌功能异常：根据大量实验研究和临床报道，肾癌能分泌多种内分泌素是肾细胞癌的特征，因此临床上可见合并红细胞增多症、高血压、低血压、高钙血症、胃肠道功能紊乱、肝病综合征及性功能紊乱症状等。

（3）转移症状　发生肺转移时胸痛、咳嗽、咯血：骨转移时引起骨痛及病理性骨折；脑转移引起头痛、呕吐等颅内压增高症状。偶有皮肤、肋骨部位的肿瘤活检病理诊断为肾癌后，进一步检查才明确原发灶是肾癌。

2.相关检查

（1）X线检查　为诊断肾肿瘤的非常重要的方法，特别是随着设备技术不断更新，X线检查的准确性也在明显提高。在尿路平片上可见患侧肾影不规则增大，腰大肌影模糊，有10%肾癌肿块内或肿块周围可见钙化。

（2）肾盂造影　静脉肾盂造影或逆行肾盂造影是诊断肾脏肿瘤的最基本方法。肾肿瘤在肾盂造影片上常显示肾盂或肾盏受压、变形、拉长或扭转，使肾盏之间距离扩大，呈新月形或蜘蛛足样等改变，有

时肾盂和（或）肾盏充盈不全，一个或一组肾盏缺如；当肿瘤完全阻塞肾盂时，患肾功能丧失，在肾盂造影片上患肾不显影。

（3）肾动脉造影　是肾肿瘤早期诊断及定性诊断的一项重要手段，并有助于鉴别囊肿、肾癌和肾良性肿瘤。肾癌的肾动脉造影特点：①肾动脉主干增粗；②肾内出现病理血管像，血管粗细不均，迂曲扩张，排列紊乱，有血管窦或血池出现；③侧循环可见动静脉瘘和（或）动脉瘤；④肾实质相显示肾癌区的造影剂排出延缓而密度增高；⑤肾静脉扩张粗大且早期显影。

选择性肾静脉和下腔静脉造影有助于确定肾静脉和腔静脉内有无癌栓、癌栓伸延的部位和腔静脉受累情况。

（4）超声诊断　B型超声显像是近年来诊断肾脏肿瘤的重要方法之一，由于超声检查方法简便、无创伤性，因而在肾脏肿瘤的诊断中已被广泛应用，对肾癌的诊断率达93.3%。①显示肿瘤的部位和大小；②瘤体无完整包膜，边界不规则；③瘤体后部组织回声减弱，透明细胞癌为低回声型，颗粒细胞癌为强回声型，低回声与强回声混合为混合细胞癌，暗区提示肿瘤内部液化或出血坏死；④B超可显示肾收集系统受压情况、区域淋巴结有无增大及腔静脉内有无癌栓，但不如CT影像清晰准确。

（5）CT检查　主要用来确诊肾占位性病变，对囊性和实性肿块的鉴别准确率93%。肾癌的CT图像表现：①能清晰地显示直径1cm以上肾实质内肿块，肿瘤边缘不规则，呈圆形或分叶状。②平扫时，肿瘤的密度随肿瘤的细胞成分不同而略有差异，透明细胞癌的密度低于正常肾实质，而颗粒细胞癌的密度略高于正常。③扫描后，肿瘤密度可不同程度地增强，但仍低于正常肾组织，由于增加了肿瘤与肾组织间的密度差，可以更清楚地显示肿瘤大小与分界线。④肿瘤内常有出血、液化和坏

死区，使瘤体密度变为不均性；5%~10%肿瘤内可见密度增强的钙化灶，位于瘤体中央或边缘处。⑤CT对肾细胞癌能精确估计病变的大小和范围，还可了解周围有无浸润、淋巴及远处有无转移，从而对肾癌的分期提供重要的依据。

（6）MRI　肾图像不仅显示其解剖和病理变化，且可提供分子水平的诊断信息，MRI检查的优点在于：①一次扫描可获得肾脏横断面、冠状面和矢状面的图像；②没有CT图像中存在的伪影；③不需注射造影剂。MRI可十分清晰地显示肾实质肿块，并与肾囊肿鉴别：肾囊肿表现为均一的低密度团块、边界光滑，与肾实质分界清楚；肾癌表现为高低不等、信号强度不均匀和肿块边界不规则。肾细胞癌的T1比正常肾实质的T1长，而T2相同或稍长。MRI显示肿瘤侵犯的范围优于CT，其临床分期的准确率达96%。

（7）放射性核素检查　放射性核素检查对脏器功能的了解有重要价值，同时也能用显像技术既反映脏器功能，又能显示脏器形态。对一些不能做X线造影的患者更为合适。

①放射性核素扫描：这是一种简便、无痛苦的检查方法。由于这项检查灵敏度不高，直径小于2cm且位于肾脏边缘的占位性病变往往不能显示，且不能鉴别占位性病变的性质；肾肿瘤和肾囊肿在扫描图上都显示放射性核素分布的缺损，因此，尚需结合其他检查的结果，加以分辨。常用的放射性核素为97Hg和203Hg。

②放射性核素TC动态肾显像：肾肿瘤的特点是病变部位灌注像可见放射性充盈特点，充盈程度取决于肿瘤大小及有无囊性病变。肿瘤小、血管丰富者，病变部位呈放射性过度充盈；肿瘤大伴囊性变时，病灶处充盈减低。同时还可了解对侧肾脏的形态及功能。

（8）实验室检查

①尿液检查：可出现肉眼血尿或镜下血尿，尿红细胞多呈正常形态、大小相等；尿脱落细胞学检查有时可发现癌细胞；尿乳酸脱氢酶常增高。

②血液检查：部分患者血沉增快，血钙升高，血磷降低，前列腺素增高；血清C-反应蛋白阳性；3%~4%的患者红细胞增多，还有的发生进行性贫血。

③细针穿刺活检：经过各种检查无法确诊时，可在超声波引导下用细针穿刺取得活体组织，可发现癌细胞。即使没有发现癌细胞，只要吸出血性液体，仍应高度怀疑恶性肿瘤。

3. 临床分期

肿瘤的分期目的在于制订治疗方案和判断预后。临床实用的分期方法有TNM分期法（国际抗癌联盟分期法）。

（1）肿瘤（T）

T0　无原发肿瘤的证据

Tx　原发肿瘤无法评估

T1　肿瘤局限于肾脏，最大直径≤7cm

T1a　肿瘤最大直径≤4cm

T1b　4cm＜肿瘤最大直径≤7cm

T2　肿瘤局限于肾脏，最大直径＞7cm

T2a　7cm＜肿瘤最大直径≤10cm

T2b　肿瘤最大直径＞10cm

T3　肿瘤侵及大静脉或同侧肾上腺外的肾周围组织，但未超过肾周围筋膜

T3a　肿瘤侵及肾静脉或肾静脉分支的肾段静脉或侵犯肾周围脂肪和肾窦脂肪，但是未超过肾周围筋膜

T3b　肿瘤侵及横膈膜下的下腔静脉

T3c　肿瘤侵及横膈膜上的下腔静脉或侵及下腔静脉壁

T4　肿瘤已侵犯肾周围筋膜，包括侵及临近肿瘤的同侧肾上腺

（2）淋巴结（N）

Nx　淋巴结有无转移不能确定

N0 淋巴结无转移

N1 同侧单个区域淋巴结受侵犯

N2 1个以上区域淋巴结受侵犯

（3）远处转移（M）

M0 无远处转移的证据

M1 有远处转移的证据

（4）分期

Ⅰ期	T1	N0	M0
Ⅱ期	T2	N0	M0
Ⅲ期	T3	N0	M0
	T1~3	N1	M0
Ⅳ期	T4	任意N	M0
	任意T	N2	M0
	任意T	任意N	M1

（二）辨证诊断

肾癌总的归属于中医学"血尿""腰痛""癥积"等病证范畴。因其以无痛性血尿为主要表现，归属于"血尿"；腰腹部疼痛明显者，归属于"腰痛"；上腹部及腰部肿块明显者，可归为"癥积"。

1. 湿热蕴结证

临床证候：腰腹疼痛，坠胀不适，尿血，身体沉困，腰腹肿块，时有低热，口苦纳差，舌体胖，舌苔白腻或黄腻，脉滑数或濡数。

辨证要点：腰腹疼痛，坠胀不适，低热身困，口苦，苔腻或黄腻，脉滑数或濡数。

2. 气结血瘀证

临床证候：腰部憋胀疼痛，可触及肿块，按之坚硬，周着不移，尿赤带血或伴血块，面色晦暗，舌质暗或有瘀点，苔薄，脉弦或涩或结代。

辨证要点：腰痛憋胀，肿块坚硬固定，舌暗有瘀点，脉弦或涩或结代。

3. 肾虚毒蕴证

临床证候：积块坚硬，腰痛日剧，血尿频繁，面色黧黑，或面白无华，肌肤瘦削，乏力气短，或低热不退，呕恶纳差，舌质紫暗或淡红，无苔或苔薄白乏津，脉沉细无力或细涩。

辨证要点：以血瘀证与气血亏虚之证共见为其辨证要点，多见于肾癌晚期，或手术后、化疗后者。

三、鉴别诊断

1. 肾积水

肾积水患者很少出现肉眼血尿，肾盂造影可确诊。

2. 肾囊肿

肾囊肿肉眼血尿少见，通过B超可鉴别。

3. 肾结核

肾结核多伴有膀胱刺激征如脓尿。尿路造影可鉴别，尿中可查到结核杆菌。

4. 多囊肾

多囊肾多出现肾功能障碍和高血压，且合并其他多囊脏器。B超可协助诊断。

5. 泌尿系结石

泌尿系结石多有肾绞痛。通过X线检查可鉴别。

6. 肾上腺肿瘤

肾上腺肿瘤很少发生血尿和疼痛，且多有内分泌异常的临床表现。

四、临床治疗

（一）提高临床疗效的要素

同其他部位的恶性肿瘤一样，肾癌治疗的最主要目标是根治，其次是延长生存期、提高生活质量、减轻痛苦，为此早期治疗、积极治疗、综合治疗是三个主要准则。早期肾癌根本治疗方法是手术治疗，以期达到根治目的。但对不可切除的肾癌患者，生物免疫治疗、内分泌疗法、化学治疗和中医药治疗等，常联合应用，相得益彰。

（二）辨病治疗

1. 手术治疗

（1）根治性肾切除术　是治愈肾癌的主要方法。适用于病变仅限于肾内、无远处转移、肝肾功能无异常者。

（2）扩大根治肾切除术　适用于肾癌伴肾周淋巴结转移者，即根治性肾切除术加患肾区域淋巴结清扫。

（3）肾癌的保守手术疗法　肾癌患者对侧肾功能明显低下，或者双肾癌，同时适用于单侧肾患肾细胞癌的患者，采取只切除肾肿瘤和（或）肾肿瘤周围部分健康组织的手术方法。

（4）肾癌伴远处转移灶的处理　在肾癌根治性切除的同时或之后远处发生转移灶，如肿瘤单一或局限应积极进行手术切除，一般仅限于孤立性肺、脑和肋骨转移灶可能切除者。

2. 放射治疗

放射治疗对肾癌的治疗作用尚不肯定。目前主要作为手术前、后的辅助治疗。

3. 介入放射学治疗

目前已成为肾癌治疗中不可缺少的措施之一。包括：

（1）肾动脉灌注化疗。

（2）肾动脉栓塞治疗。

4. 生物反应修饰剂疗法

肾癌是一种容易诱发免疫功能的肿瘤。生物反应修饰剂的使用可提高宿主对肿瘤的应答能力，阻止因手术、化疗所引起的机体免疫力的低下，并使之恢复。

（1）干扰素（IFN）。

（2）白细胞介素 IL（IL-2）。

（3）自身肿瘤免疫。

5. 内分泌治疗

肾癌对激素有一定的依赖性，近年来越来越多地将激素治疗应用于肾癌患者，在诸多激素当中，以孕激素为多。激素疗法的不良反应小，对晚期肾癌患者减轻症状、延长生存期有较好的疗效。常用激素有：

（1）安宫黄体酮　每次 100~200mg，每日 3 次，口服。

（2）丙酸睾丸酮　每次 100mg，每周 3~5 次，肌内注射。

（3）羟基孕酮　每次 800mg，每周 2 次，肌内注射。

（4）乙烯雌酚　每次 5~10mg，每日 3 次，口服。

（5）泼尼松　每次 20mg，每日 1 次，口服。

黄体酮与皮质类固醇或激素与免疫制剂和化疗的联合应用，可增加晚期肾癌的疗效，一般首选应用药物是安宫黄体酮。

6. 化学治疗

肾癌对化疗效果较不敏感，仅作为辅助性治疗方法。适用于：①临床分期中Ⅲ期病例，采用根治性肾癌切除术、区域淋巴结清扫术或单纯肾癌切除术后；②Ⅳ期病例采用单纯肾癌切除术后，为控制复发和转移而化疗；③Ⅲ期和Ⅳ期不能手术切除的患者，以化疗配合免疫治疗和激素治疗。

常用联合化疗方案：

（1）MVB 方案

VLB：$4mg/m^2$，静脉注射。

MTX：$500~2000mg/m^2$ 静脉滴注，VLB 后 4 小时。

BLM：$30mg/m^2$ 肌内注射，MTX 后。

CF：上述 3 种药物注射后 10~20 小时，每隔 3 小时口服 CF15mg，24 小时后改为每 6 小时口服 15mg，共 12 次。

2 周重复 1 次。

（2）MVP 方案

VLB：$4mg/m^2$ 静脉注射。

MTX：$500~2000mg/m^2$ 静脉滴注，VLB 后 4~6 小时滴完。

PEP：$10mg/m^2$，静脉注射。

CF：用法同 MVB 方案。

2 周重复 1 次。

上述 2 个方案应用过程中，应给予足够的液体并补充碳酸氢钠溶液。

7. 辅助治疗

（1）支持治疗　根据需要补充营养和各种维生素，贫血严重者予以输血。

（2）对症治疗

①癌痛：已经明确诊断的肾癌患者，一旦出现腰部疼痛，无论是单侧或双侧出现，一般都应诊为癌痛，可表现为腰部钝痛、刺痛或肾绞痛，此与肾癌的分期有一定的关系。治疗方法：高乌甲素针 4~8mg 肌内注射或加入 5% 葡萄糖中静脉滴注，每日 1 次；疼痛剧烈时可选择口服曲马多、泰诺因、硫酸吗啡缓释片等，或肌内注射布桂嗪、哌替啶；仍不能止痛者，可慎重选用冬眠疗法。

②大出血：已明确诊断的肾癌患者，尿血量增多成全程血尿，甚者因肾包膜破裂而大出血。治疗方法：化疗栓塞止血法，用特制的丝裂霉素胶囊，经动脉导管行肾动脉内化疗栓塞术，既可阻断肿瘤的血液供应，使肿瘤部位及其周围的血管收缩，又使肿瘤局部区域具有高浓度的抗癌药以强烈地杀死癌细胞，且全身不良反应小。据报道，此疗法可使大出血得到及时有效

的控制，有效率 100%，同时还可使 65% 的患者瘤体缩小一半。

8. 靶向治疗

从 2005 年 12 月美国 FDA 批准索拉非尼作为治疗晚期肾癌的首个靶向治疗药物上市以来，陆续有舒尼替尼、替西罗莫司、贝伐珠单抗联合 IFN-α、帕唑帕尼、依维莫司等靶向药物（表 24-1）被批准在美国等一些国家上市。虽然中国参加了替西罗莫司、帕唑帕尼、依维莫司等国际间临床试验研究，但目前仅有索拉非尼和舒尼替尼被国家食品药品监督管理局批准用于晚期肾癌的治疗。

（三）辨证治疗

1. 辨证论治

（1）湿热蕴结证

治法：清热利湿，解毒化瘀。

方药：八正散加减。大黄 10g，栀子 12g，滑石 20g，萹蓄 20g，瞿麦 20g，木通 10g，车前子（包）30g，甘草梢 10g，灯心 1.5g。可酌加白花蛇舌草 60g、重楼 30g、赤芍 15g、川牛膝 15g、生薏苡仁 30g、土茯苓 30g、黄柏 12g 等。

（2）气结血瘀证

治法：理气散结，活血化瘀。

表 24-1　晚期肾癌的靶向治疗药物

药物	作用靶点	特点	给药途径	方案
索拉非尼	VEGFR-2, 3, PDGFR-β, FLT3, KIT；Raf	小分子酪氨酸受体激酶和丝氨酸 / 苏氨酸抑制剂	口服	400mg，1 天 2 次
舒尼替尼	VEGFR, PDGFR, FLT3, KIT, RET	小分子酪氨酸受体激酶抑制剂	口服	50mg，1 天 1 次，连 4 周，停 2 周
帕唑帕尼	VEGFR, PDGFR, KIT	小分子酪氨酸受体激酶抑制剂	口服	800mg，1 天 1 次
贝伐珠单抗	与 VEGF 竞争性结合	单克隆抗体	静脉	10mg/kg，2 周 1 次
替西罗莫司	mTOR	西罗莫司酯化物	静脉	25mg，每周 1 次
依维莫司	mTOR	西罗莫司羟乙基化合物	口服	10mg，1 天 1 次

方药：膈下逐瘀汤加减。桃仁 10g，红花 10g，当归 15g，川芎 10g，牡丹皮 12g，赤芍 20g，五灵脂 10g，乌药 10g，延胡索 10g，香附 10g，枳壳 12g，甘草 10g。可酌加马鞭草 30g、木香 12g、半枝莲 30g 等。

（3）肾虚毒蕴证

治法：属肾癌手术后者，宜滋肾益气、解毒通淋；属化疗后或晚期者，宜健脾益肾、补气养血、软坚散结。

方药：手术后者以左归丸加减：生地黄 15g，熟地黄 15g，山药 30g，枸杞子 15g，女贞子 15g，川牛膝 15g，龟甲胶 20g，生黄芪 45g、当归 20g，白术 15g，茯苓 30g，太子参 20g，瞿麦 20g，土茯苓 20g，半枝莲 45g，马鞭草 30g。属化疗或晚期者以八珍汤加减：黄芪 30g，当归 20g，太子参 30g，茯苓 15g，干蟾皮 10g，僵蚕 10g，半枝莲 60g，白花蛇舌草 60g。

2. 外治疗法

（1）贴敷疗法　肾癌止痛散：冰片 3g，藤黄 3g，麝香 0.3g，生南星 20g。共为细末，酒醋各半调成糊状，涂敷于腰部肿块处，药干后换掉。用于治疗肾癌痛。

（2）涂擦疗法

①冰香止痛液：朱砂 15g，乳香 15g，没药 15g，冰片 30g。捣碎，装入盛有 500ml 米醋的瓶内，密封 2 天后取上清液装入小瓶备用。用时以棉签蘸药水涂痛处，稍干再涂。一般用药 10~15 分钟疼痛消失，可维持 2 天以上。

②止痛酊：蟾酥 3g，细辛、生半夏、生南星、生川乌、生草乌、全蝎、冰片各 20g。研成粗末，浸入 95% 乙醇 500ml 中，密封 1 周后使用。用时外涂疼痛局部，可应急止痛，维持 2~4 天。

3. 成药及单验方

（1）成药

①六味地黄丸：适用于各期肾癌患者。每次 6g，每日 2 次。

②康赛迪胶囊：又名复方斑蝥胶囊，含黄芪、斑蝥、人参等。有破血消瘀、攻毒蚀疮的功效。适用于肾癌、肺癌、原发性肝癌等。每次 3 粒，每日 2 次。口服。

（2）单验方

①马鞭草 60~120g，瞿麦 120g，生薏苡仁 120g，菝葜 60~120g，半枝莲 60~120g，槐豆 30~60g，上任选一味，水煎代茶饮。

②刀豆子 30~60g，生薏苡仁 60g，赤小豆 60g，黑豆 60g。水煎常服，适于肾癌湿热蕴结者。

③白术 30g，黄精 30g，猪苓 30g，牛膝 30g，山楂 15~30g。水煎常服，适于肾癌肾虚征象明显者。

（四）新疗法选粹

1. 免疫综合治疗

（1）有学者采用干扰素与长春花碱联合用药，肿瘤缩小率明显提高，由 15% 上升至 30%。

（2）Sella 医生在美国临床肿瘤学学会第 30 届年会上报道，给转移性肾癌患者使用干扰素、白细胞介素Ⅱ和氟尿嘧啶联合疗法，可使其客观缓解率达到 43%。

2. 经皮直接穿刺瘤灶注药治疗

适应证：晚期肿瘤失去手术切除机会，行动脉灌注化疗和栓塞治疗失败或患者拒绝接受，为控制瘤灶、减轻症状，可行 B 超或 CT 导向下经皮穿刺瘤灶直接注入无水酒精硬化治疗。

禁忌证：瘤灶不够大或无明显瘤灶者不适宜此疗法。

五、预后转归

（一）肾癌浸润范围与预后关系

（1）肿瘤限于肾内者（Ⅰ期），5 年生存率 60%~80%。

（2）肾周脂肪已有浸润者（Ⅱ期），5 年生存率为 45%。

（3）肾区域淋巴结受累者（Ⅲ期），5年生存率10%~16%。

（4）已有远处转移者（Ⅳ期），5年生存率8%~10%。

（二）肾癌组织病理对预后的影响

肾癌的组织类型影响预后。透明细胞癌的恶性程度较低，预后较好；颗粒细胞癌恶性度高，预后较差；梭形细胞癌分化最差，恶性度最高，预后最差。

（三）肾癌大小、数目和瘤体重量与预后的关系

原发肿瘤体积大者发生转移机会多，小者生存期长。肾内多发肿瘤比单发存活率低。肾癌远处转移病灶如在肾癌初期就诊时就已存在则预后不良；如在肾癌根治切除术后一段时间复查时发现单一转移灶，经积极手术切除后尚可获得较好的疗效。

（四）肾癌的手术方法对预后的影响

根治性肾切除术的5年生存率远远超过单纯肾切除术；在游离患肾以前先结扎肾蒂血管或在手术前行肾动脉栓塞可防止手术中癌细胞播散，是影响术后疗效的主要因素之一。肾区域淋巴结清扫有助于临床分期并提高治愈率。

六、预防调护

（一）预防

（1）戒除不良的饮食及生活习惯，如嗜烟酒，过多食用高脂肪、高胆固醇食物等。

（2）增强体质，积极预防和治疗感染，积极治疗肾脏疾病。

（3）减少与化学工业药品的接触，多

呼吸新鲜空气。

（4）饮食宜清淡，多食新鲜蔬菜和水果，多饮温开水，忌食辛辣生冷饮食。

（5）注意寒温调节，预防感冒。

（二）调护

（1）对重患者要正确调整体位，减轻肾癌疼痛。如卧位时使病侧在上，并可轻轻揉按腰腹肿块，但不可用硬物来顶。

（2）心理护理　鼓励患者增强战胜病魔的信心，积极配合治疗。

七、专方选要

1. 段凤舞先生方

组成：生熟地黄各6g，山药12g，山茱萸12g，牡丹皮10g，茯苓10g，泽泻10g，骨碎补10g，女贞子10g，怀牛膝10g，萹蓄10g，阿胶（烊化）10g，桂枝7g，猪苓15g，龙葵15g，白英15g，生黄芪30g，枸杞子30g。

功效：益气养阴，清热利尿。

用法：每日1剂，水煎服。

主治：适用于肾癌、膀胱癌，症见腰膝酸软、周身无力、小便不利、尿中带血、疼痛不适。[赵建成. 段凤舞肿瘤积验方. 北京：中国中医药出版社，2013：471]

2. 肾癌术后蛋白尿适用方

组成：生黄芪、桑寄生各30g，党参、怀山药、菟丝子、山茱萸、淫羊藿各15g，熟地黄、泽泻、白术各12g，枸杞子20g，牡丹皮13g。

功效：益气养阴，滋肾健脾。

主治：肾癌脾肾亏虚证。[余朋千，眭文发. 实用中西医肿瘤治疗大全. 重庆：重庆大学出版社，1995：3]

第二十五章　膀胱癌

膀胱癌是泌尿系统最常见的恶性肿瘤之一，在发达国家或地区发病率较高，膀胱癌的发病率在男性泌尿生殖系统肿瘤中仅次于前列腺癌，居第2位。本病多发于膀胱三角区、两侧壁及颈部。

本病属中医学"尿血""癃闭""淋证"等范畴。

一、病因病机

（一）西医学认识

膀胱癌的病因尚未十分明确。目前比较公认的可能与下列因素有关：

1. 外源性致癌物质

包括吸烟和长期接触工业化学产品，如芳香胺类化合物4-氨基联苯、多环芳烃和氯代烃、β-萘胺、4-氨基联苯等。吸烟可使膀胱癌患病风险增加2~5倍。

2. 内源性致癌物质

色氨酸和菸酸代谢异常。体内色氨酸代谢过程中，若代谢发生障碍，不能最终成为无害的菸酸，则中间代谢中有几种是邻羟氨基酸类物质，这些有害物质的积聚和反复作用，可导致膀胱癌。

3. 药物因素

近年来对服用药物引起膀胱癌发生亦引起重视。如大量的服用非那西汀类药物，已被证实可致膀胱癌。

4. 其他致癌因素

埃及血吸虫病、膀胱黏膜白斑病、腺性膀胱炎、结石和尿潴留等皆可导致膀胱癌。

（二）中医学认识

1. 病因

（1）热结膀胱　《素问·灵兰秘典论》云："膀胱者，州都之官，津液藏焉，气化则能出矣。"膀胱为津液之腑，气化失司，则水湿蕴结膀胱，甚则弥漫三焦。湿邪久留，郁而化热，湿热下注膀胱，伤及血络，血溢脉外，则为尿血；水湿为有形之邪，加之湿热蕴结，则困阻气机，痹阻膀胱脉络，出现小便淋沥，甚则癃闭。

（2）心血下行　隋代巢元方《诸病源候论》中描述："血淋者，是热淋之甚者，则尿血，谓之血淋。"又说："心主于血，与小肠合，若心象有热，结于小肠，故小便血也……风邪入于少阴，则尿血。"

（3）肾虚气血失司　膀胱癌以肾气阴不足为本，发病是由于素体肾气不足，加之年高肾之气阴渐衰，膀胱气化不利；或饮食不节损伤脾胃，酿生湿热瘀毒而成。肾之气阴两虚贯穿疾病始终。尤其是疾病后期，久病耗损正气，则阴虚火旺和脾肾不足之象更加凸显。

2. 病机

病机分为实证与虚证。实证为心血下行移热于小肠，或湿热下注膀胱引起。虚证为肾气不足，不能摄血；或气血双亏，血无所统摄，亦可尿血。肾亏体虚是发病的根本原因。肾为水脏，主气血，肾虚气血不利，水湿不化，积久成毒，湿毒化热，蕴结膀胱，燥伤血络而致尿血；或脾肾亏虚，不能摄血而致尿血；或湿热之邪内侵，下注膀胱，灼伤血络而致尿血；若经久不愈，气滞血瘀，尿液滞留，毒邪腐肉，阻塞膀胱，导致尿痛、发热乃至贫血、气竭等现象而成膀胱癌。

二、临床诊断

（一）辨病诊断

膀胱癌主要包括尿路上皮（移行细胞）

癌、鳞状细胞癌和腺癌,其中膀胱尿路上皮癌最为常见,占 90% 以上。膀胱癌较早期者可无任何症状,出现症状时多中晚期。

1. 临床表现

(1) 症状 血尿、尿路刺激征(尿急、尿频、尿痛)或排尿困难及转移症状。

(2) 体征 膀胱癌早期多无特殊的阳性体征。晚期,当癌组织出现局部浸润(转移)时,可出现浸润部位压痛;若位于膀胱顶部腺癌或其他部位恶性程度高,很快侵犯至膀胱周围的实体性癌,可扪及下腹部肿块;当盆腔淋巴结大部分受肿瘤侵犯时,则出现同侧下肢回流受阻所致的水肿;若发生远处转移可触及浅表淋巴结肿大;由于太多失血和病情的加重,出现贫血、恶病质或全身衰竭。

2. 相关检查

(1) 尿液常规检查 可在离心后高倍显微镜视野下找到红细胞,以证实血尿的存在。

(2) 膀胱镜检查和肿瘤组织活检 此法可以直接看到肿瘤存在与否及肿瘤部位、大小、形状、数目、浸润范围等,并可同时取活体组织检查做病检。对于高度怀疑膀胱癌的患者都应做此项检查,以及早诊断。

(3) 尿脱落细胞检查 膀胱癌患者约 85% 以上在尿中可查找到癌细胞,方法简便、阳性率高。

(4) X 线造影检查 膀胱造影检查可了解膀胱内的充盈缺损情况和肿瘤浸润的深度;肾盂和输尿管造影则有利于排除相应部位的恶性肿瘤。膀胱造影以分部的方法为佳。

(5) CT 检查 在揭示膀胱肿瘤和增大的转移淋巴结方面,CT 检查诊断的准确率在 80% 左右。通过分析膀胱壁的局部增厚以及确定膀胱周围脂肪边缘,有助于膀胱肿瘤的正确分期。

(6) B 超检查 B 超对诊断膀胱肿瘤的正确性与肿瘤的大小成正比,还与检查者

的经验和判断能力有关。由于这种检查没有痛苦,可作为筛选手段。

(7) MRI 评估分期优于 CT,对造影剂过敏时可行。

(8) MRU 判断骨转移优于 CT 及骨 ECT。

(9) 骨扫描 判断有无骨转移。

(10) PET-CT 判断淋巴结转移优于 CT 和 MRI。用于判断术前淋巴结转移及软组织肿块鉴别、术后随访。

(11) IVU 鉴别上尿路肿瘤,明确是否肾积水。

(二) 辨证诊断

膀胱癌的患者因其尿中有血,分为尿血和血淋两种情况。临床上以排尿不痛或痛不明显者称为尿血;尿血而兼小便淋沥涩痛者称为血淋。肿瘤体积越大,或肿瘤发生在膀胱颈部,或血块形成后阻塞尿道,可出现排尿困难、尿潴留等,称为"癃闭";如肿瘤巨大、手扪及可归为"癥积";晚期浅表淋巴结转移者,可归为"痰核"或"瘰疬"。

1. 肾虚不固证

临床证候:无痛性血尿,呈间歇性,伴腰膝酸软、神疲无力、头晕耳鸣,舌质淡红,脉沉细无力。

辨证要点:无痛性血尿,腰膝酸软,头晕耳鸣,舌质淡红,脉沉细无力。

2. 湿热下注证

临床证候:尿血鲜红,尿频尿急,尿道灼痛,少腹作胀,食欲差,或有低热,舌苔白腻或黄腻,舌质红,脉滑数。

辨证要点:尿血,尿道灼痛,舌质红,苔黄腻,脉滑数。

3. 瘀毒蕴结证

临床证候:尿血成块,甚则尿出腐肉、恶臭,排尿困难或癃闭,少腹坠胀疼痛,可伴尿急、尿频,舌质暗有瘀点或瘀斑,

脉沉弦。

辨证要点：尿血成块，甚则尿出腐肉、恶臭，排尿困难或癃闭，舌质暗有瘀点或瘀斑，脉沉弦。

三、鉴别诊断

（一）西医学鉴别诊断

1. 膀胱结石

由于结石对膀胱、尿道黏膜的刺激，损伤可引起出血，因此血尿是其主要症状。膀胱与后尿道结石多呈"终末血尿"，有时滴出数滴鲜血。此外病者常伴有耻骨上或会阴部钝痛或剧痛，明显的尿频、尿痛。有时有尿中断或排出小结石。X线透视照片检查有助于诊断。

2. 膀胱尿道炎

本病是最常引起血尿的疾病。女性多见，尤以生育期妇女为多。血尿多为终末血尿，严重者可呈全程血尿，同时伴有明显膀胱刺激症状，如尿频、尿急及尿痛等。发病多为急性，也可呈慢性而反复急性发作。尿液培养细菌为阳性，经抗菌消炎治疗后，症状很快控制。

（二）中医学鉴别诊断

1. 淋证与尿浊

尿浊虽然小便浑浊，白如泔浆，与膏淋相似，但排尿时尿出自如，无疼痛滞涩感，与淋证不同。以有无疼痛为鉴别要点。

2. 癃闭与关格

关格是小便不通和呕吐并见的一种病证。关格必有呕吐，而癃闭一般无呕吐症状，只以小便量极少或全无为特征。二者的关系是癃闭可发展为关格，而关格不一定都是由癃闭发展而来，还可由水肿、淋证发展而成。

四、临床治疗

（一）提高临床疗效的要素

1. 审病因，辨尿色，分清虚实

以尿血为主症的病机有实证与虚证两类。《丹溪心法·淋》："血淋一证，须看血色分冷热。色鲜者，心、小肠实热；色瘀者，肾、膀胱虚冷。"清代林佩琴《类证治裁》中说："溺细与血淋异……痛属火盛，不痛属虚。"

多食辛热肥甘之品，或嗜酒太过，酿成湿热，下注膀胱；或下阴不洁，污秽之邪侵入膀胱酿成湿热，下注膀胱，烁灼血络，迫血妄行而尿血，且血色鲜红或有血块，伴热涩痛。

久淋不愈，湿热耗伤正气，或年老久病体弱导致肾气不足，不能摄血而尿血。血色淡红呈间歇性，伴腰膝酸软、神倦乏力、头晕耳鸣。

2. 论治法，中西结合、双管齐下

中西医结合治疗是目前治疗膀胱癌的最有效的方案。有条件的患者均主张采用中西医结合的方法进行治疗。

（1）手术加中药　术前给予中药，对膀胱癌患者来说可以提高其对手术的耐受性及手术切除率；术后配合中药可促进机体功能尽快恢复，保护脏器的功能。

（2）放疗加中药　可减轻放射线对机体的毒害作用。

（3）化疗加中药　可减轻化疗毒性及不良反应。表现在化疗的胃肠反应减轻，甚至不出现，骨髓抑制的程度亦可大大减轻，且增加了恢复的速度。

（二）辨病治疗

1. 手术治疗

膀胱癌的治疗原则以手术为主，具体手术范围和方法根据肿瘤的分期、恶性程

度和病理类型以及肿瘤大小、部位、有无累及临近器官等综合情况分析确定。

（1）开放性膀胱手术 ①膀胱肿瘤局部切除及电灼术：适用于肿瘤仅浸润黏膜或黏膜下层、恶性程度较低、基蒂较细的膀胱乳头状瘤。②部分膀胱切除术：适用于范围较局限的浸润性乳头状癌，位于远离膀胱三角区及膀胱颈部区域的肿瘤。③膀胱全切术：适用于肿瘤范围较大及分散的多发性肿瘤不宜做局部切除者，肿瘤位于膀胱三角区附近，或位于膀胱颈部的浸润性肿瘤。

（2）经尿道膀胱肿瘤切除术 适用于分化好的浅表性膀胱肿瘤。

（3）膀胱切除术后尿路改道 膀胱全切除术可与尿路改道手术同时实施，对于一般情况太差的患者，亦可先实施尿路改道术，3周后再实行膀胱全切除术。

2. 放射治疗

放射治疗效果不理想，目前主要用于晚期肿瘤患者的姑息治疗，或手术、化疗患者的辅助疗法。根据不同的肿瘤类型、浸润深度采取三种形式：膀胱腔内照射、膀胱组织内照射及体外照射。

3. 化学治疗

膀胱癌的化疗包括膀胱内灌注化疗和全身化疗。

（1）膀胱内灌注化疗 常用化疗药物有噻替哌（TSPA）、丝裂霉素、阿霉素、吉西他滨等。

（2）全身化疗 有效药物有 DDP、MTX、ADM、CTX、VLB、5-Fu 等。

4. 免疫治疗

纳武单抗：3mg/kg，每 2 周 1 次，输注 60 分钟。一线治疗，用于不适合含顺铂化疗方案的患者；二线治疗，既往接受含铂化疗治疗期间或治疗后病情进展的局部晚期或转移性尿路上皮癌。中位总生存期为 10.3 个月，预计派姆单抗治疗的 1 年生存率为 43.9%。

5. 光动力学治疗

治疗前 48~72 小时先做 HPD（血卟啉类衍生物）皮肤划痕试验，如为阴性，按 3~5mg/kg 将 HPD 加入 5% 葡萄糖注射液 500ml 内静脉滴注，患者置入暗室内，注药后 48~72 小时即开始激光照射治疗。用 2% 利多卡因尿道黏膜麻醉下插入膀胱镜，再经膀胱镜插入激光导光纤维至膀胱腔内，光纤末端距肿瘤 0.5~1.0cm，激光光斑约 0.5cm 直径，每个光斑照射时间 15~20 分钟。

（三）辨证治疗

对膀胱癌早期或中期偏早的治疗，多采用清热解毒、利湿活血等祛邪的方法，癌毒不除，正气未必能复，故此时宜攻。在膀胱癌中期偏晚及晚期治疗中，多采用益气、滋阴、养血、解毒等法。癌毒未除，单补则碍祛邪，单攻则易伤正，此时应攻补兼施，或补重于攻，或攻补平衡，视病情调整。

1. 辨证论治

（1）肾虚不固证

治法：补肾益气，固摄止血。

方药：益气补肾解毒汤加减。黄芪 15g，太子参 15g，女贞子 20g，墨旱莲 10g，枸杞子 12g，菟丝子 12g，山茱萸 12g，白茅根 15g，山药 30g，茯苓 20g，黄精 15g，大蓟 20g，小蓟 20g，白花蛇舌草 30g。

（2）湿热下注证

治法：清热利湿，凉血止血。

方药：八正散加减。萹蓄 30g，淡竹叶 30g，瞿麦 30g，木通 10g，车前子 30g，滑石 30g，黄柏 10g，龙葵 30g，大蓟 30g，小蓟 30g，白茅根 15g，蒲公英 30g，土茯苓 15g。

（3）瘀毒蕴结证

治法：解毒祛瘀，清热通淋。

方药：龙蛇阳泉汤加减。白英30g，龙葵30g，蛇莓30g，土茯苓30g，半枝莲30g，当归15g，三棱15g，莪术15g，黄柏15g，白茅根30g，苦参15g，连翘15g，赤小豆20g，瞿麦20g，萹蓄20g。

2. 外治疗法

（1）针灸治疗

处方：体针取三阴交、膀胱俞、次髎、小肠俞、三焦俞、阴陵泉、中封、然谷等穴。灸法取关元、气冲、阴陵泉等。

操作方法：采用中强度刺激，以得气为度。均针双侧，留针30分钟，每10分钟行针1次。每次选3~4穴，每日或隔日1次，10次为1个疗程。采用艾条灸法以患者感觉局部温热能忍受为度，每次每穴灸10~15分钟，每日2次，10天为1个疗程。

适应证：膀胱癌尿血患者，用于止血。

注意事项：患者应避免过饥或过饱时行针刺治疗，以防出现晕针情况。避免烫伤皮肤。

（2）耳针疗法

处方：肾、膀胱、交感、外生殖器、皮质下等穴。

操作方法：常规耳针法应用。每日1次。

适应证：膀胱癌患者。

注意事项：严重心脏病患者不宜用，更不宜采用强刺激；严重器质性疾病及伴有高度贫血者禁用；外耳患有显著的炎症，如湿疹、溃疡、冻疮破溃等情况禁用；妇女怀孕期间慎用。

（3）贴敷疗法

处方：吴茱萸10g，细辛10g，茴香10g，乌药30g，荜茇30g，干姜30g。

操作方法：上药混合，加入少量冷水，然后带少量药汁外敷下腹部，每日2次。

适应证：膀胱癌尿潴留。

注意事项：凡用溶剂调敷药物时，需随调配随敷用，以防蒸发；过敏体质或对药物、辅料成分过敏者慎用；贴敷部位有创伤、溃疡者禁用；对久病体弱消瘦以及有严重心脏病、肝脏病等的患者，使用药量不宜过大，贴敷时间不宜过久，并在贴敷期间注意病情变化和有无不良反应；注意贴敷时间，观察局部情况，若贴敷部位水疱、破溃者，可用消毒干棉球或棉签蘸温水、植物油或石蜡油清洁皮肤上的药物，擦干并消毒后再贴敷。贴敷部位起水疱或破溃者，应待皮肤愈后再贴敷。若出现过敏反应（包括药物及胶布过敏），可暂停贴敷治疗，对过敏反应明显者可局部涂擦抗过敏软膏。

3. 成药

（1）八正合剂

组成：萹蓄、瞿麦、木通、车前子等。

功效：清热，利尿，通淋。

适应证：膀胱癌湿热下注证。

用法：本药为口服液，每次15~20ml，每日2~3次，口服。

注意事项：忌服辛辣刺激性食物。不宜在服药期间同时服用温补性中成药。心脏病、肝病、糖尿病、肾病等慢性病严重者应在医师指导下服用。对该药品过敏者禁用，过敏体质者慎用。

（2）分清止淋丸

组成：萹蓄、瞿麦、栀子、木通、车前子等。

功效：清热泻火，利尿通淋。

适应证：膀胱癌湿热下注证。

用法：该药为水丸，50粒重3g，每次9g，温开水送服，每日1~2次。

注意事项：方中含苦寒通利之品，有碍胎气，孕妇忌用。服药期间饮食宜清淡，忌烟酒及辛辣食品，以免助湿生热。本品苦寒，不宜过量、久服。注意多饮水，避免过度劳累。

（3）金匮肾气丸

组成：熟地黄、山茱萸、山药、泽泻等。

功效：清热泻火，利尿通淋。

适应证：膀胱癌肾虚不固证。

用法：本药为蜜丸，每丸 9g，每次 1 丸，每日 2~3 次，口服。

注意事项：不宜和外感药同时服用。服本药时不宜同时服用赤石脂或其制剂。中有肉桂属温热药，不适用于具有口干舌燥、烦躁气急、便干尿黄症状的糖尿病、慢性肾炎、高血压、心脏病的患者。宜饭前服或进食同时服。

（4）吗特灵注射液

组成：苦参中提取之有效成分。

功效：清热利湿，凉血解毒，散结止痛。

适应证：膀胱癌湿热下注证。

用法：成人每次 0.5~1.0g，静脉滴注，每日 1 次，连用 1 个月为 1 个疗程。

注意事项：使用前若发现药液浑浊、沉淀、安瓿破裂等现象时，请勿使用。常温下保存，忌冷冻及高温。

（四）医家经验

郁仁存

治疗膀胱癌，郁仁存教授强调健脾补肾，补肾方常以六味地黄汤加减，健脾益气常用黄芪、党参、白术、茯苓。注重清热利湿，治疗上常用八正散、小蓟饮子加减以清热利湿、凉血解毒。擅用抗癌解毒，在治疗膀胱癌时，郁老师常选用白英、龙葵、蛇莓、土茯苓、冬凌草等。

五、预后转归

膀胱癌在非治疗情况下自然生存期为 16~20 个月，目前随着一些新疗法及新药物的出现生存期有所延长。膀胱癌的治疗效果取决于癌肿的类型。其中移行上皮细胞癌的治疗效果较好；原位癌是高度恶性细胞，在发生浸润之前治疗效果好，但一旦发生浸润，则患者的存活率明显下降；膀胱鳞状上皮细胞癌和腺癌均为广基肿瘤，

恶性程度高，除手术切除外，对化疗、放疗都不敏感，治疗效果差。移行上皮细胞癌的预后又与肿瘤浸润程度的分期有关。多学科的综合治疗，包括 TUR 和放疗加（或不加）同步化疗，可以使患者获得很好的长期生存机会，并保留膀胱的功能。当今，保留膀胱的综合治疗方案可以获得 60%~85% 的完全缓解率和 50%~60% 的 5 年生存。

六、预防调护

（一）预防

（1）改变不良的生活习惯，不吸烟、不饮酒、不憋尿、不食糖精。

（2）开展群众性的普查工作，尤其对高发人群的普查。

（3）养成良好的饮食习惯，多食新鲜蔬菜和水果，常饮开水，少食辛辣之品。

（4）积极治疗泌尿系疾病，尤其对 40 岁以上的男性不明原因的肉眼血尿，原则上要采取严格的措施，包括膀胱镜检查等手段进行膀胱肿瘤的筛选。

（5）改善化工厂工人的个人防护条件，减少与化学物品特别是芳香胺类药品的直接接触。

（二）调护

（1）保持会阴区特别是尿道口的清洁，预防感染。

（2）进行心理护理，帮助患者解除畏惧、紧张失眠等不良心态，引导其忘掉疾病、心情舒畅，更好地配合各种治疗。

（3）饮食应禁食辣椒、生葱、生蒜，禁烟酒，可多吃新鲜蔬菜、水果及含大量维生素的食品。

（4）鼓励患者适当参加锻炼，根据身体情况选用松静功、内养功及自我按摩。

七、专方选要

1. 莲蓟地花汤

组成：半枝莲、大蓟、小蓟、六一散、车前子各30g，五苓散、蒲黄炭、藕节炭、贯众炭、槐花炭各15g，生地黄12g，黄柏、知母各9g。

功效：清热利水，凉血止血。

加减：血尿不止加白及12g，荠菜花15g，阿胶9g，三七12g；乏力加党参、孩儿参、黄芪各15g。

用法：水煎服，每日1剂，分2次服用。

2. 加味五苓散

组成：猪苓、茯苓、白术、生黄芪各15g，泽泻、海金沙、海藻各18g，桂枝10g，生地榆、生薏苡仁、白花蛇舌草各30g。

功效：健脾祛湿，行气化水。

加减：血尿不止加琥珀、仙鹤草；小便浑浊加车前子、射干；小便滴沥不尽加杜仲、菟丝子；小便坠胀疼痛加延胡索、香附、乌药；小便时痛不可忍加苍耳子，并加大海金沙用量；淋巴转移加黄药子、泽泻；肺转移加鱼腥草、瓜蒌；直肠转移加半枝莲、穿山甲；宫颈转移加石燕子。

用法：每剂煎汁600ml，分3次服，每日1剂。40天为1个疗程。

3. 复方天芝麻汤（《肿瘤方剂大辞典》）

组成：鲜天芝麻90g，鲜黄花刺60g，半枝莲30g，沙氏鹿茸草、酢酱草各15g，山佩兰9g。

功效：清热解毒，利尿抗癌。

用法：水煎服。

4. 蛇桑汤（《肿瘤方剂大辞典》）

组成：沙苑子15g，山慈菇15g，桑寄生30g，白花蛇舌草30g。

功效：益气养阴，扶正抗癌。

用法：每日1剂，水煎服，分2次温服。

5. 寄生猪苓汤（《肿瘤方剂大辞典》）

组成：桑寄生30g，猪苓30g，沙苑子15g，山慈菇15g，白花蛇舌草30g。

功效：补肾解毒，清热利水。

用法：每日1剂，水煎，分2次温服。

参考文献

[1] 王顺利，任明华. 烟草及职业暴露因素与膀胱癌关系的研究进展. 医学综述，2017，23（12）：2349-2353.

[2] 白云金，李金洪，魏强，等. 膀胱癌病因学研究进展. 现代泌尿外科杂志，2014，19（10）：693-697.

[3] 马云飞，孙旭，于明薇，等. 郁仁存治疗膀胱癌经验. 中医杂志，2018，59（1）：15-17，25.

[4] Sharma P，Retz M，Siefker-Radtke A，et al. Nivolumab in metastatic urothelial carcinoma after platinum therapy（CheckMate 275）：A multicentre，single-arm，phase 2 trial. Lancet Oncol，2017（18）：312-322.

[5] 刘强照，蔡忠林，庞捷，等. 光动力辅助内镜与白光成像辅助内镜治疗非浸润性膀胱癌疗效的Meta分析. 肿瘤，2017，37（4）：379-384.

[6] 赵建成，谢继增，杨建宇. 肿瘤方剂大辞典. 中医古籍出版社，2009：436，783.

第二十六章　睾丸恶性肿瘤

睾丸恶性肿瘤是发生于泌尿系统的恶性肿瘤，来源于生殖细胞和非生殖细胞，其中95%来源于生殖细胞。其常见的症状是不断增大的阴囊或睾丸肿块（无痛性），有时伴疼痛。

在古代文献中没有睾丸恶性肿瘤这个名称的记载，本病归属于中医学"子岩""子痰""子痈"等范畴。

一、病因病机

（一）西医学认识

睾丸恶性肿瘤多发生于青壮年，分为生殖细胞肿瘤和非生殖细胞肿瘤两大类，其中生殖细胞肿瘤占95%以上。睾丸肿瘤的病因尚不明确，目前认为，睾丸下降不全（隐睾）与睾丸肿瘤发生的关系密切，而睾丸生殖细胞异常、温度升高、血供障碍、内分泌失调、性腺发育不全等因素可能与隐睾恶变有关，至于睾丸创伤、内分泌障碍、遗传及感染与睾丸肿瘤发生的关系尚无有力的证据。

（二）中医学认识

古代中医学对睾丸肿瘤病因病机缺乏记载，现多认为本病发生的内因为禀赋不足或脏腑虚损，外因为邪毒侵袭或外伤致瘀。

1. 先天不足，天宦隐睾，热蕴化毒

肾为先天之本，睾丸为生精之源。肾气先天不足，睾丸不降，隐于腹壁或腹中，使之肾气不能充实，肝气不得滋养，年久又因肝脉不达，热蕴化毒，而为子岩。

2. 睾丸外伤，血脉阻滞，瘀热酿毒

睾丸因跌打损伤，瘀血不得及时消散，阻滞经脉，经脉失畅，睾丸失养，瘀血化热酿毒，热毒互结，聚而不散，病为子岩。

3. 肝肾不足，睾丸失养

《素问·评热病论》说："邪之所凑，其气必虚。"《外证医案汇编》说："正气虚则成岩。"肝肾精气不足，正气虚弱，邪气留滞而致气滞血瘀、痰凝毒聚。子岩多见于子痈、卵子瘟等病后，经脉不充，睾丸失养萎缩，发为子岩。

4. 肝郁气滞，湿毒积聚

睾丸在中医学中又称为"外肾"，为足厥阴肝经循行经过之处。情志不畅或恼怒伤肝，致肝郁气滞，横逆犯脾，脾虚湿聚，日久形成坚硬肿块而成为子岩。

二、临床诊断

（一）辨病诊断

1. 临床表现

（1）症状　早期症状不明显。典型的临床表现为逐渐增大的无痛性肿块，睾丸沉重，有时觉阴囊或下腹部下坠感、腹股沟牵拉感，在跳跃和跑步时明显，站立过久与劳累后始有局部症状加重，伴下坠感或轻度疼痛，当遇有偶然碰击或挤压时，可使疼痛加剧。极少数恶性睾丸肿瘤患者的最初症状为肿瘤转移引起。睾丸肿瘤也可引起内分泌失调的症状。

（2）体征　体格检查中以检查睾丸最为重要。基本的体征为睾丸肿大，有些睾丸可完全为肿瘤所代替，虽可光滑，但正常的弹性消失，一般多无明显压痛。睾丸肿瘤常为质地坚硬的肿块，有时患者双侧睾丸大小相近，但患侧较健侧有明显的沉重感。透光试验阴性，无波动感。

2. 相关检查

（1）实验室检查　肿瘤标志物其一为癌胚物质，包括甲胎蛋白（AFP）及人绒毛膜促性腺激素（hCG）；另一类为细胞酶，如乳酸脱氢酶（LDH）、胎盘碱性磷酸酶（PALP）及谷氨酰转肽酶（GGT）等。

（2）影像学检查　X线、B超、CT、核磁共振检查，可提高临床分期的准确性。

（3）病理组织学诊断是明确疾病的金标准。

（二）辨证诊断

我国古代医学文献中无睾丸恶性肿瘤病名的记载，根据相关症状的记载，属"疝子""子痰""子痈"等范畴。主要中医证型有痰瘀互结、肝郁痰凝、肝肾阴虚等。

1. 痰瘀互结证

临床证候：偶然发现睾丸肿大沉痛，或坠胀隐痛，无明显其他症状。舌质紫暗，苔白厚，脉弦涩。

辨证要点：睾丸肿大沉重，或坠胀隐痛，舌质紫暗，脉弦涩。

2. 肝郁痰凝证

临床证候：睾丸肿硬胀痛，或见下肢浮肿，或睾丸肿甚使皮肤破溃流脓血水、腥臭，烦躁易怒，胁肋胸脘胀痛或窜痛。舌体胖大，质暗红，苔厚腻，脉弦滑。

辨证要点：睾丸肿硬胀痛，烦躁易怒，胁肋胸脘胀痛或窜痛，舌体胖大，苔厚腻，脉弦滑。

3. 肝肾阴虚证

临床证候：睾丸肿大坚实，坠胀不适，头晕耳鸣，失眠多梦，潮热盗汗，腰膝酸软，口苦咽干，少腹胀痛，身体瘦弱。舌质红，苔薄白（或薄黄），脉沉细或细数。

辨证要点：睾丸肿大坚实，坠胀不适，头晕耳鸣，潮热盗汗，口苦咽干，舌红苔少，脉细。

4. 气血两伤证

临床证候：见于睾丸肿瘤晚期或睾丸肿瘤术后。面色苍白，倦怠乏力，少气懒言，头晕心悸。舌淡苔白，脉细弱。

辨证要点：面色苍白，倦怠乏力，少气懒言，舌淡苔白，脉细弱。

三、鉴别诊断

（一）西医学鉴别诊断

1. 睾丸结核

睾丸结核多有其他部位结核病史，且较早侵犯阴囊及皮肤。结核最常侵犯附睾尾部，输精管往往受累而呈串珠结节。抗结核治疗有效。

2. 鞘膜积液或精液囊肿

本病透光试验阳性，通过B超检查，也可鉴别囊性实质性肿块。

3. 睾丸炎及附睾炎

本病起病迅速，多有发热伴有明显的压痛，甚或剧烈疼痛，病侧睾丸肿大光滑、质软，压痛明显。局部温度增高，积极抗感染治疗后，短期可明显缓解。

4. 睾丸外伤性积血

本病有外伤可查，且可逐渐吸收。

5. 其他

睾丸梅毒病，病史和血清学检查有助于鉴别。

（二）中医学鉴别诊断

1. 子痈

子痈是指睾丸及附睾的急性化脓性感染。其病因一为湿热下注，一为跌打损伤。其急性期可见睾丸肿大疼痛，化脓时皮肤光亮而软。其急性症状消退后，睾丸常留有较小的肿块，疼痛轻微或不痛，此期可能包括睾丸恶性肿瘤。

2. 子痰

子痰是指生于睾丸部的疮痨性疾病。

特点是睾丸部有发展缓慢的肿块，化脓溃后，流出稀薄如痰的脓液，愈合困难。在其初期可见睾丸酸胀隐痛，阴囊发凉，附睾上有不规则的硬结，子系增粗，上有串珠样的结节。

3. 囊痈

囊痈又名肾囊痈，是阴囊部的化脓性疾病。其特点是阴囊红肿焮热，甚则肿大如瓢，亮如水晶，坠胀疼痛，股缝有臖核。如治疗后热退痛定，肿胀很快消退；如身热不退，肿痛不减，便欲成脓。

4. 水疝

水疝是睾丸鞘膜积液所引起的阴囊肿大。其辨证要点是阴囊肿大、偏坠一侧，触之囊内有光滑而软的肿物；肿胀严重时，阴囊光亮如水晶，坠胀不适；透光试验阳性。

5. 卵子瘟

卵子瘟多见于痄腮之后，睾丸肿痛，但不会化脓。

四、临床治疗

（一）辨病治疗

睾丸恶性肿瘤以精原细胞瘤最为常见，非精原细胞瘤相对比较少见。其中无转移者首选手术治疗，有转移者治疗多以放疗、化疗、免疫等综合治疗为主。

1. 精原细胞瘤

（1）Ⅰ期　80%~90% 精原细胞瘤属Ⅰ期，其中 10%~15% 可能有膈下隐匿转移病灶。睾丸切除后，对腹主动脉旁及同侧盆腔淋巴结行放射治疗是标准的治疗方案。

（2）Ⅱ期　临床Ⅱa期，腹膜后转移淋巴结较小，照射野同临床Ⅰ期。临床Ⅱb期转移淋巴结较大，应根据转移灶大小设计照射野到充分包括转移淋巴结。腹腔转移广泛者，应进行全腹照射。

（3）临床Ⅱ期、Ⅲ期和Ⅳ期睾丸精原

细胞瘤　均需进行放疗与化疗的综合治疗。睾丸精原细胞瘤的常用化疗方案有 PEB 方案、VIP 方案、TIP 方案等。

2. 非精原细胞瘤

（1）外科治疗　先做睾丸切除，然后根据病理检查结果决定进一步的治疗，如腹膜后淋巴结清扫术。

（2）放射治疗　临床Ⅰ期和Ⅱa期（腹膜后转移淋巴结最大直径＜2cm）可采用单纯放射治疗，Ⅱb期可用放射和手术综合治疗。

（3）化学治疗　化疗是治疗晚期非精原细胞瘤的主要手段。采用以顺铂为主的化疗方案是非常有效的治疗，长期生存率在 80% 以上。不完全缓解者应用挽救化疗，30% 的患者仍可获得完全缓解。

（二）辨证治疗

1. 辨证论治

（1）痰瘀互结证

治法：化瘀祛痰，软坚散结。

方药：少腹逐瘀汤加减。小茴香 10g，川芎 15g，当归 30g，桃仁 9g，红花 9g，南星 10g，半夏 10g，僵蚕 20g，瓜蒌 30g，茯苓 30g，官桂 3~9g，干姜 6~10g，昆布 30g，海藻 30g，荔枝核 30g。偏寒者，重用干姜、官桂、小茴香；偏于热者，去官桂、干姜，加入夏枯草、半枝莲、白花蛇舌草等清热解毒；瘀阻为主者，重用祛瘀之品，加用三棱、莪术、水蛭、地鳖虫等；若体质较弱，酌情加入黄芪、党参、茯苓、白术等。

（2）肝郁痰凝证

治法：理气疏肝，化痰散结。

方药：柴胡疏肝散合导痰汤加减。柴胡 9g，白芍 12g，枳壳 9g，胆南星 15g，郁金 10g，鸡内金 10g，橘核 10g，荔枝核 30g，瓦楞子 15g，夏枯草 30g，白芥子 15g，海藻 30g，昆布 30g，台乌药 10g。肝郁化火而口渴苔黄者，加沙参 15g、麦冬 15g、龙胆草 9g。

（3）肝肾阴虚证

治法：滋补肝肾，软坚散结。

方药：知柏地黄丸加减。熟地 15g，牡丹皮 12g，山茱萸 10g，山药 15g，枸杞子 15g，女贞子 15g，菟丝子 15g，黄精 30g，杜仲 15g，鹿角胶 10g，龟甲胶 10g，牡蛎 30g，昆布 20g，海藻 15g，丹参 30g，败酱草 30g。疼痛加延胡索 12g、青皮 9g 行气止痛。

（4）气血两伤证

治法：补益气血。

方药：人参养荣汤加减。红参 10g，黄芪 30g，麸炒白术 20g，陈皮 10g，茯苓 15g，白芍 20g，当归 30g，熟地黄 15g，五味子 15g，远志 15g，官桂 5g，炙甘草 10g，荔枝核 30g，海藻 30g，昆布 15g。舌红去红参，加西洋参、沙参；大便稀薄加莲子肉、益智仁。

2. 外治疗法

（1）针灸疗法　取穴以足厥阴肝经为主，如急性疼痛，可选太冲、急脉、五里等；睾丸坠胀者，可选太冲、行间、横骨等。

（2）贴敷疗法

①喜神消瘤止痛散（膏）：外敷止痛。主要药物组成为桃仁、红花、生乳没、刺猬皮、阿魏、冰片等。上药共研细末，用酒醋各半调成糊状（或用蜂蜜调制）贴于疼痛处。每 24 小时换药 1 次，7 次为 1 个疗程，可以反复使用。局部有溃烂忌用。

②生肌散：用于局部溃疡或溃烂的治疗。麝香 3g，冰片 4.5g，全蝎 15g，生大黄 15g，甘草 24g，雄黄 24g，大海马 30g，黄柏 30g，广丹 30g，姜黄 45g。上药共为细末，取适量撒于患处，每日 1~2 次。

③皮癌净：主要药物有红砒 3g、指甲 15g、头发 15g、大枣（去核）1 枚、碱发白面 30g。先将红砒研细，与指甲、头发同放于大枣内，用碱发白面包好入木炭火中，煅烧成炭样，研细为末，装瓶备用；或用麻油调成 50% 膏剂。外用，粉末可直接敷于肿瘤疮面上，或用膏剂涂抹患处，每日或隔日 1 次。本药对失去化疗或放疗机会、以及放化疗无效者仍较适宜。

3. 成药及单验方

（1）成药

①加味西黄丸（胶囊）：药物组成主要为牛黄 3g、麝香 3g、乳香 15g、没药 15g、三七 15g、生晒参 15g、鸡内金 30g、川贝母 30g、紫河车 30g 等。全药共奏理气活瘀、软坚散结、益气养血之功，对于睾丸肿瘤属于痰瘀内阻和肝肾阴虚者较适宜。

②茴香橘核丸：主要药物组成为茴香（盐制）、橘核（盐制）、肉桂、荜茇、乌药、桃仁、昆布、海藻、木通等。共奏温经止痛、疏肝散结之功效。对睾丸癌表现为烦躁、胁肋疼痛、小腹疼痛、阴囊坠胀、睾丸肿大坚硬者较为适宜。本药为水丸，每次 9g，口服，每日 2 次，空腹时温服或淡盐水送服。

（2）单验方

①薜荔果 60g，每日煎服 1 剂。

②棉花根 60~100g，每日煎服 1 剂。

③土贝母 30g，每日煎服 1 剂。

④土茯苓 30g，每日煎服 1 剂。

（三）医家经验

严泽承

严泽承等报道以蟾蜍煎汁内服及外搽治疗睾丸胚胎癌术后并纵隔、肺部及腹股沟处转移 1 例，取得佳效。每天取 1 只中等大小的蟾蜍，除去五脏后洗净，清水煮烂，取其煎汁分 2 次于饭后半小时口服，另取其渣外搽体表肿物局部，每日 2 次。有解毒消肿止痛等功效，适用于睾丸肿瘤术后并发局部或远处转移者。

五、预后转归

睾丸精原细胞瘤预后较好，成人胚胎癌较精原细胞瘤预后差。绒毛膜细胞癌约占睾丸肿瘤的1%，易早期血道转移，预后差。

六、预防调护

（一）预防

（1）及早治疗睾丸异位和隐睾 隐睾与睾丸肿瘤发生的关系已引起各国学者的重视。强调6岁以前进行睾丸固定术为预防隐睾恶变的有效措施，并已取得显著效果。

（2）预防和治疗睾丸及附睾炎症 睾丸和附睾炎症者长期得不到治疗或治愈，对人体是慢性刺激过程，可能诱发睾丸恶性肿瘤的发生。

（3）戒烟酒，少食或不食辛辣食物。

（二）调护

（1）术后损伤气血致气血虚弱，配合益气养血中药治疗。

（2）化疗可引起消化道反应、骨髓抑制等，可配合降逆止呕、填精益髓等中药治疗。

（3）放疗易出现放射性皮炎，可配合活血祛瘀中药外敷，改善患者生活质量。

七、专方选要

（1）党参、三棱、莪术、荔枝核各15g，白术、茯苓、半夏、青皮、橘核各12g，陈皮10g，夏枯草30g，甘草3g。

功效：益气健脾，除湿消痰，攻坚散结。

主治：适用于脾虚湿滞痰结之精原细胞瘤。表现为睾丸隐痛，肿大变硬，头面及四肢肿甚，有纵隔转移，舌苔黄微腻，脉数无力。

（2）麻黄9g，桂枝10g，白芍、杏仁、茯苓、白术各12g，石膏、防己、黄芪各24g，全瓜蒌15g，夏枯草31g，甘草3g。水煎服。

功效：宣散和营，清热散结，运脾除湿。

主治：适用于睾丸肿瘤，肿大变硬，头面、颈及四肢肿甚之精原细胞瘤。

（3）党参、白术、茯苓、薏苡仁、天花粉、莪术、大青叶、淡竹叶各12g，半枝莲、皂角、白花蛇舌草各30g，蜂房10g，甘草3g，蟑螂4~6个（焙干、碾细、冲服）。上药煎水代茶饮，1~3日1剂，连续服用。

功效：健脾利湿，解毒化瘀。

主治：适用于附睾平滑肌肉瘤。

参考文献

［1］王辉，孙桂芝. 孙桂芝教授治疗睾丸癌经验. 辽宁中医药大学学报，2011，13（12）：131–132.

［2］周岱翰. 中医肿瘤学. 北京：中国中医药出版社，2011.

［3］纪洁，童旭辉，张鑫宇，等. 吉非替尼对小鼠睾丸癌1-10细胞生长抑制及诱导凋亡作用. 中华男科学杂志，2015，21（9）：797–802.

第二十七章　前列腺癌

前列腺癌是男性生殖系统的恶性肿瘤。我国的发病率较欧美各国为低，但近 20 年有上升趋势。近年对前列腺癌的诊断方法不断改进，如酸性磷酸酶的放射免疫测定、前列腺液的乳酸脱氢酶同功酶测定、经直肠的超声显像、CT 检查以及前列腺穿刺针改进等，使前列腺癌得以早期诊断。治疗方面一般采用前列腺癌根治手术、睾丸切除术，佐以内分泌、化学药物和各种放射治疗等。如能早期发现、早期诊断、正确治疗，可取得较好的疗效。

中医文献尚未见前列腺癌之病名，但有不少类似的记载和描述，本病属中医学"淋证""癃闭""痛证""血证""癥积"等范畴。本病主要表现为疼痛、排尿障碍、血尿、全身性改变。

一、病因病机

（一）西医学认识

前列腺癌的病因尚未完全清楚，但大量临床资料提示：在世界范围内前列腺癌起因可能相仿，而环境的促发因素则有差异，临床发病率低的另一个原因是与诊断水平有关。

1. 危险因素

许多学者对与前列腺癌有关的危险因素进行研究，尚未得出肯定的结论。一般认为前列腺癌较多发生于性生活频繁和多生育的男性；教育程度调查发现受初等教育发病率高、受大学教育者低；早婚者发病率高、晚婚者低；有前列腺癌家族史者发病率高，可能与基因的易感性和同一生活环境有关；患者中生男孩子的较多。

2. 细胞遗传学损伤

近年来，越来越多的研究表明：前列腺癌的发病过程中，细胞的遗传学损伤起着重要作用。环境因素如放射、化学物质、物理损伤所致 DNA 突变或其他类型异常，即原癌基因的激活和抑癌基因的丢失或突变，可在敏感细胞中产生致癌作用。

3. 体内性激素异常失衡

前列腺癌与体内雌激素和雄激素之间平衡紊乱有关，与种族遗传和年龄亦相关，但病因尚不甚完全清楚。

（二）中医学认识

1. 病因

（1）毒邪外侵　外界毒邪侵袭机体，集中于下焦，局部气血运行不畅，郁积日久而成肿瘤。

（2）正气虚弱　饮食内伤，或房事过度，肾气耗伤，正气不足，组织器官失于温养，内分泌功能失调，免疫功能低下，气郁血滞而生肿块。

（3）饮食起居　饮食内伤，脾胃失于运化，气血化生不足，或痰湿内停，聚集下焦，或居处环境影响，肾之气化失司，因而表现出排尿障碍及疼痛等症。

（4）房室过度损伤肾元，为本病重要原因。

2. 病机

该病的发生因与水液运行密切相关，故多责之于肺、脾、肾、三焦，其基本病机为正虚导致的膀胱气化不利，而湿热、瘀毒、痰浊等阻滞则促使本病的发生。

二、临床诊断

（一）辨病诊断

前列腺癌多发生在前列腺后叶，而侧

叶较少见，97%为腺癌。早期患者无症状，肿瘤有转移时，出现相应部位的症状，如骨疼和下肢水肿等。直肠指诊检查前列腺时，可触到肿块。前列腺液涂片或穿刺检查均可获细胞学诊断。

1. 临床表现

前列腺癌早期症状和体征多不明显，隐匿性癌可无明显临床表现，多在因前列腺增生症而手术的标本中，或因其他疾病而死亡的尸体解剖检查时发现，有部分患者因转移灶而推断出前列腺癌。

（1）疼痛　疼痛是前列腺癌的主要症状之一，尤其在晚期骨盆、腰椎及神经周围淋巴结转移或受累时尤为突出，约31%患者有此症状，常表现为腰痛和后背痛。若盆神经受累，则可有持续性疼痛并向会阴、直肠和下肢放射。腰背疼痛也可能是并发肾盂积水或肾感染所致。

（2）排尿障碍　由于前列腺增大引起尿道受压及膀胱出口变窄而出现排尿困难、尿流变细、尿程延长、尿频，有时尿痛。随着肿瘤的增大，症状日益加剧，并时常出现急性尿潴留。

（3）血尿　大约10%的患者可出现血尿，有肉眼血尿或显微镜下血尿两种。严重的出血症状，常是伴有癌肿转移的征象。

（4）全身性改变　单纯前列腺癌病例临床上一旦出现上述症状，并进行性加剧，多已是晚期，临床上出现背痛，多是转移的标志。由于疼痛、排尿障碍影响食欲及睡眠，身体日渐消瘦，尿道梗阻，可并发感染及尿毒症，日久则进行性消瘦、乏力、贫血等。常可转移至骨骼、淋巴结、直肠等组织器官。

2. 相关检查

（1）直肠指检　直肠指检对前列腺癌的早期诊断和分期有重要价值。但这是一种非特异性的检查，发现的多为中晚期患者，早期患者比例很少，同时需要与其他前列腺疾病鉴别，如前列腺增生时的增生结节、前列腺慢性炎性肉芽肿、前列腺炎、前列腺结核等。

（2）影像学检查　常规X线片检查：可了解骨转移灶情况。CT、MRI检查：可明确前列腺癌浸润的范围。超声检查：前列腺癌呈低回声病灶，超声检查可了解周围浸润范围。经尿道或直肠超声则可更准确判断局部浸润情况，有利于分期。

（3）实验室检查　PSA（前列腺特异性抗原）检测是临床诊断最基本方法。但应在直肠指诊或直肠、尿道超声检查之前或1周后、活检4周后，才能反映实际值，因为此类操作可使PSA反应性增高。中晚期PAP升高明显，特异性不如PSA，可作为前列腺癌的辅助诊断手段。

（二）辨证诊断

中国古代文献中没有前列腺癌相关病名，根据前列腺癌患者排尿障碍症状、血尿、直肠指检坚硬如岩等临床表现和体征，中医学多将其归于"癥积""癃闭""血尿""淋证""痛证"等范畴。

1. 湿热蕴结证

临床证候：小便不畅，尿线变细，排泄无力，滴沥不畅或成癃闭；小腹胀满，小便黄，大便溏软或秘结，腰酸肢痛，口干口苦。舌质红或紫暗，苔黄腻，脉滑数或细弦。

辨证要点：舌质红或紫暗，苔黄腻，脉滑数或细弦。

2. 瘀毒内结证

临床证候：小便不利或滴沥不畅，小腹胀满，腰背或骨节疼痛，甚至剧痛难忍，口干舌燥，烦躁不安，或有发热，小便黄，大便秘结或大便次增多、里急后重。舌质红或绛或暗紫，苔黄或无苔，脉细数或细弦。

辨证要点：舌质红或绛或暗紫，苔黄

或无苔，脉细数或细弦。

3.肾气虚亏证

临床证候：夜尿增多，尿意频繁，或尿流变细，腰膝酸软，神疲畏冷。舌质淡或淡红，苔白或少苔，脉沉细或细软。

辨证要点：舌质淡或淡红，苔白或少苔，脉沉细或细软。

4.肝肾阴虚证

临床症候：排尿困难，尿流变细，排尿疼痛，进行性加重，时有血尿，或有腰骶部及下腹部疼痛，头晕耳鸣，口干心烦，失眠盗汗，大便干燥。舌质红少苔，脉细数。

辨证要点：舌质红少苔，脉细数。

5.肾阳亏虚证

临床证候：小便不通或点滴不爽，排尿乏力，尿流渐细，神疲乏力，腰膝酸软，畏寒肢冷，喜温喜按，大便溏泄。舌质淡红，苔润，脉沉细。

辨证要点：舌质淡红，苔润，脉沉细。

6.气血两虚证

临床证候：小便点滴不通或排尿无力，尿血及腐肉，腰骶部疼痛并向双下肢放射，神疲气短，面色苍白，四肢倦怠。舌淡，苔白，脉沉细无力。

辨证要点：舌淡，苔白，脉沉细无力。

三、鉴别诊断

（一）西医学鉴别诊断

1.前列腺增生症

前列腺增大亦可出现与前列腺癌相似的症状。但前列腺呈弥漫性增大，表面光滑，有弹性，无硬块；碱性磷酸酶、酸性磷酸酶无变化；超声断层检查前列腺体增大，前列腺内光点均匀，前列腺包膜反射连续，与周围组织界限清楚。

2.前列腺结核

前列腺结核的前列腺硬结，似与前列腺癌相似。但前列腺结核患者年轻，有生殖系统其他器官如精囊、输精管、附睾结核病变，或有泌尿系统结核症状，有尿频、尿急、尿痛、尿道内分泌物、血精等；结核性结节为局部浸润，质地较硬；尿液、前列腺液、精液内有红、白细胞；X线平片可见前列腺钙化阴影，前列腺活组织检查可见典型的结核病变等。而肿瘤结节有坚硬如石之感，且界限不清、固定。

3.非特异性肉芽肿性前列腺炎

本病直肠指诊时前列腺有结节，易和前列腺癌相混淆。但癌结节一般呈弥散性，高低不平，无弹性。而前者的硬结发展较快，呈山峰样突起，由上处向下处斜行，软硬不一，但有弹性；X线片和酸、碱性磷酸酶正常，但嗜酸性细胞明显增加；抗生素及消炎药治疗1~2个月，硬结变小；前列腺硬结穿刺活检，镜下有丰富的非干酪性肉芽肿，充满上皮样细胞，以泡沫细胞为主，周围有淋巴细胞、浆细胞、嗜酸性细胞，腺管常扩张破裂，充满炎症细胞。

4.前列腺肉瘤

前列腺肉瘤的发病率相对较低，发病年龄较轻，甚至发生于儿童或青年，前列腺体积增大明显，生长迅速，易于血行转移，进展快预后极差。前列腺癌是前列腺上皮细胞产生，而肉瘤产生于间质，前列腺特异性抗原（PSA）多在正常范围。可进一步通过磁共振鉴别。

（二）中医学鉴别诊断

1.淋证与尿浊

尿浊虽然小便浑浊、白如泔浆，与膏淋相似，但排尿时尿出自如，无疼痛滞涩感，与淋证不同。以有无疼痛为鉴别要点。

2.癃闭与关格

关格是小便不通和呕吐并见的一种病证。关格必有呕吐，而癃闭一般无呕吐症状，只以小便量极少或全无为特征。二者的关系是癃闭可发展为关格，而关格不一定都是由癃闭发展而来，还可由水肿、淋证发展而成。

3. 血淋、石淋与尿血

血淋、石淋也表现为血随尿出，易与尿血相混。但血淋、石淋以小便短涩频数、滴沥刺痛、欲出不尽、小腹拘急或痛引腰腹为共同特征，石淋尚可表现尿中有时夹有砂石，有时排尿突然中断，或有腰腹绞痛难忍等症，根据这些临床表现一般可与尿血相鉴别。在鉴别诊断中，小便时痛与不痛，是鉴别的要点，正如《证治要诀·小便血》说："痛者为血淋，不痛者为尿血"。

四、临床治疗

（一）提高临床疗效的要素

1. 西医综合治疗为主，中医贯穿其中

对已明确诊断的前列腺癌患者，首先要考虑是否需要治疗及是否能够治愈。前列腺癌治疗方案的选择需根据临床分期、全身状态、患者年龄、预计寿命等综合考虑。前列腺癌临床分期偏早期可选择根治性前列腺切除术或放疗。对局部进展期前列腺癌，因单纯的前列腺切除术疗效差，通常选用"放疗＋内分泌"治疗或单纯内分泌治疗。转移性前列腺癌以内分泌治疗或化疗为主，对骨转移所致的疼痛辅以放疗。同时中医中药在前列腺癌治疗作用显著，以其独特疗效可使患者获益。前列腺癌进展缓慢，在经历手术、放疗、化疗及内分泌治疗后，最终都会发展成为激素非依赖性、化疗抗拒性前列腺癌，因此中医中药配合治疗可提高临床治疗效果。

2. 攻补兼施，扶正与祛邪并重

前列腺癌病机复杂，临床常见虚实夹杂之证，正气不足为病之本，"湿热""血瘀""毒聚"为病之标。在治疗过程中应根据病程的长短、病情的轻重、伴随症状来确定扶正和祛邪的主次。疾病早期，病程较短、病情较轻，以标实为主，治当以攻邪为主；中期邪盛正虚，治当以攻补兼施、扶正与祛邪并重；晚期多以正虚为主，治当以扶正为主、祛邪为辅。在治疗过程中应注意辨证与辨病相结合，合理选用祛邪药物，权衡攻补的利弊，祛邪不伤正。

（二）辨病治疗

1. 手术治疗

前列腺癌根治手术是治疗局限性前列腺癌最有效的方法，适应证是病理为 A 期及 B1、B2 期的患者。

2. 放射治疗

放疗和手术是治疗局限早期（T~T2）前列腺癌的重要手段。放疗是局限期和局部晚期前列腺癌的根治手段，适应证为临床 T1~4 N0~1M0 期。放疗和激素治疗是局部晚期（T3~4NxM）前列腺癌有效的治疗手段。晚期或转移性前列腺癌可以考虑行姑息性放疗。

3. 内分泌治疗

前列腺癌的内分泌治疗占有很重要的地位。对晚期前列腺癌，内分泌治疗是一线治疗方法，能明显延长患者肿瘤的无进展生存期及总生存期，有效地缓解肿瘤所致的症状。内分泌治疗分为一线和二线内分泌治疗。

一线内分泌治疗：主要有去势、单独抗雄激素药物治疗和联合雄激素阻断。

二线内分泌治疗：几乎对一线内分泌治疗有反应的晚期前列腺癌都将逐渐发展为激素非依赖性前列腺癌。在激素非依赖发生的早期部分患者对二线内分泌治疗仍有反应，可降低 PSA，但尚无生存期延长的报道。二线内分泌治疗的方法包括：对于采用单一去势（手术或药物）治疗的患者，加用抗雄激素药物；对于采用联合雄激素阻断治疗的患者，推荐停用抗雄激素药物，停用 4~6 周后，约 1/3 的患者出现"抗雄激素撤除综合征"，PSA 下降＞ 50%，平均有效时间 4 个月；抗雄激素药物互换：氟他胺与比卡鲁胺相互替换，对少数患者仍有效；肾上腺雄激素抑制剂：如酮康唑、氨基苯乙哌啶酮、皮质激素（氢化可的松、泼尼松、地塞米松）；低剂量的雌二醇、甲地孕酮等。

4. 化学治疗

转移性前列腺癌内分泌治疗的中位缓解时间 18~30 个月，但此后几乎所有的患者逐渐失去对激素的敏感性，发展为去势抗拒的前列腺癌（CRPC），即激素非依赖性前列腺癌。CRPC 的预后差，中位生存时间只有 12~18 个月。

CRPC 的全身治疗原则包括继续应用内分泌治疗确保血睾酮维持于去势水平；采用化疗改善症状、提高生活质量和延长生存时间；对骨转移应用双膦酸盐预防骨相关事件。转移性前列腺癌常用的化疗药物包括紫杉醇类、阿霉素、表柔比星、雌二醇氮芥、环磷酰胺、去甲长春地辛、顺铂和氟尿嘧啶等。近年来，紫杉类药物已成为转移性前列腺癌内分泌治疗失败后的标准一线化疗，较传统的合米托蒽醌方案进一步增加了骨痛控制率，且延长了总生存时间。

（二）辨证治疗

1. 辨证论治

（1）湿热蕴结证

治法：清利湿热，散结利水。

方药：八正散合二妙散加减。黄柏 9g，苍术 9g，萹蓄 15g，瞿麦 15g，车前子 15g，白花蛇舌草 30g，土茯苓 30g，龙葵 15g，甘草梢 6g。若尿血明显者，加大蓟、小蓟、地榆、白茅根；大便秘者，加大黄、瓜蒌仁、火麻仁。

（2）瘀毒内结证

治法：化瘀散结，解毒止痛。

方药：膈下逐瘀汤加减。当归尾 12g，赤芍 12g，桃仁 9g，红花 9g，乌药 9g，五灵脂 6g，延胡索 10g，龙葵 15g，马鞭草 10g。若血尿者，加三七、墨旱莲、花蕊石；尿少腹胀者，加萹蓄、沉香、茯苓；疼痛明显者加三棱、莪术、蜂房；发热者，加牡丹皮、丹参。

（3）肾气虚亏证

治法：益气补肾，通阳利水。

方药：济生肾气丸加减。熟地黄 12g，生地黄 12g，泽泻 15g，牡丹皮 9g，茯苓 12g，山茱萸 9g，怀山药 15g，黄芪 30g，白术 12g，肉桂 6g，熟附子 9g，牛膝 12g，龙葵 15g，白英 30g。若小便疼痛者，加延胡索、三棱、莪术、桃仁；下焦湿热者，加金钱草、粉萆薢、瞿麦、萹蓄；畏寒怕冷者，加淫羊藿、肉苁蓉、菟丝子。

（4）肝肾阴虚证

治法：滋养肝肾，解毒散结。

方药：知柏地黄丸加减。知母 9g，黄柏 9g，熟地黄 12g，生地黄 12g，怀山药 15g，山茱萸 9g，茯苓 12g，牡丹皮 9g，泽泻 15g，黄精 15g，女贞子 12g，龙葵 15g，白英 30g。若眩晕耳鸣者，加杭白菊、枸杞子；津亏便结者，加玄参、麦冬、决明子、火麻仁；血虚甚者，加阿胶、当归、黄芪等；血尿较重者可加茜草根、大蓟、槐花以凉血止血。

（5）肾阳亏虚证

治法：温补肾阳，渗利水湿。

方药：真武汤加减。制附子 9g，白术 12g，茯苓 12g，怀山药 12g，白扁豆 12g，白芍 12g，生姜 9g，黄芪 30g，淫羊藿 12g，仙茅 12g，龙葵 15g，白英 30g。若尿血多者，加白茅根、仙鹤草、生地榆；脾虚纳差者加党参、白术、陈皮；大便溏泄明显者，加党参、莲子、木香、诃子。

（6）气血两虚证

治法：补益气血。

方药：十全大补汤加减。党参12g，黄芪30g，茯苓12g，白术12g，甘草6g，生地黄12g，当归9g，川芎9g，赤芍9g，大枣9g。若纳差者，可加炙鸡内金、炒谷芽、炒麦芽；寐差者，加夜交藤、酸枣仁、煅龙骨；有骨转移疼痛甚者，加延胡索、徐长卿、金雀根；伴有腰酸，加桑寄生、杜仲、枸杞子。

2.外治疗法

（1）贴敷疗法

因为前列腺位置特殊，既不在内，也不在外，周围正常组织较多，外治法难以直达病所。外治法主要用于缓解尿潴留。

①大葱白矾散：药用葱白9cm、白矾15g，两味共捣烂如膏状，贴肚脐上，每日换1次，贴至尿通为度。此方能软坚通尿，适用于前列腺癌小便不通、点滴难下。

②蚯蚓田螺散：白颈蚯蚓5条，小田螺5个，荜澄茄15g。以上三味共捣烂，拌米饭为丸，敷脐上。此药能温肾散寒、行气利水，对前列腺癌癃闭、尿塞不通、少腹胀痛难忍者有效。

③甘遂：甘遂2g，研为细末，用醋调膏，纱布包裹，外敷脐部，以通为度。

（2）取嚏法　取皂角末0.5g，吹鼻取嚏，具有开肺气、举中气而通下焦的功效，是一种简单有效的通利小便的方法。

（3）针灸疗法　主要针对前列腺癌的小便不利、尿潴留及腰部疼痛。小便不利者，针刺足三里、中极、三阴交、阴陵泉等穴，反复捻转提插，强刺激。体虚者可灸关元、气海，并可采用少腹膀胱区按摩。腰痛者针刺环跳、肾俞、夹脊、昆仑等穴，随证配穴，寒湿取风府、腰阳关，肾虚取命门、志室、太溪。

3.成药

（1）艾迪注射液　含斑蝥、人参等。具有清热解毒抗癌、消瘀散结的功效，主要用于前列腺癌、肝癌的治疗。每日以本

注射液50~100ml加入生理盐水或5%葡萄糖注射液中静脉滴注，每日1次，每15天为1个疗程。毒性及不良反应主要为面红、荨麻疹、发热等。

（2）蟾酥注射液　含蟾酥水溶性提取物吲哚类总生物碱。具有解毒消炎抗癌的作用，可用于前列腺癌、胃肠癌的治疗。可用本品10~20ml加入5%葡萄糖注射液500ml中稀释后静脉滴注，每日1次，30日为1个疗程。

（3）新癀片　由九节兰、牛黄、三七、珍珠粉、消炎痛等组成。每次4片，每日3次，饭后服。适用于前列腺癌湿热壅盛者。

（4）金匮肾气丸　由熟地黄、怀山药、山茱萸、泽泻、茯苓、牡丹皮、肉桂、附子组成。每次9g，每日2次。适用于前列腺癌肾阳虚者。

（5）肿节风制剂　肿节风片，每片0.3g，每次2~3片，每日3次，30天为1个疗程。肿节风注射液，每支2ml，每次2~4ml肌内注射；或加入5%葡萄糖注射液或生理盐水500ml中缓慢静脉滴注，每日1~2次。

（四）医家经验

1.李辅仁

李辅仁认为，老年前列腺癌患者年事已高，下元亏虚，天癸已竭，正气不足。或因劳倦，或因饮食，或因思虑，导致气血凝滞，浑浊下注，日久酿成癌瘤，成本虚标实之证。行双侧睾丸摘除术后，虽然癌瘤得以控制，但肾之精气骤然衰竭，天癸枯竭，冲任二脉空虚，致气血失和、阴阳失调，脏腑功能紊乱，故而出现了一系列症状，其中湿热、汗出为其典型表现。因此，辨治本病着重一个"虚"字，从补肾入手，调整阴阳、平和气血。专拟基本方，并依据临床不同证型及伴发症状加减。

基本方：生熟地黄各15g、山茱萸12g、女贞子12g、黄精10g、菟丝子12g、枸杞

子 12g、地骨皮 10g、茯苓 15g、杭白芍 15g、浮小麦 30g、泽泻 10g、甘草 3g。

由于患者先天禀赋、生活环境及素日疾患不同，临床上可见不同证型，一般可分为肝肾阴虚、脾肾阳虚两型，有时可兼夹瘀血、痰湿、气郁等，其中肝肾阴虚型在临床中最为常见。不同证型及伴发症状可在此方中做不同加减。肝肾阴虚型：除潮热汗出等症外，还可见口干咽燥、大便干结、舌质红瘦、苔少有裂纹、脉细弦。治宜滋补肝肾、养阴清热。基本方加知母、黄柏各 10g；若口干者加玄参、麦冬；便结者加瓜蒌、麻仁；潮热汗出甚者加白薇；夜眠难安者加酸枣仁；双目干涩者加菊花、决明子；烦躁易怒者加龙胆草、石菖蒲；头晕耳鸣者加天麻、珍珠母。脾肾阳虚型：除潮热汗出等症外，还可见神疲乏力、腰酸腿软、下肢浮肿、舌质淡胖、苔白、脉沉细。治宜健脾补肾、温阳化气。基本方去地骨皮，加生黄芪、白术各 15g。若腰酸腿软者加牛膝、续断；下肢浮肿者茯苓改茯苓皮，加猪苓、生薏苡仁；心悸气短者加党参、五味子；头晕眼花者加川芎、天麻；纳少便溏者去生地黄，加炒薏苡仁、焦神曲；脘腹胀满者加陈皮、香附；大便不畅者加肉苁蓉。此外，还有伴发症状的加减，若兼见胸闷胸痛、舌质紫暗或有瘀斑、瘀点等心血瘀阻证者，基本方加丹参、川芎、紫苏梗；若兼见咳嗽痰多、呕恶食少、舌苔厚腻、脉滑等痰浊困阻证者，基本方加半夏、橘红、陈皮；若兼见两胁胀满、郁闷不舒、脉弦等肝郁气滞证者，基本方加醋柴胡、佛手、香附、郁金。

2. 方伯英

方伯英先生曾治愈一例前列腺癌。俞某，男，70 岁。1984 年 5 月 13 日初诊。患者血尿 1 个月余，伴淋滴不尽、尿频、尿痛。经某医院泌尿科肛检，发现前列腺肿大、质硬。经左髂窝深淋巴结穿刺活检，证实为前列腺癌伴左髂窝淋巴结转移，已无手术指征，乃求治于方老。患者刻下：神疲乏力，形体消瘦，面色萎黄，胃纳不佳；肛门下坠感，不能久坐，更不能久立；小便不畅，淋沥不尽，尿频，尿痛，尿赤。苔黄腻、舌暗淡，脉沉弦细。证属肾气不足、膀胱气化失司，浊邪瘀血结成肿块，阻于尿道。治拟益气补肾、化浊行瘀散结、清利尿道。生黄芪 15g，潞党参 12g，淫羊藿 12g，肉苁蓉 6g，巴戟天 6g，枸杞子 12g，制首乌 12g，穿山甲 15g，牛膝 12g，制大黄 6g，炒黄柏 10g，知母 6g，土茯苓 15g，重楼 12g，白花蛇舌草 15g，杭白芍 12g，炙甘草 6g。水煎服，每日 1 剂。以上方为基本方，随症加减：血尿加重，加小蓟、墨旱莲、生地黄、阿胶等补虚止血；小便不畅，加沉香、郁金、金台乌药等；小便疼痛加重，加延胡索、王不留行、三棱、莪术等；小便黄浊、下焦湿热，加车前子、萹蓄、瞿麦、金钱草、滑石等。经过 1 年多精心治疗，患者各项症状基本消失或减轻，精神良好，胃纳三两一餐，行动自如，自觉无特殊不适。1985 年 5 月到上海市瑞金医院复查，髂窝部肿块消失，两次前列腺液沉渣物检查均未找到癌细胞。该患者为老年肾气不足，继而形成浊邪瘀血成块，阻塞于膀胱、尿道之间。病属中医学"癃闭"范畴。治宜攻补兼施，以补益为主。方用黄芪、潞党参补气，淫羊藿、巴戟天、肉苁蓉益肾阳，并适当加入枸杞子、制首乌等养阴之品，以防纯补其阳而生燥热；同时用活血化瘀散结的穿山甲、牛膝、制大黄、土茯苓等药，加入清热解毒化浊的重楼、白花蛇舌草、黄柏、知母等攻邪，白芍、甘草缓急止痛。综观全方，十分严谨，并根据病情变化，适当加减药物。由于方老紧紧抓住了扶正祛邪这一总的治疗原则，从而取得满意效果。

五、预后转归

前列腺癌可分为 A、B、C、D 期，其预后与分级有很密切的关系，A 期患者尤其是 A1 期患者，其治疗与否对生存率并不产生影响，而对 B、C、D 期患者积极治疗，其生存率可有很大的提高。一般认为，5 年生存率 A 期、B 期为 70%，C 期为 50%，D 期为 25%。

六、预防调护

（一）预防

1. 普查

目前普遍接受的有效方法是用直肠指检加血清 PSA 浓度测定。用血清 PSA 水平检测 40~45 岁以上男性公民，并每年随访测定一次。这一普查方法经济有效，如 PSA > 4.0ng/ml 再做直肠指检或超声波检查，如果阳性或可疑再做针刺活检。这一方法能十分有效地查出早期局限性前列腺癌。

2. 避免危险因素

前列腺癌潜在的环境危险因子有高动物脂肪饮食、除草剂等。另外，坚持低脂肪饮食、多食富含植物蛋白的大豆类食物、长期饮用中国绿茶、适当提高饮食中微量元素硒和维生素 E 的含量等措施也可以预防前列腺癌的发生。

3. 化学预防

有文献报道前列腺癌预防试验结果显示，应用非那雄胺或度他雄胺（治疗前列腺增生的药物）可使前列腺癌的患病率降低 25%，但可能增加患高分级前列腺癌的风险。其他药物如视黄醛等具有促进细胞分化、抗肿瘤进展的作用，也正在临床研究中，有可能成为潜在的化学预防用药。

（二）调护

1. 精神调护

前列腺癌患者不仅承受肉体上的痛苦，还承受着精神上的痛苦，要提高前列腺癌患者的生存质量，精神调护非常重要。医护人员要帮助患者克服紧张、沮丧、焦虑甚至恐惧情绪，将患者置身于愉快的环境中，使其保持乐观向上的态度，树立战胜疾病的信心，配合医生完成各项治疗计划。

2. 生活调护

前列腺癌患者生活要有规律、起居有时。饮食多样化、搭配要合理，要保证摄取均衡全面的营养，每餐定量；对于放化疗及手术后的患者由于消化功能减弱，增加进餐次数及进食清淡易消化的食物可以达到减轻消化道负担，增加食物摄入量的目的。注意适当活动，增强体质。要多饮水多排尿，通过尿液经常冲洗尿道帮助前列腺分泌物排出，以预防感染。不能过度憋尿，防止加重前列腺增生。

七、研究进展

1. 靶向治疗

PARP（多腺苷二磷酸核糖聚合酶）抑制剂通过抑制肿瘤细胞 DNA 损伤修复、促进肿瘤细胞发生凋亡，达到治疗肿瘤的目的。PROfound 是一项前瞻性、多中心、随机、Ⅲ 期临床试验，旨在评估 PARP 抑制剂奥拉帕利治疗 mCRPC 患者的效果，这些患者之前接受过恩扎卢胺或阿比特龙治疗，并出现疾病进展，而且他们携带有 BRCA1/2 突变、ATM 突变（HRR 基因突变亚群），或者 HRR 信号通路中 12 个基因中任何一个的突变。研究结果显示，奥拉帕利使患者疾病进展或死亡的风险降低了 66%，中位无影像学进展生存时间为 7.4 个月，而恩扎卢胺或阿比特龙为 3.6 个月。总生存时间延长到了 19.0 个月，而恩扎卢胺或阿比特龙为 14.6 个月。

奥拉帕利联合阿比特龙对比单药阿比特龙在 mCRPC 患者中疗效的 PROPEL Ⅲ期临床试验（NCT01972217）目前已经启动。评估帕博利珠单抗联合奥拉帕利在未接受多西他赛治疗的 mCRPC 患者中安全性的试验仍在进行中（NCT02861573）。此外，其他几种 PARP 抑制剂，如卢卡帕利，尼拉帕利和 Talazoparib 等在治疗 mCRPC 患者中的安全性及疗效也正在研究中。

2. 免疫治疗

FDA 批准 PD-1 抑制剂帕博利珠单抗用于治疗检测出错配修复缺陷及微卫星高度不稳定型 mCRPC 患者。2020 年 ASCO 公布了 KEYNOTE-199 的 Ⅱ期临床试验结果，该研究纳入了具有可测量病灶的 PD-L1 阳性、PD-L1 阴性和不考虑 PD-L1 状态仅骨转移的 258 例 mCRPC 患者，三个队列分别入组 133 例、66 例和 59 例患者。队列 1 的疾病控制率为 10%，队列 2 为 9%，队列 3 为 22%。队列 1 的中位总生存时间为 9.5 个月，队列 2 为 7.9 个月，队列 3 为 14.1 个月。此外，帕博利珠单抗联合恩扎卢胺治疗阿比特龙治疗失败后 mCRPC 的 KEYNOTE-365Ib/1 Ⅱ期临床试验也显示出较好的耐受性及肿瘤反应率。

2020 年公布的纳武利尤单抗联合伊匹木单抗治疗多西他赛未化疗前 / 化疗后进展的 mCRPC 的 Ⅱ期临床试验（CheckMate650）结果提示，未使用化疗直接使用该组合的患者与使用化疗后再用该组合的患者分别随访 11.9 个月和 13.5 个月，客观反应率分别为 25% 和 10%，总生存时间分别为 19.0

个月和 15.2 个月。PD-L1 ≥ 1%、存在 DNA 损伤修复、存在同源重组陷或高肿瘤突变负荷的患者的客观反应率较高。

参考文献

[1] 孙燕. 临床肿瘤内科手册. 5 版. 北京：人民卫生出版社，2003.

[2] 周际昌. 实用肿瘤内科治疗. 北京：北京科学技术出版社，2010.

[3] 詹顺龙. 中西医结合肿瘤防治指南. 武汉：湖北科学技术出版社，2001.

[4] 汤钊猷. 现代肿瘤学. 2 版. 上海：复旦大学出版社，2003.

[5] 邝贺龄. 内科疾病鉴别诊断学. 北京：人民卫生出版社，2009.

[6] 王建业. 前列腺癌诊疗指南. 中华人民共和国国家卫生健康委员会，2022.

[7] 郁仁存. 中医肿瘤学. 北京：科学出版社，1983.

[8] 方药中. 实用中医内科学. 上海：上海科学技术出版社，1984.

[9] 周岱翰. 中医肿瘤学. 北京：中国中医药出版社，2011.

[10] 孙桂芝. 实用中医肿瘤学. 北京：中国中医药出版社，2009.

[11] 王居祥. 中医肿瘤治疗学. 北京：中国中医药出版社，2014.

[12] 许玲. 中医肿瘤学概论. 上海：上海交通大学出版社，2017.

[13] 陈锐深. 现代中医肿瘤学. 北京：人民卫生出版社，2003.

[14] 董新军. 肿瘤科新医师手册. 北京：化学工业出版社，2009.

第二十八章 多发性骨髓瘤

多发性骨髓瘤是指骨髓内浆细胞异常增生的恶性肿瘤，又称为浆细胞骨髓瘤。异常增生的浆细胞多侵犯骨质、骨髓和软组织以及产生 M 蛋白，引起骨性疼痛、溶骨性病变和病理性骨折、贫血、肾损害和免疫功能异常及高粘滞综合征等。该病引起死亡的主要原因为感染、全身衰竭，其中以感染为最多见，少数因出血死亡。有些多发性骨髓瘤患者长期化疗后血中出现白血病变化，称为浆细胞性白血病，其原因尚不清楚。

中医学虽无多发性骨髓瘤一词，但根据临床表现可归入"骨疽""骨痹""骨蚀"等病证的范畴。

一、病因病机

（一）西医学认识

多发性骨髓瘤的病因迄今尚不清楚，可能与环境因素、遗传因素以及基因的改变有关。

1. 环境因素

环境因素包括电离辐射、慢性感染、慢性抗原刺激等。电离辐射可能是多发性骨髓瘤发病原因之一。慢性抗原刺激物的刺激如矿物油、塑料、FRE、UIND 佐剂长期刺激可以导致多发性骨髓瘤的发生。近年来病毒感染被疑为多发性骨髓瘤发病的一个重要原因，长期的病毒感染可表现为淋巴－网状系统增生、自体免疫反应及高丙种球蛋白血症。约 10% 病毒感染的动物可出现 M 球蛋白血症，某些可分泌本－周蛋白。

2. 遗传因素

多发性骨髓瘤有家族遗传倾向，患者的近亲较一般人群的发病率为高，并有家族性骨髓瘤的报道。

3. 基因突变

近年来由于分子生物学研究的不断深入，发现多发性骨髓瘤存在有多种癌基因和抑癌基因的异常，以及由于细胞因子的作用对多发性骨髓瘤的发病起重要作用。基因的异常如免疫球蛋白的基因异常、多发性骨髓瘤 C-myc 基因，约 25% 的多发性骨髓瘤有 C-myc RNA 过高表达。有学者认为伴有 C-myc 基因高水平表达和重排的多发性骨髓瘤浸润性强、进展快、预后差。近年来有学者发现骨髓瘤患者 N-RAS 基因突变是多发性骨髓瘤常见的分子异常，可能在多发性骨髓瘤起重要作用。另外有人研究证实 BCL-2 高水平表达能抑制骨髓瘤细胞的程序性死亡，大约 75% 的多发性骨髓瘤患者能有意义地表达 BCL-2 蛋白，其中 50% 患者伴有 BCL-2 的高水平表达。

4. 多发性骨髓瘤起源的假说

关于多发性骨髓瘤起源的假说有三种：①肿瘤起源于浆细胞水平学说：认为多发性骨髓瘤肿瘤细胞起源于浆细胞水平。②肿瘤细胞表面标记乱，无法判断其起源水平。③肿瘤前体细胞学说为目前所承认，骨髓中正常分化的前 B 细胞在从骨髓进入外周血转化为静止期 B 细胞过程中受到某种抗原刺激，发生恶变，重新返回接种于骨髓内，转变为肿瘤前体细胞，发生多发性骨髓瘤。同时外周血中前 B 细胞可随血液播散于多部位骨髓，形成多发性病灶。

（二）中医学认识

1. 病因

（1）外感邪毒，内搏于骨　《内经》有

"外邪致病"理论，因体虚感受寒邪或风寒湿邪，邪正交争，邪毒内搏于骨而发为"骨痹"或"骨蚀"之病。《灵枢·刺节真邪》载："虚邪之中人……其入深，内搏于骨，则为骨痹……虚邪之入于身也深，寒与热相搏，久留而内著……内伤骨为骨蚀。"隋代巢元方则进一步指出本病为外感恶毒之气，流注脏腑经络而成。如《诸病源候论》曰："恶注者，恶毒之气，人体虚者受之，毒气入于经络，遂流移心腹，其状往来击痛，痛不一处，故名为恶注。"

（2）肾气虚弱，外邪所乘　华佗首先提出骨痹乃劳欲伤肾、肾气内消的观点，从内因致病立论，如《中藏经》载"骨痹者，乃嗜欲不节，伤于肾也，肾气内消"。后世医家更以内外合邪立论，认为肾气虚衰，外感邪毒，内外合邪，入于骨髓，则发为本病。如《诸病源候论》谓："劳伤血气，肤腠虚疏，而受风冷故也。肾主腰脚，肾虚弱，则风邪所乘，风冷客于髀枢之间，故痛也"。明代傅山《辨证录·遍身骨痛门》又曰："风湿入于经络则易去，风湿入于骨髓则难去，以骨髓属肾，肾伤则邪欺正弱，将深居久住，而不肯逐出矣。"据此可知，肾气亏虚、气血劳损乃其发病之本和内在原因，外邪所乘是发病的外在条件。

（3）气血凝涩，湿痰瘀滞　据"久病多瘀""顽症怪病多因痰作祟"的中医诊治经验，本病为难治性慢性血液系统疾患，病理因素有湿、痰、瘀等，久着不去，留而为患。如清代林佩琴认为本病久则多因气滞血瘀、痰湿内阻而成。如《类证治裁·痹证》云："诸痹，由营卫先虚，正气为邪所阻，不能宣行，因而留滞，气血凝涩，久而成痹""久而不愈，必有湿痰败血瘀滞经络"。

2.病机

（1）病位在骨髓，主病之脏为肾　本病总的病机可概括为肾气虚弱、骨髓失养、

精不生血、水液温化失司。肾为先天之本，藏精，主骨生髓，又主水液。精能化血，所谓精血同源。若先天禀赋不足，或后天失养如劳欲、情志不节，或邪毒伤肾，或久病失治，均可致肾虚精血失荣、骨髓失养；肾虚精不化血，气血不生；肾虚失于温化，水液内停。本病其根本病位在骨髓，但邪毒可流注经络筋肉、脏腑、血液，以致表现为瘰疬痰核、癖积痞块、血癌等。《素问·痹论》谓："痹，其时有死者，或疼久者……其入脏者死，其留连筋骨间者疼久……"《诸病源候论》亦以"恶注"描述了本病全身浸润的证候。其主病之脏属肾，涉及于肝、脾两脏。盖因肝肾精血同源，肾虚则水不涵木、肝肾亏损，可致筋骨失养或肝血虚少等。肾虚则火不生土、脾肾两虚，出现脾虚气血不足或脾虚水湿痰浊内阻之证。

（2）肾肝脾亏损为本，毒蕴血瘀痰湿为标　正气存内，邪不可干""邪之所凑，其气必虚"。多发性骨髓瘤的发病亦是如此。若先天禀赋薄弱，或年老体弱，或劳欲伤肾，或久病及肾，或毒邪伤肾，皆致肾虚精亏，累及肝、脾亏损。若外感邪毒，或饮食不节，或情志失和，或久病失于调治，亦可致肝脾亏虚，日久及肾，所谓"穷必及肾"。肾虚精髓失养，水液不化，日久成痰停饮、瘀血内阻，加之邪毒内侵骨髓，则痰、瘀、毒内搏于骨，则致本病；肝虚血亏，筋失所养，或肝郁血瘀，脾失健运，则痰浊内生，痰瘀互结，久伏骨髓，发为本病；脾虚则气血化生乏源，肾精失养，脾虚湿盛，痰饮积聚，留而致瘀，久结为毒，内攻骨髓，亦发本病。

（3）肾虚毒蕴血瘀贯穿疾病始终　多发性骨髓瘤为老年性肿瘤疾患，老年人具有"肾虚"的生理特征。其次，从发病机制而言，肾气亏虚、精血不生、骨髓失养是本病发病的内在原因，外感邪毒、饮食

情志劳欲不节只是发病的外在条件，肾虚则更易于感受外邪，侵伤骨髓。从临床表现分析，肾虚精血失荣、骨髓失养则见骨痛或骨折；肾虚精亏、新血不生致血虚之候；肾气亏虚、水湿不化则见水肿、积痰、停饮等证。本病为恶性血液疾病，癌毒或外感，或内生，可单独或兼夹他邪，蕴伏骨髓、内舍于肾、流传诸脏腑经络筋肉，故而疾病进展较速、疗效较差，是为恶候。病初以邪毒为主、正气尚强，久则正衰、邪毒独盛。肾气亏虚，气虚血瘀；邪毒内蕴，瘀血内阻；其他如肝郁气滞血瘀，或痰湿、水饮停而致瘀，均可使髓海瘀阻。瘀血阻络，不通则痛故骨痛；瘀阻血脉，则血液瘀滞，故见高黏滞综合征；肾虚不足，毒蕴血瘀，伤及肾脏，则出现骨髓瘤肾损害。可见肾虚毒蕴血瘀贯穿疾病始终，成为该病的基本病理机制。

总之，多发性骨髓瘤属本虚标实之证，其本虚主要为肾精亏虚、肝脾亏损、骨枯髓消、骨髓失养；标实主要为邪毒内蕴、瘀血阻络、痰湿内停，内舍于肾，痹塞不通，搏结于骨。

二、临床诊断

（一）辨病诊断

1. 临床表现

（1）症状 多发性骨髓瘤起病缓慢，患者可有数月至十多年无症状期。有时可表现为全身乏力、体重减轻、血沉增快、M球蛋白或不明原因的蛋白尿，称为临床前期，往往不被人们重视，确诊时多为晚期。多发性骨髓瘤的临床症状复杂多变，其常见的症状如下：

①骨性疼痛：常表现为多处扁平骨的疼痛，如胸骨、肋骨、盆骨、脊椎等，约50%的患者以骨骼疼痛为首发症状就诊，疼痛部位以腰背部最多，胸肋次之，四肢及其他部位少见。疼痛性质多为间歇性微痛，易被误诊为风湿痛，随病势进展，逐渐变为持续性剧痛，可因活动、负重或咳嗽时加重，休息或治疗后减轻，如椎体被侵破坏压迫神经可出现放射性疼痛。

②发热：骨髓瘤的患者往往有不同程度的发热，有的以发热作为首发症状，多为晚期表现，常是本病致死的主要原因。

③贫血：常为首发症状，多为中度贫血，后期严重，可伴有血小板减少。

④恶病质：约有1/3的患者出现头晕、乏力、消瘦、心慌等虚弱症状。

（2）体征 主要表现为骨骼肿物及病理性骨折。骨髓瘤细胞浸润骨骼明显时，可局部隆起形成肿块，其发病率可达90%。骨骼肿物多在扁骨，尤以胸骨、肋骨、头颅骨、锁骨、下颌骨等处多见，肿物可自豌豆至核桃大小，扣之质硬有弹性或声响，部分患者有压痛。可有骨骼畸形，主要在胸骨及脊椎，如胸骨柄及胸廓凹陷，胸肋、锁骨连接处发生串珠样结节，对本病有诊断意义。骨质破坏处易引起病理性骨折，多见于肋骨。

部分患者有肝脾肿大或淋巴结肿大。

（3）并发症 多发性骨髓瘤可因骨髓内外的浸润或由于产生大量M蛋白及多肽链而引起多系统的临床症状和体征。如并发高钙血症，可出现恶心、呕吐、脱水、嗜睡甚至昏迷、休克、心律失常；并发高黏滞综合征，出现乏力、食欲不振、头晕眼花、手足麻木、大脑及心功能障碍；肾脏损害时可出现蛋白尿、肾衰竭；浸润神经系统最常出现截瘫；侵及颅神经、周围神经、脑膜及脑组织时出现神经症状、颅压增高、局灶性体征等。还可出现淀粉样变性及出血倾向。骨髓外浸润的组织以脾、肝、淋巴结、肾脏为常见，其次肾上腺、甲状腺、胸腺、胸膜、胰腺、卵巢、子宫、睾丸、心脏、心包膜、胃肠道、皮肤。

2. 相关检查

（1）周围血象检查　早期为中度贫血，红细胞呈缗钱状，晚期常有全血细胞减少，约70%的患者外周血中可找到浆细胞。

（2）尿检查　35%~50%的患者尿中出现蛋白尿、管型尿、血尿。3/4患者尿凝溶蛋白阳性。

（3）骨髓检查　对多发性骨髓瘤具有特异性的诊断意义。由于骨髓病变呈局灶性、结节性分布，因此1次检查阴性不能排除本病，宜做多部位穿刺。骨髓有核细胞多呈增生活跃或明显活跃，骨髓涂片可见片状或散在浆细胞浸润，当浆细胞在10%以上，伴有形态异常可考虑骨髓瘤的可能。

（4）血沉　红细胞沉降率明显增快。

（5）血生化检查

①血清蛋白：高球蛋白血症为骨髓瘤的主要特征之一。血清总蛋白超过正常，球蛋白增多，白蛋白正常或减少，白球蛋白比例倒置。骨髓瘤患者在做血清蛋白电泳分析时可见"M"带，其区域代表的异常免疫球蛋白称为M蛋白，为骨髓瘤的重要标志。

②钙磷代谢：虽然多发性骨髓瘤常有骨骼的溶骨性病变，但血清钙磷的变化并不突出，当肾功能不良时可见血清钙增高，血磷一般在正常范围内，或轻度增高。

③其他：可有高尿酸血症，严重时引起尿酸结石。肾衰竭时血清尿素氮、肌酐增高。部分患者伴有低胆固醇血症。

（6）X线检查　多发性骨髓瘤好发于脊柱、肋骨、颅骨和骨盆等含红骨髓的部位，长骨如股骨、肱骨在晚期时受累，膝、肘以下罕见受累。其骨骼X线表现可有以下3种类型：

①弥漫性骨质疏松；表现为骨小梁变薄和破坏，个别有骨质硬化。

②溶骨性破坏：有多个圆形、边缘清楚的如钻凿状或鼠咬状骨质缺损阴影，常见于颅骨、骨盆、脊柱、股骨、肱骨和肋骨。

③病理性骨折：可见于脊椎、肋骨、锁骨、股骨、肱骨等，以肋骨和脊椎为多见，脊椎呈压缩性骨折。

（二）辨证诊断

多发性骨髓瘤起病徐缓，首发症状复杂多变，早期不易明确诊断，依据临床表现本病多属于中医学的"骨疽""骨痹""骨蚀"等范畴。

1. 瘀血阻痹证

临床证候：胸肋、腰背、四肢等部位剧痛，痛有定处，按之痛甚，伴有胸闷，或有低热，入夜尤甚，咽干口燥，或有鼻衄、齿衄、肌衄、月经量多，肝脾及淋巴结肿大，舌质紫暗，或有瘀点瘀斑，脉沉细涩。

辨证要点：骨痛剧烈，痛有定处，按之痛甚。

2. 肝肾阴虚证

临床证候：头晕，耳鸣，口干欲饮，颧红盗汗，五心烦热，胸胁及腰背部疼痛，腰部转侧俯仰不利，双下肢酸软乏力，甚则麻木，肌肉萎缩，舌红少苔，脉沉细。

辨证要点：胸胁及腰部疼痛，双下肢酸软乏力，伴头晕耳鸣、盗汗。

3. 热毒炽盛证

临床证候：高热不退，烦躁不安，甚则神昏谵语，口渴欲饮，周身骨痛剧烈，周身骨痛剧烈，鼻衄、肌衄、齿衄，月经量多，大便干结，舌红苔黄，脉虚数。

辨证要点：高热不退，烦躁不安，甚则神昏谵语、动血。

4. 脾肾阳虚证

临床证候：面浮肢肿，面色无华，食少便溏，头晕沉，嗜睡，畏寒肢冷，恶心欲吐，腰膝脊背酸痛，乏力，心悸气短，舌淡暗，苔白腻，脉沉迟细无力。

辨证要点：面色无华，面浮肢肿，腰

膝脊背酸痛，乏力，畏寒肢冷。

三、鉴别诊断

（一）西医学鉴别诊断

多发性骨髓瘤的诊断主要依靠临床表现及实验室检查，但由于起病较隐匿，往往给鉴别诊断带来一定的难度，易于误诊，应注意鉴别。

1. 反应性浆细胞增多症

本病多由慢性炎症、伤寒、全身红斑狼疮、肝硬变、转移癌等引起，其骨髓中浆细胞增多但一般不超过10%，且无形态异常。

2. 良性单克隆免疫球蛋白血症

该病无骨质破坏，骨髓象中浆细胞＜20%，单克隆免疫球蛋白一般少于1g/dL，且历经数年无变化。

（二）中医学鉴别诊断

多发性骨髓瘤虽病因病机复杂，临床证候多变，但常以多处骨痛为主要表现，需与痹证及肾着相鉴别。

1. 痹证

痹证常为风寒湿三气杂至为患，病变部位多局限于关节，得热则舒，关节活动受限，日久可出现关节的萎缩变形等，一般无神经压迫症状，无其他如病理性骨折、恶病质、截瘫等。

2. 肾着

肾着多由久卧寒湿之处，或冒雨着湿，或劳汗后冷水洗浴，而致寒湿客于下焦。其疼痛常局限于腰部，腰冷如冰，或如坐冷水中，腰痛伴沉重感，下腹部发胀。

四、临床治疗

（一）提高临床疗效的要素

1. 辨明虚实，掌握要点

多发性骨髓瘤多发于老年人，肝肾先虚于内，在此基础上外界邪毒乘虚而入，形成寒热搏结、瘀毒阻痹、日久化热的病理机制。正气虚衰是本病之根本，"肾主骨生髓"，"肝主筋脉"，因此养肝肾、荣筋脉应贯彻于治疗的始终，不论首发症状怎样隐匿和复杂多变，都应时刻辨明虚实、把握要点。

2. 谨守病机，注重化瘀通络

多发性骨髓瘤是以瘀毒为主要病邪侵袭人体的疾病，瘀毒致病不但损伤肝肾、破骨耗髓，更能使经脉痹阻、络脉不通，所以多发性骨髓瘤除出现骨骼疼痛、骨质破坏外，往往伴有高黏滞综合征等一系列瘀滞之象，在治疗时应谨守病机，注重活血化瘀、通络止痛，这是提高疗效的重要环节。

3. 中西结合，增效减毒

虽然中医药在多发性骨髓瘤的治疗中，取得了一定的疗效，但对于控制严重的病情发展，尚有许多不足之处。西医单纯的放化疗在控制病情发展的同时又会出现许多的毒性及不良反应。中西医结合的治疗方法，可以起到优势互补的作用，通过中药的扶正增强机体的免疫功能。一方面可以提高放化疗的疗效，提高化疗的完成率；另一方面通过活血解毒等可以减轻放化疗的毒性及不良反应，达到提高生存质量，延长生存期的效果。

（二）辨病治疗

多发性骨髓瘤是一种异质性疾病，在预后、临床过程和对治疗的反应等方面均有较大差异。对于惰性骨髓瘤（Ⅰ期或无症状骨髓瘤）的患者不建议立即治疗。

1. 药物治疗

（1）对于那些需要治疗的晚期骨髓瘤或有症状骨髓瘤（Ⅱ期或Ⅲ期）以及在干细胞支持治疗后仍无法接受高剂量化疗的患者，联合应用马法兰和泼尼松（MP）标准的治疗方案，以上治疗可使50%~60%的复治患者获得客观缓解，但是对于老年患者尚需联用其他新药。随机研究显示，MP联合沙利度胺（MPT）优于MP，硼替佐米与MP联合（VMP）与MP相比能显著延长总生存期。目前，MPT和VMP是新的标准治疗，在低剂量地塞米松的基础上加用来那度胺，可以显著提高疗效。

（2）复发性和难治疗的多发性骨髓瘤（MM）仍然是治疗的难点。VAD（长春新碱、多柔比星和大剂量地塞米松）治疗方案已经不再是这些患者的标准疗法。新的活性药物运用更加广泛，包括：免疫调节药，如沙利度胺、来那度胺和泊马度胺；蛋白酶体抑制剂，如硼替佐米；靶向B细胞成熟抗原（BCMA）疗法，目前已知的疗法有靶向BCMA的嵌合体受体T细胞（CAR-T疗法、靶向BMCA双特异性抗体疗法、抗体药物偶联物（ADC）疗法。近年来随着MM相关驱动基因突变及信号转导通路研究的进步，新的靶点及靶向新药不断涌现，如B细胞淋巴瘤-2（Bcl-2）抑制剂、核输出蛋白1（exportin-1，XPO1）抑制剂及新型肽偶联药（PDC）等，为MM联合治疗提供新的药物选择。

1）达雷木单抗 既往接受过至少三种治疗的多发性骨髓瘤患者可考虑选择达雷木单抗。达雷木单抗是一种抗CD38的单克隆抗体，具有广谱杀伤活性，靶向结合多发性骨髓瘤细胞表面高度表达的跨膜胞外酶CD38分子，通过多种机制诱导肿瘤细胞的快速死亡。

2）埃罗妥珠单抗 埃罗妥珠单抗是一种SLAMF7单克隆抗体，具有双重作用机制。①直接激活途径：经SLAMF7通路，直接作用于浆细胞表面高表达的糖蛋白SLAMF7，可抑制细胞间的黏附作用，从而减弱基质细胞对骨髓瘤细胞的生长刺激作用，通过自然杀伤细胞直接激活免疫系统。②抗体依赖性细胞毒作用（ADCC）：

埃罗妥珠单抗能够靶向结合MM细胞表面的SLAMF7，将这些恶性细胞进行标记，通过抗体依赖性作用提高自然杀伤细胞杀伤恶性细胞的活性。Ⅲ期ELOQUENT-2研究的数据显示埃罗妥珠单抗＋来那度胺＋地塞米松联合疗法可显著延长复发/难治性MM患者的无进展生存期，中位PFS为14.9个月和19.4个月（P＜0.001），疾病进展或死亡风险显著降低30%。随访2年以上的数据显示，联合组1年无进展生存率为68%，2年无进展生存率为41%。总缓解率显著提高，达到79%。

（3）过度肿瘤生长引发的破骨细胞介导的骨病是多发性骨髓瘤最恶劣的临床表现之一。双膦酸盐是有效的治疗方法，并且能够降低多发性骨髓瘤骨相关事件的发生率。双膦酸盐能够阻断破骨细胞的发育并促进破骨细胞的凋亡，同时也能阻止破骨细胞向骨表面转移。而且，双膦酸盐类能够抑制与骨重吸收相关的细胞因子的产生，并具有直接的抗骨髓瘤的作用。加用双膦酸盐能够减少病理性脊骨折、高钙血症和骨痛的发生率，但未能延长生存期。另外地诺单抗对于肾功能不全的多发性骨髓瘤患者更加推荐。

2. 干细胞移植

所有多发性骨髓瘤患者，对于体能状态良好、各器官功能状态良好的患者排除禁忌可给予干细胞移植。包括异基因干细胞移植、自体干细胞移植。临床上有大量的实验研究证明，造血干细胞应用在多发性骨髓瘤治疗过程中，治疗效果显著，优越于传统的化疗方案，是临床上治疗MM的首选治疗方案。并且随着医疗技术的不断发展，造血干细胞移植的不断完善，在很大程度上降低了多发性骨髓瘤患者的死亡率和并发症发生率。

对于小于65岁具有良好临床条件的患者，可以考虑自体外周血干细胞移植。二次（或序贯）自体造血干细胞移植可以改善那些在第一次移植后症状没有显著缓解的患者的转归。移植前的诱导化疗主要采用以地塞米松为基础的方案。地塞米松与沙利度胺或硼替佐米联合治疗已被证实优于经典的 VAD（长春新碱、多柔比星和大剂量地塞米松）方案。三联治疗可能更有效。移植后沙利度胺维持治疗似乎可延长无进展生存时间和总生存时间。

异基因骨髓移植作为自体移植的备选方案，只适用于 5%~10% 的患者（小于 55 岁的高危 MM 患者）。该疗法死亡率高，只能治愈小部分患者。低强度的非清髓性预处理（RIC）已逐渐取代了清髓性治疗，也使治疗的结果有所改善。

3. 并发症的治疗

（1）骨痛　缓解疼痛可按癌痛三阶梯给药原则用药，尽量避免骨折；定期使用双膦酸盐类，对控制骨痛、骨破坏有一定的疗效，可使溶骨性病损进展变慢、骨折减少，疼痛缓解，同时可使高钙血症回复正常或显著降低。骨质疏松者应用氟化钠 50mg，口服，每日 2 次；碳酸钙 1.0g，每天 4 次；维生素 D 5 万单位 / 次，每周 2 次。

（2）高黏滞综合征　可用青霉胺 200~400mg/d；对于一些难治性多发性骨髓瘤患者，必要时进行血浆置换术可进一步提高化疗的疗效，800~1000ml，每日或隔日 1 次。

（3）高钙血症　合并有高钙血症者，应鼓励患者多饮水或静脉补充生理盐水，纠正脱水；应用利尿剂，使尿量在 1500~2500ml/d，促进钙的排泄；短期应用泼尼松 40~100mg/d，或地塞米松 20mg/d 以调节血钙；应用降血钙药物，如降钙素 100U，皮下注射，每日 2 次。高钙血症严重者进行血液透析迅速降低血钙。

（4）肾衰竭　适当用等渗盐水静脉补液防止高钙血症；积极纠正酸中毒；如有

高尿酸血症，给予别嘌呤醇、口服包醛氧化淀粉，严重者进行血液透析疗法可较好地控制肾衰竭；化疗时不用或少用经肾脏排泄的药物。

（5）感染　应及时治疗感染，对革兰阳性菌的反复感染，预防性给予青霉素治疗，或静脉注射 γ- 球蛋白也有预防和治疗作用。

（三）辨证治疗

1. 辨证论治

（1）瘀血阻痹证

治法：活血行瘀，补肾通络。

方药：桃仁红花煎加减。丹参 20g，赤芍 10g，续断 15g，牛膝 15g，桃仁 10g，红花 10g，补骨脂 12g，透骨草 15g。

（2）肝肾阴虚证

治法：益肾养肝，荣筋健骨。

方药：六味地黄丸加减。熟地黄 15g，杜仲 15，墨旱莲 15g，何首乌 15g，桑寄生 12g，女贞子 15g，续断 12g，当归 10g，白芍 10g，狗脊 15g，枸杞子 15g。

（3）脾肾阳虚证

治法：温补脾肾，和胃生血。

方药：四君子汤加减。党参 10g，黄芪 15g，当归 10g，白术 10g，茯苓 12g，甘草 10g，肉桂 6g，肉苁蓉 10g，生姜 3 片。

（4）热毒炽盛证

治法：解毒活瘀，清热育阴。

方药：解毒调控免疫方。白花蛇舌草 30g，蜂房 12g，虎杖 12g，大黄 10g，水牛角 30g，金银花 15g，生地黄 15g，玄参 15g，龟甲 30g。

2. 外治疗法

（1）针刺治疗

处方：①多发性骨髓瘤的辅助治疗选穴：太溪、肾俞、命门、绝骨、涌泉、三阴交、委中、曲池。②疼痛者选穴：头痛者，太阳、百会、风池、合谷；腰痛者，身柱、委中；胁肋痛者，期门、日月、章门、血海；胸痛者，内关、膻中。③放化疗后白细胞低于正常者选穴：足三里、血海、大椎、关元、三阴交。

操作方法：采用中强度刺激，以得气为度。均针双侧，留针30分钟，每10分钟行针1次。每次选3~4穴，每日或隔日1次，10次为1个疗程。

适应证：多发性骨髓瘤。

注意事项：患者应避免过饥或过饱时行针刺治疗，以防出现晕针情况。

（2）三棱针放血

处方：十宣、委中。

操作方法：点刺放血2~3滴，隔日或数日1次。1~3次为1个疗程。一般每次出血量数滴，或3~5ml为宜。

适应证：多发性骨髓瘤高热患者。

注意事项：要对患者做好必要的解释工作，消除思想顾虑。严格消毒防止感染，手法要轻稳准快，不可用力过猛，以防止进入过深创伤，损害其他组织。体质虚弱者、孕妇产后以及有出血倾向者，均不适用本法。

（3）灸法

处方：①贫血或化疗后白细胞减少者选穴：足三里、曲池、气海、阳陵泉。②化疗后恶心、呕吐者：中脘、内关、建里。

操作方法：采用艾条灸法，以患者感觉局部温热能忍受为度，每日灸1~2次，每穴3~5壮。

适应证：多发性骨髓瘤体弱乏力者。

注意事项：避免烫伤皮肤。

（4）穴位注射

处方：①高黏滞综合征：无出血指征者，患者取仰卧位。选足三里、曲池穴每穴注入0.5~1ml复方丹参注射液。②高热不退：选曲池、阳陵泉穴，每穴注入柴胡注射液或岩舒注射液0.5~1ml。

操作方法：每周2~3次，快速进出针。

适应证：多发性骨髓瘤。

注意事项：严格遵守无菌操作、防止感染，最好每注射1个穴位换1个针头。使用前应注意药物的有效期，不要使用过期药，并注意检查药液有无沉淀变质等情况，如已变质即应停止使用。年老体弱者，注射部位不宜过多，用药剂量可酌情减少，以免晕针。

（5）贴敷疗法

处方：①化坚拔毒膜：主要药物有蜈蚣、木鳖子、生川乌、姜黄、细辛等，加入透皮剂，加工制成糊状，具有活血解毒镇痛之功。②镇痛灵：主要药物有生草乌、蟾酥、生南星、生半夏、细辛、花椒，各等份，研细末。具有解毒消肿、温阳止痛、化阴寒痛冷之功效。

操作方法：①将糊状膜剂涂于疼痛部位，约30分钟，即形成层薄膜。隔日换药1次，连用7次为1个疗程。②将镇痛灵2.5g，混入加热软化后的黑膏药内贴敷使用。

适应证：多发性骨髓瘤。

注意事项：凡用溶剂调敷药物时，需随调配随敷用，以防蒸发；过敏体质或对药物、辅料成分过敏者慎用；贴敷部位有创伤、溃疡者禁用；对久病体弱消瘦以及有严重心脏病、肝脏病等的患者，使用药量不宜过大，贴敷时间不宜过久，并在贴敷期间注意病情变化和有无不良反应；注意贴敷时间不宜过长，观察局部情况，若贴敷部位无水疱、破溃者，可用消毒干棉球或棉签蘸温水、植物油或石蜡油清洁皮肤上的药物，擦干并消毒后再贴敷。贴敷部位起水疱或破溃者，应待皮肤愈后再贴敷。若出现过敏反应（包括药物及胶布过敏），可暂停贴敷治疗，对过敏反应明显者可局部涂擦抗过敏软膏。

（6）中药灌肠法

处方：①制附子10g，党参10g，茯苓

15g，丹参 15g，生地黄 12g，厚朴 10g，生大黄 10g。②生大黄 12g，黑大豆 15g，生甘草 3g。

操作方法：选处方①或②浓煎成 150~200ml 灌肠液，保留灌肠。每日 1 次，以每日排出大便 1~2 次为宜。

适应证：多发性骨髓瘤邪毒上犯，汤药难以口服的患者。

注意事项：治疗的手法要轻柔；要选择患者合适的体位进行灌肠；灌肠的插管长度要根据患者的直肠的长度来试探着进行，灌肠的长度在 15~25cm；操作的时候要注意患者的感受。如果在患者不排斥的情况下，尽量使灌肠的长度能够达到乙状结肠，减少对直肠的刺激，使用的药液能够长期、较多地进入到体内，达到灌肠的效果。

3. 成药

（1）小金丹

组成：白胶香、草乌、五灵脂、地龙、木鳖子、制乳香、制没药、当归、麝香、香墨炭。共为细末，糯米粉打糊为丸，如芡实大。

功能：活血通络，化痰除湿。

适应证：多发性骨髓瘤瘀血阻痹型。

用法：每服 1 丸，陈酒送下，覆盖取汗。

注意事项：小金丹含制草乌，应在医师指导下服用；服用小金丹可引起胃部不适、胃纳欠佳等不良反应；阴虚者、脾胃虚弱者、肝肾功能不全者和运动员需谨慎服用小金丹；孕妇禁服小金丹。

（2）西黄丸

组成：牛黄、麝香、乳香、没药、黄米饭等。共为细末，炼蜜为丸，每丸重 6g。

功能：清热解毒，消肿散结。

适应证：因气郁血瘀热积形成的多种肿块。

用法：每次 1 丸，每天 2 次，米醋送下。

注意事项：肿块不红不热，小便不黄，舌不红，无热证时建议与阳和汤等温热药同用。本方有破血作用，有虚性出血（脾不统血者）现象者忌用。体弱者慎用。孕妇忌服。

（3）大黄䗪虫丸

组成：大黄、黄芩、甘草、桃仁、杏仁、白芍、干地黄、干漆、虻虫、水蛭、蛴螬、土鳖虫。以上诸药共为细末、炼蜜为丸，如赤豆大小。

功能：活血破瘀，通经消痞。

适应证：多发性骨髓瘤瘀血阻痹型。

用法：黄酒送服，每次 5 丸，每日 3 次。

注意事项：属气虚血瘀者不宜。本品含有破血逐瘀之品，孕妇禁用。

（4）榄香烯注射液

组成：莪术提取物。

功能：消积止痛，行气破血。

适应证：多发性骨髓瘤。

用法：每次 200~400mg，加入生理盐水或 5% 葡萄糖 300~500ml 中静脉滴注，每天 1 次，12 天为 1 个疗程。

注意事项：血小板减少症，或有进行性出血倾向者应慎用；部分患者初次用药后，可有轻微发热，多在 38℃ 以下，于给药之前 30 分钟口服泼尼松或解热镇痛药可预防或减轻发热；本品腔内注射时可致少数患者疼痛，使用前应根据患者的具体情况使用局麻药，可减轻或缓解疼痛，使患者能够耐受。

（5）艾迪注射液

组成：党参、黄芪、五加皮、斑蝥制成注射液。

功能：清热解毒，消瘀散结。

适应证：多发性骨髓瘤。

用法：每次 40~60ml，加入 300~500ml 生理盐水或 5% 葡萄糖中静脉滴注，每天 1 次，12 天为 1 个疗程。

注意事项：给药速度开始 15 滴 / 分钟，30 分钟后如无不良反应，给药速度控制 50 滴 / 分钟。如有不良反应发生应停药并作相应处理。再次应用时，艾迪注射液用量从 20~30ml 开始，加入 0.9% 氯化钠注射液或 5%~10% 葡萄糖注射液 400~450ml，同时可加入地塞米松注射液 5~10mg。因本品含有微量斑蝥素，外周静脉给药时注射部位静脉有一定刺激，可在静脉滴注本品前后给予 2% 利多卡因 5ml 加入 0.9% 氯化钠注射液 100ml 静脉滴注。

（6）岩舒注射液

组成：苦参提取物。

功能：清热利湿，凉血解毒，散结止痛。

适应证：癌肿疼痛、出血。

用法：每次 20ml，加入葡萄糖或盐水 300ml 中静脉滴注，每日 1 次，12 天为 1 个疗程。

注意事项：使用前若发现药液浑浊、沉淀、安瓿破裂等现象时，请勿使用。常温下保存，忌冷冻及高温。

（四）医家经验

1. 张镜人

张镜人教授根据临床症状、体征，采用辨证论治对多发性骨髓瘤患者进行治疗，证属瘀热阻络者：丹参、赤芍、桃仁、牡丹皮、鸡血藤、徐长卿、桑枝、地龙；证属肝肾气阴亏损者：孩儿参、白术、白芍、石斛、麦冬、续断、补骨脂、狗脊；证属热毒炽盛者：金银花、连翘、生地黄、白英、白花蛇舌草、蛇果草、土大黄。

2. 李岩

李岩主任医师将多发性骨髓瘤辨证分为 3 型，血虚阳亢型：驯龙汤合三才汤加减，主要药物有生地黄、当归、白芍、川芎、钩藤、桑寄生、珍珠母、生龙牡、野菊花、薄荷、丹参、夏枯草、白花蛇舌草、白芷、藁本、天冬、熟地黄、玄参。肾气

亏虚型：地黄饮子加减，主要药物有：生地黄、熟地黄、石斛、吴茱萸、五味子、土茯苓、肉桂、巴戟天、肉苁蓉、桑寄生、女贞子、淫羊藿、补骨脂、骨碎补、紫河车、生薏苡仁、白花蛇舌草、肿节风片。

毒邪伤肾型：壮骨丸加减，主要药物：黄柏、知母、龟甲、熟地黄、白芍、锁阳、狗骨、骨碎补、当归、生黄芪、仙鹤草、白及、白花蛇舌草、骨胶、核桃枝、鸡蛋。随证加减，骨痛不止，加白屈菜、老鹳草、血竭、自然铜；蛋白尿加重，加生黄芪、陈皮、党参、白术、山茱萸、甘草；高热不退，加青蒿、牡丹皮、地骨皮、牛黄清热；出血不止，加阿胶、龟甲胶、小蓟、大枣；肢体抽搐痉挛，加乌梢蛇、蕲蛇、地龙、全蝎。

3. 温成平

温成平教授根据肾虚的阴阳偏属，治疗多发性骨髓瘤或选用温肾壮阳之药，如杜仲、补骨脂、淫羊藿、巴戟天等，或选用滋养肾阴之药，如熟地黄、山茱萸、枸杞子、炙龟甲等；还可以配合牛膝、狗脊、桑寄生、千年健等药物，以达到强筋壮骨之效。在本病后期，多可见阴阳互损的状况，故在温肾之时佐以滋阴之药，滋阴之时佐以温阳之品，以求阴中求阳、阳中求阴，从而达到阴阳互生之效。益肾扶正应贯穿本病治疗的始终，并根据热毒、痰浊、血瘀等标证，于清热解毒、化痰散结、泌浊逐瘀等法，随证加减，同时顾护脾胃之气。结合本病的特点，常用金银花、半枝莲、白花蛇舌草、山慈菇等清热解毒，用瓜蒌、白僵蚕、茯苓、泽泻等化痰祛湿，用桃仁、红花、黄芪、全蝎、水蛭等活血通络，用白术、薏苡仁、麦芽、神曲等顾护脾胃之气。若单纯补虚则碍实，单纯泻实又碍虚，故临床上需要虚实兼顾、标本同治、扶正祛邪，方取佳效。温教授临床常用药物有黄芪、白术、茯苓、杜仲、补

骨脂、熟地黄、金银花、白花蛇舌草、半枝莲、石见穿、全蝎等。加减：便秘者加川厚朴、制大黄、枳实等，骨痛甚者加制川乌、蜂房、牛膝等，瘀血兼血虚者加川芎、当归、赤芍等，瘀血严重者加桃仁、红花、水蛭等，脾虚纳差者加白术、佛手、鸡内金等。

4. 梁冰

梁冰认为本病的基本治法乃温补脾肾、活血解毒，常施自拟的益肾活血饮（补骨脂 15~30g、淫羊藿 10~15g、三七 5~10g、丹参 10~15g 等）合阳和汤（桂枝 10g、熟附子 15g、鹿角胶 12g 等）加减。

5. 董筠

董筠用中西医结合治疗多发性骨髓瘤，中药以益肾健脾、解毒化瘀为大法。方用太子参、猪苓、鸡血藤各 15g，黄芪、薏苡仁各 20g，生地黄 12g，白术、补骨脂各 10g，白花蛇舌草、仙鹤草各 30g，桃仁、红花、甘草各 5g。肝肾阴虚明显者去补骨脂，加当归、枸杞子、黄精等；气虚甚者重用黄芪；恶心呕吐、纳呆者加焦楂曲、鸡内金、佛手等；热毒炽盛者加用黄芩、连翘、牡丹皮。每日 1 剂，分 2 次服。西药配合 MP 方案或 VAD 方案，共治 9 例，显效 3 例，有效 4 例，无效 2 例，有效率 77.8%。

五、预后转归

多发性骨髓瘤为进行性疾病，中位生存期为 2~3 年，如不治疗存活期为 6 个月左右。其主要死亡原因为骨衰竭、感染、肾衰竭及消化道出血等。有人报道出现骨外软组织损害、确诊时已处于Ⅲ期、IgA 型、肾功能不全、高钙血症、高尿酸血症等危险性因素者，预后较差。瘤细胞形态不分化、CALA 抗原阳性、骨髓瘤集落增加，也是预后恶劣的因素。对化疗的疗效差、浆细胞标记指数增加的患者缓解期、存活期较差。

六、预防调护

（一）预防

（1）积极参加体育锻炼，养成良好的生活起居习惯，保持乐观开朗的情绪，不吸烟、饮酒，增加机体的抗病能力。

（2）彻底清除身体的感染灶，减少诱发因素。

（3）避免电离辐射，防止核污染，尽量避免放射检查，于必要时对接触的工作人员，要加强防护措施，并定期检查身体。

（二）调护

1. 心理护理

多发性骨髓瘤起病隐匿，至确诊时已为晚期，出现的症状也较为严重，如多处骨痛、发热、出血、肾衰竭等，患者往往存在紧张、恐惧、焦虑等复杂的心理障碍，要做好患者的思想工作，减轻患者的思想负担，要帮助他们树立战胜疾病的信心，教会患者增加舒适的方法，如宣泄等，帮助他们制订活动计划，进行科学的锻炼，如散步、打太极拳，但要避免剧烈的体力活动。

2. 饮食起居护理

在饮食方面应以软烂、高营养、易于消化的食物为主，保证高蛋白、高热量的食品的摄入，可采取少量多餐的方法，鼓励患者进食。还应尽量鼓励患者多饮水，以利于及时排出体内及化疗药物的代谢产物。要帮助患者制订良好的作息时间，尽量做到生活有规律，减少不必要的操作和探视。维护好患者活动周围环境，如地面不平、过滑等，防止过度牵拉，以免骨折的发生。

3. 放化疗的护理

放化疗是治疗多发性骨髓瘤的主要手

段，联合化疗期间，应指导患者保持个人卫生，适当调整进食的时间，避免油腻之品，并配合中药和胃降逆、健脾消食，以利于化疗的顺利完成。对因截瘫或骨痛明显等采取放疗的患者，摆位或搬动时宜轻，尤其是胸腰椎病变但无截瘫的患者，应采取三人搬运法，防止损伤椎体，压迫神经导致截瘫。

七、专方选要

1. 肾气络毒汤

刘瑜报道用肾气络毒汤为主治疗多发性骨髓瘤。

基本方：山茱萸 15~20g，续断 10~20g，女贞子 10~15g，牛膝 15~20g，补骨脂 15~20g，何首乌 15~20g，黄芪 15~20g，白术 10~15g，丹参 15~20g，赤芍 10~12g，当归 12~15g，延胡索 10~15g，牡丹皮 15~20g，半枝莲 10~15g，甘草 6~10g，三七粉 3~5g（冲服），干蟾 1 只。

每日 1 剂，水煎分 2 次服，半月为 1 个疗程疗程，间歇 3~5 天，可服 3 个疗程。加减：纳差、乏力、气短甚者，加党参 20~30g、黄芪 20~30g、茯苓 15~30g；如胸肋腰痛甚者，加乳香 10~15g、没药 10~15g、生胆南星 12g 或蟾胆 5 只冲服，每日 1 次；发热瘀斑甚者，加沙参 10~15g、金银花 15~20g、连翘 10~15g、水牛角 30~50g、仙鹤草 15~20g、生石膏 15~30g；肝、脾、淋巴结大者，加鳖甲 15~20g、穿山甲 15~20g、白花蛇舌草 15~30g。对症处理初诊小剂量 VP 方案诱导治疗（长春新碱针 1~2mg 静脉注射，每周 1 次，4 周；泼尼松片 30~60mg/d，口服）。西医疗效：部分缓解 9 例（45%），稳定 10 例（50%），无效 1 例（5%），有效率为 95%。中医疗效：临床治愈 5 例（25%），显效 8 例（40%），有效 6 例（30%），无效 1 例（5%），有效率为 95%。

2. 自拟方（益肾化痰逐瘀法）

王亚格等用益肾化痰逐瘀法维持治疗多发性骨髓瘤。

具体用药：陈皮 12g，半夏 9g，茯苓 12g，厚朴 12g，桃仁 9g，红花 6g，当归 12g，生地黄 12g，浙贝母 12g，柴胡 12g，鳖甲 15g，穿山甲 12g，蜂房 12g，莪术 30g，熟地黄 12g，肉苁蓉 12g，牛膝 12g，续断 15g，生薏苡仁 30g，川石斛 12g，生黄芪 15g。

每天 1 剂，水煎 300ml，分 2 次服，连续服用 3 个月。西医治疗疗效：完全缓解（CR）8 例，非常好的部分缓解（VcPR）5 例，部分缓解（PR）10 例，疾病稳定（SD）17 例。中医疗效：临床治愈 14 例（35%），显效 14 例（35%），有效 10 例（25%），无效 2 例（5%），有效率为 95%。

八、研究进展

多发性骨髓瘤是以浆细胞异常增生为主的病变，多造成骨骼的损害，临床常见骨性疼痛，给患者带来很大的痛苦，治疗也最棘手。近年来有的学者，注重骨性疼痛与肝肾阴虚筋脉失养的病机，治疗上以养肝阴、荣筋脉为主，兼以活血通络，达到了缓解疼痛、有利于骨质损害恢复的作用。有人采用针灸止痛，如针刺、灸治、拔罐、穴位注射等，其机制是通过调和气血、疏通经络，到达激活机体内源性镇痛系统，使内腓肽、脑肽、强腓肽等阿片类样物质大量释放，与疼痛敏感神经元的阿片受体相结合，降低了该神经对损伤刺激的兴奋性，从而调整了脊髓上行传导疼痛途径的活动。也有人应用气功的自我入静放松、排除杂念，疏通气血、调节经络脏腑功能达到抑制疼痛。

参考文献

[1] 中国医师协会血液科医师分会，中华医学

会血液学分会，中国医师协会多发性骨髓瘤专业委员会. 中国多发性骨髓瘤诊治指南（2017年修订）. 中华内科杂志，2017，56（11）：866-870.

［2］董筠. 中西医结合治疗多发性骨髓瘤临床疗效观察. 中医药学报，1998，26（6）：34-35.

［3］刘瑜. 肾气络毒汤为主治疗多发性骨髓瘤20例. 光明中医，2008，23（3）：351.

［4］王亚格，胡致平，戴铁颖，等. 益肾化痰逐瘀法治疗多发性骨髓瘤40例疗效分析. 肿瘤学杂志，2017，23（3）：218-220.

［5］杨莎莎，温成平. 温成平教授治疗多发性骨髓瘤经验. 甘肃中医药大学学报，2017，34（2）：32-34.

第二十九章　恶性淋巴瘤

恶性淋巴瘤（ML）是淋巴结和（或）结外部位淋巴组织的免疫细胞肿瘤，来源于淋巴细胞或组织细胞的恶变。恶性淋巴瘤从临床和病理上分为非霍奇金淋巴瘤（NHL）和霍奇金病（HD）。两者的病理和临床表现不同。

在中医学中虽无"恶性淋巴瘤"病名，但从其临床表现及文献资料报道，恶性淋巴瘤非常类似古代所描述的"疵痈""石疽""石痰""恶核""失荣"。"胸腔淋巴瘤"多归于"肺积"，而"腹腔淋巴瘤"又属"积聚"范畴。

一、病因病机

（一）西医学认识

恶性淋巴瘤包括一大组复杂的造血系统恶性肿瘤，在世界上属常见的恶性肿瘤。其发病原因尚未阐明，常见病因有免疫功能失调、感染因素、遗传因素等。

（二）中医学认识

1. 病因

中医学对恶性淋巴瘤病因一般从外因与内因两方面认识。

（1）外因　自然界致病因素如四时不正之气、六淫之邪，均可与肿瘤发生发展有关，中医学对恶性淋巴瘤外因认识多由于风热毒邪、寒痰凝滞所引起。

（2）内因

①情志因素：过度的情志活动，怒、喜、忧、思、悲、恐、惊均可影响脏腑功能，损伤中气，郁火相凝、隧痰失道停结而成。

②正气内虚，脏腑功能失调："正气存内，邪不可干""邪之所凑，其气必虚"。正气亏虚则机体的免疫力下降，影响脏腑功能，阴阳气血失调，给淋巴瘤的生长和发展提供了内环境。

2. 病机

由于恶性淋巴瘤的病因不同，病证各异，其病机亦很复杂，归纳起来有以下几个方面：

（1）阴阳失调　正常情况下，阴阳是相对平衡的，以维持生命的正常功能，阴阳失调就会引起疾病。淋巴瘤患者常有寒热变化，在病机上"阳盛则热""阴虚生内热""阳虚生外寒"。故阴阳失调是恶性淋巴瘤的基本病机。

（2）气滞血瘀　气血为人体生命活动物质基础，"气行则血行，气滞则血凝"。气血不和、气机不畅，血瘀不行、血瘀气滞，可形成肿瘤。

（3）热毒寒凝　风火热邪，日久不散，郁而化热，热毒内蕴于脏腑及经络、气血瘀结成瘤。火性上炎，侵犯头颈发为颈部恶性淋巴瘤，并有燥热伤阴等证。

寒痰凝滞，发为阴疽。痰为脏腑病理代谢产物，痰随气升，无处不到，流注于身体各处。痰凝气结，寒痰或热痰结聚，形成石疽、恶核、失荣之恶性淋巴瘤。

（4）邪盛正衰　机体在正邪交争中发生着盛衰变化，正盛则邪去，邪盛则正衰；邪气亢盛，正气不足，抗御能力减弱，是肿瘤发生发展的关键。病邪在体内日久，耗气伤津，气血暗耗，病变日久，正衰邪盛，故恶性淋巴瘤预后恶劣。

由此可见，恶性淋巴瘤病因病机实属复杂，其病程发展过程中，早期以邪实为主，晚期以正虚邪盛为主。

二、临床诊断

（一）辨病诊断

1. 临床表现

（1）症状　首见症状常是无痛性的颈部或锁骨上淋巴结肿大，少数患者首先出现纵隔、肠系膜淋巴结肿大，亦可首先发现于结外器官，压迫器官而引起相应的症状，如纵隔淋巴结肿大可致咳嗽、胸闷、气促、肺不张及上腔静脉压迫症状；发生于胃肠道者可出现腹痛、腹泻或腹块。不规则发热、盗汗、消瘦（体重在6个月内下降10%或以上）为全身症状的表现，晚期患者可发生贫血、恶病质。

（2）体征　淋巴结肿大，特点为无痛性、表面光滑、活动，扪之质韧、饱满、均匀。早期活动，孤立或散在于颈部、腋下、腹股沟等处；晚期相互融合，与皮肤粘连，不活动，或形成溃疡。淋巴瘤增大多为渐进性。

2. 相关检查

（1）淋巴结活检　及时进行淋巴结活检以肯定诊断，并做淋巴结涂片以提高活检阳性率，有时需反复检查。如疑纵隔病变，可取前斜角肌淋巴结活检；如有皮肤损害者可做皮肤活检。

（2）脱落细胞检查　可从患者痰及胸腹水中查找恶性淋巴细胞。

（3）X线检查　①摄片：对纵隔、肺、骨等病变部位摄片检查；②造影：对食管、胃肠道及肾盂等泌尿系造影检查；③淋巴管造影：以确定盆腔及腹膜后淋巴结是否受累。

（4）B超检查　探明腹部肿块的范围、性质及与周围脏器的关系。

（5）CT及MRI　也可检查腹部淋巴结病变及脏器病变，能发现下肢淋巴结造影

所不能发现的淋巴结。

（6）放射性核素肝、脾、骨骼扫描或闪烁造影可发现相应的病变。

（7）细胞形态学检查　如有全血细胞减少、血清碱性磷酸酶升高，可做骨髓涂片及活检找里斯细胞或淋巴瘤细胞，但缺乏HD组织学证据时不具有特征性。

3. 病理学分类

恶性淋巴瘤根据瘤细胞大小、形态、分布方式、免疫组化等分成霍奇金淋巴瘤和非霍奇金淋巴瘤。

（二）辨证诊断

恶性淋巴瘤辨证可分为痰热互结、寒痰凝滞、气滞血瘀、肝肾两虚、气血双亏证。

1. 痰热互结证

临床证候：时有发热恶寒，颈部可触及肿块，不红、不痛、质硬，舌红苔薄黄，脉弦而略数。

辨证要点：颈部可触及肿块，舌红苔薄黄，脉弦而略数。

2. 寒痰凝滞证

临床证候：颈项部恶性淋巴瘤包括中医学所认为的阴疽"失荣""瘰疬"等皮下、腋下硬结，质硬可动，不红不热，畏寒，舌淡苔白，脉沉细。

辨证要点：硬结不红不热，畏寒，舌淡苔白，脉沉细。

3. 气滞血瘀证

临床证候：心烦口渴，局部固定性疼痛，表浅淋巴结肿大，腹部可触及包块，肝脾肿大，舌质紫暗，苔薄黄，脉弦而略数。

辨证要点：腹部触及包块，固定性疼痛，舌质紫暗，脉弦。

4. 肝肾两虚证

临床证候：潮热盗汗，目昏腰酸，周身乏力，身体消瘦，纳差，寐欠安，多处淋巴结肿大，大小不一、质地较硬，舌质红，苔黄，脉弦细略数。

辨证要点：潮热盗汗，消瘦，多处淋巴结肿大，脉弦细略数。

5. 气血双亏证

临床证候：面色白，心悸气短，疲乏无力，精神萎靡，人渐消瘦，多处淋巴结肿大，坚硬如石，舌苔薄白，脉沉细无力。

辨证要点：乏力，少气懒言，消瘦，舌淡，脉无力。

三、鉴别诊断

（一）西医学鉴别诊断

1. 急性化脓性扁桃体炎

急性化脓性扁桃体炎有不同程度的发热症状，扁桃体多双侧肿大，红、肿、痛，其上附有脓苔，扪之质较软，炎症控制后，扁桃体可缩小。而恶性淋巴瘤侵及扁桃体既可双侧也可单侧，扪之质地较硬、韧，晚期可侵及周围组织，确诊时可扁桃体切除活检及病理组织学检查。

2. 慢性淋巴结炎

一般慢性淋巴结炎有急性期及感染灶，急性期腹股沟淋巴结肿大多伴有红、肿、热、痛或只有淋巴结肿大，急性期后，淋巴结缩小至0.5~1cm且质地软、易活动。而恶性淋巴瘤的肿大淋巴结以质地较硬而丰满为特点，必要时切除活检。

3. 淋巴结核

淋巴结核为一种特殊的慢性淋巴结炎，颈部淋巴结多见肿大，多伴肺结核发生；全身症状多出现消瘦、低热、盗汗等中毒现象；肿大的淋巴结质地硬，表面欠光滑或干酪样坏死而呈囊性改变或与皮肤粘连，活动度差；OT试验呈阳性反应。

4. 淋巴结节病

淋巴结节多见于青少年及中年，肺门淋巴结对称性肿大，气管或锁骨上淋巴结易受累，但一般淋巴结多在2cm直径以内，确诊需做活检找到上皮样结节，Kvein试验结节病90%呈阳性反应，血清中血管紧张素转换酶升高。

5. 组织细胞性坏死性淋巴结炎

该病临床多表现为持续性高热，但血象中白细胞数不高，抗生素治疗无效，颈部肿大的淋巴结直径多在1~2cm，本病数周退热而愈。

（二）中医学鉴别诊断

1. 乳蛾

乳蛾相当于西医学的急性扁桃体炎，双侧扁桃体肿大，红、肿、热、痛，中医学认为邪毒热盛所致，按之质地软，治疗后可消退。而ML则质地较硬而有韧性。

2. 肺痨

中医学认为肺痨由痨虫袭肺所致，以咳嗽、咯痰、咯血、潮热、盗汗、消瘦为特点，具有传染性，相当于西医学的"肺结核"病，颈部可见淋巴结肿大。但从其临床主症与ML可做鉴别，另从X线胸片、痰培养找结核菌等试验均不难确诊。

四、临床治疗

（一）辨病治疗

1. 放射治疗

照射方法有局部、不全及全淋巴结照射等三种。HD放疗效果较好，NHL对放疗也敏感，治疗量较HD大，复发率高。

2. 化学治疗

近30年来，化疗对HD疗效明显提高，既使晚期患者，化疗联合放疗也有较高的治愈率。

NHL化疗疗效取决于病理组织类型，按其恶性程度分为低度、中度、高度恶性组。现介绍常用的几种化疗方案。

（1）抗HD化疗方案

①MOPP方案

氮芥：$6mg/m^2$静脉注射，第1、8天。

长春新碱：1~2mg/m² 静脉注射，第1、8天。

甲基苄肼：100mg/（m²·d）口服，第1~14天。

泼尼松：40mg/（m²·d）口服，第1~14天。

②ABVD方案

阿霉素：40mg/m² 静脉注射，第1、15天。

博来霉素：10mg/m² 肌内注射，第1、15天。

长春花碱：6mg/m² 静脉注射，第1、8天1次。

氮烯咪胺：375mg/m² 静脉滴注，第1~5天。

28天为1个疗程。

（2）抗NHL化疗方案

①COP方案

环磷酰胺：400mg/（m²·d）口服，第1~5天。

长春新碱：1~4mg/m² 静脉注射，第1天。

泼尼松：100mg/（m²·d）口服，第1~5天。

每3周为1个周期。

②CHOP方案

环磷酰胺：100mg/m² 静脉注射，第1天。

阿霉素：50mg/m² 静脉注射，第1天。

长春新碱：1~2mg/m² 静脉注射，第1天。

泼尼松：100mg/（m²·d）口服，第1~5天。

③COP-BLAM Ⅲ方案

环磷酰胺：350mg/m² 静脉注射，第1天。

长春新碱：1~2mg/（m²·d），静脉滴注，第1天及第2天；或1mg/m²，静脉注射，每隔疗程注射。

泼尼松：40mg/m² 口服，第1~5天。

博来霉素：7.5mg/（m²·d）静脉滴注，

第1~5天，每隔疗程注射。

阿霉素：35mg/m² 静脉注射，第1天。

甲基苄肼：100mg/m² 口服，第1~5天。

④MACOP-B方案

甲氨蝶呤：400mg/m² 静脉注射，第8天，每4周为1个周期，或连续应用12周。

甲酰四氢叶酸钙：15mg 口服，每6小时1次，共6次，在甲氨蝶呤注射后24小时开始。

阿霉素：50mg/m² 静脉注射，第1天及第15天。

环磷酰胺：350mg/m² 静脉注射，第1及第5天。

长春新碱：1.4mg/m² 静脉注射，第8及第22天。

泼尼松：75mg/（m²·d）每天口服，共4周或12周。

博来霉素：100mg/m² 静脉注射，第22天。

以上化疗方案可根据病情联合应用，根据实际情况，药物剂量酌情减少或增加。

3. 干细胞移植

近年来，采用造血干细胞移植治疗ML日趋广泛、成熟，从而拯救了一部分标准化疗无效的患者。目前临床上使用较多的是自体骨髓移植（ABMT）和自体外周血造血干细胞移植（APBSCT）。多数学者认为APBSCT在造血功能恢复方面明显优于ABMT，且外周血被肿瘤侵犯相对较小，移植成功率高，无移植物抗宿主病（GVHD）发生。

对一线药物治疗不敏感或复发扩散到全身系本治疗的适应证。如骨髓未累及，可用自体骨髓或周围血干细胞移植。

4. 免疫治疗

免疫治疗已广泛应用于恶性淋巴瘤，如信迪利单抗针、卡瑞利珠单抗针已获批治疗经典霍奇金淋巴瘤。

5. 手术治疗

由于局部放疗较手术切除有更高缓解率，故手术仅限于活组织检查。

（二）辨证治疗

1. 辨证论治

（1）痰热互结证

治法：清热化痰，软坚散结。

方药：黄连温胆汤加减。黄连 10g，清半夏 9g，陈皮 10g，金银花 30g，连翘 15g，黄芩 9g，土茯苓 15g，天竺黄 9g，玄参 15g，半枝莲 15g。

（2）寒痰凝滞证

治法：温阳化痰，软坚散结。

方药：阳和汤合消瘰丸加减。熟地黄 20g，白芥子 10g，鹿角胶 10g，肉桂 4g，炮姜 5g，麻黄 10g，玄参 10g，土贝母 10，猫爪草 30g，夏枯草 20g，生牡蛎 20g，甘草 6g。

（3）气滞血瘀证

治法：活血化瘀，解毒化坚。

方药：失笑散合逐瘀汤加减。蒲黄 10g，五灵脂 10g，赤芍 15g，丹参 15g，三七 10g，莪术 20g，蜂房 20g，蛇蜕 6g，鳖甲 15g，山慈菇 3g，甘草 6g。

（4）肝肾两虚证

治法：补益肝肾，滋阴解毒。

方药：杞菊地黄丸合青蒿鳖甲汤加减。生地黄 10g，山茱萸 10g，茯苓 10g，牡丹皮 10g，泽泻 10g，青蒿 15g，鳖甲 15g，地骨皮 15g，玄参 15g，生牡蛎 20g，夏枯草 20g，焦三仙 30g。

（5）气血双亏证

治法：补益气血，化坚排毒。

方药：十全大补汤加减。生晒参 10g，炒白术 9g，茯苓 9g，当归 10g，生地黄 9g，鸡血藤 15g，枸杞子 15g，生黄芪 30g，陈皮 6g，夏枯草 15g，山慈菇 9g。

2. 外治疗法

（1）贴敷疗法

1）初起　宜阿魏化痞膏外贴，每周换 1 次。

2）溃后　①20% 蟾酥软膏：蟾酥 20g，凡士林 200g，调成膏，外敷盖纱布。数日后癌组织脱落，改用生肌玉红膏外敷。②皮癌净：将药粉直接撒在创面，纱布覆盖，每日或隔日 1 次，每次用量不超过 0.51g，待创面结痂四周翘起时即可停药，再过数日待焦痂自行脱落，改用生肌药物。病变疮口大于 5cm 者，可分期分批敷药，以免发生中毒。

3）化坚拔毒膏：雄黄 15g，乳香 15g，没药 15g，蟾酥 2g，苦参 15g，冰片 2g，血竭 12g，水蛭 10g。诸药研末，调成膏剂外敷患处，每日 1 次。

（2）针刺治疗　主穴：阴陵泉、阳陵泉、足三里、三阴交、肾俞。中等强度刺激，留针 20 分钟，每日 1~2 次，10 日为 1 个疗程。有扶正固本的作用。

（3）灸法　灸足三里穴，用于气血双亏，有补脾益气、温通气血之作用。

（4）耳针疗法　交感、内分泌、肾上腺、皮质下、肝、肾。每次选 2~3 穴交替使用。

（5）水针疗法　足三里、三阴交两穴，每穴注入黄芪注射液 1ml，两穴交替使用。

3. 成药及验方

（1）成药

①西黄丸：乳香、没药、牛黄（或人工牛黄）、麝香。每日早晚各服 1 丸。主治阴疽、石疽。

②小金丹：白胶香、草乌、五灵脂、地龙、木鳖子仁、乳香、没药、当归、麝香、香墨炭等。每日早晚各服 1 丸，黄酒小半杯温服。主治阴疽。

③大黄䗪虫丸：熟大黄、地鳖虫、水蛭、蛴螬、虻虫、干漆、桃仁、苦杏仁、黄芩、生地黄、白芍、甘草。每丸重 3g，

每次服 1 丸，每日 3 次。主治气滞血瘀型恶性淋巴瘤伴肝脾肿大。

（2）单验方

①加减消瘰丸：川贝母、生牡蛎、玄参、僵蚕、海蛤壳、海浮石等量，共研成细末，每次 3g，每日 3 次冲服。

②消瘤丹：白僵蚕 60g，蝉蜕 60g，斑蝥 6 只（去头、足、翅及胸甲，分别纳入 6 个去核红枣中，焙焦研细），共研细粉为 12 份装胶囊。每次 1 份，每日 3 次口服。

（三）医家经验

1. 郭良耀

郭良耀运用中西医结合治疗 NHL 取得对化疗有较好的减毒增效作用。曾报道过中西医结合治疗恶性淋巴瘤 46 例临床疗效分析，选择临床病理确诊为 Ⅲ A～Ⅳ B 的 NHL，随机分为中西医结合组、单纯化疗组。中药采用党参、黄芪、当归、熟地黄、补骨脂、黄精等辨证论治，总有效率 68%。

2. 周岱翰

周岱翰认为恶性淋巴瘤的病机为痰结与内虚，故祛痰与补虚是辨证论治的关键。在本病中常见痰热相搏与痰瘀久结，治痰热宜用葶苈子、生薏苡仁、败酱草、鱼腥草，尤以大黄为清热逐痰之要药，痰瘀相搏称为顽痰，所谓"痰夹瘀血、遂成窠囊"，外用生南星、生半夏、守宫、露蜂房、僵蚕、地鳖虫等攻坚破积之属，无法直达窠囊。补益主要是补脾肾之气。补脾常用四君、内金、黄芪类；补肾常用当归、女贞子、桑椹、黑大豆类。

3. 庄芝华

庄芝华采用中西医结合的方法，对 12 例恶性淋巴结肿瘤按中医辨证分型治疗。热痰蕴结型实证用消瘰丸合三虫汤化裁；寒痰凝结型实证用小金丹合二陈汤化裁；痰湿凝结型实证用内消瘰疬丸合二陈汤化

裁；热痰内蕴型阴虚证用叶天士的补太阴泄少阳之法合消瘰疬丸化裁；寒痰内凝型阳虚证用阳和汤合二陈汤化裁。治疗中除放疗，化疗及手术外，配合针灸法，取穴天井、光明、小海。12 例患者经上述方法治疗后，生存 2 年以上 2 例，3 年以上 2 例，6 年以上 1 例，8 年以上 3 列，9 年以上 1 例，10 年以上 2 例。

4. 董茂芝

董茂芝报道对 105 例恶性淋巴瘤患者采用紫牛散（药用：牛黄、朱砂、山慈菇、五倍子、雄黄、乳香、没药、全蝎、蜈蚣、珍珠、鹿角胶、鳖甲）佐以小剂量化疗的同时，进行中医辨证治疗，分为 3 型：①痰郁互结型：多以开郁散合阳和汤加减；②毒聚血瘀型：多以和营软坚丸、消瘰丸加减；③气阴两虚型：多以香贝养荣汤、八珍汤加减。结果：全组完全缓解率为 63.8%，部分缓解率 27.6%，总有效率 91.4%，5 年生存率 53.2%，10 年生存率 37.1%，Ⅱ 期远期生存率明显高于 Ⅲ N 期，痰郁互结型存活率和存活时间明显高于毒聚血瘀型和气阴两虚型。

5. 鲍炜娟

鲍炜娟对恶性淋巴瘤盗汗者 16 例进行了辨证论治，取得满意疗效。辨证分四型：阴虚火旺型可用当归六黄汤加减。阳明里热型用白虎汤加减；营卫不和型桂枝汤加龙骨、牡蛎；阳虚自汗型用牡蛎散加减。

五、预后转归

恶性淋巴瘤分为 Ⅰ、Ⅱ、Ⅲ、Ⅳ 期，一般不经治疗生存期为 6~18 个月，但不同患者间差异较大，有的可存活数年。Ⅰ 期患者 5 年生存率＞69%；Ⅱ 期患者 5 年生存率为 40.6%；Ⅲ 期存活 5 年生存率 19.3%；Ⅳ 期为 10.5%。一般来讲，女性生存率优于男性，10 岁以下及老年患者预后差，有巨大肿块及首发于鼻咽部、纵隔淋巴瘤或合

并急性白血病者预后差。首次治疗成功与否也是根治的决定因素之一。

六、预防调护

（一）预防

（1）普及防癌知识。

（2）注意高危因素，避免大剂量的辐射及与恶性淋巴瘤发生有一定关联的化学制剂。

（3）增强体质，提高免疫能力。

（4）对肿大的淋巴结应给予重视。

（二）调护

（1）克服紧张、压抑、急躁心理，培养淡泊豁达、乐观性格。

（2）饮食营养结构合理，禁烟酒，少食辛辣肥甘食品。

（3）注意局部清洁，避免受损伤及局部刺激。

七、专方选要

1. 南星贝母汤

组成：柴胡 3g，丹参 30g，胆南星 9g，青礞石 12g，天竺黄 6g，夏枯草 30g，莪术 9g，蒲公英 30g，穿山甲 9g，皂角刺 9g，半枝莲 30g，贝母 6g，昆布 15g。

杜氏观察痰火型恶性淋巴瘤 82 例，其中 HD40 例，并联合化疗。治疗后 40 例 HD 中 5 例部分缓解，完全缓解 29 例，无效 6 例。42 例 NHL 中，完全缓解 20 例，部分缓解 10 例，无效 8 例。82 例中，5 年生存率 52.7%，3 年生存率 60%，1 年生存率 72.2%。

2. 加减四物消瘰汤

组成：当归、川芎、赤芍、生地黄各 10g，玄参、山慈菇、黄药子、海藻、昆布、夏枯草各 15g，牡蛎、重楼各 30g。水煎服。

潘敏求治疗恶性淋巴瘤 10 例，其中临床分期 I 期 4 例，II 期 2 例，III 期 1 例，IV 期 3 例。结果：纯中药治疗 7 例中，肿块消失 3 例，基本消失 1 例，缩小 1/2 以上 2 例，肿块大小保持不变 1 例。治疗后观察时间半年 1 例，1 年 1 例，2 年 3 例。中药结合化疗 3 例，2 例肿瘤消失，基本消失 1 例。

3. 江南白花汤

组成：望江南 30g，白花蛇舌草 30g，夏枯草 30g，海藻、牡蛎、野菊花、白毛藤、紫丹参、全瓜蒌各 30g，昆布、怀山药各 15g，桃仁 9g，南沙参、王不留行、蜂房各 12g。

用法：水煎服，日 1 剂。小金片 10 片分 2 次，天龙片 15 片分 3 次，随汤药吞服。

上海中医药大学单用本方治疗淋巴瘤 4 例，临床治愈 2 例，有效 1 例，无效 1 例，总有效率 75%。

4. 经验方

组成：夏枯草 10g，黄药子 10g，山慈菇 12g，浙贝母 10g，连翘 15g，莪术 10g，炒王不留行 10g，望江南 10g。

功效：软坚散结，化痰祛瘀。

马哲河等以中西医结合治疗恶性淋巴瘤 40 例，40 例均为 III 期（AnnArber 分期法）患者。化疗选用 COMP 方案，视患者体质定为 4~6 周期。中药随症加减。结果：24 例非霍奇金淋巴瘤中，CR9 例，PR8 例，VC7 例，总有效率 71%；16 例霍奇金淋巴瘤中，CR8 例 PR5 例，VC3 例，总有效率 81%。

八、研究进展

单克隆抗体为基础的肿瘤治疗

由于单纯性单抗治疗疗效不理想，发展了抗体和毒素结合的治疗，使杀伤潜力大为增强。免疫核素治疗也加大了杀伤瘤细胞作用。双特异性抗体及抗独特型抗体也取得了积极效果。

在生物治疗中，利妥昔单抗是淋巴瘤治疗中的一个里程碑，开创了一种肿瘤治疗的新方法。利妥昔单抗（抗CD20单克隆抗体），是基因工程研制的人、鼠嵌合型CD20单克隆抗体。美国于1998年通过FDA批准用于复发低度恶性或滤泡型淋巴瘤治疗。CD20表达于正常的成熟B细胞和部分肿瘤细胞表面，不表达于造血干细胞、浆细胞和其他造血细胞，且有超过90%B细胞淋巴瘤表达CD20，因而利妥昔单抗可结合到存在CD20抗原的肿瘤细胞表面，选择性消灭肿瘤细胞，用于治疗CD20阳性淋巴瘤。目前，美国NCCN已经把利妥昔单抗作为部分B细胞淋巴瘤的一线治疗方法。

参考文献

[1] 刘思管，樊娟，王欣. 利妥昔单抗治疗难治性非霍奇金淋巴瘤9例疗效观察. 山东医药，2007，47（23）：103-104.

[2] 王学英，张丽，刘清俊，等. 利妥昔单抗治疗非霍奇金恶性淋巴瘤CD20⁺一例·中国药物与临床，2005，5（3）：167-168.

[3] 马哲河，龚淑芳. 中西医结合治疗恶性淋巴瘤40例. 中国中医药信息杂志，2003，10（1）：54-55.

[4] 董茂芝，韩雪华. 中西医结合治疗恶性淋巴瘤105例. 辽宁中医杂志，2003，30（2）：135.

[5] 石远凯. 自体造血干细胞移植治疗恶性实体瘤的新进展. 实用肿瘤杂志，1999，14（3）：139-140.

[6] 张晓东. 难治性及复发性非霍奇金淋巴瘤的治疗. 国外医学肿瘤学分册，2000，27（4）：254-255.

第三十章　成骨肉瘤

成骨肉瘤是指恶性增生的菱形间质细胞直接产生骨样组织或未成熟骨组织为主要结构的恶性肿瘤。其恶性程度高，好发于青少年，男性较多。

成骨肉瘤好发年龄是 11~20 岁（约50%），其次是 21~30 岁（约 30%）。发病率约占原发性骨肿瘤的 35%，占所有癌症的0.3%。在美国成骨肉瘤的发病率为 1/10 万，英国为 0.2~0.3/10 万，瑞典为 0.28/10 万，日本为 7/10 万。马来西亚城市和农村比为0.22∶0.09，中国则为 6.31∶0.18。男女患病之比 1.2∶1。

中医学虽无成骨肉瘤之病名，但根据文献描述相当于"骨瘤""石疽""骨疽"等范畴。

一、病因病机

（一）西医学认识

成骨肉瘤的发病原因尚不明确，但临床观察及实验研究表明，可能与以下几种因素有关。

（1）化学因素　有些化学致癌物如甲基胆蒽等，可诱发试验性成骨肉瘤。在骨骼发育中，代谢产物过分刺激时，可形成骨的 Pagtt 病，并由此发展而成本病。

（2）物理因素　早先接触放射线或外伤刺激，均有诱发成骨肉瘤旳作用。

（3）病毒感染　成骨肉瘤提取物与某些病毒可诱发骨肉瘤。

（二）中医学认识

中医学文献中虽没有成骨肉瘤之病名，但有不少类似成骨肉瘤的记载。如《灵枢·刺节真邪》曰："虚邪之入于身也深，寒与热相搏，久留而内着，寒胜其热，则骨疼肉枯。"这里所描述的骨痛肉枯与西医学骨肉瘤时的疼痛及晚期恶病质相符合。又曰："以手按之坚，有所结，深中骨，气因于骨，骨与气并，日以益大，则为骨疽。"《外科证治全书》曰："石疽初起如恶核，坚硬不疼，渐大如拳……可见小块高低如石岩者，主三百日后必发大痛，不溃而死。"《外科正宗》对骨瘤的形态做了更进一步的描述："骨瘤者，形色紫黑，坚硬如石，疙瘩高起，推之不移，昂昂坚贴于骨"。汉代以后的《华佗神医秘传》曰："石疽，肿不变色，浸肿疼痛，坚硬如石。"根据以上这些记载中对病证的描述可以推测，现代的骨肉瘤相当于"骨瘤""石疽""骨疽"等范畴。

骨肉瘤病因有内外之分，内因为先天禀赋不足、肾精亏损而骨弱，或情志内伤致脏腑失调；外因为六淫之邪，侵袭肌表，久入筋骨，或饮食内伤、脾胃失调，浊毒内生。

二、临床诊断

（一）辨病诊断

1.临床表现

（1）症状　成骨肉瘤的早期疼痛不明显，随着肿块的增长，肿瘤侵及敏感的骨膜，而出现间歇性隐痛，不久即转变为持续性剧痛，最后疼痛呈跳动性，夜间尤甚，难以忍受，应用一般止痛剂无效。由于肿瘤毗邻关节，常可引起相邻关节的疼痛而活动受限。也可引起关节积液，或肌肉萎缩。肿瘤生长较快、骨化较少的病例，在轻微外力作用下，就可发生病理性骨折。若肿瘤压迫神经、血管可出现相应症状。

如脊椎骨肿瘤产生压迫症状可造成截瘫，甚至导致死亡。后期或肿瘤生长迅速时，由于消耗、中毒两方面的因素，患者很快出现发热、全身不适、贫血、进行性消瘦等恶病质状态。

（2）体征　一般疼痛2~3个月后，由于肿瘤穿破骨皮质，形成局部肿胀和肿块。肿块表面皮肤紧张发亮，皮温升高，静脉怒张，皮色暗红绛紫。肿瘤的质地，根据肿瘤所含骨质多少而异。如是硬化性肿瘤，则质地如岩石样硬；如为溶骨性，质地如象皮，有压痛，偶尔可听到血管杂音。

2. 相关检查

（1）血液检查　患者有不同程度的贫血，白细胞计数增高或正常，血沉加快。大部分患者出现血碱性磷酸酶增高，其值愈高，说明成骨活动旺盛，故预后越差。手术、截肢和化疗以后，随访血碱性磷酸酶值，如再度升高，说明骨肉瘤有残余、复发或转移。

（2）X线检查

①局部软组织肿胀：因肿瘤发生在骨膜深层，或肿瘤已由骨质内部突出，X线片可显示边界清楚的圆形、卵圆形阴影及不规则的骨化改变。骨膜反应为肿瘤的成骨和破骨活动所引起的一种反应。肿瘤恶性程度越高，或距骨膜越近，骨膜反应越明显。骨膜反应的X线有以下3种表现：线样及葱皮样骨膜反应；垂直样骨膜反应；袖口征。

②骨皮质改变：早期为轻度破坏和疏松样改变，瘤细胞浸润Volkmann管和Havers管，使管壁及周围骨质发生溶解破坏，上述管腔因而扩大，X线表现为筛孔样或细条状透亮区。皮质进一步破坏，X线表现为皮质表面凹凸不平，骨皮质内有不规则弯曲的隧道样缺陷，最后全部皮质被破坏，而中断和消失，有时并发病理性骨折。

③松质骨和髓腔的改变：成骨肉瘤的

显著特征改变为骨质增生，其中以肿瘤性新生骨形成为重要特点。此外，反应性骨质增生亦掺杂在内，在X线表现方面都显示为骨质硬化增生。

（3）病理检查　骨肉瘤的主要组织成分由肿瘤性骨母细胞、肿瘤性骨样组织和肿瘤骨三种成份组成。根据瘤细胞分化程度和瘤骨的多寡，可分为三型。如肿瘤分化较成熟、肿瘤骨多者称为硬化性或成骨性肉瘤；分化较原始、肿瘤骨少者，称为溶骨性骨肉瘤；介于二者之间者，称为混合性骨肉瘤。

（二）辨证诊断

1. 阴寒凝滞证

临床证候：肢体肿痛，痛有定处，肿块坚硬，皮色不变，青筋外露。症状由轻至重，痛如针刺刀割，遇寒加重。舌紫暗苔白，脉沉迟或沉弦。

辨证要点：局部肿痛，遇寒加重，皮色不变。

2. 毒热蕴结证

临床证候：肢体肿胀灼痛，肿块坚硬如石，刺痛拒按，皮肤变紫，逐渐加重，难溃难消，时如火烧，肢体活动障碍，发热头痛，口干舌燥，大便干结，小便黄赤。舌质暗红有瘀斑，舌苔黄，脉弦数。

辨证要点：肢体灼痛，肿块坚硬如石，刺痛拒按，发热口渴，舌质暗红有瘀斑，舌苔黄。

3. 肾虚髓伤证

临床证候：灼痛肿胀疼痛难忍，朝轻暮重，皮色青紫，肢体活动障碍。身热口干，贫血消瘦，腰酸腿软，头晕目眩，遗精阳痿或月经不调。舌红少苔或舌暗干黑，脉细数。

辨证要点：肢体肿胀，疼痛难忍，腰酸腿软，头晕目眩，全身极度虚乏，舌暗干黑，脉细数。

4. 脾肾两虚证

临床证候：肢体包块隆起，胀痛，面色无华，四肢乏力，腰膝酸软，形体憔悴，饮食不佳。舌淡苔薄，脉细弱。多见于骨肉瘤晚期或发生截肢后期。

辨证要点：肢体包块隆起胀痛，四肢乏力，形体憔悴，舌淡苔薄，脉细弱。

三、鉴别诊断

（一）西医学鉴别诊断

1. 软骨肉瘤

软骨肉瘤的常见发病年龄为 30~60 岁，儿童少见。好发于躯干的骨骼如骨盆、肋骨及脊柱。也可以发生在四肢骨，特别是股骨和肱骨近侧，偶而也可发生在其他骨骼。软骨肉瘤一般生长缓慢，而且晚期才发生转移。某些患者，特别是年龄小于 20 岁的，其病变可以进展较快，与成骨肉瘤极为相似。一般通过血行转移到肺，也可转移到其他脏器，很少转移到淋巴结。典型的临床表现是较长期的持续肿胀和疼痛。X 线片常能提供软骨肉瘤的诊断依据，可见多数是在内生软骨瘤的基础上出现不规则致密点，骨皮质膨胀变薄，无肿瘤性骨样组织或骨小梁。预后较好。

2. 骨纤维肉瘤

骨纤维肉瘤多见于中年人，病灶多见于长骨干骺端，尤以股骨下端和胫骨上端发病率较高。起病缓慢，症状轻微，呈间歇性疼痛。X 线片上呈筛孔样和斑块状阴影，广泛骨质破坏，而骨膜反应很少，更无成骨表现。病理中无骨样组织和骨组织形成。

3. 尤文（Ewing）肉瘤

尤文肉瘤即骨未分化网状细胞瘤，临床较少见。发病年龄在 10~25 岁，男性较多。最常见于上、下肢的长骨，有时亦可发生于扁平骨或脊柱。临床表现为局部疼痛肿胀，伴发热、贫血、血沉加快、白细胞增多。X 线检查无特异性改变，虽然有肌硬化或骨质新生骨似的反应性新生骨形成，但一般常见的病变是溶骨性的。许多尤文肉瘤患者的瘤细胞中含有糖原颗粒，电子显微镜和组织学检查有助于诊断。

4. 急慢性局限性骨髓炎

急性骨髓炎有红、肿、热、痛、功能障碍。慢性骨髓炎患者病程长，患部反复溃烂、流脓、窦道形成。X 线摄片，骨髓炎的骨感染中骨破坏、骨增生、骨膜反应三者是一致的、平衡的，成骨与破骨是相互联系而存在的，骨髓炎或骨脓肿在修复过程中，破坏周围都有成骨活动。骨肉瘤短期进展快，骨髓炎进展缓慢。

5. 血肿骨化

血肿骨化有外伤史、不恰当治疗史。骨干周围虽有骨化，但无明显破坏。

6. 其他原发性肿瘤的骨转移癌

其他原发性肿瘤的骨转移癌多见于成人或老年人，骨膜反应远不如成骨肉瘤明显。

（二）中医学鉴别诊断

1. 流痰

流痰俗称骨痨或穿骨流注，是关节的阴寒之证，其发病是在脊椎及下肢环跳、膝、踝处。起病缓慢，局部皮色不变，漫肿酸痛，溃后难以收敛，走窜全身。以儿童及青少年多见。明清时代的《疡科心得集》中曰："附骨痰者，亦生于大腿之侧骨上，为纯阴无阳之证……初起或三日一寒热，或五日一寒热，形容瘦损，腿足难以屈伸，有时疼痛，有时不痛，骨酸漫肿，朝轻暮重，久则渐渐微软，似乎有脓，及刺破后，脓水清稀，或有豆腐花块随之而出，肿仍不消，元气日衰，身体缩小而显鸡胸鳖背之象……渐成童痨而毙。"

2. 附骨疽

附骨疽是一种毒气深沉，附着于骨的

深部脓疡，相当于西医学的"化脓性骨髓炎"。多发于四肢长骨。局部肿胀，附筋着骨，推之不移，疼有定处，溃后脓水淋漓，不易收口，可成瘘道，损伤筋骨。多发于10岁以下男孩，常见胫腓骨，其次是股骨、肱骨、尺桡骨。《外科正宗·附骨疽论》曰："夫附骨疽者，乃阴寒入骨之病也。但人之气血生平壮实，虽遇寒冷而邪不入骨。凡入者，皆由本虚之人，夏秋露卧，寒湿内袭；或房欲之后，盖覆单薄，寒气乘虚入里，遂成斯疾。初起则寒热交作，稍似风邪，随后臀腿筋骨作疼、不热不红、痛至彻骨，甚则屈伸不能转侧。日久阴变阳，寒化为热，热甚而腐肉为脓，此疽已成也。"

3. 肉瘤

肉瘤是一种发于皮肤间的良性肿瘤，相当于西医学的脂肪瘤之类。本病好发于颈部、背部、肩胛、前臂等，肿块大小不一，呈扁圆形或圆形，边界不清，表面皮色不变，质地柔软，触之不疼，肿块生长缓慢。只要在病名上认识中、西医各有所指，就不难鉴别。

四、临床治疗

（一）提高临床疗效的要素

骨肉瘤往往虚实夹杂，掌握病情的虚实变化是辨证的关键，只有辨清虚实才能准确地施治，达到理想的疗效。当然，目前本病治疗主要以西医为主，但中医药疗法正在逐步显现它的独特优势，在中西医结合治疗本病过程中，注重整体观念，坚持以扶正祛邪为主，标本兼顾，顾护胃气，避免使用过伤脾胃的中药。

（二）辨病治疗

1. 化学治疗

目前多采用新辅助化疗。其方法是：手术前化疗、手术及术后再化疗。被公认

疗效较好的综合治疗方案有多种，如 T7 治疗方案、AP 方案等。

2. 手术治疗

对于肿瘤巨大，侵犯主要神经、血管，以及不能按计划实施化疗方案时，需实施截肢手术，或于肉瘤所在部位近侧关节处行关节离断术。

3. 放射治疗

放射治疗对成骨肉瘤有辅助疗效，肿瘤中有些成分可以用高剂量的放射线杀灭。

4. 热疗

骨肉瘤多发于四肢，易于局部加温，便于热疗，且常与化疗结合使用。

5. 动脉插管治疗

对于局限但不能手术切除的部位（如骨盆），以及不适宜手术的成骨肉瘤，可以采用动脉插管给药治疗。

6. 靶向治疗

目前无特效靶向药物，骨肉瘤的基因不是点突变，而是基因重排、大量突变基因，所以有明确靶点的靶向药物很难起效。骨肉瘤肺转移可采用阿帕替尼结合化疗有一定效果。

（三）辨证治疗

1. 辨证论治

（1）阴寒凝滞证

治法：温阳化滞，通络止痛。

方药：阳和汤合三骨汤加减。熟地黄30g，麻黄、炮姜各15g，肉桂、甘草各3g，鹿角胶、乳香、没药、地龙、五灵脂、防己、木瓜、路路通各10g，补骨脂、透骨草、威灵仙各25g，白芥子、制川乌、制草乌各6g。

（2）毒热蕴结证

治法：清热解毒，化瘀散结。

方药：消毒化瘀汤合散结灵加减。忍冬藤、蒲公英、肿节风、威灵仙、龙葵、透骨草、补骨脂各30g，徐长卿、白屈菜、

天花粉各20g，地鳖虫、地龙、血竭、当归、赤芍、路路通、黄柏、紫草各10g。

（3）肾虚髓伤证

治法：补肾填髓，化瘀止痛。

方药：济生肾气汤合三骨汤加减。桑寄生、丹参、女贞子、生薏苡仁各30g，生地黄、土茯苓、猪苓、骨碎补、补骨脂、透骨草各20g，山茱萸、墨旱莲、车前子、牛膝、牡丹皮各10g，当归、全蝎、蛇蜕各6g。

（4）脾肾两虚证

治法：温补脾肾。

方药：脾肾方加减。补骨脂、鸡血藤各20g，党参、大枣、扁豆、虎杖各30g，鹿角胶、淫羊藿、仙茅各10g。胃寒肢冷加附子、肉桂、干姜等。

2.外治疗法

（1）黑退散　生川乌、生草乌、生南星、生半夏、磁石、公丁香、肉桂、制乳香各15g，制甘松、硇砂各9g，冰片、麝香各6g。上药除冰片、麝香外，各研细末和匀，再加入冰片、麝香研细后加入和匀，瓶装备用。用时将药粉撒于膏药或油膏上敷贴患处，主要用于治疗痰瘀互结成核之属于阴证者。

（2）阳和解凝膏　鲜牛蒡子根、叶、梗共1500g，鲜白凤仙根120g，川芎120g，香附、桂枝、大黄、当归、川乌、肉桂、草乌、地龙、僵蚕、赤芍、白芷、白薇、白及、乳香、没药各60g，续断、防风、荆芥、五灵脂、木香、香橼、陈皮各30g，苏合油120g，麝香30g，菜油5000g。白凤仙根熬枯去渣，次日除乳香、没药、麝香、苏合油外，余药均入锅煎枯，去渣滤净，称准斤两，每500g油加黄丹210g，熬制成清水成珠，不粘指为度，撤下锅来，将乳香、没药、麝香、苏合油入膏搅和，半月后用。本品温阳化湿、消肿散结。用于阴疽，瘰疬未溃，寒湿痹痛。

3.成药及单验方

（1）成药

①小金丹：每日3次，每次2~5丸，温开水送服。能活血化瘀、软坚散结，适用于肿瘤初起。

②西黄丸：4片，日服3次，温开水送服。据报道，西黄丸对小鼠梭形细胞肉瘤有抑制作用。

③醒消丸：每日3~6g，热陈酒或温开水送下，小儿减半。7天为1个疗程，停3天后再服。

④平消片：由仙鹤草、马钱子、白矾、郁金、五灵脂、枳壳、干漆组成。每日3次，每次4~8片，温开水送服。

⑤小金散片：马钱子、地龙、全蝎、制附子、姜半夏、五灵脂、制乳没，加辅助黏合剂压制成片，每片含生药量0.3g。每日服10片，具有破血通络、祛痰化湿、消肿止痛的作用。

⑥血竭胶囊：每粒0.3g，口服，每日3次，每次4~6粒。具有活血化瘀、消肿止痛、祛腐生肌、止血之功。

（2）单验方

周岱翰经验方：中药复议清金得生片（西洋参、绞股蓝、麦冬、蟾酥、黄柏、山慈菇等）、加味小陷胸汤（黄连、姜半夏、壁虎、三七、大黄、全瓜蒌、白花蛇舌草、人参、白术、薏苡仁等）、扶正抑瘤饮（黄芪、白术、柴胡、三棱、三七、蒲公英、白花蛇舌草、仙鹤草、石上柏、甘草等），均能显示抑制小鼠肉瘤180（S_{180}）细胞增殖。

五、预后转归

成骨肉瘤属于恶性肿瘤，其转移快、危害大，自然生存率低。最常发生肺转移，淋巴结转移少。从发现到肺转移，平均为10个月，从发生转移到死亡，平均为6个月，大部分诊断后1~2年内死亡。

六、预防与调护

（一）预防

（1）增强体质，固护肾气，预防外邪内侵。

（2）对疑为本病的患者，应早期诊断，及时治疗，控制发作。

（3）对成骨肉瘤患者的家属进行普查，及时发现新的患者。

（4）尽量避免接触放射线及有害的化学物质。

（二）调护

（1）确诊后，患者要限制运动，勿使其负重，以防发生病理性骨折。

（2）对瘤体部位切忌搓、挤、按压、针刺等刺激，以免加重病情。

（3）饮食应富于营养、易于消化，注意多饮水。

（4）本病多发生于青少年，思想不稳定，易产生恐惧和悲观失望心理。医护人员在积极采取有效治疗措施的同时，应针对性地做一些安抚工作，使患者坚强、镇定地而对现实，树立战胜疾病的信心，积极配合治疗。

七、专方选要

1.（止血开胃、生血保肝方）

组成：橘皮、竹茹、姜半夏、白豆蔻各10g，生黄芪、太子参各30g，女贞子、枸杞子、菟丝子、茵陈各15g。

2.（清热凉血、生血保肝方）

组成：生石膏30~60g，玄参、生地黄、麦冬、赤芍、牡丹皮、女贞子、茵陈各15g，生黄芪、太子参、枸杞子各30g，墨旱莲15~30g，清法夏30g。

作者根据临床资料，患骨肉瘤接受化疗的患者，由于化疗的毒性及不良反应，往往出现呕吐、皮疹、骨髓抑制及其他全身反应，制订上述二方。具体用法是：接受顺铂治疗的患者，消化道黏膜反应较重，用方1，特别严重的加沉香粉3g分冲；接受甲氨蝶呤、长春新碱治疗的患者，血液及骨髓抑制较明显，用方2，皮疹特别严重的加水牛角粉30g分冲。作者应用上述方法治疗32例骨肉瘤术后患者，并与26例对照组比较，全身和消化道反应、骨髓抑制及心、肝、肾功能损害的程度均较对照组明显减轻。

3.经验方

（1）夏枯草、蜂房、地龙各9g，凤尾草、鹿衔草、珍珠母（先煎）、生石决明（先煎）各30g，海藻、昆布各12g，钩藤15g（后下），生甘草3g。水煎服。另服蜈蚣5g，每日2次，开水送服。

作者应用上方治疗颅内骨肉瘤、骨巨细胞瘤术后复发各1例，均获痊愈，颇具推广性。

（2）当归、桃仁、丹参、龙葵、蟾蜍皮各9g，生地黄30g，蛇莓、猪狭狭各25g，苍耳子、半枝莲、狗骨、白花蛇舌草、蛇六谷各15g。水煎内服。

作者应用上方治疗晚期骨肉瘤肺转移，疗效肯定。

八、研究进展

（一）中药研究

（1）翟俊玲自创补肾化痰活瘀方以治疗肾虚痰凝血瘀型骨肿瘤，发现其不仅可以减轻患者疼痛、缓解症状，还能在一定程度上延缓转移速度。

（2）化岩胶囊据肝、脾、肾三脏虚寒、痰、瘀三邪聚组方选药，组成为补骨脂、薏苡仁、当归、白芍、黄芪、白术、大黄、南星、莪术、郁金等。通过临床和实验验证，证明了其在骨肉瘤治疗中有较好的辅助治疗作用。

（3）有研究表明蟾酥提取物华蟾素对小鼠肉瘤具有抗瘤性。蜂毒素可抑制体外骨肉瘤 U2OS 细胞株的增殖，下调 PCNA 的表达，使细胞在 S 期时阻滞，并通过调节体内 HIF-lα、VEGF 的表达，抑制血管生成，诱导肿瘤细胞凋亡及抑制细胞增殖，达到抑制骨肉瘤生长的目的。

（二）治法探讨

（1）在骨肉瘤方面，有研究证实 DC 疫苗在动物模型中可延缓疾病进展、诱导肿瘤退缩。

（2）Ahmed 等报道了使用第二代 CAR-T 细胞治疗 HER2 阳性复发/难治性肉瘤患者的研究，该队列中包含 16 例骨肉瘤，除 1 例患者出现 CAR-T 细胞输液后 12 小时内发热外，没有观察到严重不良反应。从结果来看，除了 2 名不可评估的患者外，3 名患者获得 12~15 周的疾病稳定，11 名患者出现疾病进展。

（3）有报道在使用抗 PD-1 抗体（Pembrolizumab）治疗肉瘤患者的 II 期临床试验 SARC028 研究中，22 例骨肉瘤患者中只有 1 例（5%）客观缓解（部分缓解），6 例（27%）病情稳定，15 例（68%）病情进展。

参考文献

［1］黄满玉，冯峰，朱太泳，等. 化岩胶囊药物血清对人骨肉瘤细胞系 MG-63 诱导的鸡胚绒毛尿囊膜（CAM）血管生成的影响. 四川中医，2011，29（4）：31-34.

［2］易生辉，秦刚，黄肖华，等. 自拟抑瘤汤治疗骨肉瘤保肢术后 24 例. 湖北中医杂志，2017，39（9）：21-23.

［3］金成辉. 基于"脾肾相关"论骨肿瘤的中医治疗. 环球中医药，2017，10（12）：1494-1496.

［4］Chauvin C., Philippeau JM., Hemont C., et al. Killer Dendritic Cells Link Innate and Adaptive Immunity against Established Osteosarcoma in RatsLll. Cancer Res，2008（68）：9433-9440.

［5］Ahmed N., Brawley V.S., Hegde M., et al.Human Epidermal Growth Factor Receptor2（HER2）-Specific Chimeric Antigen Receptor-Modified TCells for the Immunotherapy of HER2-Positive Sarcoma. J.Clin.Oncol，2015（33）：1688-1696.

［6］Tawbi H.A., Burgess M, Bolejack V., et al.Pembrolizumab in advanced soft-tissue sarcoma and bone sarcoma（SARC028）：A multicentre，two-cohort，single-arm，open-label，phase 2 trial. Lancet Oncol，2017（18）：1493-1501.

［7］朱晓燕，孟志强，陈震，等. 华蟾素不同组分对荷人胰腺癌 SW1990 裸小鼠的抑瘤作用. 上海中医药杂志，2009，43（11）：69-71.

第三十一章　软组织肉瘤

软组织系从间叶组织分化而来的质地柔软的组织，分布于全身，约占人体重量的50%，包括真皮、皮下组织、纤维、肌肉、脂肪、血管、淋巴管、滑膜、肌腱、间皮与周围神经管等。这些组织发生的肿瘤统称为软组织肿瘤，分良性与恶性两类。软组织肉瘤即软组织恶性肿瘤。软组织肉瘤来源复杂、分类繁多，以脂肪肉瘤及恶性纤维组织细胞瘤最常见。临床上常因侵犯组织的不同而有不同的表现。

中医学认为本病属"肉瘤""筋瘤""石疽""癥瘕""积聚"等范畴。软组织肉瘤成人约占全身恶性肿瘤的0.73%~0.81%，男女之比为3∶2，发病年龄高峰在30~55岁。在儿童约占全部恶性肿瘤的5%~11%，其中横纹肌肉瘤占1/2~2/3，其次为纤维肉瘤、脂肪肉瘤和血管内皮肉瘤。

一、病因病机

（一）西医学认识

软组织肉瘤的病因到目前尚不明确，可能与以下因素有关。

（1）遗传因素　发现有多发的家族。

（2）病毒与化学因素。

（3）外伤因素　约25%的恶性患者有外伤史。

（4）有部分患者局部受过大剂量放射线。

（二）中医学认识

软组织肉瘤即软组织恶性肿瘤，可起源于纤维、脂肪、滑膜、横纹肌、平滑肌、间皮等间叶组织，本病按起源可分属中医学"筋瘤""肉瘤""血瘤""气瘤"的范畴。

《外科枢要》曰："按之如筋，久而或有赤缕，名曰筋瘤……其自肌肉肿起，久而有赤缕，或皮俱赤，名曰血瘤……其自肌肉肿起，接之实软，名曰肉瘤……其自皮肤肿起，按之浮软，名曰气瘤。"

中医学认为软组织肉瘤的发生与先天素质虚弱、外感六淫、内伤七情、气滞湿聚、痰凝血瘀、热毒蕴结等因素有关。或由于正气不足，外邪乘虚而入；或七情内伤，导致气滞血瘀、湿聚等而逐渐形成瘤。

二、临床诊断

（一）辨病诊断

1.临床表现

软组织肉瘤对人体危害大，通常生长迅速、体积大，浸润破坏正常组织，肿瘤可有坏死、出血和继发感染，易血行播散，少数可经淋巴道转移。

（1）症状　早期可无症状，位于四肢和体表的，可在无意中触到肿块，好发部位依次为下肢、躯干、上肢、腹膜后、头颈等。其次是外周神经压迫痛、麻痹和缺血症状，主要是由于肿瘤压迫神经和血管所致，与肿瘤的生长部位、速度和大小及是否压迫侵犯神经有关。也可表现为纵隔肿瘤、腹膜后肿瘤及头颈部肿瘤的症状。晚期常有体重下阵、发热、不适感和伴癌综合征。

（2）体征　因肿瘤的部位与类型不同而不同。通常可有大小不等的肿块；周围组织可有粘连；区域淋巴结可有肿大、活动受限或粘连及压痛；神经血管受侵犯和压迫；运动受限；上下腔静脉受压症状；

慢性肠梗阻；出血、感染等相应体征。

2.相关检查

（1）实验室检查　对肿块进行活检或对体腔积液进行离心沉淀查找肿瘤细胞，可明确诊断。

（2）X线检查　X线摄片可了解软组织肿瘤的范围、透明度及其与邻近骨质的关系。

（3）超声显像检查　特点是经济、方便、无损伤。可检查肿瘤的体积范围、包膜边界、囊实性，与周围组织血管的关系，淋巴结是否受累及肉瘤内部组织回声，区别良性与恶性。恶性者体积大而边界不清，回声模糊，如滑膜肉瘤、横纹肌肉瘤、恶性纤维组织肉瘤等。良性者边界回声清晰有明显包膜回声，肿瘤内部组织均匀且较低回声。同时超声检查可引导做深部肿瘤穿刺活检。

（4）CT检查　对软组织具有密度和空间分辨能力，常用于软组织肉瘤的定性、定位检查，还可判断治疗后有无复发和转移。判断肿瘤的血供情况及其与大血管的关系需加用静脉造影的方法。但CT对与血肿、脓肿和肿瘤之间鉴别无价值。

（5）MRI检查　可弥补X线、CT的不足，可以纵切面把各种组织的层次同肿瘤的全部范围显示出来，特别是腹膜后软组织肉瘤、盆腔向臀部或大腿根部侵犯的肿瘤、髂窝部肿瘤以及肿瘤对骨质或骨髓侵袭程度的图像更为清晰。

（6）ECT检查　是利用注入体内的放射性核素，被正常组织和肿瘤组织吸收的不同浓度，经过计算机处理构成断层图像来检查肿瘤的一种方法，所以又称为放射性核素显像法。近年来也用于软组织肿瘤的检查。

（7）数字减影血管造影术　是检查肿瘤的一种新技术，广泛用于检查软组织肿瘤。软组织肉瘤表现为供血动脉增粗，并被包绕受侵，其周围血管则粗细不均、僵硬狭窄，甚至中断，常有增生的肿瘤血管，非常丰富，血流加快，还会出现动静脉瘘，在肿瘤区还可显示肿瘤染色征象。

（8）免疫组织化学检查　是利用极微量的组织抗体检测标记软组织肿瘤的组织来源，可弥补肿瘤病理形态学诊断的不足。

（9）肿瘤细胞核DNA含量检查　软组织肉瘤的体积大小与DNA含量成正比。DNA含量越高，恶性程度越高、预后较差。

（二）辨证诊断

1.气滞血瘀证

临床证候：四肢、肩背或胸腹等处有固定性疼痛，有单发或多发性肿块，表面色青紫或毛细血管迂回扩张，面色晦暗，脉弦或细涩，舌质紫暗，有瘀斑、瘀点。

辨证要点：有固定性疼痛，面色灰暗，舌质紫暗，有瘀斑或瘀点。

2.热毒蕴结证

临床证候：发热、烦躁，身体一处或多处肿块，表面温度升高，或溃破腐臭，大便干结，小便短赤，脉弦数或滑数，舌质红，苔黄腻。

辨证要点：发热烦躁，脉弦数或滑数，舌质红，苔黄腻。

3.痰浊凝聚证

临床证候：有单发或多发包块，两足浮肿，倦怠疲乏，胸满胁痛，呕吐或痰涎，胸水腹水，脉滑或濡，舌质淡，苔白腻。

辨证要点：两足浮肿，胸水腹水，苔白腻。

4.气虚亏虚证

临床证候：倦怠，乏力，面色无华，心悸怔忡，低热消瘦，局部肿块日益增大，或淋巴结肿大，脉沉细，舌质淡，苔薄白。

辨证要点：面色无华，低热消瘦，脉沉细。

三、鉴别诊断

（一）西医学鉴别诊断

软组织肉瘤可发生于全身各个部位的软组织内，不同的病理学类型，各有其不同的临床表现。根据肿瘤的好发部位、体积形状、质地、活动温度及皮肤表现，以及伴随症状及疼痛等特点，结合诊断性仪器检查不难做出鉴别诊断。

1. 脂肪瘤

脂肪瘤好发于脂肪组织较多的皮下，也可发生于肌肉及肌间隙中，多见于臀部及大腿。发生于腹腔后间隙者为巨大脂肪瘤。外形一般为圆球形、扁圆形、丹叶状及不规则形。瘤体大小不一，表浅者体积较小，可多发或单发。质地较软，多无疼痛，表面温度与正常皮肤相仿或略低。

2. 纤维瘤

纤维瘤多发自皮内、皮下及浅筋膜等处，生长广泛。弹力纤维瘤绝大多数位于肩胛下角附近深部软组织内，也可发生于坐骨结节及股骨大粗隆附近的软组织内；韧带样瘤多发于女性腹壁肌肉及腱膜组织内。多数纤维瘤有包膜，边界清，体积小，呈球形或橄榄形，无皮肤粘连。腹壁韧带样瘤多顺肌纤维方向生长，边界不清，直径1~10cm不等，呈球形；腹壁外韧带样瘤呈侵袭性蔓延扩张，为片状纤维组织增厚并呈不规则形，边界不清。纤维瘤质地较硬，无疼痛。

3. 滑膜瘤

滑膜瘤多发于手指、足趾，其次是腕部、膝部、肘部等处，呈弹丸状，直径多在1~3cm，多数边界清楚，少数呈浸润性生长者边界往往不清。滑膜肉瘤多发于肢体大关节周围，很少累及关节囊腔，体积较大，一般直径在10cm左右，也可超过20cm，质地可软也可较硬，有或无疼痛。

4. 良性神经鞘瘤

神经鞘瘤多发在头颈部，以颈部迷走神经常见，也可见于舌、咽等处，其次是肢体，恶性神经鞘瘤还可发生在腹膜后间隙。良性神经鞘瘤一般为实体橄榄球形，体积不大，直径1~4cm，边界清楚，触之肿瘤远端有触电感。恶性神经鞘瘤体积较大，最大直径可达20~30cm，为圆球形，极易破溃出血，偶可破坏深部骨质。

5. 血管瘤

血管瘤多见于皮肤及皮下组织，可分为毛细血管型、海绵状型及肉芽肿型等，多呈弥漫性生长，边界不清，质地有压缩性，表面温度高于正常皮肤。毛细血管瘤皮肤为斑片状红色变化，海绵状血管瘤皮肤呈淡蓝色。数字减影血管造影检查显示供血动脉扩张扭曲，并有动静脉瘘征象，瘤区动脉分支增多迂曲呈不规则网状；静脉也曲折增多，呈结节不规则扩张。

（二）中医学鉴别诊断

本病证应与中医外科的疮疡、流注鉴别诊断。

疮疡是发生在皮肤上的一种良性疾病，由局部外伤或者自身免疫性疾病引起。如果发生在头面部，会导致局部出现红色肿物，引起皮肤红肿、疼痛的症状，严重时也会导致皮肤破损或者流脓。流注是发于肌肉深部的急性化脓性疾病。其特点是好发于四肢躯干肌肉丰厚处的深部，发病急骤，局部漫肿疼痛，皮色如常，容易走窜，常见此处未愈、他处又起。而肉瘤一般指恶性肿瘤，可以通过生长速度、侵袭性、临床表现等方面进行区分，如肉瘤通常生长速度是比较快的，有侵袭性，可能会出现局部包块、疼痛、出血等；而疮疡、流注往往发展较慢，无侵袭性，以溃疡、疼痛、化脓等炎症表现为主。除此之外，还可以通过影像学检查等方式进行区分，但确诊为恶性肿瘤，最终病理是金标准。

四、临床治疗

（一）提高临床疗效的要素

软组织肉瘤目前发病原因不明，根据肿瘤患者的整体和局部情况，本病的基本病机多为正气不足，饮食、七情内伤，加之外邪乘虚而入，导致瘀血、痰湿、热毒内生而成肉瘤。益气扶正、化痰祛瘀是根本大法，二者可相辅相成，起到提高正气、祛邪遏制肿瘤的作用。

（二）辨病治疗

1. 手术治疗

软组织肉瘤的手术治疗原则是在最大可能保留机体的功能的前提下，做最适度的切除手术，以保证患者的生存质量。手术范围应根据肿瘤的病理类型、生长部位、浸润范围、转移情况、全身情况和治疗经过来决定。

2. 放射治疗

（1）局部软组织肉瘤患者　不论组织来源和病理学分级如何，只要做了保留肢体的切除术后，皆应行放疗。

（2）术后放疗　主要针对那些残留在手术野内的微小亚临床病灶，可起到抑制作用，而对那些团块状和结节状的大块瘤体往往难以奏效。对体积较大或恶性程度较高的软组织肉瘤，一定要先施行肿瘤广泛切除术，最低限度必须把巨大肿瘤切除。

（3）单纯放疗　不作为根治性治疗措施。

（4）术前放疗　可使巨大肿瘤的体积缩小，减少手术操作时挤压肿瘤向外扩散的机会。

3. 化学治疗

化疗对软组织肉瘤患者一般只作为一种术后辅助性治疗。对手术有困难的患者，可先行术前化疗，待肿瘤缩小后再作手术治疗。目前多柔比星（ADM）和异环磷酰胺（IFO）是应用最广的2种化疗药物，吉西他滨、多西紫杉醇等治疗软组织肉瘤的效果正在不断探索。

4. 靶向治疗

血管生成是恶性肿瘤的一个特点，血管内皮生长因子（VEGF）在肿瘤血管生成中起着重要作用，对此靶点的研究关注颇多，例如：阿帕替尼是一种抗血管生成类靶向药，目前有许多文献已经证实对软组织肉瘤有效，特别是滑膜肉瘤、血管肉瘤、纤维肉瘤等。

安罗替尼是一个多靶点受体酪氨酸激酶抑制剂，安罗替尼治疗软组织肉瘤的ⅡB临床实验表明，其对腺泡状软组织肉瘤、滑膜肉瘤、平滑肌肉瘤效果最佳。

5. 免疫治疗

免疫治疗是软组织肉瘤治疗的新希望，细胞程序性死亡受体1（PD-1）在激活的T淋巴细胞和B淋巴细胞中表达，从而抑制细胞的激活，在肿瘤细胞中会高表达PD-1分子，导致T细胞无法杀伤肿瘤细胞，PD-1的抗体可以阻断这一通路，恢复T细胞的功能，杀伤肿瘤细胞。

Pembrolizumab（帕博利珠单抗）是一种新型人源化单抗，通过作用于PD-1杀伤肿瘤细胞。Burgess已经开展的Ⅱ期临床试验：SARC028 Pembrolizumab（Keytruda）包含2个分组的临床试验，证实了免疫治疗在软组织肉瘤中的有效性。

（三）辨证治疗

1. 辨证论治

（1）气滞血瘀证

治法：理气活血化瘀，软坚散结。

方药：桃红四物汤加减。桃仁9g，红花9g，归尾15g，赤芍15g，枳壳9g，川芎9g，皂角刺9g，青皮9g，猪苓15g，海藻

3g，昆布 30g。

（2）热毒蕴结证

治法：清热解毒，消肿散结。

方药：五味消毒饮加减。金银花 12g，野菊花 15g，夏枯草 15g，蒲公英 15g，紫花地丁 30g，板蓝根 30g，重楼 30g，白花蛇舌草 30g，黄连 6g。

（3）痰浊凝聚证

治法：健脾化湿，化痰散结。

方药：海藻玉壶汤加减。海藻 30g，昆布 30g，生牡蛎 30g，薏苡仁 30g，土茯苓 30g，半夏 9g，贝母 9g，制南星 9g，白芥子 9g，陈皮 6g，青皮 6g，炒白术 15g。

（4）气血亏虚证

治法：益气养血，扶正散结。

方药：八珍汤加减。党参 15g，黄芪 15g，茯苓 15g，炒白术 15g，生地黄 12g，熟地 12g，白芍 12g，当归 12g，鸡血藤 30g，灵芝 30g，川芎 9g，刺猬皮 30g。

2. 贴敷疗法

（1）麝香回阳膏 麝香、冰片、红花、儿茶、乳香、没药、黄连、黄柏、血竭、黄芩、自然铜等共研细末，蜜、陈醋调匀成膏状，外敷患处。用于局部红肿热痛或溃破腐臭者。

（2）蟾酥止痛膏 由蟾酥、生川乌、细辛、红花、重楼、冰片等中药组成，用橡胶氧化锌为基质加工制成中药橡皮膏，外贴患者。适用于软组织肉瘤疼痛甚者。

3. 成药

新癀片：每日 3 次，每次 3~4 片，口服。适用于热毒瘀血证者。

（四）医家经验

孙桂芝善用对药及小组方，阴寒透骨、疼痛剧烈，予细辛、荜茇、延胡索，温中行气止痛；肢体麻痹者，予丝瓜络、路路通、地龙、当归、赤芍通络和血；食欲不振、纳果食少，予代赭石、鸡内金、生麦芽，顺降消食、健脾开运；肺转移者，予僵蚕、九香虫、桔梗、浙贝母、金荞麦，活血解毒抗癌。

五、预后转归

软组织肉瘤的预后转归取决于组织学类型和分级程度。低度恶性的软组织肉瘤，早期发现又经正确的治疗，预后较好；高度恶性的软组织肉瘤治疗效果较差，易复发和转移，远处转移以血道为主，而且大多转移到肺，也应在控制原发肿瘤的情况下争取对肺部转移灶的积极治疗。儿童期胚胎性横纹肌肉瘤预后较好；发生于头颈部的预后也较好；肿瘤内有钙化现象的预后也较好。常见的软组织肉瘤组织学类型的 5 年生存期为：脂肪肉瘤 60% 左右，纤维肉瘤约 50%，恶性纤维组织细胞瘤约 45%，恶性神经纤维细胞瘤约 45%，滑膜肉瘤约 40%，横纹肌肉瘤约 30%。术后复发率因各种术式的不同而不同：包膜内剜出 80%~100%，包膜外局部完整切除 50%，局部广泛性切除 20%，肌筋膜隔切除 10%，截肢术 5%~10%。

六、预防调护

（一）预防

肿瘤的预防主要是通过控制环境及生活方式、应用化学预防药、减少易感因素等，从而达到减少发病率、降低死亡率的目的。包括三级预防措施：

（1）病因学预防 即一级预防，是指消除或避免致癌因素，减少化学物质及放射性损伤，搞好优生优育，避免各种病毒感染。

（2）二级预防 是指通过干预致癌物的代谢，或者抑制致癌物与细胞 DNA 的结合，避免细胞的癌变。

（3）三级预防 是指通过治疗癌前病

变而抑制癌的发生。目前常用维甲类化合物浩疗癌前病变使其阻断或使其逆转成正常的细胞，从而达到预防的目的。

（二）调护

软组织肉瘤患者相当一部分年龄较小、心理承受能力差，除常规的肿瘤患者护理外，必须更加重视患者的心理护理，使患者消除焦虑、恐惧、不安情绪，增强患者与疾病作斗争的信心和决心，积极配合医生的诊治工作，争取达到最佳疗效。

七、研究进展

中医关于软组织肉瘤的研究，目前还处于探索讨论阶段。在诊断方面强调舌诊的重要地位，何天有总结出了"枯""瘀""痛""虚"四大诊断要点。孙秉严提出"三叩""两触"诊断方法。

参考文献

[1] Xie L，Guo W，Wang Y，et al. Apatinib for advanced sarcoma：results from multiple institutions off-label use in China. BMC Cancer，2018，18（1）：396.

[2] Zhu B，Li J，Xie Q，et al. Efficacy and safety of apatinib monotherapy in advanced bone and soft tissue sarcoma：An observational study. Cancer Biol Ther，2018，19（3）：198-204.

[3] Chi Y，Fang Z，Hong X-N，et al. Safety and Efficacy of Anlotinib，a Multikinase Angiogenesis Inhibitor，in Patients With Refractory Metastatic Soft Tissue Sarcoma. Clinical Cancer Research，2018.

[4] Melissa AB，John C Denise K.R，et al.SARC028：A phase II study of the anti-PD1 antibody pembrolizumab in patients with advanced sarcomas.Journal of Clinical Oncology. 2015 ASCO Annual Meeting.

第三十二章　恶性黑色素瘤

恶性黑色素瘤（简称"恶黑"）是一种由黑色素细胞引起的恶性程度极高的恶性肿瘤，主要发生于皮肤，也可发生于皮肤外部位（颅内、眼、口腔、直肠、外生殖器等）。占所有恶性肿瘤的 1%~3%，占皮肤恶性肿瘤的 6.8%~20%，居皮肤恶性肿瘤的第三位，其起病隐匿，临床表现复杂，大多数皮损开始为厚度参差不齐、边缘不整、颜色多变的色素沉着斑块，易造成误诊、漏诊，继而发生局部浸润、结节、溃疡等。其发展较快，常出现局部淋巴结及内脏转移，预后较差，是对人类生命威胁最大的恶性肿瘤之一。恶黑单纯凭其临床表现诊断很困难，确诊主要靠组织病理检查。恶黑好发于 35 岁以上的中、老年人，女性多于男性，我国恶黑发病率呈上升趋势。

中医文献虽然没有恶性黑色素瘤的病名，但有其相关临床表现的记载，多归属于"恶疮""黑子""黑疔""脱疽"等病证范畴。

一、病因病机

（一）西医学认识

本病病因尚不十分明了，经研究发现与诸多因素有关，包括种族与遗传、日光照射、局部创伤和刺激、一些癌前病变及免疫功能下降等，这些因素仍需进一步探索与研究。

（二）中医学认识

中医学对恶性黑色素瘤认识不够充分，但历代医家的著作中有不少类似本病的记载。在《灵枢·痈疽》中有"发于足旁，名曰厉痈……急治之，去其黑者；不消辄益

大，不治，百日死"。明代陈实功《外科正宗》中，也提到类似本病的有关内容，如"多生手足……初生如粟色似枣形，渐开渐大，筋骨伶仃，乌乌黑黑，痛割伤心，残残败败，污气吞人，延至踝骨，性命将倾……古人有法截断可生"。从上述论述中可以看出，我国古人对本病有所观察，也已经认识到本病的严重性，并且提出了本病的基本治法："截断可生。"

《诸病源候论·黑痣候》中记载："黑痣者风邪搏于血气，变化所生也。夫人血气充盛，则皮肤润悦，不生疵痕，若虚损则黑痣变生。"《外科正宗·黑子》中曰："黑子，痣名也。此肾中浊气，混滞于阳，阳气收来，结成黑子，坚而不散。"这些论述表明，本病的病因乃虚损为先，在本虚基础上，或外邪搏于血气，或阳气束结于肌肤，而致血瘀气滞，久则化热，热毒瘀阻，则肉腐筋烂，流污血水。

另外，饮食失节，嗜食辛辣肥厚之人，湿热内生，日久化毒，搏结肌肤，使原有黑痣增生溃烂而发生本病。此外，生育过多或房劳过度，肾精亏损，孤阳独越，体液不得正常代谢，混浊于阳，浊阴结聚肌肤，变生恶性黑色素瘤。

本病多因禀赋不足、脏腑虚寒，卫外失固，毒邪乘虚搏于血气、羁留肌肤，变生恶疮、黑疔，属本虚标实之病。

二、临床诊断

（一）辨病诊断

1.临床表现

皮肤黑色素瘤多由痣发展而来，痣的早期恶变症状可总结为 ABCDE 法则：

A 非对称（asymmetry）：色素斑的一半与另一半看起来不对称。

B 边缘不规则（border irregularity）：边缘不整或有切迹、锯齿等，不像正常色素痣那样具有光滑的圆形或椭圆形轮廓。

C 颜色改变（color variation）：正常色素痣通常为单色，而黑色素瘤主要表现为污浊的黑色，也可有褐、棕、棕黑、蓝、粉、黑甚至白色等多种不同颜色。

D 直径（diameter）：色素痣直径＞5~6mm或色素痣明显长大时要注意，黑色素瘤通常比普通痣大，对直径＞1cm的色素痣最好做活检评估。

E 隆起（elevation）：一些早期的黑色素瘤，整个瘤体会有轻微的隆起。

2. 相关检查

（1）实验室检查　黑色素瘤尚无特异的血清肿瘤标志物，尽管乳酸脱氢酶（LDH）并非检测转移的敏感指标，但能指导预后。

（2）影像学检查　包括区域淋巴结（颈部、腋窝、腹股沟、腘窝等）超声，胸部CT，腹盆部超声、CT或MRI，全身骨扫描及头颅检查（CT或MRI）。经济情况好的患者可行全身PET-CT检查，特别是原发灶不明的患者。PET是一种更容易发现亚临床转移灶的检查方法。对于早期局限期的黑色素瘤，用PET发现转移病灶并不敏感，受益率低。对于中晚期患者，PET-CT扫描更有用，可以帮助鉴别CT无法明确诊断的病变，以及常规CT扫描无法显示的部位比如四肢。PET-CT较普通CT在发现远处病灶方面存在优势。

（3）病灶活检　组织病理学是黑色素瘤确诊的最主要手段，一般小病灶全部切除活检；大病灶全部切除困难，可做部分切除活检，诊断证实，立即广泛切除。免疫组织化学染色可协助确诊本病。

（二）辨证诊断

本病辨证思路应从本虚标实下手，辨证分型分为以下几型：

1. 气滞血瘀证

临床证候：局部乌黑，坚硬疼痛，伴郁闷不舒，或有胀痛串痛，或有肌肤甲错，舌质暗红，舌苔薄白，舌面或舌边有瘀斑、瘀点，舌底及腹壁静脉迂曲怒张，脉细涩。

辨证要点：局部乌黑，郁闷不舒，伴有肌肤甲错，舌质瘀暗。

2. 湿毒浸淫证

临床证候：肿块乌黑，紫红或溃烂流脓血水或黄水，痛甚，伴身体困重，或痒、红肿、潮湿，心烦难寐，口渴欲饮或不欲饮，小便黄赤，大便秘结，舌质红，苔厚腻，脉滑数。

辨证要点：肿块乌黑，溃烂流脓血水或黄水，身体呆重，心烦难寐。

3. 气血双亏证

临床证候：肿瘤术后或放疗、化疗过程中，倦怠乏力，少气懒言，动则汗出，面色苍白或萎黄，头晕眼花，心悸失眠；若在术前，则肿瘤生长缓慢，色泽稍淡，或溃烂难愈，舌质淡，苔薄白，脉细弱。

辨证要点：肿瘤生长缓慢，色泽稍淡，或溃烂难愈，全身表现为气血不足症状。

4. 肾气亏损证

临床证候：多见于老年体虚或孕期患者。精神倦怠，腰膝酸软，小便频数，夜尿尤频，甚或余沥不尽；或伴头晕耳鸣、遗精早泄，或带下清冷、腰部冷痛。偏阳虚者，可见畏寒肢冷、头晕耳鸣、阳痿早泄；偏阴虚者，可见五心烦热、头晕健忘、心烦不寐、口干咽燥、面颊潮红。舌质嫩红，舌苔薄白，脉沉细或细数。

辨证要点：精神倦怠，腰膝酸软，舌淡，脉沉。

三、鉴别诊断

（一）西医学鉴别诊断

恶黑大多是在原有色素性皮肤病基础上发展而来的，应注意与原发疾病的鉴别。

1. 色细胞痣

色细胞痣又称色痣，是真皮黑色素细胞的良性肿瘤。多见于儿童或青春期。约30岁后，多数色痣可以逐渐消失（面部痣除外），皮损形态、大小、着色均不一。临床上要确定是否需要进行病理检查以排除恶变时，有以下临床指征：①色痣显著而迅速变大，着色发黑发亮；②年纪较大时（多指30岁以后）出现新的色素损害应予重视；③色痣经常自然发生破溃出血；④痣表面有结痂形成；⑤附近所属淋巴结肿大；⑥周围出现卫星状损害。

2. 幼年性黑色素瘤

幼年性黑色素瘤又称梭形细胞痣，色素细胞痣的一种特殊类型。多见于儿童，发病部位以面颊部为主。在病理表现中，恶黑和幼年性黑色素瘤均可出现核分裂相和形状怪异的细胞，使二者不易区分。但是幼年性黑色素瘤的怪形多核巨细胞周围常伴有水肿引起的透明腔隙，恶黑却无此现象。

3. 脂溢性角化病

脂溢性角化病较少见，好发于老年人头面部。早期皮损呈边界清楚的扁平斑片，呈淡瘤样，着色呈淡褐色、暗褐色甚至黑色，此时损害若发生炎症，或受到刺激而出现破溃、渗出，则易与恶黑混淆。活检或手术后病理检查可区别。

4. 恶性蓝痣

恶性蓝痣可由细胞性蓝痣发生恶变而成，也可开始即为恶性蓝痣。病理切片中可见瘤细胞核呈多形性，出现丝状分裂，肿瘤细胞成簇，侵入真皮深部或皮下组织，

但表皮无病变，无交界处活跃现象，可与恶黑鉴别。

5. 良性黑痣

良性黑痣多为自幼即生者，偶见中年始生者，幼年即生者随年龄增长而逐渐增大，数目增多，直至青年始停止生长。多发于面部，呈黑褐色扁平突起，散在分布，小者如黍，大者如豆，表面可见硬毛，镜下可见大痣细胞，并无异形细胞，仅在真皮里生长，一般无炎性反应，无破溃，无坚硬如岩之感。

6. 基底细胞癌

基底细胞癌是一种发展较缓慢的恶性肿瘤，多见于50岁以上的老年人。局部表现为黄豆大小的有光泽的蜡样结节，边界清楚，呈圆形或椭圆形，浅黄褐色或灰白色，带有多个珍珠样小结节，上覆棕色痂皮，少数有轻重不同的黑色素沉着，但有别于恶性黑色素瘤的乌黑色。

7. 网状青斑

患者多为女性，本病特点是皮肤呈持续性网状或片状青紫，无黑痣样结节或坚硬乌黑之肿块。病多发生于下肢，可累及整个肢体，也可累及上肢、躯干和面部。寒冷或肢体下垂时斑点明显，温暖或抬高患肢后斑点可减轻或消失，与恶性黑色素瘤不难鉴别。

（二）中医学鉴别诊断

1. 翻花疮

翻花疮相当于西医学的皮肤鳞状细胞癌。病初起结节坚硬，边缘立起，中有角质状若鱼鳞，不易剥离，数月后即成菜化样溃疡，易出血，溃疡底部凹凸不平呈肉红色，与恶性黑色素瘤不难鉴别。

2. 脱疽

脱疽相当于西医学的血栓闭塞性脉管炎。多发于双下肢，少见于双上肢。病初起有沉重、肢冷、麻木感，继则肢体暗红

犹如煮熟的红枣，皮肤上起黄疮渐生黑色，呈浸润性蔓延，甚则与趾相传波及足背，肉枯筋萎或破溃腐烂，疮口流紫黑血水，或有稀薄脓液，创面肉色不佳，气味剧臭。虽流紫黑色水及溃烂与恶黑相似，但无乌黑坚硬之肿块或菜花样结节。本病多由于肝肾不足，寒湿凝结，瘀阻经络，闭塞不通，气血运行不畅而成。

四、临床治疗

（一）提高临床疗效的要素

治本病，重在早期诊断及治疗。对未病者，如刚发现黑痣，要积极治疗，防止癌性病变发生。对已病者积极采用中、西医结合治疗，如手术、放疗、中药扶正祛邪等，防止病情恶化。本病多在体表，由于汤药口服很难直达病所，而外用药则直达病处、直接作用于患处，临床应内外结合提高临床疗效。

（二）辨病治疗

恶黑病情发展快，恶性程度高，病变多发生转移，预后较差。目前恶黑的治疗有手术、化疗、免疫及放射等疗法，但均不够理想。治疗时采用何种方法应根据肿瘤病理分型和临床转移情况以及患者的一般状况而定。目前，早期病变局部手术切除仍为首选方案。

1. 外科手术治疗

早期局部广泛切除是目前争取治愈的最好方法，所有切下的标本均须做病理检查，以确定是否已切除干净。

2. 放射治疗

很少用。对于老年患者不能耐受手术者考虑此法。

3. 分子靶向药物

已有研究表明，BRAF、NRAS突变可导致恶性黑色素瘤的发生，对此基因突变

的靶向治疗成为热点。

维莫非尼选择性阻断BRAF突变细胞中的RAF/MEK/ERK途径，从而抑制肿瘤细胞生长，迄今为止，维莫非尼是唯一获得国家食品药品监督管理局批准治疗晚期BRAF-V600E突变的黑色素瘤的分子靶向药物。多项国际多中心III期临床试验和我国的研究均充分证明了维莫非尼具有明显的生存获益。常规推荐用法为960mg，口服，每日2次，应用时需注意对肝功能的影响。最常见的不良反应为光过敏、肌肉关节疼痛、腹泻、手足综合征、皮疹以及高血压等。

4. 免疫治疗

免疫治疗在黑色素瘤治疗中被认为是最有效的治疗方式，黑色素瘤患者在抗PD-1治疗后病灶处有CD_8淋巴细胞浸润，说明PD-1抗体有抗肿瘤作用。目前已获批的免疫治疗药物有特瑞普利单抗针、帕博利珠单抗。

5. 化学治疗

传统的细胞毒性药物，包括达卡巴嗪、替莫唑胺、福莫司汀、紫杉醇、白蛋白紫杉醇、顺铂和卡铂等，在黑色素瘤中的单药或传统联合用药有效率均不高，为10%~15%。达卡巴嗪是化疗药物当中的金标准，其余药物在总生存上均未超越达卡巴嗪。在晚期黑色素瘤患者中，多种化疗及化疗联合方案均未带来明显生存获益。

（三）辨证治疗

1. 辨证论治

（1）气滞血瘀证

治法：活血行气，化瘀通络。

方药：桃红四物汤加味。当归、川芎、赤芍各12g，桃仁、红花各10g，丹参30g，三七10g，威灵仙10g，水蛭、虻虫各6g，血竭12g，香附12g，陈皮10g。

加减：若郁闷不舒，胀痛明显者，可

加柴胡、薄荷、枳壳、郁金、延胡索；若肿块乌黑，刺痛明显者，加三棱、莪术各10g，麝香15g，蒲黄12g。

（2）湿毒浸淫证

治法：清热燥湿，解毒消瘀。

方药：黄连解毒汤合西黄丸加减。黄连、黄芩、黄柏各15g，栀子15g，牛黄9g，制乳香、制没药各15g，麝香15g。

加减：湿邪偏重，局部溃烂不收、流污水，加薏苡仁、金钱草、车前草、苍术；热毒扰及心营者，加水牛角、生地黄、芍药、牡丹皮等。

（3）气血双亏证

治法：益气养血，扶正培本。

方药：八珍汤加味。人参10g，白术15g，茯苓10g，白芍10g，当归、熟地黄各12g，川芎、炙甘草各6g，黄芪30g，制首乌15g，术香6g，紫河车30g。

加减：若瘀毒未尽，加半边莲、半枝莲、白花蛇舌草；若腹胀、纳差、恶心呕吐者，可加陈皮、焦三仙各12g，半夏10g，砂仁6g。

（4）肾气亏损证

治法：补肾益气，壮腰健肾。

方药：六味地黄丸加味。熟地黄、山药、山茱萸各15g，牡丹皮6g，泽泻、茯苓各10g，杜仲、川续断各12g，桑螵蛸、覆盆子各15g，枸杞子15g，冬虫夏草15g。

加减：若偏肾阳虚者，加制附子6g、肉桂3g、淫羊藿12g；若肾阴虚者，加麦冬、玉竹各12g，沙参、女贞子各15g；肾精亏损者，加龟甲15g、鹿角胶20g、菟丝子20g。

2. 外治疗法

（1）三品一条枪　功能祛腐消瘤。将白矾、明矾二物研细末，入小罐内，烧制成块状加雄黄、红香二药（四药比例为45：69：7.2：3.6）共研细末备用。同时洗净创面撒药粉0.3~0.8g，3~5天换药1次，

一般换药1~2次，局部癌组织全部坏死脱落，即可用八二丹撒于患处，使创面逐渐愈合。

（2）砒枣散　功用祛腐消瘤。红枣1枚，红砒1粒（如绿豆大），冰片少许。将红枣去核纳入红砒，置瓦上炭火煅烧存性，研末备用。同时洗净创面，撒药粉0.3~0.6g，每日1次，连续7~10天，恶肉自去。

（3）千金散　功用蚀恶肉、化疮腐。药物有制乳没各15g，轻粉15g，飞朱砂15g，煅白砒6g，赤石脂15g，炒五倍子15g，煅雄黄15g，醋制蛇含石15g。将各药研制和匀，掺入患处，每日1次，连续7~10天。

（4）砒矾散　功用祛腐消瘤。白砒5g，明矾6g，马钱子3g，黄连素1g，普鲁卡因2g。常法煅制砒矾，合马钱子、黄连素、普鲁卡因共研细末，同时洗净创面（表面未溃者用刀剔去表皮），均匀撒上药粉，外盖油纱条或敷料，每日或隔日换药1次，直至肿瘤全部脱尽。

（5）蟾酥合剂　功用祛毒、化腐、散结。药用酒化蟾酥、雄黄、铜绿、炒绿矾、轻粉、乳香、没药、枯矾、干蜗牛各3g，麝香、血竭、朱砂、煅炉甘石、煅寒水石、硼砂、灯草灰各1.5g。各研细末和匀，蟾酥另以烧酒化开为糊，徐徐和入药末，研末备用。同时洗净创面（未溃者用手术刀剔除表皮），撒上药粉，坚持换药，直至瘤体组织与正常组织分离而脱落。

（6）桃花散　功用止血。白石灰0.5g，大黄45g。先煎大黄成汁，白石灰用大黄汁泼成末，再炒石灰变成红色为度，筛细末备用。用于上述治法后肿痛已溃创面出血。

3. 单验方

（1）茯苓拔毒方　出自《中药抗癌一千方》（郎伟君、孟立春编著），用于溃疡性黑色素瘤。茯苓、雄黄、矾石各等份，共研细末，混合均匀备用，将患处皮肤常

规消毒后外敷本方，每日换药1~2次。

（2）阳和汤加减（尤建良经验方）治疗恶性黑色素瘤以抓住阴寒为关键，同时以滋肾阴制温药之燥，常有奇效。

五、预后转归

恶黑临床表现复杂，易造成误诊、漏诊，且发展较快，发生转移早，预后较差。尤其是结节性恶黑，以及恶黑病变侵入超过乳头下血管水平者，常常出现乳头下淋巴结转移，晚期发生血行扩散，多侵及肝、肺及皮肤部位，预后很差。

六、预防调护

（一）预防

恶黑的病因虽不能完全阐明，但其多方面的诱发因素是公认的，并被众多学者不断研究。根据其诱发因素积极预防，可使恶黑的发病几率明显降低。

（1）恶黑易生于金发碧眼皮肤白皙的人种，且与间断性阳光暴晒、久受紫外线照射有一定关系，故平时应尽量避免皮肤长期受日光照射。参加户外活动、野外作业者要采取一定的防护措施。特别是注意避免有水疱形成的二级日光晒伤，因为他比一般性日晒在恶黑致病因素中作用更大。

（2）因为恶黑雀斑样痣等黑色素细胞瘤前期病变转变成的恶性黑色素瘤，要比从外观正常皮肤上发生的病程进展慢，如能较早发现，及早手术切除，可不发生癌变。故对于黑色素癌前期病变如恶性雀斑样痣癌前期黑变病及一些倾向于遗传有可能转变成恶黑的疾病，如发育不良综合征、先天性小痣等患者，应提高警惕，定期检查。

（3）对于身体任何部位的色素痣，应经常观察，注意其变化，特别是发生于易摩擦损伤部位，如面部、腰部、脚部的色素痣更应提高警惕。儿童大毛痣、先天性巨痣发生于易受摩擦处时，应及早彻底切除。

（4）不宜用腐蚀性的药物、不彻底的手术或冷冻等方法刺激黑痣。若进行冷冻治疗时，应手术一次彻底根除，切除的标本应及时送病理检查。

（5）积极参加体育锻炼，增强体质，提高机体免疫功能。

（6）加强对于一般群众和专业人员有关知识的教育，加强对高危人群的定期普查，做到三早：早发现、早诊断、早治疗。

（二）调护

（1）尽量减少对黑色素瘤的挤压、触摸，对于病变处出现破溃、糜烂、渗出时，应注意保持局部清洁，每日用生理盐水冲洗疮面，消毒敷料包扎，以预防感染。

（2）对于行手术或化疗的患者，按照手术或化疗的要求进行护理。

（3）恶黑发展快、易转移，恶性程度高，因而患者思想包袱重，容易消沉，不利于治疗。医生及家属应时刻注意患者的心理活动，使其正确认识疾病，积极配合治疗，树立抗癌信心。

（4）注意清淡饮食，合理营养，多食新鲜蔬菜、水果，心情舒畅，保证足够的睡眠，以利于治疗。

七、研究进展

（一）中药研究

（1）杨爱荣研究证实红景天具有明显的抗肿瘤作用，具有p21样活性，能通过抑制 Cyclin D1 和 CDK 以阻止细胞周期的方式从而抑制恶性黑色素瘤增殖。

（2）TPG 为赤芍主要有效成分，王亚珍等体外培养黑色素瘤细胞，通过多种实验测定证实 TPG 能通过下调 MMP-2、

MMP-9 和上调 TIMP-2 mRNA，以调节 MMP-TIMP 平衡的方式，起抑制黑色素瘤细胞迁移和侵袭的作用。

（二）治法探讨

（1）纳武单抗 I 期临床试验选取 107 例晚期黑色素瘤患者进行治疗，治疗后获益率为 30.8%，患者中位生存时间为 16.8 个月，1、2、3 年生存率分别为 62%、44% 以及 40%。

（2）刘毅等对 34 例皮肤黑色素瘤患者一定深度和广度的完整切除肿瘤病灶，术后采用免疫疗法辅助治疗。结果显示：14 例采用皮瓣修复，皮瓣完全成活；13 例患者术后随访 7~132 个月，9 例存活，4 例死亡；在 18 例皮片修复患者中，7 例皮片存活率约为 95%，其余 11 例皮片完全存活；15 例患者术后随访 12~120 个月，9 例存活、6 例死亡。故认为手术联合免疫治疗是治疗皮肤黑色素瘤的良好方式之一。

参考文献

［1］Bollag G.Clinical efficacy of a RAF inhibitor needs broad target blockade in BRAF-mutant melanoma.Nature，2010，467（7315）：596-599.

［2］Brahmer JR，Drake CG，Wollner I，et al.Phase I study of single-agent anti-programmed death-1（MDX-1106）in refractory solid tumors：safety，clinical activity，pharmacodynamics，and immunologic correlates.J Clin Oncol，2010，28（19）：3167-3175.

［3］Weber J，Gibney G，Kudchadkar R，et al. Phase I/II study of metastatic melanoma patients treated with nivolumab who had progressed after ipilimumab. Cancer Immunol Res，2016，4（4）：345-353.

［4］刘毅，张诚，张鲜英，等. 手术联合免疫疗法治疗皮肤恶性黑色素瘤的疗效分析. 肿瘤防治研究，2012，39（4）：442-445.

［5］杨爱荣. 红景天苷对人恶性黑色素瘤细胞 A375 增殖和凋亡的影响. 山东医药，2014，54（13）：10-12.

［6］王亚珍，吕品田，王凤红. 赤芍总苷对人黑色素瘤 A375 细胞迁移及侵袭活性的影响. 广东医学，2012，33（3）：318-320.

第三十三章　皮肤癌

皮肤癌是临床上较常见的恶性肿瘤之一，其发病率约为 2.37/10 万，主要发病年龄为 50~60 岁，男女之比为 2∶1。皮损易发于头面部等身体暴露部位，特别是鼻翼、面颊部、眼眶周围是发生鳞状细胞癌、基底细胞癌的最常见部位。另外，四肢躯干部及外生殖器部位也可见。皮肤癌包括鳞状细胞癌（简称鳞癌）、基底细胞癌、原位恶性淋巴瘤、卡波西肉瘤、转移癌及来自皮肤附件的汗腺癌、皮脂腺癌等。其中以鳞状细胞癌、基底细胞癌临床最常见，其发病率近几年来在世界各地呈明显的上升趋势，皮肤癌的发生临床也常有报道。因此，皮肤癌已越来越引起学者和临床医师的重视。皮肤癌发病部位多表浅，发展缓慢，易早期发现，及时治疗较少转移，因而愈后较好。其早期及时治疗的治愈率可达 94% 以上。但病变早期若误诊、延误治疗或治疗不当，发展至晚期，易致毁容、破坏器官，甚至危及生命。

本章皮肤癌主要阐述鳞状细胞癌和基底细胞癌两大类型。鳞状细胞癌约占皮肤癌的 20%，基底细胞癌约占 80%，而在国内鳞状上皮癌较基底细胞癌常见。其发病率世界各地不同，其中以澳大利亚、新西兰、南非和美国南部为最高。碧眼金发皮肤白皙人种较易发生，黑人或棕黑肤色人种较少见。据报道，我国皮肤癌发病率也较高，占常见恶性肿瘤的第 11 位。

皮肤癌多属于中医学"恶疮""翻花疮""赘瘤"等范畴。中医学认为皮肤易受外邪，与外感六淫有关，加之正气亏损，痰湿、热毒搏结于内而发为本病。

一、病因病机

（一）西医学认识

皮肤癌的致病原因尚不明确，一般认为是多方面的，其发生发展与日光、化学物质、放射线、陈旧性瘢痕等密切相关。患者的职业、肿瘤好发部位均表明日光曝晒为主要发病因素，故发病多在身体暴露部位，如头颈部。农民、水手、野外作业者常受阳光照射，其发生皮肤癌的几率也相对提高，白色人种比肤色深的人种易患皮肤癌，与白种人受日晒后皮肤反应明显、易起水疱有一定关系。一些癌前病变如着色性干皮病、白化病、角化病、慢性炎症、炎症后表皮萎缩、顽固性溃疡等均有可能发展成皮肤癌，应予高度重视。此外，外伤、烧伤所致瘢痕、电离辐射线、柏油等煤焦油产品与皮肤癌发生均有一定关系。

（二）中医学认识

中医学对皮肤癌早有认识，宋代东轩居士在《卫济宝书》中首次用"癌"作为病名，他在这部中医外科方书中，多处记载了皮肤癌的症状："一曰癌、二曰瘰、三曰疽，四曰痼、五曰痈"；在《痈疽五发篇》中说："癌疾初发者却无头绪，只是内热，过一七或二七，忽然紫赤微肿，渐不疼痛，迤逦软熟紫赤色，只是不破"《外科证治全生集·石疽》："皮肤现小块如石岩者，去三百日后必大痛，不溃而死"。《诸病源候论》详细描述了皮肤癌发生、发展和结局："翻花疮者，初生如饭粒，头破则血出，便生恶肉，渐大有根，脓汁出，肉仅散如花状。"

皮肤是人体的外围屏障，感受外邪首当其冲，皮肤癌为病，不仅与外感六淫有关，也受脏腑功能失调的影响；肺主气，外合皮毛，肺气失调，则外围皮毛不润；肝藏血、调节血运、润泽爪甲，肝血不足，则皮肤爪甲血燥不荣；脾为后天之本、气血生化之源，脾失健运，则气血生化无源、肌肤失养、统血无权而血可妄行，且脾失健运，水液运化受阻，则湿成于内，湿聚为痰可与外邪相夹互结，在皮下形成痰核。从脏腑辨证的角度观察，皮肤癌与肺、肝、脾三脏关系密切。

从六淫及卫气营血方面，中医学也有详尽论述。外界风毒燥热之邪侵袭日久，内耗阴津，灼伤精血，血枯肺燥，难荣于外；或湿毒久留，肺气失调，皮毛不润，卫气不固易招外邪，皆可变生恶疮，发为本病。

中医学认为皮肤癌发生在皮肤，表现却是机体内部邪正斗争消长的过程，应从整体辨证，查找病因，才能把握病机，方可达到理想的治疗效果。

二、临床诊断

（一）辨病诊断

1. 临床表现

（1）鳞状细胞癌　可发生在皮肤或黏膜上，好发于头面部、手背、包皮、龟头，四肢躯干也可见。初期损害为硬性隆起斑片、斑块，呈淡红或淡黄色；发展后可呈结节，进一步深部浸润可形成溃疡，侵入肌肉、软骨和骨骼，致使骨质受损、破坏器官，以致毁容；晚期可见淋巴结转移，也有的则为疣状突起。

（2）基底细胞癌　好发于颜面及颈部，尤以眼眶周围、鼻翼、颧颞部多见。典型表现为由蜡样丘疹及小结节，发展形成边缘卷起的斑片，略高于皮面，表皮薄，仔细观察可见毛细血管扩张及雀斑状小黑点。也可呈多个斑片，盘状斑块，中央易破溃形成糜烂溃疡，边缘卷起呈珍珠样颜色。晚期基底细胞癌可发生直接浸润扩散，很少转移。

2. 相关检查

（1）鳞状细胞癌　组织病理示鳞状细胞分化不一，可见分化好的角化细胞及分化不好的异型鳞状细胞。异型的表皮鳞状细胞瘤性增生，并可突破基底膜向真皮内侵袭性生长，沿淋巴扩散。异型的鳞状细胞瘤性增生，大小不等；胞浆红染，染色原丰富，可见丝状分裂相。此种细胞愈多，肿瘤恶性程度愈高。鳞癌病理上还具有角化的特点，即在瘤体内可见角化珠、鳞状涡。

（2）基底细胞癌　组织病理示表皮萎缩或溃疡，瘤细胞呈梭形或卵圆形，细胞核大，深染，胞浆少，各细胞之间界限不清，看似融成一团块。各细胞大小、形态、染色上多较一致，无明显差异，无细胞间变，类似基底细胞，但细胞排列不一致。瘤细胞周围组织间质增生，沿瘤细胞周围呈栅状排列。

（二）辨证诊断

本病的中医辨证，在辨明阴阳虚实的基础上，尤其注重肝脾二脏，从血热、血燥、血虚及温毒痰浊诸方面辨证。下面从肝郁血燥、脾虚痰凝、血瘀痰结、血热湿毒几方面予以辨证。

1. 肝郁血燥证

临床证候：皮肤有小结节，质地坚硬，溃后不易收口，边缘高起色暗红，触则渗血不止，亦有如痢花或菜花状者。性情急躁，心烦易怒，胸胁苦满，舌边尖红，或有瘀斑，舌苔薄黄，脉弦细。

辨证要点：皮肤结节质硬，触之血出不止，边缘呈翻花状，色暗红；胸胁苦满，烦躁易怒。舌红有瘀斑，苔薄黄，脉弦细。

2. 脾虚痰凝证

临床证候：皮肤肿物呈囊肿状，内含较多黏液，色呈蜡黄，逐渐增大，也可破溃流出恶臭液体，食少，或有腹胀消瘦，舌质暗红，苔腻，脉滑。可有咳吐痰涎、胸闷不爽。

辨证要点：囊状肿物多黏液，溃出液恶臭，腹胀消瘦，可有咳痰，舌红苔腻，脉滑。

3. 血瘀痰结证

临床证候：皮肤斑块状小结节，渐大，表面糜烂，边缘不规则且隆起，中心部萎缩呈瘢痕状或呈斑块状肿物，边缘有蜡样结节，发展较慢，但终成侵蚀性溃疡，难以收口，舌暗红、有瘀斑，苔腻，脉沉滑。

辨证要点：肌肤甲错，皮肤血疹中央糜烂，结黄色痂，边缘隆起，界限不清，舌暗红、有瘀斑，苔腻，脉沉滑。

4. 血热湿毒证

临床证候：初起皮肤局部可见一米粒至黄豆大丘疹或结节，呈暗红色，中央可结黄褐色或暗灰色痂，边缘隆起坚硬，日久病损可逐渐扩大，甚至形成溃疡，渗液流血，其味恶臭；中心为渗液覆盖，久不能愈，也不形成较深溃口，如翻花或外突成菜花状。舌红绛，苔腻，脉弦滑。

辨证要点：丘疹或结节暗红色，中央结灰色痂，边缘硬，溃破出液恶臭，久不愈，或破溃如翻花，舌红绛，苔腻，脉弦滑。

三、鉴别诊断

（一）西医学鉴别诊断

1. 鳞癌与角化棘皮瘤的鉴别

后者好发部位为面部、手背部，生长速度快，皮损呈半球形，中央火山口样凹陷，有角质栓，角质栓脱落可留下凹陷性瘢痕而不是溃疡，本病有自限性，病理特征与Ⅰ级鳞癌相似。病理检查结合临床与众不同，可加以区别。

2. 基底细胞瘤与角化棘皮瘤的鉴别

基底细胞瘤皮损无角化现象及火山口凹陷，易形成溃疡，二者病理变化不同有助于鉴别。

3. 基底细胞癌与鳞癌的鉴别

基底细胞癌病程发展较鳞癌慢，很少转移，边缘由蜡样光泽的小结节组成，呈珍珠状卷起，一般无炎症反应。病理检查中，基底细胞癌在 HE 染色切片产生的收缩间隙，具有特征性，可与鳞癌鉴别。

4. 其他

基底细胞癌因其临床表现复杂，分型较多，有时易与脂溢性角化病、萎缩性扁平苔藓、局限性硬皮病等混淆，难于诊断，易延误治疗，须经组织病理检查才能确诊。故应提高对本病的临床认识，对可疑病变及时做出组织病理检查。

（二）中医学鉴别诊断

1. 疮疡

疮疡初期即有红、肿、热、痛等症状出现，并可伴见头晕头痛、骨节酸痛、食欲不振、大便秘结、小便短赤，严重时可见烦躁不安、神昏谵语、脉象浮数或弦数，苔黄燥、舌红绛，邪实而正亦不虚，正邪相搏，故临床反应多较剧烈。皮肤癌早期病变无明显的红、肿、热、痛表现，待癌肿形成，也不出现明显的发热、寒战、头晕、头痛、骨节酸痛，而是低热乏力、身热不扬、体重下降。局部症状：疮疡红肿明显，色泽鲜明，边缘整齐，边界清楚，触之不硬结，推之无根，溃后易收口，渗出物无恶臭；皮肤癌不论大小质地坚硬，推之有根，触之出血不止，溃后不易收口，渗出物恶臭，局部色泽晦暗。故临床上不难分辨。

2. 牛皮癣

牛皮癣是一种常见的慢性皮肤病。通常为红色或棕红色斑丘疹，表面可见一层银色干燥鳞屑，边界清楚，多发生于头皮及四肢伸侧；搔抓皮肤时，鳞屑呈粉末状纷飞而落，露出红色光滑基面，并可见针尖样小点状出血，这一现象称为薄膜现象。通常不影响健康，与皮肤癌相比也无伴发的全身症状。

四、临床治疗

（一）辨病治疗

皮肤癌的治疗方法很多，有外科手术、冷冻疗法、激光疗法、刮除术、药物化疗及放射治疗等。选择治疗方法需根据肿瘤发病部位、病理类型、病变侵及范围和既往治疗史，以及患者的一般状态、营养情况而定。因皮肤癌生长缓慢、转移较晚，故仍以早期手术切除为首选治疗方法。

1. 手术治疗

在一般情况下手术治疗均应作为首选方法。本方法治愈率高、愈合快、瘢痕小，既可达到治愈目的，又达到了最佳的美容效果，特别是硬斑病样型基底细胞癌，只能采用手术切除方法。

2. 刮除术及电干燥术

刮除术及电干燥术适用于分化良好、瘤体较小、较表浅的皮损。不适用于较深的损害、复发患者或硬斑病样型基底细胞癌。方法：利用癌细胞脆弱，先用刮匙刮去肿瘤组织，然后结合应用电干燥术，进一步消除肿瘤组织，并起止血作用，此过程可反复进行多次。本法操作简单、经济实用，可减少对正常组织破坏，但愈合时间长，易产生瘢痕。其治愈率及美容效果与操作者的技术水平及经验有关。

3. 放射治疗

本法疗效确切，对于失去治疗时机只行姑息性单纯放射治疗的皮肤癌有效率仍可达 39%。此方法对肿瘤周围正常组织破坏少，适用于头面部因各种原因无法手术治疗的肿瘤，并且与外科手术结合治疗可提高手术治愈的机率。放射治疗也是晚期皮肤癌综合治疗常用的方法之一。

4. 激光治疗

临床常采用激光消融治疗，利用其激光束的高温破坏瘤组织。此方法虽然操作简单，但因治疗范围不易掌握，或过多破坏瘤周围正常组织或治疗不彻底，故仅限于很小较浅的损害及年老体质差无法手术治疗的患者。

5. 冷冻治疗

临床常用液氮冷冻方法，利用液氮反复接触皮损，低温冻融瘤组织而起破坏作用，冻融次数越多治疗效果越显著。

6. 化学药物治疗

（1）局部化疗　适用于老年人，肿瘤多发、浅表、复发者以及不适用其他方法治疗者，多与其他治疗方法联合应用。方法：① 5% 氟尿嘧啶软膏外涂患处，每日 1~2 次，连续用 4 周。局部同时外用类固醇激素，可减轻炎症反应和疼痛。②氟尿嘧啶与血管收缩剂联用：2% 普鲁卡因 2~4ml，氟尿嘧啶 0.25~0.5g，去甲肾上腺素 0.5~1.0ml，混合后在皮下浸润性注射，3~5 天 1 次。③ 0.1%~9.2% 博来霉素软膏外涂，每日 1~2 次，对鳞癌疗效较好。④ 5% 秋水仙胺软膏外涂，对鳞癌、基底细胞癌均有明显疗效。

（2）全身化疗　转移性鳞癌治疗主要依靠全身化疗。某些情况下，全身化疗也用于未转移的肿瘤患者，主要是那些不能耐受手术的患者。但单纯化疗很难获得根治，全身化疗仅仅作为一种综合治疗手段，通常需要联合放疗等其他治疗。目前常用的化疗药物包括顺铂、卡铂、紫杉醇、多西紫杉醇、氟尿嘧啶、甲氨蝶呤。

7. 免疫治疗

PD-1 肿瘤免疫治疗，已有研究用于不适合手术的转移性皮肤鳞癌，但目前仍在临床研究阶段。

（二）辨证治疗

1. 辨证论治

（1）肝郁血燥证

治法：疏肝理气，养血活血。

方药：丹栀逍遥散加减。柴胡 15g、栀子 12g、桃仁 10g、红花 10g、牡丹皮 12g、白术 12g、香附 12g、赤芍、白芍各 10g、重楼 10g、郁金 12g、当归 15g、黄芪、黄芩各 10g、半枝莲 15g。水煎服，每日 1 剂。

加减：若胸闷者加厚朴 10g、薤白 12g；出血者加生地榆、生蒲黄各 10g。

（2）脾虚痰凝证

治法：健脾理气，燥湿化痰。

方药：参苓白术散加减。人参 10g、白术 15g、茯苓 15g、陈皮 12g、白扁豆 10g、山药、薏苡仁、夏枯草、山慈菇各 15g、桔梗、砂仁、防己各 6g、苍术、白芷各 10g。水煎服，每日 1 剂。

加减：若肿物破溃液多者，加白鲜皮 15g、地肤子 15g；夜寐不宁者，加远志 12g；若有淋巴结转移，加西黄丸同服以软坚散结。

（3）血瘀痰结证

治法：活血化瘀，软坚散结。

方药：血府逐瘀汤加减。当归、桃仁、牡丹皮、苏木、莪术、白僵蚕各 10g、赤芍、白芍、瓜蒌、海藻、山慈菇各 15g、牡蛎、白花蛇舌草各 30g。

加减：若便溏可加党参、茯苓各 15g；腹胀纳呆可加陈皮、白术各 10g；若皮肤干燥或痒者加防风 10g、地肤子、金银花各 20g。每日 1 剂，水煎服。

（4）血热湿毒证

治法：清热凉血，除湿解毒。

方药：藿朴夏苓汤加减。半夏、牡丹皮、蒲公英、紫花地丁、藿香各 12g、杏仁、连翘各 10g、茯苓、猪苓各 20g、薏苡仁、白豆蔻各 15g。

加减：若发热者，可加地骨皮 15g、青蒿 10g；若肿块坚硬者，可加夏枯草、海藻各 15g；痛甚可加延胡索 15g、没药 10g。每日 1 剂，水煎服。

2. 外治疗法

（1）贴敷疗法

①皮癌净：红砒 3g、指甲、头发各 0.5g、大枣（去核）1 枚、碱发白面 50g。先将红砒研末，再与其他药物一起加入去核枣中，用发面包好，然后放入桑枝炭中，煅成炭即可。上药研细面过筛，密封备用。使用时应注意将药涂在瘤体上，不可涂在正常皮肤上，瘤体较大时可分次涂药，用药后肿痛甚者，可减小涂药次数。瘤体表面干燥者，用香油调敷，每日换药 1~2 次；瘤体破溃者，可将药粉直接撒在瘤体表面。

②消瘤膏：硼砂、阿魏各等份，麝香少许。研细末后，用大蒜捣烂，混成膏。外敷肿瘤处，每日换药 1 次。

③黑倍膏：黑将丹 60g（鸡蛋黄熬油，加适量头发末，过滤去渣即得），加研末五倍子 15g、苦参 15g、冰片 6g，调匀后涂于癌肿处。

④蚀癌膏：马钱子、蜈蚣、紫草、全蝎各等份，各药焙干，研成细末，再制成软膏。涂于癌肿处，每日 2 次。

（2）针刺疗法 主穴：肺俞、中府、脾俞、太渊、曲池、合谷、足三里、委中、阴陵泉。配穴：大肠俞、肺俞、风池、血海、绝骨、尺泽、膈俞等。每次选 4~5 穴，每日 1 次，用泻法或补泻兼施。

（3）穴位注射 取肺俞、足三里、曲池、风门、丰隆及病变部位经络之穴等，每取 2~3 穴，选用维生素 B$_{12}$ 100ug，或盐酸丙异嗪 25mg，或 0.26% 普鲁卡因溶液

2ml 穴位注射。隔日 1 次。

（4）耳穴疗法 取神门、内分泌、肝、脾、皮质下、面颊等，补泻兼施，每日 1 次，每次留针 20~30 分钟。或王不留行籽，胶布固定穴位上反复按压。

3. 成药及单验方

（1）成药

①平消胶囊：4~8 粒口服，每日 3 次。

②小金丹：6g，口服，每日 2 次。

③西黄丸：6g，口服，每日 2 次。

④梅花点舌丹：6g，口服，每日 3 次。

⑤健脾益肾冲剂：10g，冲服，每日 2 次。

⑥菊藻丸：菊花、海藻、三棱、莪术、重楼、制马钱子各 1000g，金银花、马薄子、山慈菇、漏芦各 1500g，蜈蚣 500g，何首乌 2000g，黄连 200g。各药共研末，水泛为丸，每 10 丸 1g。每次 3g，每日 3 次冲服。

（2）单验方

①泻火散加味：生石膏、防风各 12g，藿香、炒栀子、甘草各 9g，全蝎 6g，蜈蚣 2 条。水煎服，每日 1 剂。或用散剂，上方共研末，口服 2 次，每次 9g，白开水送下。主治鳞状上皮癌。

②鸦胆子仁：第 1 周内服鸦胆子仁 9 粒，第 2 周每次 10 粒，第 3 周每次 11 粒，第 4 周每次 12 粒，第 5 周每次 15 粒，均为每日服 3 次，用桂圆肉包裹，饭后吞服。外涂鸦胆子仁凡士林膏，即将鸦胆子仁捣碎与凡士林混合，拌匀外敷患处，每留 1 次。主治鳞状上皮癌。

③夏枯草 30g，白及 9g，南瓜蒂 3 个。水煎服，每日 1 剂。主治鳞状上皮癌。

（四）医家经验

高佑芬

高佑芬等应用三品一条枪粉治愈皮肤瘢痕癌。方用白砒 45g、明矾 60g，按古法炼丹术煅制成白包块状物，经药检合格

后，加入雄黄 7~5g、没药 3~6g，混合成粉剂，用紫外线消毒后即成。临床使用时以呋喃西林液轻擦局部，然后将三品一条枪粉 0.3~0.6g 撒布于癌灶，用凡士林纱布敷盖，加盖纱布后固定，每天换敷料 1 次，3~6 天上药 1 次，上药 3~5 次后可将癌组织全部腐蚀，待坏死组织全部脱落后，改用四环素软膏涂布，使肉芽组织形成。共治疗 7 例，癌灶大者 8cm×8.9cm×0.7cm，小者 2cm×2cm×0.5cm。小者上三品一条枪粉 2~3 次可使癌灶全部坏死脱落；大者需分区上药，经 1~3 个月均治愈。

五、预后转归

皮肤癌发病部位多表浅，病程进展缓慢。随着对群众及专业人员关于皮肤肿瘤知识的宣传及教育，引起了人们的重视。做到"三早"，即早发现、早诊断、早治疗，使疗效取得了明显提高，故预后多较好。若治愈率以 5 年为时期计算，早期面积小的皮肤癌，首次治疗彻底者，治愈率可高达 90% 以上；发生在躯干或瘢痕上的鳞癌及有区域淋巴结转移患者，70% 可治愈，50% 可在 5 年内复发，但若生存达 5 年以上则很少复发。2 次治疗患者 5 年生存率仍可高达 75% 左右。

六、预防调护

（一）预防

皮肤癌发病原因较复杂，至今未取得一致看法，一些预防措施只是从目前较为公认的因素下提出的。

（1）避免过多没有保护措施的阳光暴晒，避免或减少接触电离子辐射线、沥青或柏油等煤焦油产品。加强对群众及专业人员普及关于皮肤肿瘤的知识和对高危发病人群的普查，提高认识，预防为主，努力做到早发现、早诊断、早治疗。

（2）对一些可疑疾病或癌前病变皮损处发生变化时，要注意观察，必要时做组织病理检查，做到早期及时治疗。

（3）日常多食新鲜蔬菜、水果，对预防皮肤癌发生有一定作用。

（二）调护

（1）宜清淡饮食、营养合理，避免食用刺激性食物如辣椒、生蒜等，禁忌烟酒。

（2）帮助患者正确认识自己的疾病，使患者心情舒畅、放下包袱，积极配合治疗。

（3）注意皮损局部清洁，加强术后护理，预防继发感染。

七、研究进展

（一）中药研究

方晴等用如意金黄散外敷治疗36例急性阳证疮疡患者，其中10例为皮肤癌性溃疡，平均每天给药1次，5天为1个疗程，共2个疗程。结果：痊愈患者13例，占36.11%；好转18例，无效5例；总有效率86.11%。

母则力等认为，在皮肤癌治疗中苍耳草起到以毒攻毒的作用，配伍冰片后既能增强化痰消浊、攻毒祛瘀的作用，又能有效减去苍耳草的刺激性，从而达到促进皮肤癌痊愈的目的。

闫桂溪认为，赤小豆当归散能改变A431、B16-fl0细胞的细胞形态，促进细胞自噬、抑制细胞增殖与迁移、阻止皮肤癌发生、降低黑色素瘤细胞恶性等，祛除毒源。

（二）法治探讨

常规疗法对基底细胞癌和鳞状细胞癌治愈率为90%左右，而Mohs显微外科手术对基癌治愈率为96%~99%。

光动力疗法是近年治疗皮肤恶性肿瘤的新方法，其可选择性杀死肿瘤细胞，而对邻近的正常组织影响较小。适合年老体弱以及一些特殊解剖部位的治疗，对浅表BCC的治愈率可达87%以上，并且可以反复治疗，属于无创治疗。

参考文献

［1］刘畅，臧埔，郜玉钢，等．中药材对紫外线所致皮肤癌的疗效作用综述．现代医学与健康研究电子杂志，2018（3）：161.

［2］龙柳伊，祝捷，何玉丹．皮肤癌的中医外治法现代研究进展．世界最新医学信息文摘，2019（76）：55-56.

［3］中国人民解放军三〇三医院肿瘤组．"砒矾散"治疗皮肤癌60例临床分析．广西中医药，1978（3）：18-20.

［4］母则力，夏东臣．苍耳草膏治疗皮肤癌38例临床观察，甘肃中医学院学报，1999，16（1）：24-25.

［5］闫桂溪．赤小豆当归散对皮肤癌的防治作用研究．开封：河南大学，2020.

［6］张钦武，章国友，朱清明．Mohs显微外科手术在鼻部基底细胞癌治疗中的应用．中国现代医学杂志，2015，25（6）：70-72.

［7］杨金谷，熊舒原．人皮肤基底细胞癌、鳞状细胞癌的诊断及治疗．中国当代医学，2011，18（11）：13-15.

［8］陶明辉．中草药治疗体表恶性肿瘤．辽宁中医杂志，1987，4：20-22.

第三十四章　癌性疼痛与肿瘤常见急症处理

　　恶性肿瘤是一种多系统均可发病的疾病，除了毛发和指（趾）甲外，全身任何组织和器官都可发病。因此，恶性肿瘤的症状千姿百态，错综复杂，而在疾病进展过程和治疗过程中，往往会出现疼痛及其他急症，需要采取果断措施进行救治。现就癌性疼痛（以下简称癌痛）与肿瘤病常见急症处理进行阐述。

第一节　癌性疼痛

一、中医学对癌痛的认识及治疗

　　中医学认为，疼痛作为一个自觉症状，无论癌痛或是其他疾病引起的疼痛，其病机都有一定的共性。《素问·举痛论》云："经脉流行不止，环周不休，寒气入经而稽迟，泣而不行，客于脉外则血少，客于脉中则气不通，故卒然而痛。"指出了邪气阻滞经脉，气血瘀阻不通，是导致包括癌痛在内的各种疼痛的基本病机，即所谓的"不通则痛"。《素问·脏气法时论》说："虚则胸中痛，大腹小腹痛。"说明气血阴阳亏虚，不能濡养温煦脏腑、经络等组织器官，也可引起疼痛，可称之为"不荣则痛"。现将导致癌痛常见的病因病机、治疗大法等归纳如下。

（一）癌痛的病因病机

1. 风寒侵袭

　　风寒侵袭引起癌痛，往往与机体正气亏虚，或素有痰饮、瘀血有密切关系。《金匮翼》指出："积聚之病，非独痰、食、气、血，即风寒外感，亦能成之。然痰、食、气、血，非得风寒未必成积；风寒之邪不遇痰、食、气、血亦未必成积。"风寒侵袭人体某一部位，或直入脏腑，久留不去，导致气血津液瘀阻不通，或与体内素有之瘀血、痰饮相搏结，瘀阻经络气血，从而引起癌痛。如风寒犯脑则头痛；侵及筋骨则肢体骨骼痛；直入脏腑则为胸痛，或为腹痛。

2. 火热蕴积

　　火热蕴积引起的癌痛，最多见的是因情志不遂，气郁化火，或嗜食辛辣厚味、热烫食物等内生火热所致。

　　火热蕴积，壅遏气机，煎凝津血，腐灼脏腑经络，从而导致癌痛。火热上壅清窍则头痛；积于胸肺则胸痛；蕴于肝胆则胁痛；结于胃肠则脘痛；流注筋骨则肢体骨骼痛。

3. 痰饮凝结

　　痰饮的生成与脾、肺、肾、肝诸脏功能失调有密切关系。饮食失节，劳倦过度，脾气损伤，健运失职则痰饮内停；外邪袭肺，或肺气亏虚，宣肃失职，水道不调，水津不布则聚为痰饮；禀赋不足，或房劳伤肾，肾气亏虚，蒸化无权，水不化气则停而为饮；情志不遂，肝郁气滞，津液流行受阻，亦可聚为痰饮。此外火热蕴积，也可灼津为痰。

　　痰饮生成之后，随气流行，无处不到，但必遇正虚之处而停聚。痰饮聚结则痹阻气机，瘀遏血行，痰气血相互搏结，从而导致癌痛。痰饮上逆于脑则头痛；停积胸膈则胸痛；结聚肠胃则脘腹痛；郁结肝胆经脉则胁肋、耳前后、缺盆中痛；流注筋骨则肢体关节骨骼痛。

4. 气机郁结

　　气机郁结是导致癌痛的重要病机。气

机郁结癌痛的病因，主要是情志刺激，怒则气逆，思则气结，恐则气下，惊则气乱，忧愁则气机闭塞。气机逆乱郁结则血为之停，津为之滞，经络为之不能，气血津液结聚而不行，日久则导致各种癌痛。此外，风寒、痰饮、瘀血、火热等邪的阻滞，也会使气机不畅而郁结。气结于心肺则胸痛；聚结于肝胆则胁痛；郁阻于胃肠则脘腹痛；流窜于筋骨则肢体骨骼痛。

5. 血行瘀阻

血瘀癌痛的成因，或为情志不畅，气滞而血瘀；或因寒邪侵袭，寒凝而血滞；或为火热内蕴而血结；或为痰饮内停，阻遏血行；或气虚血不运；或为出血而留瘀等。瘀血停积，脉络不通，聚结成块，从而导致癌痛。此外，脉络瘀阻之处，血液不能正常濡养该处组织，也是导致疼痛的一个因素。血瘀于脑络则头痛；瘀阻于心肺则胸痛；结聚于肝胆则胁痛；瘀阻于胃、肠、胞宫则脘腹痛；停滞于筋骨脉络则肢体痛。

6. 阳气亏虚

导致阳气亏虚癌痛的成因，或为禀赋不足，素体阳虚；或为饮食不节，损伤脾阳；或为疲劳过度，阳气耗伤；或为病程日久过服祛邪或寒凉药物而损伤阳气。阳气亏虚则经络失煦，阴寒内盛，寒凝气滞；日久则血瘀津停，脉络不通，从而导致癌痛。肺气亏虚或寒结上焦则胸痛；脾气虚或寒聚中焦则腹痛；肾气亏虚或寒邪凝骨则骨痛；肾气不足或清阳不达于脑则头痛。

7. 阴血失养

阴血亏虚，包括阴虚和血虚。禀赋不足，素体阴虚；五志过极，化火伤阴；嗜食辛辣，损伤脾胃；癌肿出血而伤血；火热内盛而耗阴；病程日久过服辛香温燥，及化疗、放疗而伤津耗液等，均可导致阴血亏虚，脏腑经络失养，从而出现癌痛。此外，阴血不足则虚热内生，虚热内扰使

疼痛加重。肾阳不足，脑髓骨骼失养则头痛；肝络失养则胁痛；肝阳上亢则头痛；脾胃有虚，胃络失养则胃脘痛。

上述病因病机，往往相互影响，交互并见，虚实错杂，如风寒而伴阳虚，火热而伴阴伤，气滞则血瘀痰停，血瘀则气滞不畅，痰结则血瘀气滞等。此外，古代医家认为，导致癌痛的病邪，每兼"毒"性，如风毒、热毒、寒毒、火毒、痰毒等，这是与引起一般疾病的同类病邪的不同之处。

（二）中医治疗癌痛大法

中医学对癌痛的治疗，并非仅仅立足于局部的止痛，而是强调整体观念，注重病因病机，即"辨证施治""审因论治"。《医理真传》说："夫痛则不通，通也，但通之之法，各有不同。调气以和血，调血以和气，通气；上逆者使之下行，中结者使之旁达，亦通也；虚者助之使通，寒者温之使通，无非通之之法。"癌痛治疗大法，就是针对癌痛病因病机而设的治疗方法。

1. 祛风散寒止痛法

本法是针对风寒犯脑侵骨或直入于里而引起癌痛的治疗方法。寒性凝滞收引，故见侵袭脉络挛缩而不通，从而出现癌痛。风寒外袭，当祛风散寒，但风寒所致的癌痛，其病位不在肌肤，而是犯脑侵骨或直入胃肠，所以本法常由具有祛风通络、散寒止痛、强壮筋骨等作用的药物组成。常用药物为川乌、寻骨风、川芎、细辛、白芷、乌蛇、蜈蚣、僵蚕、乳香、没药、羌活、白附子、桂枝等。

2. 清热解毒止痛法

本法是针对火热毒邪内蕴引起癌痛的治疗方法。火热毒邪蕴结，腐灼脏腑经络，壅遏气机，煎凝津血，从而导致多种部位的癌痛。《素问·至真要大论》云："治热以寒""热者寒之"，故清热解毒止痛多用寒凉类药物，常用药物为半枝莲、半边莲、石

上柏、白花蛇舌草、重楼、龙葵、石见穿、连翘、苦参、石膏、黄芩、黄连、黄柏、栀子、青黛、羚羊角、龙胆草等。

3. 化痰散结止痛法

本法是针对痰饮聚结癌痛的治疗方法。痰饮内停，阻遏气机，瘀阻血行，痰气血相互郁结，凝聚成块，从而引起癌痛。《素问·至真要大论》云："结者散之""坚者削之"，故化痰散结止痛法多由豁痰散结、软坚逐饮类药物组成。常用药为半夏、胆南星、天竺黄、皂荚、白芥子、葶苈子、橘红、贝母、瓜蒌、海浮石、海蛤、白矾、青礞石、雄黄、桔梗、大戟、甘遂、芫花、山慈菇、白附子、五倍子等。

4. 理气止痛法

本法为针对气机郁结癌痛的治法。气机郁结则血行滞涩，津停为痰，气血痰互相搏结，经络不通，从而引起多种癌痛。气结则疏之行之，本法常用理气行气类药物。常用药物为青皮、陈皮、郁金、沉香、木香、枳实、枳壳、香附、香橼、八月札、乌药、川楝子、佛手、厚朴、姜黄等。

5. 活血化瘀止痛法

本法是针对血行瘀阻癌痛的治疗方法。血行瘀阻，脉络不通，瘀结成块，从而引起各种癌痛。《素问·至真要大论》云："留者攻之""结者散之"，故活血化瘀止痛法常用化瘀散结、活血通络、逐瘀生新类药物。常用药物为桃仁、红花、丹参、赤芍、三七、当归、川芎、水蛭、䗪虫、虻虫、穿山甲、三棱、丹皮、乳香、没药、五灵脂、泽兰、干漆、血竭等。

6. 温阳益气止痛法

本法包括温阳祛寒和补益元气两种方法，是针对阳虚寒盛或元气亏虚所致癌痛的治疗方法。《素问·至真要大论》说："损者益之"；《素问·三部九候论》说："虚则补之。"故温阳益气止痛法常用温阳祛寒、温补脾肾、补益脾肺、益气升阳类药物。常

用药物为人参、党参、白术、茯苓、山药、甘草、大枣、附子、干姜、川椒、吴茱萸、黄精、黄芪、丁香、鹿茸、巴戟天、仙茅、淫羊藿、蟾酥、冬虫夏草、紫河车、肉桂、菟丝子、补骨脂、肉苁蓉等。

7. 滋阴养血止痛法

本法包括滋阴清热和养血补血两种治法，是针对阴虚内热或血虚癌痛的治疗方法。阴血亏虚，脏腑经络失养，从而导致癌痛。滋阴养血止痛法常由滋阴补肾、育阴潜阳、清养肺胃、养血补血类药物组成。常用药物为生地黄、玄参、熟地黄、麦冬、天冬、石斛、沙参、西洋参、当归、白芍、何首乌、阿胶、生龙骨、生牡蛎、珍珠、玉竹、百合、桑椹、墨旱莲、女贞子、龟甲、鳖甲、天花粉、芦根等。

（三）癌痛的辨证论治

（1）风寒侵袭证，治以祛风散寒、理气止痛。方用良附丸加减。

（2）火热蕴结证，治以清热生津、解毒止痛。方用当归龙荟丸加减。

（3）痰饮互结证，治以化痰散结、理气止痛。方用海藻玉壶汤加减。

（4）瘀血内阻证，治以活血化瘀、散结止痛。方用桃红四物汤加减。

（5）阳气亏虚证，治以温阳益气、理气止痛。方用乌头赤石脂丸加减。

（6）阴血失濡证，治以滋阴清热、养血止痛。方用左归丸加减。

（四）癌痛的中成药选用

1. 片仔癀片

本品具有较好的清热解毒、消肿止痛之效。对于癌痛患者表现为毒热壅盛者较为合适，本药为锭剂。每粒重3g。每次服0.6g，每日3次。

2. 西黄丸

主要药物为牛黄、乳香、没药等，具

有较好的清热化瘀、通经止痛的功效。对于癌痛表现的瘀热互结者较为适宜。本药为糊丸，每瓶装3g，约10粒，每次服3g，每日2次，温开水或黄酒送服。

3. 一粒止痛丹

方中有披麻草、独丁子、没药、乳香等。具有较好的化瘀止痛功效，用于瘀血阻滞的癌痛较为适宜。本药为水丸。每10粒重16g，每次服1粒，每日3次。或痛时服1粒（但2次服药间隔必须4小时以上）。孕妇忌用。

4. 小金丹

主要药物为制草乌、木鳖子、五灵脂、白胶香、地龙等。具有温经散寒、化瘀止痛之功效。对于寒湿阻滞、瘀血阻络的疼痛较为适宜。本药为糊丸剂，每粒0.6g。每次1粒，捣碎，温黄酒送下，每日2次。

5. 高乌甲素

本品是从毛茛科植物高乌头中提取的生物碱，有较好的镇痛作用。据实验室研究，其镇痛作用的强度相当于氨基比林的7倍，镇痛的起效时间较哌替啶慢，但持续时间长。适用于各种疼痛。口服，每次5mg，每日3次；肌内注射或静脉滴注，每次4~8mg，每日1~2次。

（五）癌痛的中医外治法

1. 血竭膏

组成：香油150g，血竭10g，松香10g，羊胆5具，冰片3g，麝香3g，乳香20g，没药20g。

制法：将香油煎沸，加松香熔后离火，均匀撒血竭粉于液面，以深赤色为度，再下羊胆汁，加至起黄色泡沫为止，待冷却加入冰片、麝香即成，摊在胶布上贴于痛处。

主治：上颌窦癌痛（王佑民方）。

2. 癌痛散

组成：山柰20g，乳香20g，没药20g，大黄20g，姜黄20g，栀子20g，白芷20g，黄芩20g，小茴香15g，公丁香15g，赤芍15g，木香15g，黄柏15g，蓖麻仁20粒。

制法：诸药共为细末，用鸡蛋清调匀外敷。

主治：癌痛散外敷乳根穴治疗肺癌痛；外敷期门穴治疗肝癌痛（柯联才方）。

3. 如意金黄散

组成：大黄50g，天花粉100g，冰片20g，黄柏50g，生南星20g，乳香20g，没药20g，姜黄50g，皮硝50g，芙蓉叶50g，雄黄30g。

制法：上述诸药研为细末，加饴糖调成厚糊状，摊于油纸上，厚约3~5cm，略大于肿块，外敷癌痛处。

主治：肝癌痛（方松韵报道）。

4. 香松散

组成：蜈蚣10条，生米壳45g，陈橘皮45g，硼砂30g，重楼45g，全蝎30g，乳香30g，没药30g，紫花地丁45g，银朱9g，麝香1.5g。

制法：上述药物各研细粉混匀。每次用荞麦面粉打成稀糊，调药粉，按疼痛部位大小，外敷于对侧（肝区部位的对侧）皮肤上，每敷24小时换药1次，或2日换药1次。

主治：肝癌痛（贾坤方）。

5. 蟾酥膏

组成：蟾酥、生川乌、两面针、公丁香、肉桂、细辛、重楼、红花等18种中药制成中药橡皮膏。

用法：外贴癌性疼痛区，每24小时换药1次，7天为一疗程。

主治：各种癌痛（刘嘉湘报道）。

6. 消岩膏

组成：山慈菇30g，土贝母30g，五倍子30g（瓦上炙透），独活30g，生香附30g，生南星15g，生半夏15g。

制法：上述药物研为细末，用醋膏调

成糊状，摊贴在肿块上，膏药摊贴范围略大于肿块，然后用胶布或橡皮膏贴上，每24小时换1次药。

主治：乳腺癌痛。

7. 散结止痛膏

组成：重楼、冰片、生川乌、夏枯草、生南星、白花蛇舌草。诸药加工制成膏药。

主治：乳腺癌痛。

用法：贴敷于乳房肿块处，每1~2天换1次药。

8. 雄参膏

组成：雄黄15g，白矾15g，硇砂1g，黄柏30g，乳香15g，没药15g，麝香2g，蟾酥2g，苦参30g，冰片3g。

制法：上述药物各研细粉混匀，用蛋黄油调膏。

主治：宫颈癌痛。

用法：将药膏贴敷患处，每日换药1~2次（贾坤报道）。

二、西医学对癌痛的认识及治疗

疼痛是癌症患者最常见的症状之一，严重影响癌症患者的生活质量。初诊癌症患者疼痛发生率约为25%；晚期癌症患者的疼痛发生率为60%~80%，其中1/3的患者为重度疼痛。癌症疼痛如果得不到缓解，患者将感到极度不适，可能会引起或加重患者的焦虑、抑郁、乏力、失眠、食欲减退等症状，严重影响患者日常活动、自理能力、交往能力及整体生活质量。

（一）癌痛发生的原因

癌痛发生的原因主要有：①癌本身引起。直接由癌肿压迫神经及邻近组织，引起周围组织缺血、坏死；癌细胞浸润到淋巴组织产生炎症和化学致痛物质；癌细胞转移到邻近骨组织导致病理性骨折；癌细胞侵入内脏和血管引起内脏梗阻、动脉闭塞、静脉瘀血、肿胀，刺激胸壁、腹壁、内脏包膜、血管壁层感受器而致痛。由癌本身生长扩展引起的疼痛占癌痛的75%。②抗癌治疗引起。外科手术切除癌瘤时，常切断或损伤神经而致疼痛；化疗药物如长春新碱、长春地辛可导致神经性损伤，常见感觉为麻木或疼痛；放射治疗可使放射区域的局部神经及神经周围连接组织发生纤维化，使神经结构受到双重损伤而出现疼痛。此种疼痛占癌痛的20%。③与癌瘤无关的其他伴发病引起的疼痛，占癌痛的5%。

（二）癌痛发生的机制

痛觉是一种内在的感受和体验，常伴有不愉快情绪和防卫反应，这对保护机体很重要。目前，临床上一直采用药物止痛或神经外科手术止痛，如椎管内注药、交感神经节阻断、椎旁神经根注药、神经干阻滞、PCA技术、胶原酶注射、激光、射频技术等。另外，我国传统的针刺镇痛也有良好效果。他们的作用机制都是阻断、破坏或抑制有关痛觉冲动的发生、传导，或是中枢的感觉整合功能。

痛包括痛觉和痛反应。每一个"觉得痛"的人，都能根据他过去的经验诉说痛的存在以及痛的性质、强度、范围和持续时间，但很难确切地加以描述。痛反应是指致痛刺激引起的躯体和内脏活动变化以及逃避、反抗等一系列的行为表现。从生物学的角度来看，痛是一种保护性、防御性的功能，他警告机体正在遭受某种伤害性刺激，并促使机体摆脱这种刺激的继续伤害。

致痛刺激是多种多样的。但他们具有共同的特点，即都导致组织细胞的损伤破坏，结果便释放出某些致痛物质，如钾离子、氢离子、血浆激肽等，进而作用于分布在损伤区的感受器。作为一个已被广泛接受的概念，痛感受器乃是遍布全身各处的某些游离神经末梢。当然，绝非所有的游离神经末梢都是痛感受器。痛感受器可将不同能量形式（例如机械、化学、温度）的致痛刺激转换为具有一定编码形式的神经冲动，后者沿属于Aδ（Ⅲ类）和C（Ⅳ类）的神经纤维传向中枢神经系统，其中Aδ纤维的传导速度较快，C纤维的传导速度较慢。当痛刺激作用于皮肤时，可出现性质不同的两种痛觉：先出现一种尖锐的、定位比较清楚的刺痛，又称快痛，刺激作用后立即发生，停止刺激后很快消失；接着是一种定位不甚清楚的灼痛，又称慢痛，通常是在施加刺激后0.5~1秒才感觉到，停止刺激后还能持续数秒钟，并伴有情绪及心血管和呼吸活动的变化等一系列植物性神经反应。还可以从一个侧面证实，痛信息是由两类纤维传导的，快痛由Aδ纤维传导，而慢痛由C纤维传导。

根据现代神经解剖学和生理学的看法，外周Aδ和C纤维进入脊髓后，主要和后角深层的细胞发生突触联系；这些后角细胞的轴突越过中线，交叉到对侧，经脊髓的前外侧索上升入脑。前外侧索的成分是很复杂的，包括脊髓丘脑束、脊髓网状束、脊髓顶盖束等；脊髓丘脑束又有新脊丘束和旧脊丘束之分。由新脊丘束传递的信息直达丘脑特异性感觉核，进而投射到大脑皮层感觉区的特定部位，因此便具有明确的定位和可精确分辨的性质，这和快痛的特点颇为吻合。由旧脊丘束、脊网束等传递的信息，经由多突触联结，主要和内侧丘脑、下丘脑、边缘系统相联系，参与形成脑的高级部位的背景活动及感觉的情感动机成分，似可解释慢痛所伴随的强烈的情绪色彩。总之，痛信息经由多条通路由脊髓上升入脑，由于这些不同通路的共同活动和脑的各级水平的分析处理，最后产生疼痛。

（三）癌痛评估

癌痛评估是合理、有效进行止痛治疗的前提。癌症疼痛评估应当遵循常规、量化、全面、动态评估的原则。

1. 常规评估原则

癌痛常规评估是指医护人员主动询问癌症患者有无疼痛，常规评估疼痛病情，并进行相应的病历记录，应当在患者入院后8小时内完成。

对于有疼痛症状的癌症患者，应当将疼痛评估列入护理常规监测和记录的内容。

疼痛常规评估应当鉴别疼痛爆发性发作的原因，例如需要特殊处理的病理性骨折、脑转移、感染以及肠梗阻等急症所致的疼痛。

2. 量化评估原则

癌痛量化评估是指使用疼痛程度评估量表等量化标准来评估患者疼痛主观感受程度，需要患者密切配合。

量化评估疼痛时，应当重点评估最近24小时内患者最严重和最轻的疼痛程度，以及通常情况的疼痛程度。

量化评估应当在患者入院后8小时内完成。

癌痛量化评估通常使用数字分级法（NRS）、面部表情评估量表法及主诉疼痛程度分级法（VRS）三种方法。

（1）数字分级法（NRS） 将疼痛程度用0~10个数字依次表示，0表示无疼痛，10表示最剧烈的疼痛（图34-1）。

交由患者自己选择一个最能代表自身疼痛程度的数字，或由医护人员询问患者：你的疼痛有多严重？由医护人员根据患者对疼痛的描述选择相应的数字。

按照疼痛对应的数字将疼痛程度分为：

轻度疼痛（1~3），中度疼痛（4~6），重度疼痛（7~10）。

（2）面部表情疼痛评分量表法 由医护人员根据患者疼痛时的面部表情状态，对照《面部表情疼痛评分量表》（图34-2）进行疼痛评估，适用于表达困难的患者，

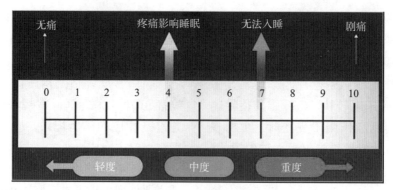

图 34-1 数字分级法

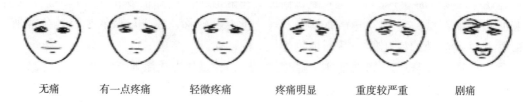

| 无痛 | 有一点疼痛 | 轻微疼痛 | 疼痛明显 | 重度较严重 | 剧痛 |

图 34-2 面部表情疼痛量表（FPS-R）：用于婴儿和无法交流的成年人

FS0：完全无疼痛感。FS1：偶尔感到疼痛，不影响日常生活。FS2：有疼痛感，但能轻微活动，如散步。FS3：有疼痛感，不能长时间活动。FS4：有疼痛感，除上厕所外不能活动。FS5：疼痛剧烈无法自由活动。

如儿童、老年人，以及存在语言、文化差异或其他交流障碍的患者。

（3）主诉疼痛程度分级法（VRS） 根据患者对疼痛的主诉，将疼痛程度分为轻度、中度、重度三类。

轻度疼痛：有疼痛但可忍受，生活正常，睡眠无干扰。

中度疼痛：疼痛明显，不能忍受，要求服用镇痛药物，睡眠受干扰。

重度疼痛：疼痛剧烈，不能忍受，需用镇痛药物，睡眠受严重干扰，可伴自主神经紊乱或被动体位。

3. 全面评估原则

癌痛全面评估是指对癌症患者疼痛病情及相关病情进行全面评估，包括疼痛病因及类型（躯体性、内脏性或神经病理性），疼痛发作情况（疼痛性质、加重或减轻的因素），止痛治疗情况，重要器官功能情况，心理精神情况，家庭及社会支持情况，以及既往史（如精神病史，药物滥用史）等。

应当在患者入院后 24 小时内进行首次全面评估，在治疗过程中，应当在给予止痛治疗 3 天内或达到稳定缓解状态时进行再次全面评估，原则上不少于 2 次/月。

癌痛全面评估通常使用《简明疼痛评估量表（BPI）》（见附表），评估疼痛及其对患者情绪、睡眠、活动能力、食欲、日常生活、行走能力、与他人交往等生活质量的影响。

应当重视和鼓励患者描述对止痛治疗的需求及顾虑，并根据患者病情和意愿，制定患者功能和生活质量最优化目标，进行个体化的疼痛治疗。

4. 动态评估原则

癌痛动态评估是指持续、动态评估癌痛患者的疼痛症状变化情况，包括评估疼痛程度、性质变化情况，爆发性疼痛发作情况，疼痛减轻及加重因素，以及止痛治疗的不良反应等。

附表   简明疼痛评估量表（BPI）

患者姓名：   门诊号 / 住院号：   诊断：

评估时间：   评估医师：

1. 大多数人一生中都有过疼痛经历（如轻微头痛、扭伤后痛、牙痛）。除这些常见的疼痛外，现在您是否还感到有别的类型的疼痛？

   （1）是   （2）否

2. 请您在下图中标出您的疼痛部位，并在疼痛最剧烈的部位以 "X" 标出。

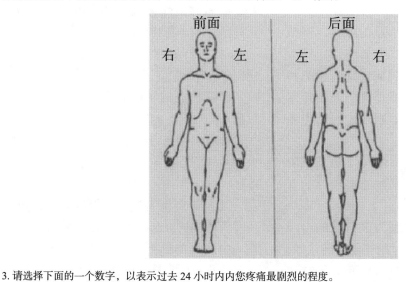

3. 请选择下面的一个数字，以表示过去24小时内内您疼痛最剧烈的程度。

   （不痛）0   1   2   3   4   5   6   7   8   9   10（最剧烈）

4. 请选择下面的一个数字，以表示过去24小时内您疼痛最轻微的程度。

   （不痛）0   1   2   3   4   5   6   7   8   9   10（最剧烈）

5. 请选择下面的一个数字，以表示过去24小时内您疼痛的平均程度。

   （不痛）0   1   2   3   4   5   6   7   8   9   10（最剧烈）

6. 请选择下面的一个数字，以表示您目前的疼痛程度。

   （不痛）0   1   2   3   4   5   6   7   8   9   10（最剧烈）

7. 您希望接受何种药物或治疗控制您的疼痛？

8. 在过去的24小时内，由于药物或治疗的作用，您的疼痛缓解了多少？请选择下面的一个百分数，以表示疼痛缓解的程度。

   （无缓解）0 10%   20%   30%   40%   50%   60%   70%   80%   90%   100%（完全缓解）

9. 请选择下面的一个数字，以表示过去24小时内疼痛对您的影响。

   （1）对日常生活的影响

       （无影响）0   1   2   3   4   5   6   7   8   9   10（完全影响）

   （2）对情绪的影响

       （无影响）0   1   2   3   4   5   6   7   8   9   10（完全影响）

   （3）对行走能力的影响

       （无影响）0   1   2   3   4   5   6   7   8   9   10（完全影响）

   （4）对日常工作的影响（包括外出工作和家务劳动）

       （无影响）0   1   2   3   4   5   6   7   8   9   10（完全影响）

   （5）对与他人关系的影响

       （无影响）0   1   2   3   4   5   6   7   8   9   10（完全影响）

   （6）对睡眠的影响

       （无影响）0   1   2   3   4   5   6   7   8   9   10（完全影响）

   （7）对生活兴趣的影响

       （无影响）0   1   2   3   4   5   6   7   8   9   10（完全影响）

动态评估对于药物止痛治疗剂量滴定尤为重要。

在止痛治疗期间，应当记录用药种类及剂量滴定、疼痛程度及病情变化。

（四）癌痛治疗

1. 治疗原则

癌痛应当采用综合治疗的原则，根据患者的病情和身体状况，有效应用止痛治疗手段，持续、有效地消除疼痛，预防和控制药物的不良反应，降低疼痛及治疗带来的心理负担，以期最大限度地提高患者生活质量。

根据世界卫生组织（WHO）癌痛三阶梯止痛治疗指南，癌痛药物止痛治疗的五项基本原则如下。

（1）口服给药　口服为最常见的给药途径。对不宜口服患者可用其他给药途径，如吗啡皮下注射、患者自控镇痛，较方便的方法有透皮贴剂等。

（2）按阶梯用药　指应当根据患者疼痛程度，有针对性地选用不同强度的镇痛药物。

（3）按时用药　指按规定时间间隔规律性给予止痛药。按时给药有助于维持稳定、有效的血药浓度。

目前，控缓释药物临床使用日益广泛，强调以控缓释阿片药物作为基础用药的止痛方法，在滴定和出现爆发痛时，可给予速释阿片类药物对症处理。

（4）个体化给药　指按照患者病情和癌痛缓解药物剂量，制定个体化用药方案。

使用阿片类药物时，由于个体差异，阿片类药物无理想标准用药剂量，应当根据患者的病情，使用足够剂量药物，使疼痛得到缓解。

同时，还应鉴别是否有神经病理性疼痛的性质，考虑联合用药可能。

（5）注意具体细节　对使用止痛药的患者要加强监护，密切观察其疼痛缓解程度和机体反应情况，注意药物联合应用的相互作用，并及时采取必要措施尽可能减少药物的不良反应，以期提高患者的生活质量。

2. 治疗方法

癌痛的治疗方法包括病因治疗、药物止痛治疗和非药物治疗。

（1）病因治疗　针对引起癌症疼痛的病因进行治疗。

癌痛疼痛的主要病因是癌症本身、并发症等。

针对癌症患者给予抗癌治疗，如手术、放射治疗或化学治疗等，可能解除癌症疼痛。

（2）药物止痛治疗　轻度疼痛：可选用非甾体类抗炎药物（NSAID）。

中度疼痛：可选用弱阿片类药物，并可合用非甾体类抗炎药物。

重度疼痛：可选用强阿片类药，并可合用非甾体类抗炎药物。

在使用阿片类药物的同时，合用非甾体类抗炎药物，可以增强阿片类药物的止痛效果，并可减少阿片类药物用量。

如果能达到良好的镇痛效果，且无严重的不良反应，轻度和中度疼痛也可考虑使用强阿片类药物。

如果患者诊断为神经病理性疼痛，应首选三环类抗抑郁药物或抗惊厥类药物等。

（3）非药物治疗　用于癌痛治疗的非药物治疗方法主要有：介入治疗、针灸、经皮穴位电刺激、认知－行为训练、社会心理支持治疗等。

适当应用非药物疗法，可作为药物止痛治疗的有益补充，与止痛药物治疗联用，可增加止痛治疗的效果。

介入治疗是指神经阻滞、神经松解术、经皮椎体成形术、神经损毁性手术、神经刺激疗法、射频消融术等干预性治疗措施。

介入治疗前应当综合评估患者的预期生存时间及体能状况、是否存在抗肿瘤治疗指征、介入治疗的潜在获益和风险等。

三、患者及家属宣教

癌痛治疗过程中，患者及家属的理解和配合至关重要，应当有针对性地开展止痛知识宣传教育。

重点宣教以下内容：鼓励患者主动向医护人员描述疼痛的程度；止痛治疗是肿瘤综合治疗的重要部分，忍痛对患者有害无益；多数癌痛可通过药物治疗有效控制，患者应当在医师指导下进行止痛治疗，规律服药，不宜自行调整止痛药剂量和止痛方案；吗啡及其同类药物是癌痛治疗的常用药物，在癌痛治疗时应用吗啡类药物引起成瘾的现象极为罕见；应当确保药物安全放置；止痛治疗时要密切观察疗效和药物的不良反应，随时与医务人员沟通，调整治疗目标及治疗措施；应当定期复诊或随访。

第二节　癌性发热

恶性肿瘤患者常伴有发热，有的为肿瘤疾病本身所致，有的为患者并发感染而引起。据统计，恶性肿瘤死亡的原因以感染占首位，可高达70%。故发热虽是临床常见而普遍的症状，但对肿瘤的治疗及预后有重大意义。

一、癌性发热原因

1. 癌症导致的发热

癌细胞能产生一些物质，如类癌产生5-羟色胺、嗜铬细胞瘤产生儿茶酚胺、肝细胞癌产生甲胎蛋白，以及许多癌细胞能产生异位激素等，他们导致机体发生各种不同的反应，有些物质可引起发热。此外，当癌症发展到一定程度时可发生无菌性坏死，坏死物质释放内源性致热原亦可引起发热。另外，癌转移到中枢神经系统的某些部位也可引起发热。

2. 感染性发热

肿瘤患者的发热，很多是由感染引起的。在肿瘤患者死亡原因中，感染约占70%，这说明肿瘤患者易感染且感染往往不易控制，而发热常是感染首先发出的信息或是仅有的症状，如不及时积极处理，常导致不可挽救的局面。

癌症患者的易感因素：

（1）免疫功能抑制　肿瘤发展过程中，由于肿瘤细胞本身或通过肿瘤细胞所产生的免疫抑制因子及肿瘤诱发的抑制细胞的作用，免疫功能受到抑制。细胞免疫抑制及体液免疫抑制，可单独出现，也可二者同时存在。此外，肿瘤在治疗过程中使用的抗癌药物大都具有不同程度的抑制机体免疫功能的作用。癌症患者长期使用肾上腺皮质激素治疗时，对免疫功能会产生抑制。

（2）中性粒细胞减少　中性粒细胞减少是癌症患者发生感染最重要的因素。急性白血病和慢性淋巴细胞性白血病常造成骨髓功能衰竭。抗肿瘤药物大部分对骨髓有不同程度的抑制作用。放射治疗也能引起骨髓抑制。目前对肿瘤的治疗趋向采用综合性措施，以提高疗效，但造成中性粒细胞降低的可能性也因之增加，故在增效的前提下要注意到出现危害性的一面。

（3）营养不良　癌症系消耗性疾病，尤其晚期癌症患者营养不良更为显著。肿瘤细胞可产生有害物质，引起食欲不振、发热等，消化系统肿瘤患者常因摄入、消化、吸收不良而减少能量供应，此外还常因呕吐、腹泻等因素，而加重营养不良的程度。

（4）其他因素　精神状态与肿瘤患者的感染有一定关系。此外实体瘤发展到一定程度，可因占位性病变而使机体管道系统受压，造成血液循环障碍或肺不张、肠梗阻、胆道系统阻塞等，均可增加感染机会。放射治疗可引起局部炎症反应；甚或组织坏死引起脏器穿孔，导致严重的感染。如胃、肠穿孔引起腹膜炎。

肿瘤患者在诊治过程中，常行静脉穿刺，静脉留置插管导致细菌感染，发生血栓性静脉炎，甚或引起败血症。各种插管造影、纤维内窥镜检查均可引起感染，故对这类医源性感染应予重视，严格进行消毒灭菌制度，尽量避免感染的发生。

3. 药物热

临床所见之药物大多是超敏反应所引起，肿瘤患者的药物热，常见于使用免疫抑制剂治疗时，如转移因子、胸腺素、左旋咪唑、干扰素、白细胞介素 –2、肿瘤坏死因子、集落刺激因子、短棒杆菌等，所引起的发热，大多不影响抗肿瘤的治疗。在抗肿瘤药物中可能引起发热的以平阳霉素（或博来霉素）最常见，阿霉素、柔红霉素、顺铂、门冬酰胺酶、链脲霉素等也可能引起发热。此外，其他原因有输血或与血制品有关的致热原性反应，以及非化疗药引起的药物过敏。

二、癌性发热的诊断

仔细分析上述致病因素，则可发现对非感染及非肿瘤性发热的诊断常无困难，与输血及化疗有关的发热持续时间短，发热常在 24 小时内消退，如考虑有药物热可能，则停可疑药物后发热可消退。癌转移至下丘脑的体温调节中枢引起的发热是罕见的，可做 CT 确诊。由放射性肺炎及心包炎引起的发热可根据病史、体检及 X 线诊断。当缺乏上述致病因素并经相应细菌学及广泛临床检查未发现感染病因时，必须考虑癌性发热之可能性。

国外有资料证明甲氧萘丙酸有选择性抗肿瘤性发热的作用，可用来鉴别感染性与肿瘤性发热。

三、癌性发热的治疗

癌性发热常见于恶性淋巴瘤、白血病、肺癌、肝癌、骨肉瘤、胃癌、结肠癌、胰腺癌、肾癌等。根据患者具体情况，用中西医结合方法予以处理。

1. 病因治疗

力争尽快查明原因，进行病因治疗。

2. 辨证论治

（1）肝经郁热型，治以疏肝清热。方用丹栀逍遥散加减。

（2）瘀血内阻型，治以活血祛瘀、退热除蒸。方用血府逐瘀汤加减。

（3）湿热内蕴型，治以清热利湿。方用甘露消毒丹加减。

（4）气血亏虚型，治以益气养血。方用参芪四物汤加减。

（5）气虚阳浮型，治以补中益气、甘温除热。方用补中益气汤加减。

（6）食积发热型，治以消食导滞、清热通便。方用保和丸加减。

（7）阴虚发热型，治以滋阴清热。方用清骨散加减。

（8）营血毒热复感外邪，治以清营泄热、凉血解毒。方用犀角地黄汤加减。

3. 中成药治疗

（1）安宫牛黄丸（适用于实热证）　每次服 1 丸，每日 2~3 次。

（2）紫雪丹（适用于实热证）　每次服 0.3~0.5g，每日 2~3 次。

（3）至宝丹（适用于实热证）　每次服 1 丸，每日 2~3 次。

（4）羚羊角粉　每服 1.5~3g，煎服或冲服。

4. 物理降温

体温在 39.5℃以上时可用。

（1）50% 乙醇擦浴。

（2）温水擦浴，加入适量薄荷油。

（3）冰冷降温　可用冰帽置头部，冰块置室内或大血管部位。

（4）荆芥、薄荷各 30g，煎水擦浴。

5. 化学药物退热

体温 38.5~39℃时可选用。

（1）阿司匹林 0.3g 口服。

（2）复方阿司匹林 0.5g 口服。

（3）吲哚美辛 25mg 口服。

（4）扑热息痛 0.5g，加扑尔敏 4mg、安定 5mg，1 次口服。

（5）苯丙氨脂 0.2~0.4g 加扑尔敏 4mg，口服。

6. 体温超过 40℃时可选用药物

（1）复方氨基比林 1 支肌内注射，老年人及儿童慎用。

（2）安痛定 2ml 肌内注射，老年人及儿童慎用。

（3）柴胡注射液 2~4ml 肌内注射，每日 3~4 次。

（4）醒脑静 4~8ml 静脉滴注，每日 3~4 次。

（5）地塞米松 5~10mg 静脉滴注。

7. 合并感染者

及时恰当地应用抗生素。

8. 高热持续状态处理

（1）醒脑静 4~8ml 加入 5% 葡萄糖液 500ml 中静脉滴注，每日 2~3 次。

（2）在控制感染的先行条件下，氢化可的松 100~200mg，加入 5% 葡萄糖盐水 500ml，静脉滴注。

（3）冬眠疗法　顽固高热不退者可用冬眠或半冬眠疗法。冬眠合剂：氯丙嗪、异丙嗪各 50mg，杜冷丁 100mg，加入 5% 葡萄糖 250ml 配成，静脉滴注。或氯丙嗪、异丙嗪各 25mg，杜冷丁 50mg，加入 5% 葡萄糖液 250ml，静脉滴注。

9. 放血疗法

针刺大椎、合谷、曲池，均为双侧，中等刺激至强刺激，用泻法。

10. 放血疗法

取大椎、十宣、尺泽、委中穴等用三棱针放血。

11. 支持疗法

（1）多饮糖盐水，液体摄入总量在 4000ml 以上。

（2）进易消化食物。

（3）给予复合维生素 B 及大量维生素 C。

（4）加强护理，及时换去潮湿衣服等。

（5）睡眠不佳时可给予镇静安眠剂（安定 10mg 或鲁米那 0.06g）。

（6）必要时补液，纠正电解质紊乱，纠正酸中毒，有休克出现及时积极治疗休克。

第三节　癌性出血

出血是中晚期恶性肿瘤患者最常见的并发症之一，其中，以消化道出血和咯血为最常见。

消化道出血

恶性肿瘤合并消化道出血，其原因是多方面的，可由肿瘤本身坏死破溃或侵蚀主要血管而引起；也可由邻近脏器侵及周围器官及血循环异常或全身疾患引起；也可因放化疗后骨髓造血系统受损，血小板减少，导致凝血机制障碍而引起；或因肿瘤本身处于高凝血状态，消耗大量血小板和凝血物质，出现弥散性血管内凝血（DIC）引起；或为放射性损伤致血管壁受损，出现纤维化与通透性增加而致。消化道出血分为上消化道出血和下消化道出血。上消化道出血是指食管、胃、十二指肠、空肠上段及胰腺胆道等的出血；下消化道出血是指空肠以下至直肠及肛管病变引起的出血。

（一）上消化道出血

1. 临床表现

上消化道出血最主要的表现是吐血、

黑便及隐性出血。其次，大量出血致失血性周围循环衰竭，可见面色苍白、四肢厥冷、大汗淋漓、神志恍惚、血压下降、心率加快等。失血性休克被控制后常出现低热，一般不超过38.5℃，可持续3~5天。出血后数小时血尿素氮开始上升，24~48小时可达高峰，3~4天后降至正常。其主要原因是大量血液进入肠道，血液中蛋白物质消化吸收引起。同时，因出血致肾血流量及肾小球滤过率下降而成。

2. 诊断

上消化道出血的诊断，首先应了解出血的部位，其次要分析出血的病因，再做出出血量的估计，进而判断出血是否停止和有无再出血的危险。

（1）出血部位及出血性质的判断 仅有便血或黑便而无呕血，则病灶可能位于幽门以下，而幽门以上出血则往往呕血前伴有黑便，但幽门以上出血量少者可无呕血。呕血和黑便的性状，主要取决于出血的部位、出血量及在胃或肠道内停留的时间，若在胃中停留时间长，呕血则为咖啡色，反之则为鲜红或暗红色。在肠道内停留的时间长，黑便可呈柏油样。相反，出血量大，快而急，大便可呈鲜红色或暗红色。

（2）出血的病因 首先应根据其他诊断判别原发病。食管癌的出血往往在较晚期出现，表现为小量持续性出血，且食管癌的症状突出。胃癌的出血可发生于胃癌的各个阶段，应结合症状、体征及物理检查、病理等进行诊断。胆道出血的特征为上腹剧痛且出血多呈周期性、反复性。胰腺及壶腹瘤的出血较少见，且发生出血时多已至病变晚期，诊断不难。

（3）出血量的估计 出血量的估计对治疗和预后极为重要，应严密认真地进行观察。轻度出血者，出血量占全身血量的10%~15%，血压脉搏基本正常，血红蛋白无变化，临床可见轻度头晕。中度出血者，出血量约占全身总血量的20%，血压下降，脉搏在100次/分左右，血红蛋白在70~100g/L，临床可见一时性眩晕、口渴、心烦、少尿。重度出血者，出血量占总血量的30%以上，血压下降明显，收缩压在10.7kPa以下，脉搏＞120次/分，血红蛋白＜70g/L，临床见心悸、四肢厥冷、冷汗、少尿或无尿、神志恍惚。

（4）出血是否停止，一般可从以下几条进行初步判断：经数小时观察，血压、脉搏平稳，无新的呕血与便血者提示出血停止；一次出血之后，48小时内未再有新的出血；中心静脉压在0.49kPa（50mmH$_2$O）以上者；患者自然状态良好者。继续出血的征象有：经内科治疗不能止血而仍呕血者；黑便次数增多且色暗红伴有肠鸣音亢进者；红细胞、血红蛋白继续下降者；中心静脉压正常后又下降者；周围循环衰竭，虽经输血补液而不能改善者。

3. 治疗

消化道肿瘤出现上消化道出血是为急症，应迅速诊断，积极治疗，若抢救不及时，会危及患者生命。

（1）一般处理 患者应取平卧位或头低足高位，嘱患者保持情绪稳定，做好思想工作，严密观察出血情况，每0.5~1小时测量脉搏、呼吸、血压一次。如烦躁不安者可酌情给予安定、非那根等，有气促、发绀时，应给予吸氧。

（2）输血输液 输血以纠正失血性休克，适用于合并循环衰竭者。输液可给予生理盐水、10%葡萄糖及血浆代用品等。

（3）药物治疗 止血剂的应用可根据病情选用安络血、6-氨基己酸、维生素K、垂体后叶素等。垂体后叶素对消化道出血效果优良，此外，立止血也有很好的效果，临证可酌情选用。

（4）留置导管 其作用为可抽取胃内容物，减轻胃内压力，同时可减轻胃内容物的吸收热，改善氮质血症，调节胃内酸度。也可通过胃管观察出血是否停止，还可通过胃管给药及时治疗。

（5）急症内窥镜治疗　内镜可有助于病因、病位的诊断，同时，用于止血效果很好，可直接喷药，可利用激光施行光凝固止血，还可向黏膜下或静脉内注射硬化剂以止血。

（6）手术治疗　大出血或穿孔时，内科治疗无效，应行急诊手术。

（7）中医中药治疗　肿瘤患者合并上消化道出血多属中医血证中的"吐血"范畴，为此治疗上遵循辨证施治的原则，并注重"止血、消瘀、宁血、补血"四法。常见的证型有以下几种。

毒热壅盛：治以清泻胃火、凉血止血。方用泻心汤加味。

肝火犯胃：治以清肝和胃、镇降逆气。方用丹栀逍遥散加味。

阴虚火旺：治以滋阴清热、养血止血。方用玉女煎加减。

心脾两虚：治以养心健脾、益气统血。方用归脾汤加减。

中焦虚寒：治以温中健脾、坚阴止血。方用黄土汤加减。

瘀血阻络：治以活血化瘀、止血降逆。方用血府逐瘀汤加白及。

气虚血脱：治以益气固脱。方用四逆汤加人参加味。

此外，中药单验方也有一定疗效，如大黄粉吞服，三七粉、白及粉、乌贝散、云南白药等均可试用。

（二）下消化道出血

1.临床表现

血液从肛门流出或排出，大便带血或为全血便，一般为鲜红色的血，便血的颜色取决于出血的速度和血液在肠道内停留的时间，短期内排大量血便可引起血压下降等全身症状，导致休克及循环衰竭。

2.诊断

（1）病史及体检　对于下消化道出血的诊断，根据临床表现结合实验室和肠镜检查，诊断并不困难。首先要了解排血便的特点，了解观察全部过程，明确便血的颜色，便血量的多少，以及血液与粪便的关系，其次了解便血的方式和程度及便血的速度；最后还要了解便血前预兆，有无其他明显诱因，这对判断出血的原因，找出出血的部位及肿瘤的特点具有重要意义。

引起下消化道出血的常见肿瘤有直肠癌、结肠癌、直肠继发性恶性肿瘤、小肠肿瘤（恶性淋巴瘤及类癌）。此外，肠道息肉及炎症性肠病、肛裂、痔瘘等也可引起出血，临床应注意鉴别。

（2）实验室和特殊检查　常规检查包括血红蛋白、红细胞压积、血清电解质、尿素氮、血型及交叉配血试验、凝血酶原时间、血小板计数、大便常规与潜血试验等。肛门指诊对肛门及直肠低位疾病有帮助。纤维结肠镜可直接观察从肛门、直肠、结肠、直到回盲部等病变，并可在直视下进行治疗和活检。血管造影可用于慢性失血的患者，有助于诊断胃、小肠、结肠的各型肿瘤，动静脉畸形息肉，动脉瘤，小肠非特异性溃疡及胰岛肿瘤等。

3.治疗

下消化道出血的治疗应抓住以下几个关键：估计出血量并及时补充；确定出血部位，找出出血原因，并确定是否继续出血；保守治疗无效时应及时考虑手术治疗。

（1）一般处理　输血输液、止血药物的应用参阅上消化道出血。

（2）动脉栓塞治疗　止血快而彻底，但也有较多的不良反应，且所用设备及技术复杂，可据情况开展。

（3）内镜下止血及息肉切除　内镜下止血参照上消化道出血，息肉切除系采用高频电刀，通过内镜切除息肉，效果好，避免了开腹手术的痛苦。

（4）中医中药治疗　中医学认为下消化道出血的病因多为湿热脏毒，灼伤血络，或为脾胃虚寒，统摄无权而致。临床应审证求因，详辨虚实寒热。

湿热脏毒：治以清热化湿、凉血止血解毒，方用槐花散合地榆散加减。若偏于热盛者，治以泻心汤加味；若下血过多，阴分亏损者，治宜滋阴清热、养脏止血，可用六味地黄丸合脏连丸加味。

脾虚不摄：治以补中健脾、益气摄血，方用归脾汤加味。若兼脾胃虚寒者治宜温中健脾、坚阴止血，以黄土汤加味；若出血日久不愈，脾虚及肾，而致脾肾两虚者，治以温补固涩，方用黄土汤加仙茅、补骨脂、淫羊藿，重用附子。

（5）手术治疗　若经保守治疗无效时，可考虑手术治疗。

第四节　癌性胸水

胸腔积液可分为漏出液和渗出液。恶性肿瘤一般不产生漏出液。癌性胸水一般占渗出性胸水的40%~80%，肺癌、乳腺癌、淋巴瘤、胸膜间皮肉瘤、卵巢癌、胃癌是侵犯胸膜的常见恶性肿瘤。

一、发病原因

恶性肿瘤患者的胸腔积液可继发于各种原因。有些胸水是由于癌细胞侵入脏层和壁层胸膜所引起；有些则是由于癌肿的间接影响结果所致。

脏层胸膜的被侵犯和种植可由下列因素造成：①原发性肺癌直接蔓延至脏层胸膜。②来自脏层和壁层胸膜的肿瘤，如间皮肉瘤。③胸膜下肺实质转移癌侵犯邻近的脏层胸膜。胸膜下的原发性或转移性肿瘤生长穿过脏层胸膜，癌细胞脱落于胸腔，最终，癌细胞种植到壁层胸膜和脏层胸膜的其余部分。癌细胞的种植导致胸腔积液。这种积液为渗出液，常呈血性，细胞学检查可发现癌细胞。

癌性胸水的间接原因可分三类：①脏层和壁层胸膜的淋巴和（或）静脉回流阻塞所引起的胸膜渗出液的积聚。②胸腔漏出液见于有低蛋白血症的恶性肿瘤的虚弱患者。③原发癌或因转移癌而致支气管内阻塞，引起阻塞性肺炎和（或）肺不张的胸水。这种胸腔积液无特殊治疗方法，治疗应针对支气管内阻塞性病变。

二、临床诊断

（一）癌性胸水的症状

胸水患者的症状是多样的，很多患者即使有大量胸腔积液而无胸水的症状，有症状者常见胸闷、咳嗽、胸痛。胸闷为最常见的症状，是大量肺组织受压所引起，胸痛可能是因为肺实质内和胸腔内压增加后刺激交感神经所引起。其他症状有心悸、体重减轻、食欲减退、发热、畏寒等，痰血较少见。

（二）X线表现

胸腔积液的X线表现是多样的，当胸腔积液在250ml以上时，在胸部后前位片上往往表现为肋膈角变钝。在侧位片上有时可以发现10ml游离液。

大量的胸腔积液可局限在肺与膈肌之间，其容量甚至可达1000ml，而在后前位胸片中无肋膈角改变，此种现象被称为肺下积液，在站立前位X线胸片上，膈下胃泡影与肺的膈面间距增宽，可为重要诊断依据。

一侧胸腔阴影常提示大量积液全肺不张或整个胸腔被肿瘤充满，超声检查可分辨其为液体或实质性肿瘤。纵隔的位置在胸水的诊断方面也十分重要，纵隔向对侧移位提示胸水生长十分活跃，最常见于恶性肿瘤患者。

此外，彩超在胸水的诊断上非常重要，既可以定位，也可以定量。

（三）癌性胸水的诊断

约 53% 患者胸腔一次穿刺所取胸液经细胞学检查明确诊断，反复多次穿刺细胞学检查时可获得 73% 的阳性率，虽然胸穿是简单而常用的诊断胸水的方法，但胸膜活检是必要的，两种方法结合可达到 90% 的确诊率。上述两法均未能明确时，可根据情况行气管检查以明确气管阻塞范围，肺不张与胸水的关系；纵隔淋巴结转移阻塞淋巴而引起的胸水，可通过纵隔镜诊断。胸腔镜、剖胸探查可作为最后采取的诊断方法。

癌性胸水多为渗出液，两种胸液的区别，主要根据液中的蛋白含量而定，漏出液中的蛋白质量少于 3g/dl，比重小于 1.015。渗出液的蛋白质含量高。

有很多检查胸水的方法可以帮助鉴别癌性胸水与其他胸水，如胸水中与血浆中免疫球蛋白的比例、电镜检查、流式细胞检查仪以及癌胚抗原，以上检查从理论上可以辨别是否是恶性胸水，但仍只能作为临床参考而不能确认。

乳糜胸的胸水混浊或呈乳汁样，其中甘油三酯大于 110mg/dl。50% 乳糜胸由恶性淋巴瘤引起。另有一种含胆固醇混浊的慢性胸腔积液，病程可长达 5 年以上，但不是癌性胸水，临床应与前者鉴别。

三、治疗方法

（一）辨证论治

（1）邪犯胸肺型，治以和解宣利。方用柴枳半夏汤加减。

（2）饮停胸胁证，治以泻肺祛饮。方用椒目瓜蒌汤合十枣汤或控涎丹。

十枣汤和控涎丹两方均属攻逐水饮之剂。但前者力峻反应大，宜于体实证，积饮量多者，后者药力较缓，反应较轻。十枣汤和控涎丹之临床运用，均宜小量递增，一般使用十枣汤时可取甘遂、大戟、芫花各等份，研为细末，每服 1~3g，可调成糊状也可装入胶囊，于早晨空腹时用大枣 10 枚煎汤送服，可连服 3~5 日，或每 1~3 日服 1 次。

（3）络气不和型，治以理气和络。方用香附旋覆花汤。

（4）阴虚内热型，治以养阴清热。方用沙参麦冬汤合泻白散。

（二）针刺治疗

主穴：中脘、章门、脾俞、胃俞、阴陵泉、太渊。

手法：泻法。

（三）全身化疗

目前约 30% 乳腺癌和小细胞肺癌的胸水经化疗后可获得控制，此外恶性淋巴瘤的胸水用化疗亦有明显的疗效。全身性化疗时胸水的吸收量可视为肿瘤对药物敏感的征象，往往在用药初期可以见到，但以后则产生耐药性，胸水渐渐增多。有大量胸水的患者，先做胸腔穿刺使患者症状缓解，有助于化疗应用。

（四）放射治疗

治疗癌性胸水有两种放射疗法，标准的纵隔放射治疗可以控制淋巴瘤引起的胸腔渗出液或乳糜胸。超高压移动条放射对一小部分癌性胸水有疗效。但临床上放射治疗癌性胸水的效果不佳。

（五）胸腔穿刺

单纯胸腔穿刺难以控制癌性胸水，因

为胸水抽吸后一般在1~3天又出现。在等待化疗产生作用以前，胸穿可作为减轻患者症状的手段，同时胸水抽出后可以观察肺扩张情况。在患者机体情况允许时尽量抽放胸水，可同时送细胞学检查，寻找癌细胞，做胸水常规检查及胸水肿瘤标志物（如CEA等）检查。若有双侧胸腔积液可同时双侧胸腔穿刺抽胸水，胸穿亦可作为后期患者减轻症状的对症处理，多次反复胸腔穿刺作为治疗胸水的单一疗法是不可取的，因为穿刺后液体迅速生成，反复抽吸导致大量蛋白丢失，对患者不利，而且容易感染甚至形成气胸。

（六）胸管引流

胸管引流（闭合式胸腔引流术）较胸腔穿刺能较彻底地排出胸水，此法已被采用为治疗胸水的有效方法，若与全身性治疗结合则疗效较好。

（七）胸膜粘连术

系采用硬化剂滴入胸膜腔内，使壁层和脏层胸膜粘连，从而消除液体在胸膜腔内积留。四环素是最常用的胸膜粘连剂，对全身性化疗无干扰，不良反应比阿的平少且轻，比放射性同位素便宜且无防护问题，比滑石粉操作方便。由于本身是抗生素，故感染问题可少虑及。约80%的胸水可用四环素控制，一般用500~1000mg四环素溶于50~100ml无菌生理盐水中，为减少胸痛，液体中可加入200mg利多卡因，注射前可服镇痛药。适应于症状较明显但治疗效果不佳的癌性胸水患者，但对末期的患者如数日内将死亡者不宜施行。

（八）胸腔内化疗

抽胸水后可胸腔内注射化疗药物，下列药物可单用或联合应用（二联或三联）。

氮芥20~30mg；顺铂60~120mg；卡铂100~500mg；阿霉素40~60mg；表阿霉素60~120mg；丝裂霉素10~30mg；消瘤芥40~60mg；长春新碱2~4mg；5-氟尿嘧啶500~1000mg；短棒杆菌4~8mg，还有假单胞菌菌苗及多抗甲素等胸内注射均有明显控制恶性胸水的作用。以上药物胸腔内注射，每周1次，若2~3次疗效不佳，可换白介素-2 10万~60万单位，每周1次。榄香稀乳注射液200mg/m^2，每周1次。

在应用上述化疗药物同时可配伍用山莨菪碱注射液10~20mg、地塞米松注射液20mg、复方丹参注射液，胸腔内注射，可以扩张血管，改善微循环，防止粘连，增加疗效。

胸腔内注射药物应注意变换体位，以防粘连形成包裹性积液并使药液弥散均匀。及时处理化疗药物引起的毒性反应，如用顺铂治疗的同时要水化碱化尿液，预防恶心呕吐等胃肠反应。必要时可用硫代硫酸钠解救。另外，因抽胸水机体丢失大量蛋白，应及时给予补充等。

（九）胸膜切除术

在其他治疗方法失败后，胸膜切除术仍然是十分有效的治疗胸水的方法。

第五节　癌性腹水

由于恶性肿瘤所继发引起的腹腔内游离液体积聚，不论其发生机制或液体性质如何，均称为癌性腹水，其形成随原发肿瘤有所不同。

一、发病原因

癌性腹水形成的原因有两种，一是淋巴循环障碍，如肝癌可以引起肝淋巴循环障碍，以致形成腹水。引起淋巴循环障碍的环节大致有两个。第一，肿瘤机械性堵塞或压迫，引起淋巴液在肝细胞间隙的流动；第二，肝癌，尤其伴有肝硬化时，肝窦后的静脉压升高，血管内液体补渗，血管外液体增加，Bisses's腔扩大，其结果一方面肝细胞受损，另一方面使肝淋巴液由肝浆膜面及肝内淋巴液生成过多，当超过肝淋巴管及胸导管的运送能力时，即可引起淋巴液瘀滞，使含有丰富血浆蛋白的淋巴液由肝浆膜面及肝内淋巴管漏出，进入腹腔。

恶性肿瘤引起腹水的另一个原因是由于包膜破裂或被浸润，癌细胞蔓延到腹膜表面，呈弥散性局部扩张，引起腹膜本身毛细血管床通透性的改变和再吸收功能的改变，促使腹水的生理分泌增加，再吸收功能受到破坏，失去平衡所造成的。胃癌、胰腺癌等形成腹水的主要原因也是如此。但其中一部分腹水形成与肝癌相似，而另一部分患者则与横膈淋巴被癌栓塞有关。

二、癌性腹水的诊断

癌性腹水多见于肝癌、胃癌、肠癌、胰腺癌、卵巢癌、子宫癌、恶性淋巴瘤及腹膜间皮肉瘤等。主要临床表现是原发癌的局部症状、恶病质与腹水。

有无移动性浊音是发现腹水的重要依据。腹腔内有大量游离液体时可有液波震颤。临床上必须与其他原因所致的腹部膨胀相区别，如巨大卵巢囊肿，其他巨大腹腔囊肿与巨大肾盂积水、肥胖、肠胀气等。

癌性腹水生长迅速，多为渗出液，也可为漏出液，常为血性，穿刺排液后有迅速再行积聚倾向。其细胞计数增高，红细胞常占较大比例，由于细胞碎片的存在，腹水外观混浊，如反复做癌细胞检查，可找到癌细胞。间皮肉瘤患者的腹水中，有幼稚的上皮细胞存在。肿瘤压迫门静脉引起的腹水，可为黄色漏出液，与肝硬化产生的腹水甚为相似，但肝实质功能往往无明显损害，可资鉴别。

诊断时常需寻找原发肿瘤，必要时可适量放腹水，以便触摸肿块。其他手段如内镜、超声波、CT等，显著地提高了病因诊断水平。腹腔积液酶活性的测定，也有一定的参考价值。如癌性腹水中乳酸脱氢酶（LDH）活性较血清LDH活性为高，腹水LDH/血清LDH的比值常大于1。

三、治疗方法

（一）辨证论治

（1）气滞湿阻型，治以疏肝理气、运脾燥湿。方用柴胡疏肝散合胃苓汤加减。

（2）寒湿困脾型，治以温运中阳、化湿行水。方用实脾饮合胃苓汤加减。

（3）湿热蕴结型，治以清热利湿、消痞除满。方用茵陈四苓汤合中满分消丸加减。

（4）肝脾血瘀型，治以化瘀行气、通络散结。方用膈下逐瘀汤加减。

（5）脾肾阳虚型，治以温补脾肾、化气行水。方用附子理中汤加味。

（6）肝肾阴虚型，治以柔肝滋肾、养阴利水。方用麦味地黄汤加味。

（二）中药贴敷疗法

1. 十鼓取水膏：治鼓胀。

药物：大戟、甘遂、麻黄、乌梅、胡芦巴、葶苈子、芫花、牵牛子、细辛、汉防己、槟榔、海蛤、陈皮、桑皮、生姜、蝼蛄。

制法：麻油熬，黄丹收。

用法：贴肚脐处。

2. 外敷消腹水方：消腹水。

药物：甘遂适量研末，连头葱白5根。

制法：共捣烂。

用法：脐部先用醋涂擦，以防止感染

和刺激皮肤，然后将药适量敷肚脐上，再用纱布覆盖，固定即可。

（三）腹腔穿刺和腹腔化疗

腹水出现时，腹腔穿刺抽放腹水有诊断和治疗的临床价值，是不可缺少的措施。抽放腹水一般每次不超过 5000~6000ml。抽水后送查癌细胞、腹水常规及肿瘤标志物（如 AFP、CEA、Pi–M、SF 等）。

腹腔内化疗基本原则和方法与治疗胸水相同。放腹水后应用多头绷带将腹部包扎，如遇到穿刺点继续有腹水渗出，可压迫或涂上火棉胶封闭。一次大量放腹水，常可导致水盐代谢紊乱及大量蛋白丢失，

应同时给予补充。同时严密观察病情，防止肝昏迷发生。

（四）全身化疗

基本原则和方法与治疗胸水相同。

参考文献

［1］王杰军，秦叔逵. 癌痛合理用药指南. 北京：人民卫生出版社，2020.

［2］许玲，王菊勇，劳力行. 癌痛中医治疗策略. 上海：上海科学技术出版社，2012.

［3］马旺，张明智. 临床肿瘤学. 北京：人民卫生出版社，2016.

（焦智民）

附

录

药物名称中英文对照

A

Aclacinomycin（ACLA）	阿克拉霉素
Adriamycin（ADM）	阿霉素
Alemtuznmab	阿来组单抗
All–trans retinoic acid（ATRA）	全反式维甲酸
Aminoglutethimide（AG）	氨鲁米特
Anastrozole	阿纳托唑
Arsenic trioxide（AS_2O_3）	三氧化二砷
Asparaginase L–ASP	门冬酰胺酶

B

Bevacizumab（BEV）	贝伐珠单抗
Bicalutamide	比卡鲁胺
Bleomycin（BLM）	博来霉素
Busulfan（BUS）	白消安

C

Calichcamicin	人源化抗 CD33 单克隆抗体
Camptothecin（CPT）	喜树碱
Capecitabine	卡培他滨
Carboplatin, Paraplatin（CBP）	卡铂
Carmofur（HCFU）	卡莫氟
Carmustine（BCNU）	卡莫司汀，卡氮芥
Chlorambucil（CLB）	苯丁酸氮芥，瘤可宁
Cisplatin（PDD, CDDP）	顺铂
Cladribine	克拉屈滨
Colchicine（COL）	秋水仙碱
Colchicine amide（COLM）	秋水仙酰胺
Compound Diphenoxylate Tablets	苯乙哌啶
Cyclocytidine（CCY）	环胞苷，安西他滨
Cyclophosphamide（CTX）	环磷酰胺
Cytosine arabinoside（Ara–C）	阿糖胞苷

Dacarbazine（DTIC） 达卡巴嗪，氮烯咪胺

D

Dactinomycin，Actinomycin D（ACD） 放线菌素 D，更生霉素

Daunorubicin（DNR） 柔红霉素，正定霉素

Dexamethasone（DXM） 地塞米松

Dexrazoxane 右雷佐生

Diphenhy dramine 苯海拉明

Docetaxel（DOC） 多西紫杉醇

E

Elemene Emulsion 榄香烯乳

Epirubicin，Epidoxorubicin（EPI） 表阿霉素，表柔比星

Estramustine（EM） 雌莫司汀

Etoposide 依托泊苷

Exemestane（EXE） 依西美坦

F

Floxuridine（FUDR） 氟尿苷

Fludarabine（FA） 氟达拉滨

Fluorouracil（5–Fu） 5- 氟尿嘧啶

Folic acid 叶酸

Floxuridine（FUDR） 氟苷

G

Gemcitabine（GEM） 吉西他滨

Gemtuzumab Ozogamicin 吉妥珠单抗

Goserelin 戈舍瑞林

H

Homoharringtonine 高三尖杉酯碱

Human granulocyte colony stimulating 重组人粒细胞集落刺激因子
  factor（G–CSF）

Human granulocyte–macrophage colony 重组人巨噬细胞粒细胞集落刺激因子
  stimulating factor GM–CSF

Hydrocortisone 氢化可的松

Hydroxycamptothecin（HCPT） 羟喜树碱

Hydroxyurea（HU） 羟基脲

I

Idarubicin（IDA）	去甲氧柔红霉素
Ifosfamide Ifosphamide（IFO）	异环磷酰胺
Imatinib	伊马替尼
Interferon（IFN）	干扰素
Interferon–alfa（IFN–α）	α–干扰素
Interferon–bata（IFN–β）	β–干扰素
Interlukin 2（IL–2）	白细胞介素–2
Gefitinib	吉非替尼
Irinotecan	依利替康

L

Letrozole（LTZ）	来曲唑
Leuprolide	亮丙瑞林
Liposomal Doxorubicin	阿霉素脂质体
Lomustine	洛莫司汀
Loperamide	洛哌丁胺

M

Mechlorethamine	氮芥
Megace（MA）	甲地孕酮
Melphalan	美法仑
Melphalan（MEL）	苯丙氨酸氮芥
Mesna	美司钠
Methotrexate（MTX）	甲氨蝶呤
Methylprednisone（MPED）	甲基泼尼松
Mitomycin（MMC）	丝裂霉素
Mitoxantrone（MIT）	米托蒽醌
Mitramycin（MTH）	光辉霉素

N

Nilutamide	尼鲁特米
Nimustine	尼莫司汀
Nocardia rubra cell wall skeleton（N–CWS）	红色诺卡菌细胞壁骨架

O

Oxaliplatin	奥沙利铂

P

Paclitaxel（PTX）	紫杉醇
Pingyangmycin（PYM）	平阳霉素
Prednisone（PED）	泼尼松
Procarbazine（PCB，PCZ）	甲基苄肼
Provera（MPA）	甲孕酮

R

Raltitrexed	雷替曲塞
Retinoic acid（RA）	维甲酸
Rituximab	利妥昔单抗

T

Tamoxifen（TAM）	他莫昔芬
Temozolomide（TMZ）	替莫唑胺
Teniposide（VM-26）	替尼泊苷
Thalidomide	沙利度胺
Topotecan（TPT）	拓扑替康
Trastuzumab	曲妥珠单抗

U

Uracil tigafur（UFT）	尿嘧啶替加氟

V

Vinblastine（VLB）	长春花碱，长春碱
Vincristine（VCR）	长春新碱
Vindesin（VDS）	长春地辛
Vinorelbine（NVB）	长春瑞滨

临床常用检查参考值

一、血液学检查

指标			标本类型	参考区间
红细胞（RBC）	男			$(4.0\sim5.5)\times10^{12}/L$
	女			$(3.5\sim5.0)\times10^{12}/L$
血红蛋白（Hb）	新生儿			170~200g/L
	成人	男		120~160g/L
		女		110~150g/L
平均红细胞血红蛋白（MCV）				80~100fl
平均红细胞血红蛋白（MCH）				27~34pg
平均红细胞血红蛋白浓度（MCHC）				320~360g/L
红细胞比容（Hct）（温氏法）	男			0.40~0.50L/L
	女			0.37~0.48L/L
红细胞沉降率（ESR）（Westergren 法）	男		全血	0~15mm/h
	女			0~20mm/h
网织红细胞百分数（Ret%）	新生儿			3%~6%
	儿童及成人			0.5%~1.5%
白细胞（WBC）	新生儿			$(15.0\sim20.0)\times10^{9}/L$
	6 个月至 2 岁时			$(11.0\sim12.0)\times10^{9}/L$
	成人			$(4.0\sim10.0)\times10^{9}/L$
白细胞分类计数百分率	嗜中性粒细胞			50%~70%
	嗜酸性粒细胞（EOS%）			0.5%~5%
	嗜碱性粒细胞（BASO%）			0~1%
	淋巴细胞（LYMPH%）			20%~40%
	单核细胞（MONO%）			3%~8%
血小板计数（PLT）				$(100\sim300)\times10^{9}/L$

二、电解质

指标		标本类型	参考区间
二氧化碳结合力（CO_2–CP）	成人	血清	22~31mmol/L
钾（K）			3.5~5.5mmol/L
钠（Na）			135~145mmol/L
氯（Cl）			95~105mmol/L
钙（Ca）			2.25~2.58mmol/L
无机磷（P）			0.97~1.61mmol/L

三、血脂血糖

指标		标本类型	参考区间
血清总胆固醇（TC）	成人	血清	2.9~6.0mmol/L
低密度脂蛋白胆固醇（LDL-C）（沉淀法）			2.07~3.12mmol/L
血清三酰甘油（TG）			0.56~1.70mmol/L
高密度脂蛋白胆固醇（HDL-C）（沉淀法）			0.94~2.0mmol/L
血清磷脂			1.4~2.7mmol/L
α- 脂蛋白			男性（517±106）mg/L 女性（547±125）mg/L
血清总脂			4~7g/L
血糖（空腹）（葡萄糖氧化酶法）			3.9~6.1mmol/L
口服葡萄糖耐量试验服糖后 2 小时血糖			＜ 7.8mmol/L

四、肝功能检查

指标		标本类型	参考区间
总脂酸		血清	1.9~4.2g/L
胆碱酯酶测定（ChE）（比色法）	乙酰胆碱酯酶（AChE）		80000~120000U/L
	假性胆碱酯酶（PChE）		30000~80000U/L
铜蓝蛋白（成人）			0.2~0.6g/L
丙酮酸（成人）			0.06~0.1mmol/L
酸性磷酸酶（ACP）			0.9~1.90U/L
γ- 谷氨酰转移酶（γ-GGT）	男		11~50U/L
	女		7~32U/L

指标			标本类型	参考区间
蛋白质类	蛋白组分	清蛋白（A）	血清	40~55g/L
		球蛋白（G）		20~30g/L
		清蛋白/球蛋白比值		（1.5~2.5）∶1
	总蛋白（TP）	新生儿		46.0~70.0g/L
		＞3岁		62.0~76.0g/L
		成人		60.0~80.0g/L
	蛋白电泳（醋酸纤维膜法）	α_1球蛋白		3%~4%
		α_2球蛋白		6%~10%
		β球蛋白		7%~11%
		γ球蛋白		9%~18%
乳酸脱氢酶同工酶（LDiso）（圆盘电泳法）		LD_1		（32.7±4.60）%
		LD_2		（45.1±3.53）%
		LD_3		（18.5±2.96）%
		LD_4		（2.90±0.89）%
		LD_5		（0.85±0.55）%
肌酸激酶（CK）（速率法）		男		50~310U/L
		女		40~200U/L
肌酸激酶同工酶		CK–BB		阴性或微量
		CK–MB		＜0.05（5%）
		CK–MM		0.94~0.96（94%~96%）
		CK–MT		阴性或微量

五、血清学检查

指标	标本类型	参考区间
甲胎蛋白（AFP，αFP）	血清	＜25ng/ml（25µg/L）
小儿（3周~6个月）		＜39ng/ml（39µg/L）
包囊虫病补体结合试验		阴性
嗜异性凝集反应		（0~1）∶7
布鲁斯凝集试验		（0~1）∶40
冷凝集素试验		（0~1）∶10
梅毒补体结合反应		阴性

指标		标本类型	参考区间
补体	总补体活性（CH50）（试管法）	血浆	50~100kU/L
补体经典途径成分	C1q（ELISA法）	血清	0.18~0.19g/L
	C3（成人）		0.8~1.5g/L
	C4（成人）		0.2~0.6g/L
免疫球蛋白	成人		700~3500mg/L
IgD（ELISA法）	成人		0.6~1.2mg/L
IgE（ELISA法）			0.1~0.9mg/L
IgG	成人		7~16.6g/L
IgG/白蛋白比值			0.3~0.7
IgG/合成率			−9.9~3.3mg/24h
IgM	成人		500~2600mg/L
E-玫瑰花环形成率		淋巴细胞	0.40~0.70
EAC-玫瑰花环形成率			0.15~0.30
红斑狼疮细胞（LEC）		全血	阴性
类风湿因子（RF）（乳胶凝集法或浊度分析法）		血清	< 20U/ml
外斐反应	OX19		低于1∶160
Widal反应（直接凝集法）	O		低于1∶80
	H		低于1∶160
	A		低于1∶80
	B		低于1∶80
	C		低于1∶80
结核抗体（TB-G）			阴性
抗酸性核蛋白抗体和抗核糖核蛋白抗体			阴性
抗干燥综合征A抗体和抗干燥综合征B抗体			阴性
甲状腺胶体和微粒体胶原自身抗体			阴性
骨骼肌自身抗体（ASA）			阴性
乙型肝炎病毒表面抗原（HBsAg）			阴性
乙型肝炎病毒表面抗体（HBsAb）			阴性
乙型肝炎病毒核心抗原（HBcAg）			阴性

指标	标本类型	参考区间
乙型肝炎病毒 e 抗原（HBeAg）	血清	阴性
乙型肝炎病毒 e 抗体（HBeAb）		阴性
免疫扩散法		阴性
植物血凝素皮内试验（PHA）		阴性
平滑肌自身抗体（SMA）		阴性
结核菌素皮内试验（PPD）		阴性

六、骨髓细胞的正常值

指标		标本类型	参考区间
增生程度		骨髓	增生活跃（即成熟红细胞与有核细胞之比约为 20∶1）
粒系细胞分类	原始粒细胞		0~1.8%
	早幼粒细胞		0.4%~3.9%
	中性中幼粒细胞		2.2%~12.2%
	中性晚幼粒细胞		3.5%~13.2%
	中性杆状核粒细胞		16.4%~32.1%
	中性分叶核粒细胞		4.2%~21.2%
	嗜酸性中幼粒细胞		0~1.4%
	嗜酸性晚幼粒细胞		0~1.8%
	嗜酸性杆状核粒细胞		0.2%~3.9%
	嗜酸性分叶核粒细胞		0~4.2%
	嗜碱性中幼粒细胞		0~0.2%
	嗜碱性晚幼粒细胞		0~0.3%
	嗜碱性杆状核粒细胞		0~0.4%
	嗜碱性分叶核粒细胞		0~0.2%
红细胞分类	原始红细胞		0~1.9%
	早幼红细胞		0.2%~2.6%
	中幼红细胞		2.6%~10.7%
	晚幼红细胞		5.2%~17.5%

指标		标本类型	参考区间
淋巴细胞分类	原始淋巴细胞		0~0.4%
	幼稚淋巴细胞		0~2.1%
	淋巴细胞		10.7%~43.1%
单核细胞分类	原始单核细胞		0~0.3%
	幼稚单核细胞		0~0.6%
	单核细胞		0~6.2%
浆细胞分类	原始浆细胞		0~0.1%
	幼稚浆细胞		0~0.7%
	浆细胞	骨髓	0~2.1%
其他细胞	巨核细胞		0~0.3%
	网状细胞		0~1.0%
	内皮细胞		0~0.4%
	吞噬细胞		0~0.4%
	组织嗜碱细胞		0~0.5%
	组织嗜酸细胞		0~0.2%
	脂肪细胞		0~0.1%
分类不明细胞			0~0.1%

七、血小板功能检查

指标		标本类型	参考区间
血小板聚集试验（PAgT）	连续稀释法	血浆	第五管及以上凝聚
	简易法		10~15s 内出现大聚集颗粒
血小板黏附试验（PAdT）	转动法	全血	58%~75%
	玻璃珠法		53.9%~71.1%
血小板第 3 因子		血浆	33~57s

八、凝血机制检查

指标		标本类型	参考区间
凝血活酶生成试验		全血	9~14s
简易凝血活酶生成试验（STGT）			10~14s
凝血酶时间延长的纠正试验		血浆	加甲苯胺蓝后，延长的凝血时间恢复正常或缩短 5s 以上
凝血酶原时间（PT）		全血	30~42s
凝血酶原消耗时间（PCT）	儿童		> 35s
	成人		> 20s
出血时间（BT）		刺皮血	（6.9±2.1）min，超过 9min 为异常
凝血时间（CT）	毛细管法（室温）	全血	3~7min
	玻璃试管法（室温）		4~12min
	塑料管法		10~19min
	硅试管法（37℃）		15~32min
纤维蛋白原（FIB）		血浆	2~4g/L
纤维蛋白原降解产物（PDP）（乳胶凝聚法）			0~5mg/L
活化部分凝血活酶时间（APTT）			30~42s

九、溶血性贫血的检查

指标		标本类型	参考区间
酸化溶血试验（Ham 试验）		全血	阴性
蔗糖水试验			阴性
抗人球蛋白试验（Coombs 试验）	直接法	血清	阴性
	间接法		阴性
游离血红蛋白			< 0.05g/L
红细胞脆性试验	开始溶血	全血	4.2~4.6g/L NaCl 溶液
	完全溶血		2.8~3.4g/L NaCl 溶液
热变性试验（HIT）		Hb 液	< 0.005
异丙醇沉淀试验		全血	30min 内不沉淀
自身溶血试验			阴性
高铁血红蛋白（MetHb）			0.3~1.3g/L
血红蛋白溶解度试验			0.88~1.02

十、其他检查

指标		标本类型	参考区间
溶菌酶（lysozyme）			0~2mg/L
铁（Fe）	男（成人）		10.6~36.7μmol/L
	女（成人）		7.8~32.2μmol/L
铁蛋白（FER）	男（成人）	血清	15~200μg/L
	女（成人）		12~150μg/L
淀粉酶（AMY）（麦芽七糖法）			35~135U/L
		尿	80~300U/L
尿卟啉		24h 尿	0~36nmol/24h
维生素 B$_{12}$（VitB$_{12}$）		血清	180~914pmol/L
叶酸（FOL）			5.21~20ng/ml

十一、尿液检查

指标		标本类型	参考区间
比重（SG）			1.015~1.025
蛋白定性	磺基水杨酸	尿	阴性
	加热乙酸法		阴性
蛋白定量（PRO）	儿童	24h 尿	< 40mg/24h
	成人		0~80mg/24h
尿沉渣检查	白细胞（LEU）		< 5 个 /HP
	红细胞（RBC）		0~3 个 /HP
	扁平或大圆上皮细胞（EC）	尿	少量 /HP
	透明管型（CAST）		偶见 /HP
尿沉渣 3h 计数	白细胞（WBC） 男		< 7 万 /h
	女		< 14 万 /h
	红细胞（RBC） 男	3h 尿	< 3 万 /h
	女		< 4 万 /h
	管型		0/h

指标			标本类型	参考区间
尿沉渣 12h 计数	白细胞及上皮细胞		12h 尿	< 100 万
	红细胞（RBC）			< 50 万
	透明管型（CAST）			< 5 千
	酸度（pH）			4.5~8.0
中段尿细菌培养计数			尿	< 10^6 菌落 /L
尿胆红素定性				阴性
尿胆素定性				阴性
尿胆原定性（UBG）				阴性或弱阳性
尿胆原定量			24h 尿	0.84~4.2μmol/（L·24h）
肌酐（CREA）	成人	男		7~18mmol/24h
		女		5.3~16mmol/24h
肌酸（creatine）	成人	男		0~304μmol/24h
		女		0~456μmol/24h
尿素氮（BUN）				357~535mmol/24h
尿酸（UA）				2.4~5.9 mmol/24h
氯化物（Cl）	成人	以 Cl^- 计		170~255mmol/24h
		以 NaCl 计		170~255mmol/24h
钾（K）	成人			51~102mmol/24h
钠（Na）	成人			130~260mmol/24h
钙（Ca）	成人			2.5~7.5mmol/24h
磷（P）	成人			22~48mmol/24h
氨氮				20~70mmol/24h
淀粉酶（Somogyi 法）			尿	< 1000U/L

十二、肾功能检查

指标			标本类型	参考区间
尿素（UREA）			血清	1.7~8.3mmol/L
尿酸（UA）（成人酶法）	成人	男		150~416μmol/L
		女		89~357μmol/L

指标			标本类型	参考区间
肌酐（CREA）	成人	男	血清	53~106μmol/L
		女		44~97μmol/L
浓缩试验	成人		尿	禁止饮水 12h 内每次尿量 20~25ml，尿比重迅速增至 1.026~1.035
	儿童			至少有一次比重在 1.018 或以上
稀释试验				4h 排出所饮水量的 0.8~1.0，而尿的比重降至 1.003 或以下
尿比重 3 小时试验				最高尿比重应达 1.025 或以上，最低比重达 1.003，白天尿量占 24 小时总尿量的 2/3~3/4
昼夜尿比重试验			尿	最高比重 > 1.018，最高与最低比重差 ≥ 0.009，夜尿量 < 750ml，日尿量与夜尿量之比为（3~4）：1
酚磺肽（酚红）试验（FH 试验）	静脉滴注法			15min 排出量 > 0.25
				120min 排出量 > 0.55
	肌内注射法			15min 排出量 > 0.25
				120min 排出量 > 0.05
内生肌酐清除率（Ccr）	成人		24h 尿	80~120ml/min
	新生儿			40~65ml/min

十三、妇产科妊娠检查

指标			标本类型	参考区间
绒毛膜促性腺激素（hCG）			尿或血清	阴性
绒毛膜促性腺激素（HCG STAT）（快速法）	男（成人）			无发现
	女（成人）	妊娠 3 周	血清，血浆	5.4~7.2IU/L
		妊娠 4 周		10.2~708IU/L
		妊娠 7 周		4059~153767IU/L
		妊娠 10 周		44186~170409IU/L
		妊娠 12 周		27107~201615IU/L
		妊娠 14 月		24302~93646IU/L
		妊娠 15 周		12540~69747IU/L
		妊娠 16 周		8904~55332IU/L
		妊娠 17 周		8240~51793IU/L
		妊娠 18 周		9649~55271IU/L

十四、粪便检查

指标	标本类型	参考区间
胆红素（IBL）	粪便	阴性
氮总量		< 1.7g/24h
蛋白质定量（PRO）		极少
粪胆素		阴性
粪胆原定量	粪便	68~473μmol/24h
粪重量		100~300g/24h
细胞		上皮细胞或白细胞偶见 /HP
潜血		阴性

十五、胃液分析

指标		标本类型	参考区间
胃液分泌总量（空腹）		胃液	1.5~2.5L/24h
胃液酸度（pH）			0.9~1.8
五肽胃泌素胃液分析	空腹胃液量		0.01~0.10L
	空腹排酸量		0~5mmol/h
	最大排酸量		3~23mmol/L
细胞			白细胞和上皮细胞少量
细菌			阴性
性状			清晰无色，有轻度酸味含少量黏液
潜血			阴性
乳酸（LACT）			阴性

十六、脑脊液检查

指标		标本类型	参考区间
压力（卧位）	成人	脑脊液	80~180mmH$_2$O
	儿童		40~100mmH$_2$O
性状			无色或淡黄色
细胞计数			（0~8）× 10^6/L（成人）
葡萄糖（GLU）			2.5~4.4mmol/L
蛋白定性（PRO）			阴性

指标		标本类型	参考区间
蛋白定量（腰椎穿刺）			0.2~0.4g/L
氯化物（以氯化钠计）	成人	脑脊液	120~130mmol/L
	儿童		111~123mmol/L
细菌			阴性

十七、内分泌腺体功能检查

指标			标本类型	参考区间
血促甲状腺激素（TSH）（放免法）			血清	2~10mU/L
促甲状腺激素释放激素（TRH）				14~168pmol/L
促卵泡成熟激素（FSH）	男			3~25mU/L
	女	卵泡期	24h尿	5~20IU/24h
		排卵期		15~16IU/24h
		黄体期		5~15IU/24h
		月经期		50~100IU/24h
促卵泡成熟激素（FSH）	男		血清	1.27~19.26IU/L
	女	卵泡期		3.85~8.78IU/L
		排卵期		4.54~22.51IU/L
		黄体期		1.79~5.12IU/L
		绝经期		16.74~113.59IU/L
促肾上腺皮质激素（ACTH）	上午 8:00		血浆	25~100ng/L
	下午 18:00			10~80ng/L
催乳激素（PRL）	男		血清	2.64~13.13μg/L
	女	绝经前（＜50岁）		3.34~26.72μg/L
		黄体期（＞50岁）		2.74~19.64μg/L
黄体生成素（LH）	男			1.24~8.62IU/L
	女	卵泡期		2.12~10.89IU/L
		排卵期		19.18~103.03IU/L
		黄体期		1.2~12.86IU/L
		绝经期		10.87~58.64IU/L

指标			标本类型	参考区间
抗利尿激素（ADH）（放免）			血浆	1.4~5.6pmol/L
生长激素（GH）（放免法）	成人	男	血清	< 2.0μg/L
		女		< 10.0μg/L
	儿童			< 20.0μg/L
反三碘甲腺原氨酸（rT$_3$）（放免法）				0.2~0.8nmol/L
基础代谢率（BMR）			—	−0.10~+0.10（−10%~+10%）
甲状旁腺激素（PTH）（免疫化学发光法）			血浆	12~88ng/L
甲状腺 ^{131}I 吸收率	3h ^{131}I 吸收率		—	5.7%~24.5%
	24h ^{131}I 吸收率		—	15.1%~47.1%
总三碘甲腺原氨酸（TT$_3$）			血清	1.6~3.0nmol/L
血游离三碘甲腺原氨酸（FT$_3$）				6.0~11.4pmol/L
总甲状腺素（TT$_4$）				65~155nmol/L
游离甲状腺素（FT$_4$）（放免法）				10.3~25.7pmol/L
儿茶酚胺总量			24h 尿	71.0~229.5nmol/24h
香草扁桃酸	成人			5~45μmol/24h
游离儿茶酚胺	多巴胺		血浆	血浆中很少被检测到
	去甲肾上腺素（NE）			0.177~2.36pmol/L
	肾上腺素（AD）			0.164~0.546pmol/L
血皮质醇总量	上午 8:00			140~630nmol/L
	下午 16:00			80~410nmol/L
5- 羟吲哚乙酸（5-HIAA）	定性		新鲜尿	阴性
	定量		24h 尿	10.5~42μmol/24h
尿醛固酮（ALD）				普通饮食：9.4~35.2nmol/24h
血醛固酮（ALD）	普通饮食（早6时）	卧位	血浆	（238.6 ± 104.0）pmol/L
		立位		（418.9 ± 245.0）pmol/L
	低钠饮食	卧位		（646.6 ± 333.4）pmol/L
		立位		（945.6 ± 491.0）pmol/L
肾小管磷重吸收率			血清 / 尿	0.84~0.96
肾素	普通饮食	立位	血浆	0.30~1.90ng/（ml·h）
		卧位		0.05~0.79ng/（ml·h）
	低钠饮食	卧位		1.14~6.13ng/（ml·h）

指标			标本类型	参考区间
17- 生酮类固醇	成人	男	24h 尿	34.7~69.4μmol/24h
		女		17.5~52.5μmol/24h
17- 酮类固醇总量（17-KS）	成人	男		34.7~69.4μmol/24h
		女		17.5~52.5μmol/24h
血管紧张素Ⅱ（AT-Ⅱ）		立位	血浆	10~99ng/L
		卧位		9~39ng/L
血清素（5- 羟色胺）（5-HT）			血清	0.22~2.06μmol/L
游离皮质醇			尿	36~137μg/24h
（肠）促胰液素			血清、血浆	（4.4±0.38）mg/L
胰高血糖素	空腹		血浆	空腹：17.2~31.6pmol/L
葡萄糖耐量试验（OGTT）	口服法	空腹	血清	3.9~6.1mmol/L
		60min		7.8~9.0mmol/L
		120min		＜ 7.8mmol/L
		180min		3.9~6.1mmol/L
C 肽（C-P）	空腹			1.1~5.0ng/ml
胃泌素			血浆空腹	15~105ng/L

十八、肺功能

指标		参考区间
潮气量（TC）	成人	500ml
深吸气量（IC）	男性	2600ml
	女性	1900ml
补呼气容积（ERV）	男性	910ml
	女性	560ml
肺活量（VC）	男性	3470ml
	女性	2440ml
功能残气量（FRC）	男性	（2270±809）ml
	女性	（1858±552）ml
残气容积（RV）	男性	（1380±631）ml
	女性	（1301±486）ml

指标		参考区间
静息通气量（VE）	男性	（6663±200）ml/min
	女性	（4217±160）ml/min
最大通气量（MVV）	男性	（104±2.71）L/min
	女性	（82.5±2.17）L/min
肺泡通气量（VA）		4L/min
肺血流量		5L/min
通气/血流（V/Q）比值		0.8
无效腔气/潮气容积（VD/VT）		0.3~0.4
弥散功能（CO 吸入法）		198.5~276.9ml/（kPa·min）
气道阻力		1~3cmH$_2$O/（L·s）

十九、前列腺液及前列腺素

指标			标本类型	参考区间
性状			前列腺液	淡乳白色，半透明，稀薄液状
细胞	白细胞（WBC）			＜10 个/HP
	红细胞（RBC）			＜5 个/HP
	上皮细胞			少量
淀粉样小体				老年人易见到，约为白细胞的 10 倍
卵磷脂小体				多量，或可布满视野
量				数滴至 1ml
前列腺素（PG）（放射免疫法）	PGA	男	血清	13.3±2.8nmol/L
		女		11.5±2.1nmol/L
	PGE	男		4.0±0.77nmol/L
		女		3.3±0.38nmol/L
	PGF	男		0.8±0.16nmol/L
		女		1.6±0.36nmol/L

二十、精液

指标	标本类型	参考区间
白细胞	精液	＜ 5 个 /HP
活动精子百分率		射精后 30~60min 内精子活动率为 80%~90%，至少＞ 60%
精子数		39×10^6/ 次
正常形态精子		＞ 4%
量		每次 1.5~6.0ml
黏稠度		呈胶冻状，30min 后完全液化呈半透明状
色		灰白色或乳白色，久未排精液者可为淡黄色
酸碱度（pH）		7.2~8.0

《当代中医专科专病诊疗大系》
参 编 单 位

总主编单位

开封市中医院

广州中医药大学第一附属医院

海南省中医院

广东省中医院

河南中医药大学

四川省第二中医医院

执行总主编单位

首都医科大学附属北京中医医院

北京中医药大学深圳医院（龙岗）

中国中医科学院广安门医院

北京中医药大学

安阳职业技术学院

云南省中医医院

常务副总主编单位

中国中医科学院西苑医院

沈阳药科大学

吉林省辽源市中医院

中国中医科学院望京医院

江苏省中西医结合医院

河南中医药大学第一附属医院

中国中医科学院眼科医院

山东中医药大学第二附属医院

北京中医药大学东方医院

四川省中医药科学院中医研究所

山西省中医院

北京中医药大学厦门医院

副总主编单位

辽宁中医药大学附属第二医院

包头市蒙医中医医院

河南大学中医院

重庆中医药学院

浙江中医药大学附属第三医院

天水市中医医院

新疆哈密市中医院（维吾尔医医院）

中国中医科学院西苑医院济宁医院

河南省中医糖尿病医院

黄冈市中医医院

贵州中医药大学

广西中医药大学第一附属医院

辽宁中医药大学第一附属医院

南京中医药大学

三亚市中医院

辽宁中医药大学

辽宁省中医药科学院

青海大学

黑龙江省中医药科学院

湖北中医药大学附属医院

湖北省中医院

安徽中医药大学第一附属医院

汝州市中西医结合医院

湖南中医药大学附属醴陵医院

湖南医药学院

湖南中医药大学

咸宁市中医医院

中国中医科学院

南阳理工学院张仲景国医国药学院

长垣中西医结合医院

成都中医药大学附属医院

成都中医药大学第二附属医院

兰州市中医医院

扬州市中医院

高安市中医医院

馆陶县中医医院

江西中医药大学

辽宁中医药大学附属第三医院

盐城市中医院

河南省人民医院

云南中医药大学

常务编委单位
（按首字拼音排序）

安钢职工总医院

安徽中医药大学第二附属医院

安阳市中西医结合医院

安阳市中医院

安阳市肿瘤医院

百色市中医医院

北海市中医医院

北京市昌平区中西医结合医院

北京市平谷区中医医院

北京中医药大学第三附属医院

澄迈县中医院

赤水市中医医院

重庆市北碚区中医院

重庆市中医院

重庆医科大学中医药学院

重庆医药高等专科学校

重庆中医药学院第一临床学院

德江县民族中医医院

防城港市中医医院

福建中医药大学附属康复医院

广西中医药大学

广西中医药大学第一附属医院（仙葫院区）

广元市中医医院

桂林市中医医院

海口市中医医院

河南省骨科医院

河南省洛阳正骨医院

河南省中西医结合儿童医院

河南省中医药研究院

河南省中医院

河南中医药大学第二附属医院

河南中医药大学第三附属医院

南昌市洪都中医院

南京市中医院

黑龙江省中医医院

湖北省妇幼保健院

湖北省中医院

湖南中医药大学第一附属医院

黄河科技学院附属医院

江苏省中西医结合医院

焦作市中医院

开封市第二中医院

开封市儿童医院

开封市光明医院

开封市中心医院

来宾市中医医院

兰州市西固区中医院

梨树县中医院

辽宁省肛肠医院

聊城市中医医院

洛阳市中医院

南京市溧水区中医院

南京中医药大学苏州附属医院

南阳市骨科医院

南阳张仲景健康养生研究院

南阳仲景书院

内蒙古医科大学

宁波市中医院

宁夏回族自治区中医医院暨中医研究院

宁夏医科大学附属银川市中医医院

平顶山市第二人民医院

平顶山市中医医院

钦州市中医医院

青海大学医学院

山西中医药大学

陕西省中医药研究院

陕西省中医医院

陕西中医药大学第二附属医院

上海市浦东新区光明中医医院

上海中医药大学附属岳阳中西医结合医院

上海中医药大学附属上海市中西医结合医院

上海中医药大学针灸推拿学院

深圳市中医院

沈阳市第二中医医院

苏州市中西医结合医院

天津市中医药研究院附属医院

天津武清泉达医院

天津医科大学总医院

田东县中医医院

温州市中西医结合医院

梧州市中医医院

武穴市中医医院

徐州市中医院

义乌市中医医院

银川市中医医院

英山县人民医院

张家港市中医医院

长春中医药大学附属医院

浙江省中医药研究院基础研究所

镇江市中医院

郑州大学第二附属医院

郑州大学第三附属医院

郑州大学第一附属医院

郑州市中医院

中国疾病预防控制中心传染病预防控制所

中国中医科学院针灸研究所

编委单位
（按首字拼音排序）

安阳市人民医院

鞍山市中医院

白城中医院

北海市人民医院

北京市海淀区医疗资源统筹服务中心

重庆两江新区中医院

重庆市江津区中医院

东港市中医院

福建省立医院

福建中医药大学附属第三人民医院

福建中医药大学附属人民医院

福建中医药大学国医堂

福建中医药大学中医学院

广西中医药大学第一附属医院仁爱分院

广西中医药大学附属国际壮医医院

贵州省第二人民医院

合浦县中医医院

河南科技大学第一附属医院

河南省立眼科医院

河南省眼科研究所

河南省职业病医院

河南医药健康技师学院

鹤壁职业技术学院医学院

滑县中医院

滑县第三人民医院

焦作市儿童医院

焦作市妇女儿童医院

焦作市妇幼保健院

开封市妇幼保健院

开封市苹果园卫生服务中心

开封市中医肛肠病医院

林州市中医院

灵山县中医医院

隆安县中医医院

那坡县中医医院

南乐县中医院

南乐益民医院

南乐中医肛肠医院

南宁市武鸣区中医医院

南阳名仁中医院

南阳市中医院

宁夏回族自治区中医医院

平顶山市第一人民医院

平南县中医医院

濮阳市第五人民医院

濮阳市中医院

日照市中医医院

融安县中医医院

三门峡市中医院　　　　　　　　邢台市中医院

厦门市中医院　　　　　　　　　兴安界首骨伤医院

陕西省中医药研究院　　　　　　兴化市人民医院

商水县中医院　　　　　　　　　沂源县中医医院

上海仁爱医院　　　　　　　　　长治市上党区中医院

石家庄市中医院　　　　　　　　昭通市中医医院

天门市中医医院　　　　　　　　郑州大学第五附属医院

尉氏县中医院　　　　　　　　　郑州市金水区总医院

温县中医院　　　　　　　　　　郑州澍青医学高等专科学校

温州市中医院　　　　　　　　　中国人民解放军陆军第83集团军医院

湘潭市中医医院　　　　　　　　中国中医科学院中医临床基础医学研究所

新乡市中医院　　　　　　　　　珠海市中西医结合医院

新乡医学院第三附属医院